Fachbücher *therapie kreativ*

Band 3

Klingen, um in sich zu wohnen

Methoden und Modelle leiborientierter Musiktherapie

Baer, Udo / Gabriele Frick-Baer
Klingen, um in sich zu wohnen: Methoden und Modelle leiborientierter Musiktherapie
Neukirchen-Vluyn :
Affenkönig Verlag 2004
ISBN 3-934933-08-4

© 2004 Affenkönig Verlag, Neukirchen-Vluyn
Alle Rechte vorbehalten
Lektorat: Lore Remke, Unna
Satz: Sabine Bremer, Düsseldorf
Umschlaggestaltung: Sabine Bremer, Düsseldorf
Umschlagbild: Karin Voges; Haus der Stimmungen, zwei Stockwerke
Druck: Clausen & Bosse, Leck

Udo Baer, Gabriele Frick-Baer

Klingen, um in sich zu wohnen

Methoden und Modelle leiborientierter Musiktherapie

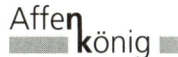

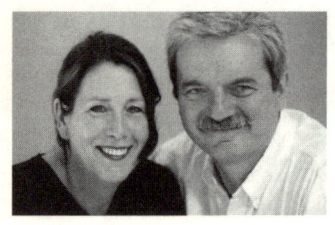

Gabriele Frick-Baer, Jg. 1952, Heilpraktikerin für Psychotherapie, Dipl. Pädagogin, Tanztherapeutin und Kreative Leibtherapeutin, arbeitet heute in freier Praxis und leitet an der Zukunftswerkstatt Tanz, Musik und Gestaltung, die sie 1987 mitbegründete, zahlreiche Ausbildungsgruppen. Sie ist Redakteurin der Zeitschrift therapie kreativ. Zahlreiche Veröffentlichungen.

Udo Baer, Jg. 1949, Heilpraktiker für Psychotherapie, Dipl. Pädagoge, Bewegungstherapeut, Kreativer Leibtherapeut, ist Leiter der Zukunftswerkstatt Tanz, Musik und Gestaltung, die er auch mitbegründete. Er arbeitet seit vielen Jahren in seiner therapeutischen Praxis. Zahlreiche Veröffentlichungen.

Gliederung

	Der Blick über den Tellerrand oder Falsche Bescheidenheit	**10**
	Kleiner Essay als Einleitung für ein großes Buch	
	Hans-Helmut Decker-Voigt	
	Vorwort	15
Teil I:	**Methoden**	**21**
1	**Wer bin ich? – Musiktherapeutische Wege der Selbstwahrnehmung und Selbstwertschätzung**	**22**
1.1	Das klingende Namensbild	22
1.2	Die sechs Kostbarkeiten	24
1.3	Die Stimme der eigenen Kostbarkeit	28
1.4	Die eigene Stimme als Zugang zum Ich	29
1.5	Klänge, Instrumente, musikalische Parameter	34
2	**Die musikalische Biografie**	**38**
2.1	Mein Leben – meine CD	39
2.2	The best of	40
2.3	Instrumenten-Parcours	42
2.4	Filmmusik	43
2.5	Zurückhören	45
2.6	Die alte Szene in der neuen	46
2.7	Wie man musizieren gelernt hat	48
2.8	Die soziale Dimension der musikalischen Biografie	49
2.9	Coping	50
3	**Leibbewegungen in der Musiktherapie**	**52**
3.1	Leibregungen und Leibbewegungen	52
3.2	Raum- und Richtungs-Leibbewegungen	53
3.2.1	Vor (vorne) – zurück (hinten)	54
3.2.2	Rechts – links	57
3.2.3	Hinein (innen) – hinaus (außen)	62
3.2.4	Hinauf (oben) – hinunter (unten)	64
3.3	Konstitutive Leibbewegungen	68
3.3.1	Ruhig – unruhig	69
3.3.2	Diffus – prägnant	71
3.3.3	Eng (engen) – weit (weiten)	73

3.3.4	Gespannt (spannen) – gelöst (lösen)	74
3.3.5	Lebendig – unlebendig	78
3.3.6	Laut - leise	79
3.3.7	Andere konstitutive Leibbewegungen	80
3.4	In sich wohnen – sich fremd sein	84
3.5	Zehn Hinweise und Tipps	85
4	**Affektive Leibregungen**	**89**
4.1	Befinden, Stimmung, Gefühl	89
4.2	Atmosphären	91
4.3	Mit Stimmungen spielen	94
4.4	Gefühle und „Gefühle"	97
4.5	Gefühlsstern	100
4.6	Grammatik der Gefühle	106
4.6.1	Gefühle „umtauschen"	108
4.6.2	Gefühle „ohne Grund"	109
4.6.3	Delegierte Gefühle	110
4.6.4	Gefühle: sowohl als auch	111
5	**Rahmen und Veränderung**	**114**
5.1	Rahmen als Halt und Sicherheit	114
5.2	Aus dem Rahmen fallen	118
6	**Erregungskonturen**	**123**
6.1	Tinas Crescendos	123
6.2	Erregungskonturen im Überblick	127
6.3	Erlebnisöffnende Zugänge und Therapiehinweise	133
7	**Musikalisches Verraumen**	**141**
7.1	Warum Verraumen funktioniert	141
7.2	Musiktherapeutische Arbeit mit Bedeutungsräumen	148
7.3	Dreier-Formen des musikalischen Verraumens	153
7.3.1	Die Schamsonate	153
7.3.2	Die Sonatenform	157
7.3.3	Andere Dreier-Formen	158
7.4	Musikalisches Verraumen leiblicher Regungen und Themen	161
7.4.1	Gefühle	161
7.4.2	Körper	165
7.4.3	Prozesse	167
7.4.4	Übergänge, Zwischenräume, Grenzen	168

7.4.5	Der sichere Ort	170
7.4.6	„Banale" Themen	171
8	**Familien- und andere Beziehungsstrukturen**	**174**
8.1	Musikalische Identifikation	174
8.2	Sozialverraumen	178
8.3	Beziehungskalimba	179
9	**Die Klänge der Stille**	**184**
10	**Körperklänge, Körperbilder**	**189**
10.1	Grundlagen: Körperschema, Körperbild, Körperbildarbeit	189
10.2	Wege zu Körperbild und Körperklang	192
10.2.1	Systematische Körperbildarbeit	192
10.2.2	„Körperklang" beim Wort genommen	204
10.2.3	Weiterarbeit mit den Bildern und Klängen des Körpers	205
10.2.4	Fragmentiertes Körperbild	210
10.3	Gesundheit – Krankheit – Psychosomatik	213
11	**Ständchen**	**219**
12	**Musikalische Dialoge**	**224**
12.1	Musikalischer Dialog im therapeutischen Prozess	224
12.2	Tridentität	228
12.2.1	Offenheit und therapeutische Absicht	228
12.2.2	Nährender Dialog	229
12.2.3	Spiegelnder Dialog	232
12.2.4	Dialog im Gegenüber	234
12.2.5	Fallen im musikalischen Dialog	236
12.3	Mit Resonanzen spielen	239
12.3.1	Kontakt und Resonanz	239
12.3.2	Resonanz im musikalischen Dialog	241
12.3.3	Resonanzbereitschaft und Schwingungsfähigkeit	246
12.3.4	Resonanzverläufe und Resonanzmuster	249
12.3.5	Resonanzebenen	256
13	**Die Klänge des Atems**	**258**
13.1	Atemerleben – Atem-Achtsamkeit	258
13.2	Vom Atem in die Stimme	262
13.3	Atem-Rhythmen	265

14	**Aktives Symbolisieren**	**267**
14.1	Symbole und Symbolisieren in der Musiktherapie	267
14.2	Heilgesänge und -lieder	270
15	**Wort und Klang**	**273**
15.1	Der Klang der Sprache	273
15.2	Vom Gespräch zum Musizieren	275
15.3	Vom Musizieren zum Reden	277
15.4	Wort + Musik = Lied	280
16	**Rezeptive, aktive und themenzentrierte Musiktherapie**	**285**
16.1	Rezeptive Musiktherapie und leibliches Hören	285
16.1.1	Das Haus der Stimmungen	289
16.1.2	Das Rad des Musikerlebens	291
16.2	Aktive Musiktherapie	294
16.3	Themenzentrierte Musiktherapie	296
17	**Die Kunst des Niedrigschwelligen**	**299**
17.1	Zwölf Wege zum Tönen und Musizieren	299
17.2	Minimale Dialoge	307
17.3	Rituale	309
17.4	Gehe zurück auf …	311
18	**Musiktherapeutische Arbeit mit bestimmten Personengruppen**	**314**
18.1	Rahmenbedingungen	314
18.2	Kinder und Jugendliche	316
18.3	Demenziell erkrankte Menschen	318
18.4	Psychiatrisch erkrankte Menschen	324

Teil II:	**Essentials**	**331**
1	**Unser Theorieverständnis**	**332**
2	**Was uns am Herzen liegt oder: Die sieben Unentbehrlichkeiten unserer Musiktherapie**	**336**
2.1	Musiktherapie ist Leibtherapie	336
2.2	Musiktherapie verändert Leibmuster	339
2.3	Musiktherapie ist Beziehung	341

2.4	Musiktherapie achtet KlientInnenkompetenz	344
2.5	Musiktherapie achtet Tönen und Hören als Primäre Leibbewegung	349
2.6	Musiktherapeutische Diagnostik ist prozessual und interaktiv	352
2.7	Musiktherapie verfolgt eher Absichten als Ziele	354
3	**Musik und Erleben:** **Was dem Musizieren und Musikhören innewohnt**	**357**
3.1	Musik, Musizieren, Musikhören	357
3.2	Die neun wichtigsten Erlebnisqualitäten	358
3.2.1	Musik wirkt leiblich	358
3.2.2	Musik bewegt	359
3.2.3	Musik intensiviert Gefühle	360
3.2.4	Musik erinnert	362
3.2.5	Musik führt weg	362
3.2.6	Musik transzendiert	363
3.2.7	Musik verbindet	363
3.2.8	Musik ist machtvoll	364
3.2.9	Musik revoltiert und verändert	369
4	**Der therapeutische Prozess**	**372**
4.1	Musikalisch-künstlerischer und therapeutischer Prozess	372
4.2	Wirkfaktoren in der musiktherapeutischen Begegnung	380
5	**Vom Musizieren zum Muster – vom Muster zum Musizieren**	**383**
5.1	Gestalten, Strukturen, Muster ...	383
5.2	Strukturen und Muster im freien Musizieren	385
5.3	Harte Muster musizierend schmelzen	386
6	**Die therapeutische Beziehung**	**389**
6.1	Szene, Übertragung, Resonanz	389
6.2	Tridentität in der therapeutischen Beziehung	394
6.3	Fragen, Feedback, Sharing	395
7	**Der Baum leiborientierter Musiktherapie**	**398**
	Nachklänge	402
	Literaturverzeichnis	403
	Stichwortverzeichnis	410
	Information	417

Der Blick über den Tellerrand
oder
Falsche Bescheidenheit

Kleiner Essay als Einleitung für ein großes Buch
Hans-Helmut Decker-Voigt

Leiborientierte Musiktherapie – ein Brückenschlag

„Leiborientierte Musiktherapie" schildert dies Buch. Eine neue Methodenbezeichnung?

Ist damit das Rad (der Musiktherapie) – wieder einmal neu erfunden? Eine neue, weitere der mindestens zwölf „Schulen der Musiktherapie", wie sie sich gegenwärtig allein im deutschsprachigen Bereich zeigen? Auf dem mühsamen Weg zu einem einigermaßen gemeinsamen Profil gegenüber dem Arbeitsgeber Gesundheitswesen?

Dann wäre dieses neue Rad eines, das den Weg der Musiktherapie hin zu einem selbständigen Heilberuf im Gesundheitswesen der Zukunft eher mühsamer werden ließe, zum Bremsweg, denn als Erleichterung auf diesem Weg.

Ein solches Rad ist sie nicht, diese in diesem Buch vorgestellte leiborientierte Musiktherapie, bei der nur die Begrifflichkeit vielleicht für manche musiktherapeutisch Informierte oder Profis neu sein mag.

Was die Autoren hinter dem Reichtum ihrer Praxismodelle an Menschenbild und Theoriebildung schildern (s. Teil II „Essentials") ist mehr als nur ein Verwandter 1. Grades „der" Musiktherapieszene. Denn tiefenpsychologisch-phänomenologisches Empfinden, Wahrnehmen, Denken und therapeutisches Handeln sind Udo Baer und Gabriele Frick-Baer ebenso „eigen" wie den meisten der ausgebildeten Musiktherapeuten. Zu denen sich die beiden Autoren im respektvoll-bescheidenen Abstand halten, wenn sie hoffen, dass dieses Buch denen Anregungen geben kann, die mit Musik im psychotherapeutischen Prozess arbeiten. Darunter auch MusiktherapeutInnen.

Zuviel der Bescheidenheit. Ich kann für die Musiktherapie-Szene nur hoffen, dass dieses Buch ebenso positiv überraschte Leser findet – wie ich einer wurde, dem während des Arbeitens mit diesem Buch das deltahafte Gefühl geschenkt wurde, über den Tellerrand der im engeren Sinne musiktherapiespezifischen Fachveröffentlichungen hinausgucken zu können. Fachveröffentlichungen, die für das heutige Profil der Musiktherapie in Forschung und Lehre zwar existentiell wichtig waren und sind, die aber doch – wie in allen Fächern mit zu hohem Tellerrand – von einem ziemlich gleichbleibenden, manchmal inzestuös anmutenden Autorenkernkreis gespeist werden.

Es ist ein Opum magnum, ein großes Werk, was Udo Baer und Gabriele Frick-Baer hiermit der Fachöffentlichkeit vorstellen. Einmal quantitativ, weit mehr noch qualitativ, das die Vielfalt der Musiktherapien nicht anreichert, sondern vorhandene Distanzen zwischen bestehenden Musiktherapien verringern hilft. Besonders die Distanz zwischen den Musiktherapien, die vor dem Hintergrund der Psychoanalyse, der Verhaltenstherapie und der Humanistischen Psychologie gewachsen sind.

Ein Methoden-Schatz und wie er zu heben ist

Methodisch finden Leser, die ohnehin mit aktiver Improvisation oder mit rezeptiven Verfahren der Musiktherapie arbeiten, einen Schatz von weiterführenden oder überraschenden Praxismodellen vor, die in bestehendes Methodenrepertoire integriert werden können.

Beispiele, die ich als Erweiterung, Veränderung, Varianten bestehender musiktherapeutischer Praxismodelle (etwa die von Fritz Hegi, Isabelle Frohne-Hagemann und von mir, s. Literaturverzeichnis) sehe:
– Das Arbeiten mit der musikalischen Biografie des Klienten (Panorama-Arbeit) in Kap. 2 („Musikalische Biografie") oder
– das Arbeiten mit musikalischen Familien- und anderen Aufstellungen unter systemischen Aspekten (wie sie sich ohnehin durch das Buch durchziehen) in Kap. 8 („Familien- und andere Beziehungsstrukturen")
– das Arbeiten mit Affekten in Kap. 4 („Affektive Leibregungen"). Hier ist für den Leser nur die Akzeptanz der leibphilosophisch begründeten therapeutischen Terminologie nötig, um dahinter vertraute entwicklungspsychologische Begründungen nach Daniel Stern u.a. zu finden. Also „wie bei uns Zuhaus" (in der klinischen Musiktherapie). Nur mit dem Vorzug des Überschreitens des Tellerrands
– das Arbeiten mit Körperklängen, Körperbildern in Kap. 10 oder
– das Arbeiten mit musikalischen Dialogen in Kap. 12.

Beispiele, die ich als neue „Module" sehe, die im Musiktherapie-Methodenrepertoire ausgezeichnet integrierbar sind:
– Das Arbeiten mit den Leibbewegungen des Körpers und der Musik in Kap. 3 (Leibbewegungen in der Musiktherapie) oder
– das Arbeiten mit dem „Musikalischen Verraumen" in Kap. 7 (hocheffizient: „Die Schamsonate" und „Andere Dreier-Formen" für das posttraumatologische Arbeiten z. B. in dem wachsenden Bereich der Musiktherapie bei sexuellem Missbrauch oder z. B. in dem Bereich der Frühstörungen durch entgleiste Triangulierungserfahrungen).

Die Bezugsetzung der Musiktherapie zu bestimmter Klientel ist eine gute Reflexion (Kap. 18) und selbst „Banales" (Kap. 7.3.10) – als solches betitelt – ist es in diesem Buch nicht.

Basismedizinische und neurologische Sicherheiten vermittelt dieses Werk auch durch klare Informationsbündelungen (in Teil II) – mehr als sie in manchen der „biochemisch-reinen" analytischen Musiktherapien zu finden ist. Leider.

Wenn ich die Fülle von Praxismodellen dieses Buches hervorhebe, dann heißt dies: Kein Rezept. Vielmehr der Auftrag an den Nutzer dieses Buches, die von den Autoren geschilderten methodischen Schritte auf den eigenen Praxisrahmen zu beziehen, zu modifizieren, auf die eigene Klientel, die eigenen Patienten zu spezifizieren. Es gibt keine pädagogischen oder therapeutischen Spielmodelle für unveränderten Transfer, sondern immer nur die achtsame, sorgfältige neue Bezugsetzung zum neuen Menschen als Gegenüber in der Einzeltherapie oder der Gruppe.

Ein persönliches Buch, eines, das per-soniert

Das Menschenbild dieser therapeutischen Praxeologie ist nicht nur in den geschriebenen Worten dieses Buches geprägt vom Geist der Humanistischen Psychologie. Vielmehr beindruckt mich, wie die therapeutischen Begegnungen mit Klienten und Patienten in den zahlreichen Fallvignetten dieses Buches wirklich als „Begegnung" abstrahlen und den Leser in diese Begegnungen hineinnehmen – im Sinne der „Begegnung" Martin Bubers oder der gelingenden „Kontaktgestaltung" im Sinne von Fritz Perls.

Das Buch wärmt und lässt sicher nicht nur mich „die Überraschung" im Abenteuer des therapeutischen Prozesses mit dem künstlerisch-therapeutischen Medium Musik ebenso miterleben wie die behutsame – von therapeutischem Eros geprägte – Compliance in Einzeltherapien wie in Gruppen.

Hinter diesem Buch stehen die Biographien der beiden Autoren, die mir auffallen, weil sie beide eine besondere Kompetenz für Brückenschläge, für interdisziplinäres Denken und Handeln ausweisen: Von den Diplom-Studiengängen in Erziehungswissenschaft und entsprechender Praxis wanderten und trafen die Autoren sich im intermodalen therapeutischen Umgang mit Tanz, Bewegung, Musik, eingebunden in das therapeutische Gespräch.

Diese Art ihres Umgangs mit den Medien erscheint mir gleichermaßen als Zentrum und Rahmen für die heutige psychotherapeutische Praxis von Udo und Gabriele Frick-Baer und die von ihnen entwickelten Weiter- und Ausbildungsgänge innerhalb ihrer „Zukunftswerkstatt" sowie in ihren bisherigen Veröffentlichungen (s. Info-Seiten des Verlages am Schluss).

Wem gehört die Musiktherapie?

Angesichts des Reichtums in diesem Werk über die „Leiborientierte Musiktherapie" stellte sich mir neu die Frage nach dem „Besitz" der Musiktherapie, wem gehört sie?

Die laute Frage war in den 70er und 80er Jahren noch die zwischen Medizinern einerseits und Musiktherapeuten andererseits. Inzwischen ist diese Frage durch die Entwicklung der Musik als Künstlerische Psychotherapie einerseits und als Musikmedizin (Musik im schulmedizinischen Behandlungskonzept) andererseits friedbringend und kooperativ beantwortet worden.

Dafür tauchte später dieselbe Frage auf zwischen Musiktherapie und Sozialpädagogik. Im Kontext der Sozialpädagogik, der die Klientel von Udo Baer und Gabriele Frick-Baer häufig entstammt, fanden die frühesten Lehrveranstaltungen für Musiktherapie an den neugegründeten Fachhochschulen ab 1971 statt. Denen erst folgten eigenständige Studiengangsgründungen in Heidelberg und Hamburg.

Vor diesem Hintergrund wundert es mich nicht, dass mit der Leiborientierten Musiktherapie in aller Stille und seitab der offiziellen Musiktherapie-Mainstreams eine Akzentuierung entwickelt wurde und hier vorgestellt wird, die vom Menschenbild und dem Methoden-Pluralismus her ihre Wurzeln in diesen frühen Jahren der Musiktherapie findet, in welcher Musiktherapie noch von der Dyade „Psychotherapeutisches Denken – Sozialpädagogisches Denken" gespeist wurde.

Ich denke nicht, dass die „Leiborientierte Musiktherapie" einen eigenen Weg gehen sollte und wird. Das will sie auch nicht, wie ich die Autoren verstehe. Aber sie trägt zu einem Ziel bei, das nicht nur ich mir für die Musiktherapie der Gegenwart für die Zukunft wünsche: Dass Musiktherapie-Wissen und Musiktherapie-Praxishilfen eines Tages ähnlich selbstverständliche Bestandteile aller Gesundheitsberufe sind, wie es heutzutage beispielsweise „die Psychologie" ist.

In den frühen Jahren der Profilierungsnöte von Tiefen-Psychologie, Wahrnehmungspsychologie, Entwicklungspsychologie und Klinischer Psychologie achteten diese peinlich darauf, dass ihr Wissen ihr Wissen bleibe. Manche Kompetenz blieb so „Herrschaftswissen". Teilweise angemessen und richtig, weil auch die Fächer, ihre Menschenbilder, ihre Theorien sich erst bilden und stabilisieren mussten.

Heute ist es für jede Ausbildung als Erzieherin, als Ergotherapeutin, als Ärztin und Pädagogin, also in jedem Interaktionsberuf, selbstverständlich, dass psychologisches Wissen mit vermittelt wird – ohne sich mit Psychologen verwechseln zu wollen und zu dürfen.

Dieses wünsche ich mir auch für Musiktherapie-Wissen und bestimmte Praxis-Anwendungen: Eingang zu finden in alle Ausbildungen und Weiterbildungen, in denen es um die Begleitung von Menschen geht.

Einige Musiktherapeuten kultivieren und präsentieren ihr Wissen heutzutage – immer noch – aus dem Elfenbeinturm heraus.

Natürlich müssen wir darauf achten, das berufspolitische Profil der Musiktherapeuten sorgsam zu hüten und weiter zu schärfen, indem Musiktherapie nicht inflationiert.

Aber ein Buch wie dieses zeigt mir, wie bereichernd, wie konstruktiv Musiktherapie-Wissen und Musiktherapie-Praxis wachsen können – außerhalb der enggefassten klinisch verstandenen Musiktherapie und als Beitrag für sie.

Eines Tages werden wir Musiktherapie dank der professionellen Musiktherapeuten und dank Menschen wie Udo Baer und Gabriele Baer als selbstverständliches Wissen in hoffentlich vielen anderen Interaktionsberufen finden. In denen, die sich die Prägung und Entwicklung und Begleitung menschlicher Persönlichkeit nicht ohne Musik und ihre therapeutische Wirkung vorstellen können.

Diese jetzt vorliegende „Leiborientierte Musiktherapie" wird hoffentlich von vielen Musiktherapeuten gewürdigt – ganz sicher auch und hoffentlich durch konstruktive Kritik in Rezensionen und Diskussionen. Kritik, die in diesem Essay nicht sinnvoll platziert ist, weil er dieses Buch „wärmstens empfiehlt". Nicht als neuerfundenes Rad, nicht als Non-plus-ultra, nicht als bremsendes fünftes Rad am Wagen der Musiktherapie. Sondern als Rad, das das Rollen des Wagens stabilisieren hilft, flexibler sein lässt.

Eben – über den Rand hinaus. Nicht des Tellers, sondern der Welt der Musiktherapie, die für manche eben doch noch eine Scheibe ist.

Hans-Helmut Decker-Voigt, Prof. Dr., ist Direktor des Instituts für Musiktherapie der Hochschule für Musik und Theater, Präsident der Akademie für Weiterbildung in Musiktherapie und künstlerischer Psychotherapie der Herbert von Karajan-Stiftung Berlin und Verfasser zahlreicher, in sieben Sprachen übersetzter Standardwerke zur Musiktherapie und zur Wechselbeziehung von Mensch und Musik.
www.decker-voigt-archiv.de

Vorwort

„Wie geht es Ihnen?"

Der Klient zuckt mit den Schultern. „Ich weiß nicht."

Und schweigt. Nach zwei Minuten: „Mit mir ist nichts los."

Der Therapeut fragt nach, versucht Kontakt herzustellen, fragt z. B. nach den Ereignissen der letzten Tage und erhält als Antwort: „Nichts Besonderes." Er erkundigt sich, wie der Klient gerade seinen Körper spürt, und erhält als Antwort wieder ein Schulterzucken: „Gar nicht." Er fragt danach, was der Klient gerade denkt, und wieder kommt ein Schulterzucken: „Nichts. Da ist alles leer."

Der Therapeut ist zunächst ratlos. Schließlich sagt er (man kann's ja mal versuchen): „Wie klingt denn das Nichts? Wie klingt denn die Leere? Nehmen Sie ein Instrument und versuchen Sie, das Nichts oder die Leere erklingen zu lassen."

Der Klient schaut auf und blickt fragend zu den Musikinstrumenten.

„Soll ich Ihnen ein Instrument bringen?" fragt der Therapeut.

Der Klient nickt. Der Therapeut bringt dem Klienten, der mittlerweile in Bewegungslosigkeit nahezu erstarrt ist, das große Monochord und stellt es aufrecht vor ihm hin. Dieser hebt langsam die rechte Hand und zupft an einer Saite. Sein Gesichtsausdruck wirkt überrascht, als er den klaren, fast kraftvollen Ton vernimmt. Er lauscht lange dem Nachhall. Und noch einmal greift er in die Saite, stärker noch als beim ersten Mal. Dem Therapeuten scheint es wie eine Klage – oder eher noch wie ein Hilferuf – zu klingen.

Nachdem der Klient seinen Klang ein drittes Mal ertönen lässt, schaut der Klient den Therapeuten an. Der Therapeut fragt: „Darf ich antworten?" Der Klient nickt stumm.

Der Therapeut setzt sich auf die andere Seite des Monochords und antwortet auf den Ton des Klienten, indem er – leiser und weniger dynamisch als der Klient – über drei Saiten des Monochords streicht. Und wieder der Klang des Klienten, genauso kraftvoll und laut wie vorher, allerdings zieht er diesmal die Hand über die ganze Breite des Monochords. Und erneut antwortet der Therapeut. Ein Kontakt entsteht, hergestellt fast ohne Worte, ein Resonanzprozess hat begonnen, in dessen Entwicklung dieser Klient seiner gebremsten Lebendigkeit, seiner in der Leere, im Nichts versickerten inneren Fülle des Erlebens allmählich auf die Spur kommen kann.

Solche und viele ähnliche Erfahrungen haben unser Interesse geweckt, das Musizieren sowie das Musikhören in unsere therapeutische Praxis einzubeziehen. Wenn Menschen musizieren, erklingt ihr Erleben. Wenn Menschen musizieren, können sie ihr Klingen verändern und damit auch spielerisch Veränderungen ihres Lebens und Erlebens proben. Wenn Menschen musizieren, werden sie hörbar und können Resonanz erfahren. All diese Erfahrungen sind kleine Schritte auf einem großen Weg. Eine an ihrer Magersucht leidende Klientin hat am

Ende eines längeren musiktherapeutischen Prozesses gesagt: „Ich habe gelernt zu klingen. Und ich klinge, um in mir zu wohnen." Dieser Satz, der die Bemühungen unserer KlientInnen wunderbar zusammenfasst, klingt in unseren Ohren so stimmig, dass wir ihn in den Titel des Buches gestellt haben.

Ein nicht zu behebender Mangel dieses Buches besteht darin, dass es von Klängen, Tönen, Geräuschen, Stimmen handelt – aber nicht hörbar ist. Das, was im Mittelpunkt unserer Aufmerksamkeit und Interesses steht und dort seinen gewichtigen Raum einnimmt – eben das Erklingen und Erhörtwerden unserer KlientInnen, findet sich oft nur in einem kurzen, lapidar anmutenden Satz wieder wie: „Lass bitte deine Angst erklingen.", oder: „Wie hört sich deine Sehnsucht an?" bzw. „Und dann musizierte sie ihre Wut." oder „Er spielte seinen Schmerz auf der Trommel." Wir sind darauf angewiesen, dass Sie sich, liebe Leserin und lieber Leser, den Beschreibungen musiktherapeutischer Prozesse öffnen, ihrer musikalischen Fantasie freien Lauf lassen und ihr Beachtung und Bedeutung schenken.

Im Unterschied wohl zu den meisten MusiktherapeutInnen waren wir beiden AutorInnen nicht zuerst MusikerInnen und haben uns dann zu MusiktherapeutInnen entwickelt. Ich, die Autorin, habe meine musikalische Ausbildung in Flöten-, Klavier- und Geigenspiel über das Jugendorchester hinaus nicht fortgesetzt. Ich, der Autor, habe zwar musikalische Wurzeln in meiner Kindheit, aus denen jedoch auf Grund von wechselhaften Lebensumständen, v. a. der Flucht aus der damaligen DDR, lange Jahre nichts weiter erwuchs. Zwei unserer beider Lebensträume, die nicht in Erfüllung gehen werden, hängen mit Musik als Kunst zusammen: Die eine von uns wäre gerne Sängerin, der andere Saxophonist – beide umkreisen wir diesen Traum in seinen zartesten Anfängen mit Scheu. Umso glücklicher schätzen wir uns, dass wir uns andere Lebensträume erfüllen konnten, unter anderem den, mit aller Leidenschaft TherapeutInnen zu sein, die Musik als bereicherndes Element in ihre Arbeit einbeziehen können. Therapeutisch haben wir immer nach Möglichkeiten des Ausdrucks und der Kommunikation, die über die Alltagsworte hinaus reichen, gesucht und uns anfangs auf die künstlerische Gestaltung sowie das Körpererleben und den Tanz konzentriert. In diesen Fachbereichen haben wir uns um grundlegende Modelle und Konzept bemüht, wie Sie bei Interesse u. a. unseren Büchern: „Gefühlssterne, Angstfresser, Verwandlungsbilder …" (Kunst- und Gestaltungstherapie) und „Leibbewegungen" (Tanztherapie) entnehmen können. In unserer Reihe Bibliothek der Gefühle (siehe Anhang) finden Sie unsere professionelle Liebe zu allen therapeutisch zu nutzenden Medien wie Kunst und Gestaltung, Bewegung und Tanz, Musik und Poesie wieder. In der Therapie ging und geht es uns immer darum, das Erleben des Menschen und all seine Lebensäußerungen ernst zu nehmen. Da das Äußern von Tönen eine Lebensäußerung ist (wir bezeichnen sie als eine der „Primären Leibbewegungen"), erzwang die innere Logik des therapeutischen Prozesses, der Musik Beachtung zu schenken und Respekt zu zollen. Wir wurden immer mutiger und sicherer bzw. wir gewöhnten uns an unsere Unsicherheiten und wurden gleichzeitig experimentierfreudiger. Wir begannen, unser methodisches Spektrum zu erweitern. Wir lernten und lernen vor allem von den KlientInnen – unter ihnen neben völlig „Ungeübten" auch MusikerInnen und (angehende) MusiktherapeutInnen – und freuen uns daran, welche kreativen Lösungen sie gemeinsam mit uns finden, das, was sie bewegt, erklingen zu lassen.

So entstanden aus der Wertschätzung des Musizierens in der therapeutischen Arbeit einige Methoden und Praxisansätze, die im Rahmen unserer Ausbildungen bei der Zukunftswerkstatt Tanz, Musik und Gestaltung und darüber hinaus auf Interesse stießen.

In diesem Buch möchten wir deshalb unsere Erfahrungen so vorstellen, dass Kolleginnen und Kollegen davon Nutzen haben. Wir hoffen, MusiktherapeutInnen die eine oder andere Anregung geben zu können, und wünschen uns, auch TherapeutInnen, die keine ausgebildeten MusikerInnen oder MusiktherapeutInnen sind, Mut zu machen, Elemente des Musizierens und Musikhörens in ihre therapeutische Arbeit zu integrieren.

Im Mittelpunkt dieses Buches stehen also vor allem methodische Anleitungen, die wir anhand von Praxisberichten demonstrieren (Teil I), oftmals bereits verwoben mit den spezifischen theoretischen Grundlagen, soweit sie unserer Auffassung nach das Verständnis erweitern helfen. Dort gibt es auch praktische Hilfen, Haltungen, Handreichungen, die weder spezifische Methoden noch theoretische Grundlagen betreffen. Sie betreffen die Arbeit mit bestimmten Personengruppen, Hinweise zum therapeutischen Prozess, besondere niedrigschwellige Zugänge für Menschen mit Hemmungen, sich musikalisch auszudrücken, und anderes mehr.

Wir haben unsere Erläuterungen mit zahlreichen Beispielen aus unserer therapeutischen Praxis illustriert und belegt. Da wir unsere praktischen Erfahrungen überwiegend in der Einzeltherapie und in Seminaren machen, stammen die meisten Beispiele aus diesem Feld. Wir haben auch Erfahrungen in der institutionellen Therapie, in unterschiedlichem Maße, in der Psychiatrie zum Beispiel mehr als mit Behinderten. Wir wissen aber, dass viele Musik- oder andere TherapeutInnen mit KlientInnen oder PatientInnen arbeiten, die sich nicht – wie die meisten unserer KlientInnen – mehr oder weniger „freiwillig" in Therapie begeben und Veränderungen suchen. Wir sind uns dennoch sicher, dass die meisten der vorgestellten Methoden, wenn auch nicht alle und wenn auch abgewandelt in der Forensik oder psychiatrischen Klinik, mit Behinderten oder Verstummten möglich sind. Da in den meisten Methodik-Kapiteln diese Erfahrungen in den Beispielen nur einen beschränkten Platz finden, haben wir den niedrigschwelligen musiktherapeutischen Verfahren und der Arbeit mit bestimmten Personengruppen am Ende von Teil I einen besonderen Raum gegeben.

Eine der Quellen unserer musiktherapeutischen Arbeit ist das Erleben der Musik oder, besser gesagt, des Musizierens und Musikhörens. Das, was dem Musizieren und dem Musikhören innewohnt, haben wir versucht, in Teil II so zu beschreiben, dass das große Potenzial, aus dem die Musiktherapie schöpfen kann, deutlich wird. Ebenfalls in Teil II haben wir, wenn auch knapp, die Aspekte zusammenfassend dargestellt, die uns in jeder therapeutischen Arbeit wichtig sind, hier besonders in der Musiktherapie („Was uns am Herzen liegt").

Für die ausführlicheren Bezüge zu den wissenschaftlichen Quellen und ideengeschichtlichen Wurzeln müssen wir auf unsere anderen Veröffentlichungen verweisen. Dieses Buch sollte vor allem ein Buch für die praktische Arbeit werden.

Verzichtet haben wir auf Berichte und ausführliche Erläuterungen, auf ein isoliertes Methodenkapitel zur musikalischen Improvisation, einer Hauptmethode der Musiktherapie. Dazu gibt es hinreichende Literatur (z. B. Hegi, Lenz), die wir hier nicht wiederholen wollen. Dennoch taucht das musikalische Improvisieren natürlich häufig in den jeweiligen methodischen und inhaltlichen Zusammenhängen auf. Ebenfalls verzichtet haben wir auf besondere Erläuterungen zur intermedialen Arbeit. Unser therapeutischer Ansatz betont, dass gewünschte Veränderungen von Lebensmustern, an denen KlientInnen leiden, nur möglich sind, wenn sich die Muster des Erlebens eines Menschen ändern. Deshalb bieten wir in der Therapie viele Erlebnis öffnende Experimente an, die immer auch Angebote sind, Veränderung auszuprobieren. Wir wissen, dass die kreativen Möglichkeiten des Musizierens, der Gestaltung, des Tanzes und der Bewegung sowie der Poesie Erlebnis öffnend sind. Was liegt also näher, als zwischen den verschiedenen kreativen Ausdrucksmöglichkeiten „hin und her zu springen". Jeder Medienwechsel weist über die Änderung der Technik hinaus, ist ein Angebot, neue Aspekte des Erlebens zu entdecken. Solche Wechsel- und Verknüpfungsmöglichkeiten ziehen sich durch das ganze Buch, durch viele der vorgestellten Methoden. Dieses Buch ist also nicht puristisch auf Musik beschränkt, wenngleich die Nutzung des Musizierens und Musikhörens im Vordergrund steht und Gegenstand dieser Veröffentlichung ist.

Da wir zu wissen meinen, dass die meisten TherapeutInnen an praktischer Methodik interessiert sind, haben wir deren Beschreibung an den Anfang gestellt, um von da aus eine Verbindung, eine Brücke zur Theorie herzustellen. Wer eher an den theoretischen Grundlegungen interessiert ist, von seiner Art zu lesen und zu lernen eher dieses Bodens bedarf, um Praxis einordnen und anwenden zu können, möge mit Teil II beginnen. Manche theoretischen Grundlagen, die sich auf spezielle Fachgebiete beziehen, wie unser Krisenmodell oder Grundlagen der Hirnforschung finden Sie wiederum im so genannten praktischen Teil I. Theorie macht für uns dann Sinn, wenn sie praxisbezogen, nachvollziehbar und an Erfahrungen überprüfbar, im besten Sinn einfach ist. Darum haben wir uns bemüht. Sie können das Buch deshalb auch an irgendeiner Stelle zu lesen beginnen, die Sie gerade besonders interessiert und die Sie mit Hilfe des Stichwortverzeichnisses oder der Inhaltsangabe gefunden haben, und sich dann kreuz und quer auf ihrem persönlichen Weg durch die Kapitel begeben. Wir haben zahlreiche Querverweise eingestreut, um einen solchen Weg zu erleichtern.

Und noch einige Hinweise: Wir reden in diesem Buch meistens von KlientInnen und meinen damit auch PatientInnen. Wir sehen keine grundsätzlichen Unterscheidungen, die Bezeichnung KlientInnen ist uns lediglich vertrauter und gewohnter.

Zumeist sprechen wir unsere KlientInnen mit „Sie" an. In unseren Seminaren, Fortbildungsgruppen und Supervisionen ist dagegen das „Du" üblich. Da wir in diesem Buch auch Beispiele aus diesem Bereich anführen und da wir KlientInnen, die wir in Gruppenbegegnungen geduzt haben, auch in Einzelbegegnungen mit „Du" ansprechen, verwenden wir in diesem Buch beide Anredeformen. Wenn in den Beispielen von „dem Therapeuten" bzw. „der Therapeutin" die Rede ist, so meinen wir uns beide damit. Sollte es sich dabei um eine Kollegin oder einen Kollegen handeln, weisen wir ausdrücklich darauf hin.

Die musiktherapeutische Gruppenarbeit ist eine wunderbare Möglichkeit, eigenes Erleben gemeinsam mit dem anderer Menschen hörbar werden zu lassen, andere zu beeinflussen und gleichzeitig beeinflusst zu werden. Soll aber innerhalb einer Gruppe das besondere Eigene erklingen, gibt es eine Schwierigkeit: die wunderbare Eigenschaft des Musizierens, andere Menschen zu beeinflussen, kann störend wirken, da die Klänge der anderen die Suche nach dem eigenen musikalischen Ausdruck beeinflussen. Wir beschreiben in diesem Buch Anleitungen, in denen innerhalb einer Gruppenarbeit aufgefordert wird, persönliches Erleben musikalisch auszudrücken. Dies ist nur in Gruppen möglich, die klein sind und deren TeilnehmerInnen in der Lage sind, Klänge anderer zu hören und gleichzeitig Eigenes zu betonen. Sind diese Bedingungen nicht erfüllt, muss bei einer Gruppenarbeit der musikalische Ausdruck nacheinander erfolgen.

Ob man unseren Beitrag einer „Richtung" zuordnen kann, sei dahingestellt und ist uns nicht wichtig. Sicherlich verstehen wir uns als Teil der Strömung humanistischer Psychologie und teilen die meisten von deren Grundannahmen. KollegInnen, die mit uns zusammenarbeiten, bezeichneten die Musiktherapie, die wir vertreten, gelegentlich als „leiborientierte Musiktherapie", was wir gerne aufgegriffen haben, und verweisen damit v. a. auf unsere leibphilosophischen Quellen. Und sicherlich „atmen" die vorgestellten Methoden und Praxisbeispiele unsere leibtherapeutischen Grundlagen. Es ist uns ein besonderes Anliegen, die Möglichkeiten des leibphänomenologischen Ansatzes für die Therapie fruchtbar zu machen, auch für die Musiktherapie. Und gleichzeitig gilt, dass alle MusiktherapeutInnen, ganz gleich aus welcher „Richtung" oder „Schule" sie stammen, die hier vorgestellten Anregungen nutzen können. Zumindest wünschen wir uns das.

Wer noch mehr Zuordnungen sucht: Nimmt man die gängige Unterscheidung zwischen „rezeptiver Musiktherapie" und „aktiver Musiktherapie", so ließe sich aus vielen hier vorgestellten Praxisansätzen ein dritter Schwerpunkt, der der „themenzentrierten Musiktherapie", benennen (s. u. a. Kap. I 16). Doch wie dem auch sei: Etiketten erleichtern zwar das Zuordnen und die Orientierung, entscheidend aber ist der Nutzen, den man im Gebrauch des Inhalts gewinnen kann. Diesen Nutzen wünschen wir Ihnen und den Menschen, mit denen Sie arbeiten.

Wir danken Martin Lenz, der die ersten musiktherapeutischen Fortbildungsgruppen innerhalb der Zukunftswerkstatt Tanz, Musik, Gestaltung geleitet hat und dessen Leidenschaft für die musikalische Improvisation uns Mut gemacht und angestiftet hat. Wir danken Monika Vogel dafür, dass sie in ihrer Lehrtätigkeit auch einen Teil der Pioniertätigkeit geleistet hat, Musiktherapie mit leiborientierter Kunst- und Gestaltungstherapie zusammenzuführen.

Wie so oft hat Susanne Wolters schnell, zuverlässig und engagiert den Hauptteil der Schreibarbeiten übernommen und hat Sabine Bremer kreativ und zügig sowohl die Gestaltung als auch die Produktion des Buches übernommen. Wir danken sehr. Dies gilt auch für Lore Remkes engagierte Lektoratsarbeit.

Viele Kapitel dieses Buches sind in ihrer Rohfassung als Arbeitsmaterialien für die späteren, von uns geleiteten musiktherapeutischen Ausbildungsgruppen entstanden. Wir danken den TeilnehmerInnen der Fortbildungen, den KollegInnen in der Fortbildungsleitung und aus der „Arbeitsgruppe Musiktherapie" Waltraut Barnowski-Geiser, Eva-Maria Brettschneider und Ralf Hollnack und den MusiktherapeutInnen Marlis Marchand und Lutz Debus sowie – last not least – Martin Lenz für ihre engagierten und kompetenten Rückmeldungen und Anregungen. Herzlichen Dank auch an Prof. Dr. Hans-Helmut Decker-Voigt für die Ermutigung, dieses Buch zu veröffentlichen, und für seine Bereitschaft, trotz seiner zahlreichen Verpflichtungen ein Vorwort zu verfassen, aus dem ein Essay geworden ist, mit dem er dieses Buch würdigt und in die Musiktherapieentwicklung einordnet. Auch für die zahlreichen Anregungen aus seinen Veröffentlichungen bedanken wir uns bei ihm sowie bei den anderen in diesem Buch zitierten (Musik-)TherapeutInnen. Wir danken allen KlientInnen, bei denen wir, wie Jeffrey Eugenides es in einem Roman ausgedrückt hat, Zeugen werden durften, „wie ein Ich das Ich entdeckte, das es sein konnte" (Eugenides 2003, S. 472).

I

Methoden

1

Wer bin ich? – Musiktherapeutische Wege der Selbstwahrnehmung und Selbstwertschätzung

Wer bin ich? – Die Beschäftigung mit dieser Frage zieht sich wie ein roter Faden durch viele therapeutische Prozesse. KlientInnen sind verunsichert in ihrer Selbstwahrnehmung, manches in ihnen und an ihnen erleben sie als fremd, brüchig oder unzusammenhängend. Sie wünschen sich Rückmeldungen, Spiegelungen von uns TherapeutInnen und sie wünschen sich Wege, zu einer stimmigeren und sicheren Selbsteinschätzung zu finden.

Damit verbunden ist die Frage der Selbstwertschätzung. Wer sich nicht selber klar genug wahrnimmt, sich nicht auch den unangenehmen, ungeliebten Seiten wahrhaftig stellt, wird auch unklar in dem sein, was er an sich selbst wertschätzt. Die Selbstwertschätzung vieler KlientInnen wurde durch Beschämungen, Missachtungen und Gewalt erniedrigt oder von Verboten und Tabus überlagert. Wer sich in der Therapie mit sich selbst beschäftigt, landet unweigerlich auch bei der Frage, wie wertvoll er sich selbst einschätzt. Wir werden einige Methoden darstellen, mit denen wir auf musiktherapeutischen Wegen KlientInnen darin unterstützen, sich selber besser kennen zu lernen und zu versuchen, das, was in ihnen kostbar und schätzenswert ist, zu entdecken und mit Zuneigung ernst zu nehmen.

1.1 Das klingende Namensbild

Namen sind wichtig. Namen sind Teil unserer Identität. Mit unserem Namen ist unser Selbstbild verknüpft. In unserem Namen steckt unsere Geschichte. Mit unserem Namen werden wir von anderen Menschen identifiziert. Es liegt also nahe, den Namen zum Klingen zu bringen. Wir wollen ihn, bevor es ans Musizieren geht, zum Ausgangspunkt eines Selbstbildes machen, also ein Namensbild gestalten.

„Aber mit welchem Namen beginne ich?" fragen sich viele KlientInnen. „Ist es mein Vorname oder mein Nachname? Nehme ich den Namen meiner Eltern oder lehne ich diesen ab? Ist es der Name, der Doppelname oder der Name meines Partners oder meiner Partnerin, den ich in der Ehe angenommen habe?" Und dann fallen ihnen Schimpfnamen ein, Kosenamen oder Spitznamen. Jeder Name hat eine Geschichte und eine Bedeutung. Zu jedem Namen werden Geschichten assoziiert, angenehme und unangenehme, liebevolle und beschämende. Den Namen zu präsentieren, bedeutet, *sich* zu präsentieren, *sich* vorzustellen. „Ich heiße", meint immer auch: „Ich bin".

Zur Erstellung des Namensbildes geben wir folgende Anregungen:
- „Wählen Sie einen Namen aus. Sie haben zwar einen offiziellen Namen, aber Sie haben sicher noch viele Namen darüber hinaus. Sie können Ihren Vornamen nehmen oder Ihren Nachnamen, Ihren Geburtsnamen oder Ihren Spitznamen oder einen Kosenamen, vielleicht sogar ihren Wunschnamen. Wählen Sie den Namen aus, der Ihnen jetzt am ehesten in den Sinn kommt, der Ihnen jetzt wichtig ist und Sie vielleicht auch neugierig macht."
- „Nehmen Sie einen Stift, Ölkreide oder Pastellkreide in der Farbe Ihrer Wahl in die Hand und ein großes Blatt Papier und schreiben oder malen Sie Ihren Namen auf das Blatt."
- „Betrachten Sie nun Ihren Namen und malen Sie das Bild weiter, lassen Sie aus Ihrem Namen ein Namensbild entstehen. Vielleicht braucht Ihr Name eine Umgebung, vielleicht regen der Schriftzug oder einzelne Buchstaben zur Gestaltung von Figuren, Landschaften, Personen, Fabelwesen usw. an. Lassen Sie Ihrer Fantasie freien Lauf."

Nun soll dieses Namensbild zum Klingen gebracht werden:
- „Befestigen Sie Ihr Bild an der Wand oder legen Sie es irgendwo auf den Boden, wo Sie es gut betrachten können. Schauen Sie es sich an, lassen Sie es auf sich wirken. Nehmen Sie wahr, welche Empfindungen, Gedanken und Gefühle es auslöst, und dann holen Sie sich ein Instrument – Sie können auch Ihre Stimme benutzen – und behandeln Sie Ihr Namensbild wie eine Partitur. Lassen Sie Ihr Namensbild erklingen ..."

Je nach Namensbild, je nach den Empfindungen beim Betrachten, je nachdem, was die Beschäftigung mit dem Namen, dem Malen und dem Sinnieren darüber ausgelöst hat, entstehen Klänge unterschiedlicher Art und Weise. Manche finden nach einigem Experimentieren und Suchen ein Namens-„Thema", so, wie es bei Wagner das „Tristan-Thema" oder das „Isolde-Thema" gibt. Andere spielen eher Gefühle oder Stimmungen, die die Beschäftigung mit dem Namen hervorgerufen hat. Wieder andere sind angetan von dem, was sie an Neuem oder Vielfältigem in sich und auf dem Bild entdecken und improvisieren, indem sie Töne, Klänge, Melodien, Rhythmen erklingen lassen.

Danach gilt es, den KlientInnen eine Möglichkeit zu verschaffen, Echos auf ihr klingendes Namensbild zu erhalten. In der Einzeltherapie geben der Therapeut oder die Therapeutin die Rückmeldung, in der Gruppe zusätzlich andere TeilnehmerInnen. Die KlientInnen spielen die Klänge ihres Namens anderen vor, zeigen vielleicht auch noch ihr Bild, erzählen etwas darüber und erhalten Echos: Wie hat es sich angehört, was wurde beim Hören und Schauen gefühlt, was ist aufgefallen? usw. Die Rückmeldung kann in Worten erfolgen oder musikalisch.

Das Selbstbild eines Menschen ist immer auch ein Fremdbild. Wir Menschen brauchen die Rückmeldungen anderer, um zu wissen, wer wir sind. Wir brauchen ehrliche Rückmeldungen, wohlwollende, auch kritische, aber keine niedermachenden oder verachtenden. Die bloße Gegenüberstellung von Selbstbild und Fremdbild ist unfruchtbar. Das Selbstbild erwächst aus dem Gemisch von Selbstwahrnehmungen und Rückmeldungen anderer Menschen. Es geht eher darum, zwischen den Fremdbildern zu differenzieren, Menschen darin zu unterstützen, aus den Rückmeldungen, die sie erhalten, diejenigen auszuwählen, die sie akzeptieren und integrieren können, und den Mut und die Kraft zu gewinnen, andere abzulehnen. Deswegen ist der gegenseitige Austausch über das klingende Namensbild so wesentlich. Und dann kann es sehr bewegend und hilfreich sein, noch einmal das Namensbild erklingen zu lassen, um diesen Prozess der Differenzierung musikalisch zu unterstützen und all das zu spielen oder zu singen und zu hören, was sich davon im Selbstbild verankern kann.

Es besteht auch die Möglichkeit, den eigenen Namen unmittelbar zu vertonen. Dies hat sich aber für den Erlebensprozess als nicht so fruchtbar herausgestellt wie der beschriebene Weg. Bei einer unmittelbaren Vertonung sind häufig die Hemmungen größer und viele Menschen neigen dazu, nach formalen künstlerischen Tricks zu suchen, so, wie Bach sein B-A-C-H vertont hat. Doch wer kann das schon wie Bach! Häufig führen solche Bestrebungen zu Kopfknoten, die den Erlebensprozess bremsen oder gar nicht erst in Gang kommen lassen. Das Malen schafft Zeit und Raum für die vielfältigen Erinnerungen, Geschichten, Assoziationen, die mit dem eigenen Namen verbunden sind, und lässt das in den Vordergrund treten, was im Moment besonders wichtig ist. Und die Namensbild-Partitur bleibt erhalten; der musikalische Moment ist nicht ganz so flüchtig. Sie kann später wieder vertont werden, vielleicht ähnlich, vielleicht aber auch, z. B. durch Perspektivwechsel, indem man sie auf den Kopf stellt, neu – und damit der Entwicklung, der Veränderung, dem Überraschenden einen klingenden Spielraum gebend.

1.2 Die sechs Kostbarkeiten in mir

Beginnen wir mit einem Beispiel:

Eine Klientin leidet an Entscheidungsschwäche. Immer wenn sie Entscheidungen treffen muss, große oder kleine, gerät sie ins Schwanken, wird unsicher, weiß nicht, was sie tun, in welche Richtung sie sich bewegen soll. In der Therapie hat sie dieses und jenes versucht, sie kennt auch die Quellen und Gründe ihrer Entscheidungsunsicherheit – aber es ändert sich wenig. An der Entscheidungsfindung zu arbeiten, was für viele KlientInnen ein wichtiger Ansatz ist, hilft ihr nicht weiter, da ihre Entscheidungsunsicherheit in einer tiefgreifenden Verunsicherung ihres Selbstbildes begründet ist. Wenn andere Menschen ihr Positives zurückmelden, nimmt sie das einen Moment zur Kenntnis und lässt es dann von sich abperlen – wie von einer Teflonplatte. Sie nimmt positive Rückmeldungen nicht in sich hinein. Zu tief und zu selbstverständlich hat sie die von ihren Großeltern oft geäußerte Haltung übernommen, dass sie nichts Wert sei, dass sie letzten Endes genauso „schlecht" sei wie ihre früh verstorbene Mutter oder wie ihr Vater, der „Tunichtgut". Therapeut und Klientin suchen gemeinsam nach Wegen, auf denen sie lernen könnte, sich selbst wertzuschätzen.

In einer Stunde schlägt der Therapeut vor: „Ich möchte Sie heute bitten, mich zu einem Besuch in ein chinesisches Restaurant einzuladen. Dort werden wir auf die ‚sechs Kostbarkeiten', die auf der Speisekarte angeboten werden, aufmerksam. Die sechs Kostbarkeiten vereinen das beste, was das Restaurant zu bieten hat. Ich bitte Sie, nun zu überlegen, welche sechs Kostbarkeiten *Sie* haben, was Sie *an sich und in sich* kostbar finden." Die Klientin schreckt zurück und meint, dass sie doch nie sechs Kostbarkeiten finden könne.

Der Therapeut: „Auch im chinesischen Restaurant wird jede Kostbarkeit nacheinander serviert. Beginnen Sie mit *einer* Kostbarkeit, beginnen Sie mit einer Eigenschaft, Tätigkeit, Kompetenz, was auch immer, mit einem Aspekt Ihrer Lebendigkeit, die Sie an sich schätzen, die Sie an sich für kostbar halten."

Die Klientin überlegt: „Vielleicht, dass ich mit mir so ehrlich bin. Und auch anderen gegenüber. Ich will mir und anderen nichts vormachen ... Ja: meine Ehrlichkeit."

„Wunderbar, die erste Kostbarkeit haben Sie schon gefunden. In chinesischen Restaurants ist es nun so, dass weiter hinten in der Speisekarte, dort, wo die sechs Kostbarkeiten zu finden sind, zumeist auch ein Farbfoto der sechs Kostbarkeiten abgebildet ist, damit sie sichtbar sind und bemerkt werden. Für unsere menschlichen Kostbarkeiten gilt Ähnliches. Der erste Schritt besteht darin, sie überhaupt wahrzunehmen, sie zu registrieren und sie ernst zu nehmen. Der zweite Schritt darin, sie kund zu tun, öffentlich zu machen, sichtbar und hörbar werden zu lassen. Ich bitte Sie nun, ein Instrument auszusuchen und ihre Kostbarkeit, die Ehrlichkeit, auf irgendeine Art und Weise erklingen zu lassen."

Die Klientin äußert zuerst wieder ihre Unsicherheit, blickt sich dabei aber schon suchend unter den Musikinstrumenten um. Sie probiert ein Xylofon, probiert eine Trommel, probiert eine Zither, dann das Balafon und wieder die Zither und schaut den Therapeuten fragend an: „Ich weiß nicht, wie ich die Ehrlichkeit darstellen soll?"

„Ich weiß es auch nicht. Es ist *Ihre* Ehrlichkeit, *Ihre* Kostbarkeit. Probieren Sie aus und nehmen Sie den Ton oder die Klänge, die kostbar klingen, die ehrlich klingen."

Sie greift zum Balafon, probiert einige Töne aus und wählt zwei Töne, wiederholt sie mehrmals und sieht auf: „Diese Töne sind es!"

Und so geht es weiter: Eine Kostbarkeit nach der anderen entdeckt die Klientin, immer nach Phasen der Unsicherheit und des Zögerns. Und eine Kostbarkeit nach der anderen bringt sie zum Klingen, auf jeweils unterschiedlichen Instrumenten, mit jeweils unterschiedlichen Klang- und Tonfolgen. Am Ende ist sie aufgeregt und erstaunt, glücklich darüber, so viel gefunden zu haben, was sie an Kostbarem hat, was sie an sich schätzt. Sie strahlt und ihre Augen füllen sich mit Tränen. Sie ist freudig erregt und gleichzeitig traurig darüber, dass ihre Selbstwertschätzung so lange mit Füßen getreten wurde.

Zum Abschluss schenkt der Therapeut der Klientin – um im Bild zu bleiben: als Nachtisch – eine siebte Kostbarkeit: Ihre zarte und langsam wachsende Achtsamkeit für ihre Gefühle, die in der Therapie allmählich erblühte. Diese Kostbarkeit ist noch so neu und klein, dass sie der Klientin selbst nicht einfiel, deswegen der „Nachtisch". Und er spielt ihr diese siebte Kostbarkeit vor: Eine leise Melodie auf der C-Flöte.

Das Erklingen der sechs Kostbarkeiten dient der Selbstwertschätzung. Diese Einheit ist immer dann angesagt, wenn es gilt, die Selbstwertschätzung zu stärken oder über ihr Gewahrwerden einen inneren Boden für den weiteren therapeutischen Prozess zu schaffen. Manchmal liegt ein Thema in der Luft und eine Klientin oder ein Klient traut sich nicht daran – dann kann die Arbeit mit den sechs Kostbarkeiten einen Boden schaffen, der Selbstsicherheit verstärkt und damit den Mut, neue Wege zu beschreiten und unbekanntes Terrain des Erlebens zu erkunden. Manchen KlientInnen schlagen wir vor, alle Kostbarkeiten nacheinander zu spielen. Sie hören dann ihre persönliche Klangwelt: So klinge ich, so bin ich.

Es kommt bei dieser Arbeit nicht so sehr darauf an, welche Kostbarkeiten die Menschen entdecken und zum Klingen bringen. Häufig fallen ihnen im Nachklang einige Stunden oder Tage später noch weitere Kostbarkeiten ein. Wichtig ist der Erfahrungsprozess, wichtig ist, dass sie selbst auf die Suche gehen und dass sie ihre Selbstwertschätzung nicht nur für sich behalten, sondern auch hörbar machen. Dabei tauchen Schwierigkeiten auf, die den Prozess beeinträchtigen, manchmal auch unterbrechen können. Da kann die Angst auftauchen und gefragt werden: „Wie klingt die Angst?" Da kann die Scham die Kostbarkeiten verschleiern und die Sprache verstummen lassen, so dass es gilt, sich gegen die Beschämung abzusichern und einen Weg zu finden, durch die Scham hindurch den eigenen Kostbarkeiten zu begegnen. Da wird bei der Entdeckung neuer Wege auch die Trauer wach, die Trauer darüber, dass diese Wege so lange versperrt waren.

Ein Klient wiederholte bei jeder Kostbarkeit den gleichen Ablauf. Er äußerte eine seiner Eigenschaften positiv, stellte sie im zweiten Satz in Zweifel und wertete sie im dritten Satz ab, als „eigentlich nichts Besonderes" oder „doch eher negativ". Als der Therapeut ihm dies spiegelte, war ihm sofort klar: „Das ist mein Vater, der aus mir spricht. Alles schlecht machen, alles abwerten, kein Lob, kein Kompliment stehen lassen." Dies erkennend gelag es ihm erfolgreich, seine Selbstwertschätzungen ernst zu nehmen und anzunehmen.

Eine Klientin nannte zügig und problemlos die erste, die zweite, schließlich die dritte Kostbarkeit und ließ sie erklingen. Alle drei Kostbarkeiten bezogen auf Fähigkeiten, die sie in ihrem beruflichen Leben gut nutzen und zum Tragen bringen konnte. Die Therapeutin fragte sie, ob sie denn auch Kostbarkeiten kenne, die in ihrem privaten Leben lebendig sind. Die Klientin lachte: „Das ist mal wieder typisch für mich, alles dreht sich um die Arbeit und das Private kommt zu kurz ..." Hier nun bekam es Wert.

Das Erklingenlassen der Kostbarkeiten macht erstaunlicherweise (oder vielleicht auch nicht) den meisten KlientInnen weniger Probleme als das Finden und Aussprechen dessen, was sie an sich wertschätzen. Ist es einmal benannt, gibt es zwar Unsicherheit, Suchen und Ausprobieren, bis die passenden Klänge gefunden sind, doch fast immer gelingt dieser Prozess, ohne dass weitere Hilfestellungen durch die Therapeutin oder den Therapeuten notwendig sind.

Manchmal scheint die Aufgabe, kostbare Eigenheiten zu finden, unlösbar zu sein. Dann hilft es, sich auf den umgekehrten Weg zu begeben – zuerst erklingen lassen, dann benennen.

Ein Klient war gerade so in seiner Selbstabwertung verfangen, dass er auf die Frage der Therapeutin nach seinen Kostbarkeiten nur mit tiefer Hilflosigkeit und Traurigkeit reagieren konnte. „Kostbarkeiten? Was soll an mir schon kostbar sein!" „Ich weiß Einiges, was ich an Ihnen kostbar finde und ich bin sicher, Sie werden auch etwas finden. Aber vergessen Sie meinen Vorschlag erst einmal und suchen Sie sich bitte aus all den Instrumenten, die hier stehen, sechs aus, die gerade jetzt Ihre Aufmerksamkeit erregen. Fragen Sie nicht, wieso warum gerade die, grübeln Sie nicht zu lange, sondern vertrauen Sie Ihren Impulsen … Geben Sie diesen Instrumenten ihren jeweiligen Platz im Raum … Und nun lassen Sie eins davon erklingen … Was hören Sie? Was geht Ihnen durch den Sinn? Welche Eigenschaft, die Sie an sich schätzen, könnte das gerade gewesen sein? Welche Kostbarkeit?" Auf die Art und Weise erspielte sich der Klient nach und nach einige Kostbarkeiten, erhörte sich selbst: auf der Trommel seine Gradlinigkeit und berufliche Kompetenz, auf dem Gong seine Fähigkeit, seine Kinder um Entschuldigung für manche Zumutungen zu bitten, auf der Kalimba seine Liebe und Zärtlichkeit für seine Familie, auf der Rassel seine offensive Verteidigungs- und Schutzbereitschaft für manche andere, auf dem Klavier seine Kreativität, auf der Mundharmonika seine Intelligenz und Neugier. Auf Nachfrage bestätigte er: Er empfand sich nicht „zur Selbstwertschätzung manipuliert", diese Kostbarkeiten nicht als „aufgesetzt", sondern als wahrhaftige Entdeckungen seiner ihm eigenen Wesenszüge – ein guter Boden für die therapeutische Weiterarbeit.

Die Kostbarkeiten zum Erklingen zu bringen, impliziert, dass sie auf eine besondere, intime Art hörbar werden. Dieses Hörbar-werden-Lassen bedarf der Resonanz, bedarf der Antwort, bedarf der wertschätzenden und gleichzeitig ehrlichen Rückmeldung, da sonst die Scham als Nach-Scham auch in Bezug auf diese Therapieeinheit die KlientInnen ergreifen kann.

Eine siebte Kostbarkeit von uns als Therapeutin oder Therapeut den KlientInnen mitzuteilen und musizierend zu Gehör zu bringen, machen wir nur in Ausnahmefällen. Wir bieten dies immer dann an, wenn eine Klientin oder ein Klient eine für uns sichtbare und bedeutsame Eigenschaft, Fähigkeit „überhört", die aber für sie bzw. für den therapeutischen Prozess eine besondere Bedeutung hat. Und noch ein letzter Hinweis: Das Entdecken, Aussprechen und Erklingenlassen der sechs Kostbarkeiten braucht Zeit, in der Regel eine halbe bis eine dreiviertel Stunde, manchmal sogar länger, in der Einzeltherapie möglicherweise mehrere Stunden. In der Arbeit mit Gruppen bitten wir die GruppenteilnehmerInnen, diese Kostbarkeiten in Kleingruppen zu finden, auszusprechen und erklingen zu lassen, und fordern die anderen TeilnehmerInnen der Kleingruppen auf, zu den jeweiligen Kostbarkeiten Rückmeldungen zu geben. Dies braucht, da alle TeilnehmerInnen ihre Kostbarkeiten finden sollen, entsprechend mehr Zeit, so dass wir häufig die Anzahl der Kostbarkeiten für jede und jeden auf drei oder vier beschränken. In der Einzelarbeit sollte in jedem Fall versucht werden, sechs

Kostbarkeiten zu finden. Gerade unter den letzten benannten Kostbarkeiten finden sich oft besondere Schätze, die sonst eher im Verborgenen bleiben würden.

1.3 Die Stimme der eigenen Kostbarkeit

Eine Variante der Arbeit mit den sechs Kostbarkeiten besteht darin, die eigene Kostbarkeit mit der Stimme erklingen zu lassen. Notwendig sind dafür Schritte, die dies vorbereiten, also vorhergehende Angebote, in denen die KlientInnen sich mit sich beschäftigen, sich selbst wahrnehmen und nachspüren. Musikalisch Ungeübten bieten wir immer – musikalisch Geübten meistens – vorab an, ihre Achtsamkeit auf ihren eigenen Atem zu lenken, ihre Stimme erklingen zu lassen und so erste Erfahrungen damit zu machen, sich selbst zu hören und hörbar zu werden.

Zum Beispiel:
- „Suche dir einen Platz, setze oder stelle dich bequem hin und höre deinem Atem zu. Verändere nichts an deinem Atem, du brauchst weder versuchen, besonders laut zu atmen, noch, besonders kräftig zu atmen. Höre deinen Atem so, wie er ist ... Probiere aus, wie der Atem klingt, wenn du durch die Nase atmest, und wie der Atem klingt, wenn du durch den Mund atmest ..."
- „Atme mit geschlossenem Mund aus und lass nun dabei irgendetwas in deinem Hals oder in deinem Mund schwingen, sodass ein Summen entsteht ... Probiere verschiedene Klänge des Summens aus ... Probiere leisere Töne und lautere, zarte und kraftvolle ... Probiere, den Klang eher bei dir zu lassen, in deiner unmittelbaren Umgebung, und probiere, ihn weiter in den Raum zu schicken ..."
- „Und nun probiere, wieder beim Ausatmen zu summen und dabei allmählich den Mund zu öffnen. Nimm wahr, welche Klänge, welche Töne entstehen ..."
- „Spiele mit diesen Tönen. Probiere aus, wie du klingst, was aus dir heraus entsteht, ohne dass du dich anstrengen musst. Lass dein Ausatmen erklingen ..."

Eine Alternative ist, gemeinsam zu trommeln oder auf Instrumenten mit Quintenstimmung (z. B. Kambele) zu spielen, selbst zu summen zu beginnen und die KlientIn verbal oder nonverbal einzuladen, mitzusummen. Das Summen kann sich dann, wie beschrieben, zu einem Singen steigern.
Solche Einheiten lösen die Scheu und mindern die Scham, die eigene Stimme erklingen zu lassen. Sie bieten eine spielerische Hinführung zum eigenen Klang. Der beschriebene Weg knüpft am Atem an, einem der kostbaren Lebensimpulse des Menschen, und unterstützt so die Suche nach der eigenen Kostbarkeit.
Wir fordern dann auf:
- „Und nun probiere, mit deinen Klängen den Klang zu finden, der das, was du an dir kost-

bar findest, ausdrückt, den Klang deiner eigenen Kostbarkeit. Geh auf die Suche, probiere, sei wählerisch ..."
– „Wenn du den Klang der eigenen Kostbarkeit gefunden hast, unterstütze diesen Klang mit einer bestimmten Haltung oder einer besonderen Bewegung, einer Geste."

Die Unterstützung mit einer Geste kräftigt in der Regel den Klang, macht ihn eindeutiger, inniger, klarer.

Die Stimme der eigenen Kostbarkeit braucht Gehör. Die Therapeutin oder der Therapeut muss ihn hören – und antworten, die Empfindungen, die Echos, die beim Hören entstehen, zurückmelden. Auch in der Gruppe muss wenigstens eine Person diesen Klang aktiv hören und Resonanz geben, wenn möglich sogar die ganze Gruppe. Für viele Menschen ist es eine Sensation, die Stimme der Kostbarkeit zu finden, und oft sogar eine noch größere Sensation, diesem Klang auch Gehör zu verschaffen.

Auch der Weg zum Klang der eigenen Kostbarkeit ist nicht frei von Schwierigkeiten und Hindernissen. Eine Klientin z. B. war unfähig, auch nur einen Ton der eigenen Kostbarkeit über die Lippen zu bringen. Je mehr sie versuchte, ihre Lippen zu öffnen und ihren Atem erklingen zu lassen, desto mehr verkrampfte sie. Schließlich hielt sie sich ihre Ohren mit den Händen zu. „Ich will das nicht mehr hören. Ich höre ständig die Sätze, dass ich nichts wert bin." Ihr Kopf war so voller Abwertungen, dass sie keinen Klang der eigenen Kostbarkeit hervorbringen konnte. Sie musste erst Nein sagen, Nein zu den Abwertungen, Nein zu all dem, was sie nicht mehr hören konnte und wollte. Nachdem dieses Nein deutlich ausgesprochen war, gelang es ihr, ihre eigenen Klänge der Kostbarkeit ertönen zu lassen.

Eine andere Klientin in einer Gruppe ließ einen Ton ihrer Kostbarkeit erklingen, verstummte aber wieder. „Das ist so sinnlos, mich hört ja doch keiner." Die Therapeutin ließ zuerst Zeit für die vielen Tränen, die diese Aussage begleiteten, und fragte dann: „Wer soll es hier und jetzt hören?" Die Klientin benannte die Therapeutin und zwei Teilnehmerinnen aus der Gruppe. Die drei stellten sich vor die Klientin hin, versicherten ihr auf Nachfragen, dass sie Interesse an ihr hatten und gern zuhören wollten – und die Klientin konnte singen.

Eine weitere Klientin war irritiert darüber, dass ihr Klang der Kostbarkeit, als der Atem sich dem Ende zuneigte, immer brüchiger wurde. Sie probierte dieses und jenes aus und haderte mit sich. Als der Therapeut ihr vorschlug, ihren Klang doch etwas eher zu beenden, probierte sie dies und war erleichtert. „Ich neige auch sonst dazu, nicht nur bis zum Ende auszuhalten, sondern auch noch etliche Prozente darüber hinaus. Es ist schon seltsam, dass ich das hier im Atem und im Klang wieder finde."

1.4 Die eigene Stimme als Zugang zum Ich

Schon im vorherigen Kapitel haben wir auf die Bedeutung der eigenen Stimme im Erleben der Menschen hingewiesen. Jede Stimmung beeinflusst meine Stimme. Mit meiner Stimme kann ich Stimmungen erzeugen. Die Stimme kann ein mehr oder weniger von meinem Erleben entfremdetes Organ der Artikulation von Worten und Sätzen sein. Sie kann aber auch Ausdruck meiner Persönlichkeit sein, mein inneres Erleben zum Ausdruck bringen und Brücken zwischen meinem inneren Erleben und anderen Menschen bilden.

In der Beschäftigung mit der Stimme gilt das Interesse unserer therapeutischen Arbeit einem besonderen Phänomen, das wir „die eigene Stimme" nennen. Oberflächlich betrachtet hat jeder Mensch eine eigene Stimme, welche denn sonst. Stimme ist aber immer auch Reaktion auf andere, ist lebensgeschichtlich „eingefärbt" und kann vom eigenen Erleben entfremdet sein. Man kann „mit fremden Zungen", mit anderer Menschen Stimmlage sprechen, anderen „nach dem Wort reden", die eigene Stimme kann verstummen und nur noch oberflächlich daher plappern. Der Schlüssel zur eigenen Stimme ist das Wort *eigene*: Was gehört wirklich zu *mir*? Was ist mein *eigenes* Erleben? Was ist meine *eigene* Persönlichkeit? Was kommt *eigen*sinnig aus mir heraus? Der Eigensinn ist der Sinn für das Eigene, für das Besondere, für das Persönliche und Unverwechselbare eines jeden Menschen, Gegenteil von Konformität, Dressur und Anpassung. Eigensinn muss sich nicht über andere Menschen erheben, im Gegenteil: Menschen, die einen Sinn für das Eigene haben und dieses zum Ausdruck bringen, können sich – so unsere Erfahrung – leichter und nachhaltiger begegnen und sich dabei gegenseitig Respekt erweisen. (s. a. Baer/Frick-Baer 2003a)

Wer eigensinnig ist, kann auch eigenstimmig werden, die eigene Stimme suchen und finden. Die Arbeit an der eigenen Stimme soll dazu verhelfen, das Besondere, das Eigene erklingen zu lassen, das bei vielen Menschen, bei vielen KlientInnen, verstummt ist, weil es zu wenig gehört bzw. unterdrückt oder mit Beschämung und Verachtung bestraft wurde.

Die Entwicklung der eigenen Stimme ist nie abgeschlossen. Sie befindet sich wie die Persönlichkeit des Menschen in Bewegung. Infolgedessen wird auch die eigene Stimme sich verändern und immer wieder anders erklingen.

Wir bitten KlientInnen, ihre eigene Stimme ertönen zu lassen. Häufig bereiten wir dies vor, z. B. durch Wege vom Atmen zur Stimme, die wir an anderer Stelle beschrieben haben (s.Kap. I.13).

Dann bitten wir:

„Nehmt euch einige Minuten Zeit und probiert, eure eigene, ganz persönliche Stimme erklingen zu lassen. Ganz gleich, ob ihr eine Liedzeile singt oder Lalala – sucht den Klang, der jetzt eurer Persönlichkeit und eurem aktuellen Empfinden entspricht."

Wenn KlientInnen die eigene Stimme ertönen lassen, fragen wir fast immer: „Wie hört sich deine eigene Stimme für dich an?" Fast nie haben wir erlebt, dass die eigene Stimme selbstverständlich war, auch nicht bei geübten oder ausgebildeten SängerInnen. Immer war es aufregend, die eigene Stimme zu hören. Immer waren damit Wünsche verbunden, dass diese freier, lauter, leiser, kräftiger, verbundener oder sonst irgendwie anders werden solle. Immer, wenn KlientInnen aufmerksam ihrer eigenen Stimme lauschten, fanden sie darüber Zugänge zu wichtigen Aspekten des eigenen Erlebens. Da die Stimme klingender Atem ist und der

Atem ein wunderbarer Zugang zum Wesentlichen des Erlebens eines Menschen, führt die Beschäftigung mit der eigenen Stimme immer auch zum Zentrum des aktuellen Erlebens.

Als zweiten Schritt bieten wir, wenn dies gewünscht wird, Hilfestellungen und Unterstützung an, die eigene Stimme mehr zur Entfaltung zu bringen. Für die KlientIn kann die Vorstellung verbunden sein, lauter oder leiser, kraftvoller oder zarter zu werden – wie auch immer, es gibt kein Richtig und Falsch, kein Gut und Schlecht, nur ein mehr oder weniger „Eigen".

In diesen Interventionen beziehen wir mehrere Komponenten ein, je nachdem, wie der Klient oder die Klientin das Erleben der eigenen Stimme beschreibt, welche Wünsche er oder sie äußert und welche Ideen sich aus unserer Wahrnehmung und Resonanz ergeben:
- Eine wichtige Komponente ist Bewegung. Manche KlientInnen sind es gewohnt, beim Ertönen der eigenen Stimme starr und steif zu werden. Für andere ist es so aufregend, die eigene Stimme hörbar zu machen, dass sie sich und ihre Stimme in der Aufregung festhalten und damit einzwängen. Wir schlagen dann z. B. vor: „Singe bitte die eigene Stimme noch einmal, aber remple dabei jemand anderen mit der Hüfte an." Oder: „Singe bitte noch einmal und geh' währenddessen durch den Raum."
- Manchmal wirken KlientInnen, wenn sie die eigene Stimme ertönen lassen, einsam oder strahlen aus, dass sie eine andere Umgebung oder einen sozialen Kontakt brauchen. Wir sprechen dies an und fragen danach. Wenn diese Vermutung bestätigt wird, schlagen wir vor, die soziale Komponente der eigenen Stimme zu ändern bzw. mehr zum Ausdruck zu bringen. Wir fordern zum Beispiel die Klientin oder den Klienten auf, den Therapeuten oder die Therapeutin oder ein Gruppenmitglied anzusingen. Manchmal gewinnt die Stimme dabei an Eigenheit, wenn sie von einem oder einer anderen stimmliche Resonanz erfährt und in einen stimmlichen Dialog geht. Einer Klientin schlugen wir vor, sich vier Personen aus einer Gruppe auszusuchen, die sich mit den Armen verschränkt hinter sie stellten und sich so als „Sofa" anboten, in das sich die Klientin singend legen konnte. Andere wurden gebeten, die eigene Stimme zu singen und aus dem Singen heraus klangliche und/oder Bewegungs-Impulse zur Gruppe hin entstehen zu lassen. Manchmal reichte dann schon der bewusste Augenkontakt, ein Augenblinzeln oder Fingerschnippen, damit sich die Stimme entsprechend veränderte.
- Häufig arbeiten wir mit den Leibbewegungen (s. Kap. I 3 und Kap. II 2). Ein Klient veränderte seine eigene Stimme, indem er beim Ausatmen und Ertönenlassen des Atems kräftig auf den Boden auftrat und damit der Leibbewegung nach unten folgte. Eine anderen Klientin schickte ihre Stimme himmelwärts. Wieder andere brauchten rechts und links Unterstützung oder bedurften der Rückendeckung, indem sie sich an die Therapeutin anlehnten. Eine Klientin empfand z. B. eine Enge im Hals, die Therapeutin bot sich als ihr Katzenkratzbaum an, an dem sich die Klientin singend rieb. Es entstand ein Rücken-an-Rücken-Tanz, der Hals- und Schulterbereich lockerte und der eigenen Stimme zu freierer Entfaltung verhalf.

Zu den Leibbewegungen gehört auch das Gerichtetsein. Ein Klient stand dem Therapeuten gegenüber, schickte die Stimme in seine Richtung. Diese verhallte aber im Umkreis von einem Meter um den Klienten herum. Sie war für den Therapeuten hörbar, erreichte ihn aber nicht in seinem Erleben. Als der Therapeut ihm dies sagte, konnte der Klient versuchen, die Stimme gezielter in Richtung des Therapeuten zu senden. Die Stimme wurde von ihm immer weiter geschickt, bis sie den Therapeuten erreichte, was dieser zurück meldete. In diesem Prozess wurde die Stimme voller und deutlicher, der Klient war hör- und erlebbar. Viele Menschen, deren Töne für die Umgebung früher nicht interessant waren, haben es sich angewöhnt, wenn sie schon ihre eigene Stimme ertönen lassen, dies nur für sich zu tun, ohne andere erreichen zu wollen oder zu können.

– Auch die Arbeit mit den primären Leibbewegungen Schauen, Tönen, Drücken, Lehnen und Greifen (s. Kap. II 2.5) ist häufig sinnvoll. Die eigene Stimme kann sich verändern, kann z. B. voller oder herzhafter werden, wenn Menschen einen Gegenstand in die Hand nehmen oder nach einer anderen Person greifen. Das Sich-Anlehnen an andere haben wir schon erwähnt, auch den Blickkontakt, die Leibbewegung des Schauens.

– Das Erleben der eigenen Stimme hat immer auch räumliche Aspekte, greift in den Raum hinein, schafft Bedeutungen für Räume bzw. nutzt deren Bedeutungen. Wenn die eigene Stimme unsicher, irritiert oder verloren erklingt, kann es sinnvoll sein, mit der Klientin oder dem Klienten einen geschützten Raum zu schaffen, den sie zum Beispiel mit Decken, Kissen oder Seilen gestaltet. Anschließend kann der Therapeut oder die Therapeutin die Klientin oder den Klienten bitten, dort hinzugehen und noch einmal ihre eigene Stimme erklingen zu lassen. Sie wird sich verändern.

– Häufig werden in der Arbeit mit der eigenen Stimme Szenen lebendig. Wird z. B. eine Klientin gefragt, wo denn diese Stimme ertönen könnte, die sie gerade singt und hört, mag sie sagen „im Wohnzimmer" oder „in der Disco" oder „auf dem Wochenmarkt" oder „im Konzert" ... Vielleicht auch: „hinter dem Vorhang in der Ecke", wenn sie sich vor Menschen versteckt, die ihr Böses wollen. Häufig entstehen solche Szenen. Wenn sie bewusst werden, kann man sie aufgreifen und gegebenenfalls verändern. Manchmal schlagen wir als Therapeut oder Therapeutin auch Szenen vor: „Stell dir vor, du gehst mit deiner eigenen Stimme singend in einen Raum hinein, in dem du freudig erwartet wirst. Du kommst hinein und die Leute begrüßen dich, lächeln dir zu und beklatschen dich ..." Der Fantasie sind keine Grenzen gesetzt.

– Die Szenen, die beim Singen der eigenen Stimme im Erleben der KlientInnen lebendig werden, stehen häufig im Bezug zu ihrer eigenen Geschichte. Bei Menschen, die im Ausland leben oder ihre eigenen Dialekte verloren haben, ist es häufig einen Versuch wert, die eigene Stimme in der Muttersprache, in der Sprache der Zeit, als ihre eigene Stimme zum ersten Mal als Säugling und Kleinkind erklang, singen zu lassen.

Manchmal fühlen sich KlientInnen wie ein kleiner Junge oder wie ein junges Mädchen. Wenn sie ihre eigene Stimme singen, ist es hilfreich zu fragen: „Was hast du in dieser Zeit gern getan?" oder „Was haben Sie damals beim Spielen gesungen?", um dann im Sinne

der Biografiearbeit diese Szene wieder auferstehen zu lassen. Der eigenen Stimme kann so eine Chance gegeben werden, wieder an das Alter der Jugend oder der Kindheit anzuknüpfen, nachdem sie verstummt ist oder zum Verstummen gebracht wurde.
– Auch eine örtliche Veränderung kann Teil eines Szenenwechsels sein. Wir schlagen z. B. vor: „Bitte lassen Sie Ihre eigene Stimme noch einmal ertönen, aber diesmal, indem Sie auf einem Stuhl stehen." Und schon ändern sich die Szene und das Erleben der Klientin oder des Klienten. Solche Vorschläge brauchen, wie die Stimmarbeit überhaupt, einen vertrauensvollen Boden.
– Auch körperliche Veränderungen können die eigene Stimme prägnanter, „eigener" werden lassen. Wir schlagen z. B. vor, die Beine etwas weiter auseinander zu stellen oder die Schultern mehr zurückzunehmen. Wir fragen, ob wir beim nächsten Durchgang eine Hand auf den Nacken legen dürfen oder schlagen ähnliche Berührungen bzw. körperliche Veränderungen vor.

Da die Arbeit an der eigenen Stimme so nachhaltig wirkt, möchten wir Ihnen noch drei Situationen aus einer Gruppenarbeit mit therapeutischen Interventionen, die mehrere der genannten Aspekte beinhalten, schildern:

Eine zartgliedrige, schmale Frau mit geübter, kräftiger und klarer Stimme spürt diese Kraft und Klarheit im ganzen Körper – außer in ihren Armen, die sie wie leblos und als nicht zugehörig zu sich erlebt. Sie wirkt auf die Therapeutin deshalb auch ein wenig wie ein etwa 12- oder 13-jähriges Mädchen, das im Singen lebt, aber mit seiner Stimme nicht wirklich bei einem Gegenüber „landet": ein wenig einsam, resigniert und ungeschützt dem fehlenden Echo ausgeliefert. Die Therapeutin schlägt deshalb vor: „Nimm irgendetwas in die Arme, was du dir vor deinen Oberkörper halten kannst. Und stell dir vor, du bist z. B. Montserrat Caballé." Die Klientin greift zu einem großen Teddybären, den sie mit dem Gesicht nach vorne vor ihren Bauch hält. „Und nun schaffe dir bitte eine Bühne. Wo ist dein Publikum?" Nachdem die Klientin sorgfältig ihre Umgebung gestaltet, die Bühne bestimmt und die Gruppe auf ihre Plätze gewiesen hat, singt sie mit dem Teddy vor dem Bauch mit solch beeindruckender Ausdruckskraft, dass die Gruppe standing ovations gibt und begeistert ein Da-capo verlangt. Endlich hat die Stimme der Klientin die Wertschätzung und Würdigung erfahren, die ihr gebührt.

Eine andere Frau, die ebenfalls ihre Stimme sehr kräftig hört und damit eigentlich sehr zufrieden ist, stellt fest, dass ihr nach dem Tönen die Halsmuskeln vor lauter Anspannung weh tun. Der Therapeutin ist aufgefallen, dass die Klientin beim Singen den Blick leicht nach oben richtete und dabei offensichtlich den Hals überstreckte, während gleichzeitig ihr Rückenbereich und der Raum hinter ihr merkwürdig unbelebt erschien. Deshalb der Vorschlag, in den zum einen die Leibbewegungskategorien oben – unten (s. Kap. I 3.2.4) und hinten – vorne (s. Kap. I 3.2.1) einfließen sowie das Wissen darum, dass die Klientin kompetent darin ist, anderen Menschen afrikanisches Trommeln zu lehren: „Was hältst du davon, Menschen aus dieser Gruppe hinter dir zu sammeln und mit ihnen einen rituellen Tanz, begleitet und angefeuert von deiner Stimme, zu machen zum Thema: ‚Ich beschwöre die Geister des Himmels und die Geister der Erde'?"

Dieser Versuch verhilft der Klientin zu einer Erfahrung und Erkenntnis darüber, was sie braucht, um entspannt und kräftig, eben eigen, zu erklingen.

Eine dritte Gruppenteilnehmerin holt sich einen großen Stoff-Löwen aus dem Regal, bevor sie ihre eigene Stimme, die sie sonst nur ganz für sich allein erklingen lässt, den anderen GruppenteilnehmerInnen zu Gehör bringt: „Ich brauche den Löwen des Mutes." Sie schließt die Augen und tönt. Die Therapeutin: „Ich weiß, dass das Wichtigste bereits passiert ist, nämlich, dass du deine Stimme hast hörbar werden lassen, dass du deinen Weg gefunden hast, durch Scheu und Scham hindurch. Daran gibt's meiner Meinung nach nichts zu verändern, oder? Wenn du dennoch jetzt hier noch etwas ausprobieren möchtest, dann suche dir doch eine Person, die du anschauen kannst, um mit ihr oder durch sie Mut zu schöpfen. Gibt es so einen Menschen hier, der dich mit seinem Blick unterstützen kann?" Die Klientin weiß sofort, wen sie für diesen Versuch wählen mag und ist zufrieden und erleichtert, erleben zu können, dass sie Mut nicht immer nur aus sich allein heraus schöpfen muss – eine Erfahrung, die sie für ihr Alltagsleben generalisieren kann und will.

Alle diese Interventionen sind Vorschläge und Angebote. Nie weiß die Therapeutin, der Therapeut den einen „richtigen" Weg, die Stimme „eigenstimmiger" erklingen zu lassen. Immer gilt es, an Hand der beschriebenen Anhaltspunkte ein Experiment vorzuschlagen, zu dem die Klientin, der Klient Nein sagen kann oder in dem er bzw. sie die eigene Stimme erproben kann.

1.5 Klänge, Instrumente, musikalische Parameter

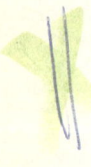

Auf welch unterschiedliche Weise Menschen das Erleben ihrer eigenen Persönlichkeit mit Elementen der Musik verknüpfen, erstaunt und überrascht uns immer wieder. Von solchen Verknüpfungsmöglichkeiten zu wissen, kann hilfreich sein, um KlientInnen gezielt danach zu fragen und ihnen Brücken zu bauen, sich selbst und ihr Erleben genauer zu beschreiben und zu verstehen, Einsichten zu gewinnen (vgl. Kap. II 2.6).

Viele KlientInnen beschreiben sich im Vergleich zu Klängen oder musikalischen Ausdrucksformen. Ein Mann erzählte, dass er fast ausschließlich leichte Musik höre: „Es muss möglichst leicht und heiter sein. Wenn ich Musik höre, die für mich schwer und spannend ist, dann halte ich das nicht aus. Davon bin ich selber zu voll. Ich mag eigentlich Wagner ganz gern, hören kann ich ihn aber nur in kleinen Dosierungen. Ich brauche eher etwas, was ein Gegenteil von mir ist." Eine Frau meinte: „Ich bin wie ein Musical: Immer ist was los!"

Häufig werden Eigenschaften und Qualitäten der eigenen Person mit musikalischen Qualitäten beschrieben. Dabei werden Begriffe verwendet, die uns später bei den Leibbewegungen (s. Kap. I 3) und Erregungsverläufen (s. Kap. I 6) wieder begegnen werden: Wie eben wird von „Spannung" gesprochen oder von „Schwere" und „Leichtigkeit"; jemand beschreibt sich als „Mensch der leisen Töne"; jemand anderes vergleicht sein Chaos und seine Unruhe mit einem „Free-Jazz-Konzert". Wenn wir jemanden kennen lernen wollen, fragen wie manchmal: „Wenn Sie ein Musikstück wären, welches wären Sie?" Die Antworten reichen von Pink Floyd bis zur Verdioper, vom Schlager bis zum verschollenen Pianostück, das niemand kennt.

Auch Vergleichen oder Identifikationen mit Instrumenten begegnen wir, wenn KlientInnen sich oder andere Menschen beschreiben. „Mein Vater war wie eine Pauke. Immer laut, immer den Takt angebend. Meine Mutter versuchte als Trompete dagegen zu halten. Auch laut. Aber ohne die Pauke stoppen zu können."

„Welches Instrument waren Sie?"

„Meist eine Blockflöte, die nur von sich selber gehört wurde."

„Ein Quintett betritt die Bühne"", so protokolliert die Musiktherapeutin Christiane Hecker die Aussagen ihrer Klientin im gemeinsamen musiktherapeutischen Prozess. Sie hatte sie gebeten, sich vorzustellen, sie beide säßen mit geschlossenen Augen im Konzertsaal. Angekündigt sei die musikalische Aufführung des Stückes „Familie beim Mittagessen", sie beide seien Zuhörerinnen. Die Klientin möge erzählen, was sie sähe und höre. „Es beginnt mit einer durchgehend in Dur-Dreiklängen gehaltenen, leicht eingängigen Melodie ohne besondere Höhen und Tiefen, gespielt von Mutter Bratsche. Wenn ich genau hinhöre, erkenne ich dazu ein später einsetzendes Tochter-Glockenspiel, das offenbar nicht die richtige Tonart finden kann oder anders als die Bratsche gestimmt ist (vielleicht pentatonisch?), aber dennoch versucht, im Einklang mit ihr zu spielen, was ihm auch erstaunlicherweise gut gelingt, da es die Melodie und den Rhythmus imitieren kann. Mit wachsender ‚Harmonie' wird das Glockenspiel etwas kräftiger (mezzoforte), klingt aber dabei sehr bemüht.

Etwas später als das Glockenspiel setzt dann Sohn Rassel ein, der offenbar nicht unbedingt die Aufgabe zu haben scheint, mit den anderen zusammen zu spielen, der jedoch gerne mit dem Tempo und der Geschicklichkeit des Glockenspiels mithalten möchte und dabei gleichzeitig auf den Rhythmus der Bratsche achtet. Ganz schön schwierig, was der Komponist sich da ausgedacht hat! Nach einem eher angestrengt wirkenden ersten Satz klingt es trotz der unterschiedlichen Instrumente im zweiten Satz ganz gut zusammen und inzwischen stimmt auch die Tonart; offensichtlich haben die drei schon eine längere gemeinsame musikalische Erfahrungen und sind entsprechend aufeinander eingespielt …

Und was höre ich jetzt? Ein Blasinstrument – Großvater Horn – mal nah dran, mal weiter weg, aber immer relativ laut und munter, hat wohl eine komplett eigene Stimme geschrieben bekommen, klingt wie Volkslied oder Operette, oft lustig, und scheint die anderen nicht zu stören. Die Bratsche spielt nun abwechselnd mit etwas mehr Vibrato (klingt gut) und mehr Höhen, aber manchmal auch verhaltener. Glockenspiel und Rassel werden lebhafter und das

Horn tritt öfter solo auf. Insgesamt hat die Musik durch das Horn einen anderen Charakter bekommen, so ähnlich wie bei einem Satzwechsel vom Andante zum Scherzo. Tut gut!

Aber was ist nun los? Ich spüre, dass sich die ganze Atmosphäre verändert, mache die Augen auf, um alles besser mitzubekommen, sehe Vater Trommel mit stark gespanntem Fell, die – ohne auch nur einen einzigen Ton produziert zu haben – durch ihr bloßes Auftreten die anderen so beeinflusst, dass sie für eine Schrecksekunde die Luft anhalten und nicht mehr weiterspielen. Die Bratsche findet als erste ihre Stimme wieder, klingt wie zu Anfang, aber angestrengter, Glockenspiel und Rassel sind kaum noch zu hören, nur das Horn 'trötet' scheinbar unbekümmert weiter, klingt aber auch leiser und weniger lebhaft, macht sich 'dünn'." (Hecker 2003, S.38f) So geht es weiter und weiter im Konzert und die Klientin stellt fest: „'Solch eine 'Orchesteraufstellung' bringt die Dynamik voll ans Tageslicht.'" (a.a.O., S.40)

Mit Instrumenten lassen sich also Züge der eigenen Persönlichkeit anschaulich beschreiben. Die Nutzung von Instrumenten als Metapher reizt zum Vergleich. So wird die Familie – wie oben – zum Orchester. Das Instrument, das die eigene Person verkörpert, kann in Beziehung zu anderen gesetzt werden: „Wenn ich mit mehreren anderen zusammen bin, zum Beispiel auf einer Geburtstagsparty, dann warte ich ewig auf meinen Einsatz. Ich habe im Schulorchester früher immer mitgefiebert, ob die Orchesterpauke ihren Einsatz findet. Auch ich warte und fiebere – und dann bin ich so gespannt, dass ich alles falsch mache. Zumindest kommt es mir so vor. Falscher Ton an der falschen Stelle. Und allen fällt es auf – wie die Orchesterpauke."

Wenn wir danach fragen, gelingt es Menschen leicht, sich mit Instrumenten zu vergleichen. Wir fragen KlientInnen zum Beispiel:
– „Wenn Sie ein Instrument wären, welches wären Sie?"
– „Und welches Instrument wäre Ihr Mann/Ihre Frau, Ihr Kind, Ihre Mutter, Ihr Vater, Ihre Schwester, Ihr Bruder, Ihr Arbeitskollege, Ihr Chef ...?"
– „Wenn Sie Teil eines Orchesters oder einer Band wären, welches Instrument wären Sie? Oder: Welches Instrument würden Sie spielen?"

Auch hier sind die meisten um eine Antwort nicht verlegen. Da ist einer die Violine, die nur mit anderen zusammen hörbar ist, und eine andere die Leadgitarre, während eine dritte Person sich mit dem Rhythmusinstrument im Hintergrund identifiziert. Manchmal hören wir auch überraschende Antworten, die den Kreis der Instrumente bzw. der MusikerInnen verlassen, zum Beispiel:
– „Ich bin Zuhörer, immer nur Zuhörer."
– „Dirigent, ganz klar."
– „Ich würde alles aufbauen und wieder abbauen und wäre während des Konzerts in der Kantine, Brötchen schmieren."

Jedes Musikstück kann mit musikalischen Parametern wie Rhythmus, Dynamik, Tonart usw. beschrieben werden, den in der klassischen Musik entwickelten Charakteristika und Rahmen des Musizierens. Auch diese eignen sich teilweise zur Identifikation.

Zu ihnen zählen der Rhythmus bzw. der Takt. Eine Klientin beschrieb ihr Leben als ³/4 - Takt: „Ich bin wie der Wiener Walzer, dum-ta-ta, dum-ta-ta … In meinem Leben ist nichts geradeaus. Jeder Schritt ist eine Drehung. Irgendwie staune ich, dass ich trotzdem vorwärts komme." Bitten wir KlientInnen, sich bzw. ihr Leben als einen Rhythmus darzustellen, sind diese danach oft überrascht über die Deutlichkeit des Ergebnisses. Verknüpfungen mit Melodien oder Tonarten sind uns kaum begegnet, häufiger aber mit der Dynamik, also im engeren Sinne mit der Lautstärke, die bei klassischen Stücken mit Bezeichnungen wie piano, forte usw. angegeben wird. Auch Menschen beschreiben sich (und andere) als laut oder leise und meinen damit zumeist mehr als die Lautstärke ihrer Äußerungen. In der Musik finden sich über den Noten häufig Bezeichnungen des Tempos, in dem es gespielt werden soll. Auch hier weisen diese Bezeichnungen oft über das Tempo hinaus und werden zu Charakterisierungen der Musik. In diesem Sinne können sie auch als Bezeichnungen genutzt werden, mit denen Menschen sich selbst charakterisieren. Solche Bezeichnungen, die wir hier für TherapeutInnen anführen, die in der Musik nicht so sehr bewandert sind, sind zum Beispiel:

Largo = breit, sehr ruhig
Lento = langsam
Grave = ernst, schwer
Adagio = ruhig
Andante = gehend
Allegro = schnell
Vivace = lebhaft
Presto = sehr schnell

Man sieht, dass Begriffe wie „ruhig" oder „ernst, schwer" sich nicht nur im engen Sinn auf das Tempo beziehen, sondern die Dynamik eines Musikstückes beschreiben. Dies gilt erst recht, wenn noch ergänzende Bezeichnungen hinzu kommen wie „agitao = aufgeregt, unruhig, nervös" oder „meno mosso = weniger lebhaft".

Mit solchen Qualitäten der Musik können sich viele KlientInnen (und selbstverständlich andere Menschen) identifizieren. In den schon erwähnten Kapiteln 3 und 6 werden wir genauer darauf eingehen, welche Bedeutung einige dieser Bezeichnungen als Erregungsverläufe oder Leibbewegungen für Diagnostik und Therapie haben. Aber nicht nur im therapeutischen Kontext begegnen wir den Verknüpfungen solcher musikalischer Bezeichnungen mit Selbstcharakterisierungen. Während eines Spanienurlaubs sahen wir eine junge Frau, die ein T-Shirt mit der Aufschrift trug: „Adagio – ma non troppo" (Ruhig – aber nicht zu sehr).

2

Die musikalische Biografie

Wenn ein Mensch musiziert, fängt er nie am Nullpunkt an – immer schon sind musikalische Erfahrungen vorhanden. Wenn ein Mensch ein Lied hört, ist dies nie die erste Musik für seine Ohren – immer gab es schon vorher Klänge. Jedes Tönen und jedes Musikhören hat eine Geschichte: Schon unmittelbar nach der Geburt geben die Neugeborenen ihre ersten Töne von sich, schon im Mutterleib hören die Menschen die Herztöne der Mutter und viele andere Geräusche des Mutterleibes und der Umgebung. Und in der späteren Kindheit und Jugend wachsen die Erfahrungen mit Klängen, mit eigenen und fremden, verbalen und nonverbalen. Es entwickelt sich ein Ensemble musikalischer (Vor-) Erfahrungen, das bei jeder Person einzigartig ist. Wir nennen es musikalische Biografie.

In der therapeutischen Praxis und im Alltagsgeschehen begegnet uns diese Geschichte, die musikalische Biografie, manchmal unverhofft und überraschend. Da ist der Klang der Stimme am Nachbartisch, der in uns heftige Reaktionen hervorruft: „Wenn ich diese Stimme höre, läuft es mir kalt den Rücken hinunter." Da hört das Ehepaar auf der Urlaubsfahrt mitten im Palaver mit den Kindern auf dem Rücksitz plötzlich im Radio ein Lied – „Unser Lied!" – und schon ändert sich die Atmosphäre. Da findet die Frau beim Umsortieren der CDs die Aufnahmen von Joan Armatrading, deren Stücke in den ersten Wochen nach ihrer Trennung vom Ehemann ununterbrochen liefen. Oder da hört der Vater, als er sein Kind im Kindergarten abholt, das Kinderlied, das sein früh verstorbener Vater immer mit ihm gesungen hat, und wird überwältigt von Trauer. Dass musikalische Biografie in jedem Menschen existiert und dass sie eine Wirkung im Alltag haben kann bzw. hat, ist keine Erfindung der MusiktherapeutInnen, sondern Lebenserfahrung. MusiktherapeutInnen können sich diese Erfahrung zu Nutze machen.

Für MusiktherapeutInnen ist zuerst einmal wichtig zu wissen, dass sie selbst und ihre KlientInnen eine musikalische Biografie haben. Daraus können sie die Sicherheit und das Selbstbewusstsein ziehen, dass Musiktherapie bei ihnen und bei anderen einen Boden hat, etwas, woran sie anknüpfen können. Die eigene musikalische Biografie zu kennen und die der KlientInnen kennen zu lernen, ermöglicht Zugänge zu Mustern und Zugänge zu Wegen der Veränderung (s. a. Frohne-Hagemann, 2001, S. 175 ff). Einige der Möglichkeiten und Aspekte, mit denen musiktherapeutisch auf die musikalische Biografie Bezug genommen und mit ihr gearbeitet werden kann, möchten wir im Folgenden beleuchten.

2.1 Mein Leben – meine CD

Eine Klientin bzw. ein Klient oder die TeilnehmerInnen einer Gruppe bekommen die Aufgabe:

„Stellen Sie sich eine eigene Musikkassette oder eine eigene CD mit dem Titel: ‚Mein Leben' zusammen. Diese CD sollte chronologisch angeordnet sein, also mit der Zeit um Ihre Geburt herum beginnen und bis heute reichen. Sie kann musikalische Aufnahmen enthalten, die für Sie in bestimmten Lebensphasen wichtig waren, oder Musikstücke, die für einen bestimmten Zeitabschnitt ihres Lebens ‚stehen'."

Um diese Arbeit zu leisten und solche ein musikalisches Lebenspanorama zu erstellen, braucht es mindestens vier Wochen Zeit. Der Zeitraum ist nicht nur notwendig für die technischen und organisatorischen Tätigkeiten (Musikstücke zu suchen, sie aufnehmen usw.), sondern vor allem für den inneren Prozess der Beschäftigung mit dem bisherigen Leben und der musikalischen Biografie. Oft entstehen schnell erste Ideen, verändern sich dann aber, anderes kommt hinzu, manches wird weggelassen. Unbeachtetes tritt gewichtig und tönend in den Vordergrund, „zufällig" begegnet man der Musik, die „passt". Diese Arbeit kann die Intensität und die Mühe annehmen, die mit dem Schreiben eines biografischen Romans vergleichbar sind. Nicht nur die Erinnerung an vergangene Zeiten, sondern gerade auch an die des Erlebens, das in diesen Zeiten vorherrschend war bzw. mit diesen Zeiten verknüpft ist, wird wieder lebendig.

Die CD bzw. MC, die aus diesem Prozess heraus entsteht, ist häufig ein buntes Stil-Durcheinander. Da steht die Operetten-Melodie, die sonntagnachmittags beim gemeinsamen Fernsehschauen mit den Eltern erklang und diese Zeit repräsentiert, neben dem Jimmy Hendrix der aufbrechenden Jugendzeit. Da hört man John Cage für die Schlusszeit der ersten Ehe („Da gab es keine Musik") neben den Kinderliedern des Gripstheaters, die man mit den eigenen Kindern geschmettert hat. Da repräsentieren harte Punkstücke die Studienzeit („Bis die Prüfungen begannen") und die Ouvertüre der Zauberflöte die frühe Kindheit („Meine ersten Jahre waren wie Mozart, bis wir umzogen").

In der Arbeit an der Kassette oder CD „Mein Leben" *erklingt* das eigene Leben. Klänge, Bilder, Gefühle, Erfahrungen werden lebendig, ziehen an den KlientInnen vorbei und berühren sie. Diese Erfahrung kann schmerzhaft sein oder beglückend, in jedem Fall ist sie ein wichtiger Erlebnis- und Erfahrungsprozess. Manche KlientInnen berichten, sie hätten ihr Leben „neu sortiert". Andere sagen: „Ich habe mich gehört und ich habe mir wirklich zugehört."

Damit dieser Erfahrungs- und Arbeitsprozess nicht uferlos wird, bedarf es eines Rahmens. Es hat sich bewährt, einen Zeitrahmen zu setzen, in dem die CD oder MC erstellt werden muss, auch wenn sie der Klientin oder dem Klienten dann noch unfertig erscheint. Und es hat sich ferner als günstig erwiesen, für das Volumen der aufgenommenen Musikstücke einen Rahmen zu setzen. Sinnvoll sind unserer Erfahrung nach etwa 60 Minuten (auch wenn manche

KlientInnen dann noch bis 90 Minuten „überziehen": „Das ging nicht anders ..." – was dann ja in Ordnung ist).

Ein solch aufregender Prozess bedarf der Spiegelung. KlientInnen haben etwas erstellt, haben damit sich, ihr Leben und Erleben präsentiert und hörbar gemacht. Nun wollen sie, dass andere es hören, und sind manchmal gleichzeitig scheu oder ängstlich, was denn die anderen dazu meinen, ob das, was sie selbst erstellt haben, überhaupt zumutbar ist usw. Die Einzeltherapie oder die therapeutische Arbeit in der Gruppe ist hierfür ein geeigneter geschützter Rahmen. Wenn KlientInnen oder Klienten hier nach und nach ihre musikalische Biografie vorspielen, hören Therapeut oder Therapeutin bzw. auch die anderen GruppenteilnehmerInnen vieles aus deren Leben. Dies bedarf des Interesses und der Zeit und ist nie Sache nur einer Therapiestunde bzw. einer einzigen Aktion. Die musikalische Biografie bietet so viel reichhaltiges Material, dass auch später an sie angeknüpft und mit ihr auf verschiedene Art und Weise weiter gearbeitet werden kann.

2.2 The best of

Auch der folgende Weg ist methodisch wie unser erster Vorschlag eine Panoramatechnik. Das Panorama ist ein Bild, über das man den Blick schweifen lassen kann, in der Malerei zumeist die große und breite Ansicht einer Landschaft oder eines historischen Ereignisses, z. B. einer Schlacht. Der Blick kann, wie gesagt, schweifen, hier oder dort verweilen, einmal diesen und einmal jenen Aspekt genauer in Augenschein nehmen. Wie bei der eben beschriebenen Methode lädt auch die folgende Methode dazu ein; im feinen Unterschied zur vorherigen, die Leben und Erleben musikalisch umgesetzt wissen wollte, liegt hier der Fokus eindeutig auf der *musikalischen* Biografie. Wir fordern z. B. die TeilnehmerInnen einer Gruppe auf:

„Legt eine Liste an und sammelt in den nächsten Wochen zehn Ereignisse, Musikstücke oder Gegenstände aus eurer musikalischen Biografie und schreibt sie auf. Das können Erinnerungen sein, die mit eurer musikalischen Biografie in Verbindung stehen, oder Musikstücke, die ihr gespielt oder gehört habt, die euch in irgendeiner Weise wichtig waren, Instrumente oder Gegenstände, die ein musikalisches Ereignis repräsentieren. Bringt dann drei davon mit – sozusagen ‚the best of ...'. Wählt also aus, welche drei euch am wichtigsten sind. Bringt die Musik z. B. auf Kassette oder CD mit, so dass ihr sie hier vorspielen könnt, oder bringt die Gegenstände mit, die mit einem Ereignis verbunden sind."

Auch hier ist es wichtig, Zeit zu lassen und gleichzeitig einen Rahmen vorzugeben. Die KlientInnen oder GruppenteilnehmerInnen denken häufig, dass ihnen keine zehn Musikstücke oder Ereignisse einfallen, doch dann, wenn sie erst einmal angefangen haben, ihr Gehör, ihren Blick, ihre Erinnerungen schweifen zu lassen, kommt eins zum anderen, fällt ihnen viel mehr ein, als sie vorher vermutet haben. Schwierig – und besonders wichtig – ist dann der Prozess, die drei wichtigsten Musikstücke, Ereignisse etc. (The best of) auszuwählen. Was ist nur nette Erinnerung und was hat wirklich Bedeutung für mich und mein Leben – diese Fragen gilt es zu beantworten. Das Spektrum der Musikstücke, die ausgewählt werden, ist ähnlich breit, wie vorhin beschrieben. Auch die Gegenstände, die mitgebracht werden, sind sehr unterschiedlich, manche haben unmittelbaren musikalischen Bezug, z. B. das Instrument oder der alte kaputte Geigenbogen („mein erster"). Bei anderen erschließt sich der Zusammenhang mit der musikalischen Biografie erst durch die kommentierenden Erzählungen, wie z.B. beim FDJ-Hemd, das an einen erzwungenen Auftritt erinnert, oder dem Foto der Oma („... die mir die ersten Lieder beigebracht hat").

Die Teilnehmerin einer Fortbildungsgruppe bringt zur Arbeit mit ihrer musikalischen Biografie drei Erlebnisse, die Bedeutung für sie haben, mit. Mit ca. 5 Jahren, erinnert sie sich, an der Seite ihres Vaters ein Konzert eines Knaben-Chores besucht zu haben und dabei fast implodiert zu sein vor Erregung und Begeisterung. Als etwas größeres Mädchen – dieser Erinnerung gibt sie ebenfalls entscheidende Bedeutung – sang sie während einer musikalischen Theateraufführung in der Schule ein kesses Lied. Die dritte wichtige musikalische Station erlebte sie erst vor kurzem: Da sang sie Lieder von Friedrich Holländer in der Kirche! Nun, in der Gruppensituation, erzählt sie diese drei Erlebnisse, lässt die anderen teilhaben an ihrer kindlichen Bewunderung für den Knabenchor, singt das kesse Lied aus der Schulzeit und ein Lied von Hollaender. Die Therapeutin sagt: „ Darf ich dir etwas über mich mitteilen? Wenn ich dich so erlebe, wie du erzählst und singst, und wenn ich dabei auf meine Resonanz achte, dann spüre ich deutlich mein Herz. Es ist einerseits aufgeregt und klopft stark, zieht sich aber gleichzeitig zurück, engt sich ein, fühlt sich fast ein bisschen eingesperrt, zieht in jedem Fall irgendwie die Bremse. Wenn ich hinhöre, was mein Herz möchte, dann möchte es, glaube ich, aus der Einsperrung heraus, möchte sich in die Weite hinein ausdrücken." Während der letzten Worte hat die Teilnehmerin schon leise zu weinen angefangen und sagt jetzt: „Was du sagst, berührt mich sehr. Es trifft genau das, was ich in meinem Herzen spüre."

„Magst du mal probieren, aus dem Herzen heraus zu singen? Vielleicht das Lied von eben, das von Friedrich Hollaender?"

„Ja", und sie zögert ein wenig, um dann mit leiser Stimme zu sagen: „Aber ich weiß nicht, wie."

„Was brauchst du, um aus deinem Herzen heraus zu singen, um dein Herz singen zu lassen?"

Sie braucht nur einige kleine Momente zum Überlegen und die Aufforderung, ruhig ein bisschen mutig zu sein in dem, was sie sich wünscht oder was sie fordert, um dann zu sagen: „Kannst du bitte (zu der Therapeutin gewandt) in meinen Rücken kommen, dich in meinen Rücken stellen und kann die Gruppe sich und mich bitte an den Händen fassen und einen Kreis bilden?"

Die GruppenteilnehmerInnen fassen sich und sie an den Händen, die Therapeutin stellt sich hinter ihren Rücken und fragt, ob sie ihre Hände auf den Rücken legen soll oder darf, vielleicht auf die Rückseite des Herzens. Das wird ausprobiert, bis die Klientin schließlich sicher weiß, dass sie die Hände der Therapeutin in ihrer Nierengegend spüren möchte. Und dann beginnt sie zu singen, nicht das vorgegebene Lied, sondern Töne aus dem Jetzt heraus, eine Stimme, die aus dem Herzen kommt und die Herzen der anderen erreicht.

In diesem Beispiel hat die Arbeit mit der musikalischen Biografie zu einem neuen Thema der Teilnehmerin, dem ihrer eigenen Stimme (s. Kap. I 1.4) und ihrer Identität als Sängerin, geführt.

Man kann die Arbeit mit der musikalischen Biografie sehr offen gestalten und allen Spuren folgen, die sich ergeben. Es kann auch sinnvoll sein, die Weiterarbeit auf einige Fragen zu zentrieren: „Was hast du vom Musizieren und Musikhören in deinem Leben gehabt?" „Wovor hat es dich bewahrt?" „Wie haben sich durch Musikhören und Musizieren deine sozialen Kontakte verändert?"

2.3 Instrumenten-Parcours

Ein weiterer Vorschlag, sich mit Hilfe der Panoramatechnik der musikalischen Biografie anzunähern, ist der Instrumenten-Parcours. Wir benutzen hier das Verraumen (s. Kap. I 7 und ausführlich Baer/Frick-Baer 2001a).

Wir stellen eine Anleitung zur musiktherapeutischen Arbeit in einer Gruppe vor, zuerst einmal ohne Instrumente, als biografische Verraumungsarbeit. Die Therapeutin, der Therapeut gibt einem Großteil des Seminarraumes, möglichst in Form eines lang gezogenen Rechtecks, die Bedeutung eines biografischen Raumes. Einen anderen schmaleren Teil des Raumes erklärt er oder sie zu einem neutralen oder sicheren Raum, in den sich die TeilnehmerInnen während der folgenden Erlebnis öffnenden Einheit zurückziehen, in dem sie sich ausruhen oder sich selbst (nicht die anderen) beobachten können.

„Irgendwo hier an der einen Seite dieses Raumes ist der Beginn eurer musikalischen Lebensgeschichte, der Beginn eures musikalischen Erlebens – wann immer ihr diesen Beginn ansetzt. Nehmt diesen Raum ein Stück zur Mitte hin als euren kindlichen Raum, als Raum dessen, was ihr an musikalischen Traditionen eurer Vorfahren mitbekommen habt, vielleicht im Mutterleib, von euren Eltern, Geschwistern, Großeltern, NachbarInnen, ErzieherInnen, LehrerInnen usw. ... Irgendwo dort auf der anderen Seite dieses Raums der musikalischen Lebensgeschichte ist der Ort des Hier und Jetzt, der Ort eures heutigen musikalischen Lebens und Erlebens. Der Raum dazwischen – ihr merkt, die Teilräume innerhalb des biografischen Raums sind nicht genau aufgeteilt, sondern gehen ineinander über – ist der Raum eurer musikalischen Entwicklung, aber auch der Raum der Brüche und Rückschläge, der Raum zwischen dem kindlichen und dem gegenwärtigen Erleben ... Durchwandert die Räume auf eure Art und Weise, auf euren Wegen – chronologisch in der biografisch-zeitlichen Abfolge oder kreuz und quer und hin und her, in geraden Linien oder Schlängellinien, konsequent oder mit Pausen. Lasst die Erinnerungen, Gefühle, Empfindungen zu, die auftreten, während ihr euch durch die Räume bewegt."

Nach etwa 15 – 20 Minuten:

„Sucht und findet bitte den Platz, an dem ihr für einige Momente euer Erleben nachklingen lassen könnt ... Sinniert noch einmal darüber nach, welche Stationen, welche Erfahrungen euch während eurer Reise wichtig geworden sind. Vielleicht hat euch etwas überrascht, vielleicht war etwas neu oder vertraut oder vergessen oder fremd ... Und drückt diese Erfahrung, dieses Erleben in einem Ton oder Klang aus."

Hier sollte sich wie üblich ein Austausch in der Gruppe oder mit Therapeutin oder Therapeut anschließen, in dem auch die zuletzt gefundenen Töne bzw. Klänge vorgespielt werden. Wichtig sind Fragen wie: „Was hast du während des ganzen Prozesses erlebt? Was hast du über dich und dein Leben, insbesondere deine musikalische Biografie erfahren?" Und: „Was hat sich während dieses Prozesses verändert?"

Den Weg durch die Räume kann man musikalisch gestalten. Dies geht in Gruppen nur nacheinander, da bei einer gleichzeitigen Aktion der Einfluss der anderen so groß wäre, dass das Eigene, Besondere, auf das es uns besonders ankommt, zu kurz käme. Sehr geeignet ist diese Variante in der Einzelarbeit. Die Räume werden wie beschrieben gestaltet und beschritten. Dann wird die Klientin, der Klient aufgefordert:

„Suche dir bitte Instrumente oder andere Gegenstände, die Klänge erzeugen, und gib ihnen einen Platz in diesem Raum, der zu deiner musikalischen Biografie passt ... Und dann spiele dich durch deinen Instrumentenparcours, auf deine eigene Art und Weise, auf deinem eigenen Weg. Spiele und höre dir selbst zu ..."

Hier gilt es, im verbalen Austausch anschließend vor allem der Frage nachzugehen, was sich während des Prozesses wodurch verändert hat. Eine weitere Variante kann darin bestehen, dass die KlientInnen vorher aufgefordert werden, Objekte ihrer musikalischen Biografie mitzubringen. Das können wie vorhin Instrumente sein oder alte Schallplatten, Noten, der uralte Kassettenrecorder, dies und jenes, was mit der musikalischen Biografie zusammenhängt. In jedem Fall ist es wichtig, die KlientInnen aufzufordern, in der aktuellen therapeutischen Situation den Parcours durch Instrumente zu ergänzen, die aktuell dazu passen. Auch dieser Parcours sollte, wenn möglich, musikalisch „durchgespielt" und räumlich erlebt werden.

2.4 Filmmusik

Der therapeutische Weg zur „Komposition" einer biografischen Filmmusik beginnt mit einer Variante der eben vorgestellten Panorama-Methode. Wie beschrieben, werden ein Beobachtungs- bzw. „neutraler" Raum sowie ein großer Raum der musikalischen Biografie geschaffen.

– „Geht durch den Raum und findet dabei den Platz, den ihr als Ausgangspunkt eurer musikalischen Lebensgeschichte bezeichnen möchtet ... Wenn ihr ihn gefunden habt, haltet einen Moment an diesem Platz inne ...

- Sucht von diesem Platz aus die Stelle im Raum, wo das Hier und Jetzt, euer gegenwärtiges Leben und Erleben seinen Ort haben könnte. Wählt diesen Ort noch ganz unabhängig davon, wie der Weg dazwischen aussehen könnte.
- Nachdem ihr diese beiden Entscheidungen getroffen habt, erzähle ich euch, wozu ich euch im weiteren anleiten möchte. Ich werde euch bitten, eure musikalische Lebensgeschichte durchzugehen, diesmal als Weg durch den Raum. Ich werde euch begleiten, indem ich immer wieder Lebensabschnitte nennen werde, um euch Anhaltspunkte zu geben. Wenn euch das gerade zu schnell oder zu langsam geht, wenn euch andere Zeiteinteilungen sinnvoller erscheinen, dann nehmt euch ernster als meine Anregungen. Für euren Weg durch die musikalische Lebensgeschichte bitte ich euch, immer wieder euren Einfällen, Empfindungen, Gefühlen und Gedanken Aufmerksamkeit zu schenken.
- Bevor ihr vom Ausgangspunkt losgeht, sucht euch einen Platz, der zeitlich und örtlich davor liegt ... Was war vor dem Beginn deiner musikalischen Lebensgeschichte? Was haben deine Vorfahren mitgebracht? ... Welche musikalischen Traditionen gab es in deiner Familie? ... Was wurde dir in die Wiege gelegt?
- Geht nun in eurer Art und in eurem Tempo in eure Kindheit hinein, in die ersten Abschnitte eurer musikalischen Lebensgeschichte. Folgt euren Einfällen, der Weg wird sich von allein entwickeln ... Was fällt euch ein zu euren ersten Lebensjahren? Oder was habt ihr von anderen über euch gehört? Habt ihr viel geschrieen oder eher wenig? Wart ihr laut oder eher still, unruhig oder ruhig, temperamentvoll oder eher zurückhaltend? ... Was fällt euch ein zum Kindergartenalter? ... zur Schule ... zur Pubertät ... zum Erwachsenwerden ... zum Erwachsensein ... zum Singen ... zum Musikhören ... zum Musikspielen ... zu heute ... ?
- Wenn ihr am Ort des Hier und Jetzt eurer musikalischen Lebensgeschichte angekommen seid, haltet dort inne. Überprüft, ob dieser Platz jetzt stimmt. Wenn ja, dann bleibt dort, wenn nicht, sucht euch einen anderen Ort, der jetzt angemessen ist.
- Sucht und findet an diesem Platz eine Haltung im Stehen, Sitzen oder Liegen, in der ihr gut in euch hineinhören könnt.
- Schließt, wenn ihr mögt, die Augen, atmet gut und lasst das, was ihr vorhin erlebt habt, noch einmal wie in einem Musikfilm in euch ablaufen. Hört der Musik, die den Film eurer musikalischen Lebensgeschichte begleitet, gut zu." 10 Minuten Zeit lassen!
- „Welche Szene, welche Musik steht jetzt im Vordergrund eures Hörens und Erlebens? Was bewegt euch am meisten? Schenkt dieser Szene und dieser Musik eure ganze Aufmerksamkeit ...
- Wie geht es euch jetzt? Was erlebt ihr nun? Musiziert es so, dass sich das Bewegendste aus der Filmmusik zu eurer Lebensgeschichte in einer Ouvertüre, einem musikalischen Schlüsselthema oder einer musikalischen Schlüsselszene verdichtet."

2.5 Zurückhören

Ein Mann kommt in die Therapie, „irgendwie ärgerlich", den Zorn aber kaum spürend, nur „mit angezogener Handbremse". „Es grummelt in mir. Aber ich weiß nicht, worüber. Seit zwei Tagen komme ich mir wie in einem Käfig vor, wie ein Tier im Zoo, das hin und her läuft. Und ich weiß nicht, warum." Der Therapeut fragt, aus welchen Zeiten er sich so kenne, wann er sich so schon einmal erlebt habe.

„Das passiert mir öfters, aber meistens nur kurz, es kommt und geht wieder. So stark wie jetzt kenne ich das nur aus meiner Jugendzeit. Da bin ich auch in meinem Zimmer immer hin und her gelaufen, war ärgerlich und fühlte mich gefangen."

„Welche Musikstücke haben Sie damals gehört? Oder haben Sie selbst Musik gespielt?"

„Gespielt habe ich leider nicht, aber gehört habe ich viel, zumeist Rock und Blues und auch ein bisschen Jazz. Meistens im Radio beim britischen Soldatensender BFBS. Davon habe ich mir die besten Sachen auf einem Tonbandgerät aufgenommen. Einen Schallplattenspieler hatten wir nicht."

„Welche Musik haben Sie gehört, wenn Sie so hin und her tigerten und mit angezogener Handbremse ärgerlich waren?"

„Alles mögliche. Aber am besten hat mir ‚Paint it black' von den Stones gefallen", sagt er und dabei beginnt sein Gesicht freudig zu strahlen, „das hat mir richtig gut getan. Ich habe den Text damals nicht verstanden, aber mir immer vorgestellt, dass ‚Paint it black' bedeutet, alles um mich herum schwarz zu malen, den ganzen Kitsch schwarz anzustreichen, die spießige Unehrlichkeit schwarz anzustreichen, das Duckmäusertum. Die Stones haben für mich ihren Ärger und ihren Zorn herausgeschrieen."

„Wie geht es Ihnen jetzt, wenn Sie sich daran erinnern und davon erzählen?"

„Oh, jetzt merke ich wieder meinen Zorn. Ich höre die Nummer der Stones innerlich. Sie finden die Worte und die Musik für meinen Zorn. Und ich weiß jetzt auch, was mich zur Zeit zornig macht: Ich hasse diese feigen Hunde an meinem Arbeitsplatz. Immer, wenn ich mal den Mund aufmache, lassen die mich im Regen stehen ..." Er erzählt und erzählt, ärgerlich, aufgeregt, zornig, klar und deutlich – nichts mehr ist von dem Diffusen, von der angezogenen Handbremse zu sehen und zu hören, mit der er in die Therapie gekommen war. Er gestikuliert und seine Beine zucken. Der Therapeut bittet den Klienten aufzustehen, während er erzählt. Er tut es gerne und läuft hin und her. Auch sein körperlicher Ausdruck wird freier.

Was war passiert? In einer konkreten Situation kam der Klient nicht weiter. Er steckte in seinem Erleben fest. Durch den Rückgriff auf die musikalische Biografie gelang es ihm, aus der Sackgasse herauszukommen und seine Lebendigkeit wiederzuentdecken. In der musikalischen Biografie sind nicht nur Probleme enthalten, sondern auch Lösungen. In der musikalischen Biografie stecken zahlreiche Ressourcen, die aktiviert und genutzt werden können, indem KlientInnen zurückhören.

2.6 Die alte Szene in der neuen

In einer musiktherapeutischen Ausbildungsgruppe hatten die TeilnehmerInnen zu einem bestimmten Thema ein kleines Musikstück erarbeitet. Eine Teilnehmerin steht anschließend vor der Gruppe und will das, was sie entwickelt hat, vorspielen. Sie zögert, setzt an, wird blass, bricht ab.

„Ich kann nicht."
„Was erlebst du gerade?", fragt der Seminarleiter.
„Ich werde ganz starr, wie gelähmt. Ich schwitze."
„Wovor hast du Angst?"
„Ich weiß nicht genau ... Das hängt irgendwie mit dem Vorspielen zusammen. Und dass die anderen zuhören und mir zuschauen."
„Kennst du das irgendwo her – du spielst vor und wirst starr?"
„Ja, vom Musikstudium. Wenn ich da vorspielen musste, war das furchtbar. Ja, das ist es. Das hier ist jetzt genauso wie damals."
„Erzähl doch mal, wie das damals war."
„An eine Situation erinnere ich mich besonders. Ich sollte vorspielen und die Herrschaften saßen da in Reih und Glied vor mir. Und während ich spielte, unterhielten die sich. Machten Bemerkungen, schrieben sich was auf. Ich kam mir total blöd vor, als würde sich keiner für mich und meine Musik interessieren."

Was war geschehen? Die Situation, vor einer Gruppe etwas vorzuspielen, mobilisierte das Leibgedächtnis (s. Kap. II 3.2.4). Eine Szene aus der musikalischen Biografie entstand in der Gegenwart neu. Das Erleben der alten Szene überlagerte das mögliche Erleben in der neuen Situation.

Wenn wir in der Therapie vermuten, dass eine vergangene Situation die gegenwärtige beeinflusst, bitten wir, die vergangene Situation so konkret wie möglich als Szene zu beschreiben. Zu einer Szene können verschiedene Aspekte gehören, die wir bei Bedarf erfragen. Zum Beispiel:
– „Wer war anwesend?" bzw.: „Wer war nicht da?"
– „Wie sah der Raum aus?"
– „Wie spät war es?"
– „Wo hast du gestanden? Gesessen? Wie genau?"
– „Was hast du gehört? Gesehen? Gerochen?"
– „Wie war die Atmosphäre?"
– usw.

Wenn die alte Szene sowieso schon das aktuelle Erleben beeinflusst, dann sollte sie auch ganz lebendig werden und konkret und prägnant im Hier und Jetzt erscheinen dürfen. Ist dies geschehen, dann kann sich die Klientin oder der Klient konkreter und handfester mit der alten Szene bzw. mit dem Erleben in der Gegenwart auseinandersetzen. Dazu gehört zu überprüfen, was die neue Situation von der alten unterscheidet. Deshalb fragt in unserem Beispiel der Seminarleiter:

„Was ist denn jetzt genauso wie damals? Und was ist anders?"

„Genauso ist, dass ich hier vorne stehe und etwas vorspielen will, dass die anderen zuhören und mich anschauen. Aber die gucken anders. Nicht so prüfend oder gelangweilt oder abwertend."

„Sondern eher wie?"

„Ich glaube, interessiert und mir zugewandt, warmherzig."

Manchmal reicht der sorgfältig und bewusst vorgenommene Vergleich schon aus, damit das Erleben der alten Szene in den Hintergrund treten und sich das aktuelle Erleben und Handeln verändern kann. Oft aber bedarf es noch des einen oder anderen Schrittes zusätzlich, bedarf es einer Veränderung der Szene. Wie diese Veränderung erfolgen kann, ist sehr unterschiedlich. Drei weitere Hauptwege der Veränderung einer Szene möchten wir am Beispiel der beschriebenen Seminarsituation skizzieren. Sie könnten so oder so ähnlich abgelaufen sein.

- In der ersten Variante könnte diese Szene folgendermaßen weitergehen:
  Der Seminarleiter fragt: „Was brauchst du, damit du sicher sein kannst, dass es jetzt anders ist als damals? Was brauchst du, damit du spielen kannst?"
  Der Teilnehmerin fällt ein, dass sie einige der anderen fragen kann, ob sie Interesse an ihr haben. Sie fragt und erhält positive Antworten.
  „Jetzt geht es mir schon besser." Sie lächelt – und sie zögert.
  „Fehlt noch etwas?"
  „Ja, ich komme mir noch so allein vor."
  „Wie kannst du das ändern?"
  „Ich traue mich kaum – aber könnte sich jemand neben mich stellen?"
  Sie fragt eine andere Teilnehmerin. Diese kommt nach vorne und stellt sich neben sie. Nun ist die Szene so verändert, dass die erste Teilnehmerin ihr Musikstück spielen kann.

- Die zweite Variante würde mit einer anderen Frage des Seminarleiters beginnen: „Was hättest du damals gebraucht oder was wäre gut gewesen zu tun, um damals nicht zu erstarren und anders aus der Situation herauszukommen?"
  Die Teilnehmerin überlegt, dann stößt sie hervor:
  „Ich hätte etwas sagen müssen! So etwas wie: ‚Hören Sie mir überhaupt zu?!'"
  „Sagen Sie es."
  Die Teilnehmerin spricht es aus. Erst leise, dann immer lauter werdend: „Hört mir zu! Nehmt mich ernst!"
  Danach ist die Luft gereinigt, die Starre verflogen. Die Teilnehmerin kann spielen.

- In der dritten Variante könnte der Seminarleiter die Teilnehmerin fragen, wie alt sie in der alten Szene war.

„Zweiundzwanzig."

„Wenn du dir heute die Szene mit der 22-Jährigen anschaust wie in einem Videofilm – was könntest du heute, als Beobachterin und gleichzeitig als Helferin in der Not, für die 22-Jährige tun?"

Die Teilnehmerin überlegt und antwortet dann:

„Ich würde ihr sagen, dass sie diese Leute, die vor ihr sitzen, nicht so ernst nehmen soll. Sie selbst soll entscheiden, wer es wert ist, auf ihre Musik eine Rückmeldung zu geben. Sie braucht keine Rückmeldung von Idioten und Ignoranten, sondern von Leuten, die sie schätzt. Sie braucht Rückmeldungen, die es wert sind von ihr beachtet zu werden. Diese Leute sind es offenkundig nicht. Also, ich würde ihr sagen: ‚Atme gut durch und spiel für *dich*!'"

Sie atmet durch und spielt ...

Sowohl im Anfangs vorgenommenen Vergleich der alten mit der neuen Szene als auch in allen drei Varianten erfolgt eine Veränderung der Szene. Um eine solche Veränderung geht es in der Therapie, da sie ein verändertes Erleben und damit ein anderes Verhalten ermöglicht.

2.7 Wie man musizieren gelernt hat

Wenn KlientInnen in der Therapie zu einem Musikinstrument greifen oder zu singen beginnen, ist dies sicher nicht ihre erste Erfahrung mit dem Musizieren. Viele KlientInnen haben zu Hause Lieder gesungen und sind dem Musizieren in der Schule begegnet, manche haben Musikunterricht gehabt und versucht, ein Instrument oder den Gesang zu erlernen. Diese Vorerfahrungen können, wenn in der Therapie ein wie auch immer geartetes Musizieren ansteht, wieder in den Vordergrund treten.

Häufig, leider allzu häufig, hören TherapeutInnen dann Sätze wie: „Mein Musikunterricht war Dressur", „Wenn ich am Klavier zweimal den gleichen Fehler gemacht habe, bekam ich einen Schlag auf die Hände", „In der Schule haben sie mir die Freude an der Musik ausgetrieben", „Immer ging es in der Musikschule nur um Richtig und Falsch – dass Musik Freude machen kann, habe ich erst Jahre später erfahren."

Es ist sehr bedauernswert, wie autoritär, abwertend und freudlos in vielen Fällen Musik unterrichtet wurde. Für viele wurde das Erlernen von Noten bzw. das Spielen eines Instrumentes so zum Gräuel. Sicher, wenn man ein Instrument lernt, gibt es richtig und falsch, bedarf es der Disziplin und der Übung. Doch das „Wie" ist entscheidend: Ob die Freude und das Interesse geweckt oder unterdrückt bzw. vernichtet werden. Und es ist eine Schande, dass immer wieder KlientInnen in ihrem Einzelunterricht traumatische Erfahrungen gemacht haben. Da offenbart sich in der Therapie, dass das „richtige Atmen", die „richtige Haltung" gepaart war mit – sozusagen beiläufigen – sexuellen Übergriffen, so dass sich Musizieren mit Erstarrung, Angst, Ekel, Scham und anderen Folgen von Missbrauch verbindet.

Manchmal reicht es, wenn in der therapeutischen Situation von diesen Erfahrungen erzählt werden kann, wenn sie „heraus" dürfen, damit sich die KlientInnen von ihnen frei machen und sich den neuen Erfahrungen des Musizierens in der Therapie öffnen können. Manchmal bedarf es lediglich klärender Worte der TherapeutInnen, dass sich das Musizieren in der therapeutischen Situation fundamental von dem unterscheidet, was diese KlientInnen kennen: „Hier geht es nicht um Richtig oder Falsch. Hier geht es nicht darum, etwas zu können, sondern darum, sich im Musizieren zu erleben." Und manchmal, vor allem wenn über negative, ja traumatische Erfahrungen des Musiklernens weitere Traumata lebendig werden, muss (musiktherapeutische) Traumaarbeit geleistet werden.

Es gibt allerdings nicht nur negative Erfahrungen, die KlientInnen damit gemacht haben, ein Instrument zu erlernen. Manche erzählen auch, wie gut ihnen das getan hat. Für viele hat sich mit dem Musizieren eine neue Welt erschlossen, für andere war das Lernen ein Halt, gab das Üben eine Struktur, manche hat es „gerettet", das psychische Überleben gesichert.

2.8 Die soziale Dimension der musikalischen Biografie

Die bislang angeführten Beispiele für die Wirkungsmöglichkeiten der musikalischen Biografie haben sicherlich schon gezeigt, dass die musikalische Biografie immer auch eine soziale Dimension hat. Unter sozialer Dimension verstehen wir den Bezug zu anderen Menschen, z. B. ihre Anwesenheit und Bedeutung in der Szene des Vorspielens. Auch die Abwesenheit anderer Menschen („Nie hat mir jemand zugehört.") kann als soziale Dimension wirken.
Wie unterschiedlich und zum Teil gravierend die soziale Dimension der musikalischen Biografie deren Bedeutung bestimmen kann, möchten wir an drei kurzen Beispielen illustrieren:
– Eine Frau erzählt, dass sie sich selbst das Spielen von Musikinstrumenten beigebracht hat. Um Unterricht nehmen zu können, reichte das Geld nicht, aber es gab einige Instrumente im Haushalt. Also probierte sie und probierte und brachte sich das Spielen selbst bei. Dafür gab es Wertschätzung, die einzige, an die sie sich erinnern kann. Mit dem Musizieren gelang es ihr, eine Oase in der Wüste der Abwertung zu schaffen: „Das war das einzige, worin ich was konnte."
– Für eine andere Frau war nicht so sehr das Spielen, sondern eher das Hören von Musik in der Jugend wichtig gewesen. Sie war in einer großen Familie aufgewachsen. Die Musik, die sie hörte, war anders als die, welche einerseits bei den Geschwistern und andererseits bei den Eltern „in" war. Ihre Eigenwilligkeit bei der Musikauswahl stärkte ihren Eigensinn und ihr Freiheitsgefühl. Aber sie zahlte einen Preis dafür: Sie blieb mit ihrer Musik allein, bezahlte Freiheit und Eigensinn einige Jahre lang mit Einsamkeit.
– Ein Mann erzählt begeistert von seinen Erfahrungen in einer Jugendband. Er konnte ein paar Griffe auf seiner Gitarre, schon tat er sich mit anderen zusammen, übte, probte und trat auf. „Sicher, die Auftritte waren auch toll. Das gab Punkte bei den Mädchen. Klasse war aber vor allem der Zusammenhalt in der Band. Wir waren Freunde. Und wenn es

Meinungsverschiedenheiten gab, haben wir gelernt, das so zu regeln, dass die Gruppe nicht auseinander fiel. Ja, ich habe in der Band Teamgeist gelernt. Du musst auf die anderen hören und trotzdem bei dir bleiben – das bringt's."

2.9 Coping

Jeder Mensch sieht sich in seiner persönlichen Entwicklung Herausforderungen gegenüber, die er bewältigen muss. Die Ablösung von den Eltern im Jugendalter ist solch eine Herausforderung, ebenso jede Krise, wie eine schwere Krankheit, der Verlust einer nahen Person oder das Erleiden einer Gewalttat.

Menschen entwickeln Strategien, um solche Herausforderungen zu bewältigen. In den Sozialwissenschaften nennt man solche Bewältigungsstrategien „Coping". In der Therapie spielen vor allem die persönlichen Krisen-Copings eine wichtige Rolle (s. a. Baer/Frick-Baer 2001a. S. 363 ff). Fast alle Menschen neigen dazu, eine Art und Weise, mit der sie eine Herausforderung wie z.B. eine Krise zumindest halbwegs gemeistert bzw. physisch und psychisch überlebt haben, zu ihrer Strategie zu machen, d. h. zu versuchen, mit ihr auch alle künftigen Herausforderungen zu bewältigen. Das kann gelegentlich gelingen, viele Menschen scheitern aber, wenn sie auf alten Wegen Herausforderungen gegenüber treten, die eigentlich ganz anderer Copings bedürfen.

Was hat das nun mit der musikalischen Biografie zu tun? In der musikalischen Biografie sind häufig Copings enthalten. Das Hören von Musik und das Musizieren können zu zentralen Bestandteilen einer Bewältigungsstrategie werden. Vertraut wird vielen die wichtige Rolle sein, die die Musik in der Pubertät und der darauf folgenden Ablösung vom Elternhaus spielt. Die eigene Musik, die eigene Musikrichtung und -vorliebe steht als Symbol für das Erwachsenwerden, für die Eigenständigkeit. Sie steht für das Anderssein als die Eltern, die Erwachsenen.

Welch lebensrettende Bedeutung das Musizieren für einen Menschen haben kann, illustriert das Leben von Anton, in der DDR stramm erzogen, stramm groß geworden. Auf die Partei wurde gehört, nicht auf ihn. Also spielte er Violine, allein. Die Violine wurde seine Stimme. Dann, als er Anfang 20 war, zog er weg. Er heiratete in den Westen, ins Schwäbische. Aus Anton wurde Toni. Doch er merkte, auch in dieser Welt wurde er nicht gehört: fremde Welt, fremde Sprache, fremdes Denken. Und Krach mit dem Schwiegervater. Und wieder spielte er Musik. Diesmal Gitarre, klassische Gitarre.

Erste Auftritte folgten. Erst klassisch, dann Folk-Musik, dann eigene Lieder, mit Violine und Gitarre. Doch irgendwie war alles zu leise, also griff er zur E-Gitarre. Lauter. Hörbarer.

Die Ehe und das Schwäbische wurden unaushaltbar. Also floh er nach Berlin und in die Musik. Nun gab es nur noch Musik, Musik, Musik. Vergessen in der Musik, Leben in der Musik, genauer: im Musizieren. Zwei Jahre lang ging er auf Tournee, mit Violine, mit klassischer Gitarre, mit E-Gitarre. Leise und laut. Er lebte im Musizieren. Ruhelos. Einen Abend mit ihm zu verbringen bedeutete, durch zehn Kneipen zu ziehen. Auch sein Gewicht wurde ruhelos, die Kilos gingen rauf und runter, die Beziehungen waren genauso ruhelos, gingen rauf und runter. Keine Bindung. Kein Zuhörenkönnen. Ein Asteroid, der immer schrecklicher um das eigene Verlorensein kreist.

Außer, wenn er musiziert. Dann ist er eins mit dem Instrument, mit der Musik. Dann klingt die Verzweiflung, die Einsamkeit, die Trauer, dann tönt das verlorene Schwäbische, dann füllt die Hoffnung den Raum, dann wird zwischendurch der kleine Junge hörbar, pfeifend, froh und zart. Immer, wenn das geschieht, fordert er die ZuhörerInnen auf mitzupfeifen. Und wenn sie pfeifen, lächelt er.

Nicht lange. Dann legt er wieder los, dann kreischt die Verzweiflung aus der E-Gitarre, verbissen, verloren. In der Musik, im Musizieren kämpft er ums Überleben.
Musik sei sein Leben, sagt er. Und er meint es wörtlich.

Solche Geschichten begegnen uns in der Therapie gar nicht so selten, vor allem, wenn wir TherapeutInnen uns trauen, nach musikalischen Lebensgeschichten zu fragen, die häufig erst einmal nicht so deutlich hörbar werden. Für viele Menschen war das Musikhören und das Musizieren überlebenswichtig. Eine Frau erzählt, dass sie sich immer, wenn die Atmosphäre zu terroristisch wurde, in einen Verschlag zurückgezogen und geflötet hat. Eine andere Frau berichtet, dass sie den Tod der Mutter „am Klavier betrauert" hat. Wenn der Schmerz und die Trauer sie zu überwältigen drohten, spielte sie stundenlang auf dem Klavier, bis ihr „etwas leichter ums Herz wurde".

Vielen KlientInnen tut es gut, wenn sie in der Therapie verstehen, welche Bedeutung die Musik für ihre persönliche Entwicklung und die Bewältigung von Krisen hatte. Es hilft ihnen, sich zu verstehen, um das Musizieren und Musikhören auch in Zukunft zu nutzen. Sie können überprüfen, ob das Musizieren reicht oder ob sie andere Bewältigungsstrategien einschlagen müssen.
Um der Coping-Bedeutung des Musizierens bzw. Musikhörens auf die Spur zu kommen, empfiehlt es sich, folgende Fragen zu stellen:
– „Wofür war bei Ihnen das Musizieren bzw. Musikhören gut?"
– „Welche Bedeutung hatte es für die Entwicklung Ihrer Persönlichkeit, Ihrer Identität?"
– „Welche Rolle spielte es, als Sie in einer Krise waren?"
– „Wovor hat es Sie bewahrt?"
– „Was hat es Ihnen gegeben?"

Viele Menschen kennen die Coping-Kraft der Musik nicht. Sie machen vielleicht die erste Erfahrung mit ihr in der Therapie. Wird die Coping-Funktion des Musizierens oder Musikhörens bewusst, geht damit bei fast allen KlientInnen sehr schnell die Einsicht einher, wie es um den Nutzen dieses Copings in der Gegenwart, in der Bewältigung der aktuell anstehenden Herausforderungen, bestellt ist. Oft kann darüber eine Ressource mobilisiert und aktiviert werden. Und nahezu immer gehört Musik in den persönlichen Notfallkoffer für psychische Krisen.

3

Leibbewegungen in der Musiktherapie

3.1 Leibregungen und Leibbewegungen

Die deutsche Sprache ist wunderbar mehrdeutig. Wenn wir das Wort „eng" benutzen, können wir damit die Eigenschaft eines Raumes bezeichnen, z. B. dass ein Durchlass eng ist oder zwei Menschen eng beieinander stehen. Ein Zimmer kann eng sein oder ein Flur. Wir können mit dem Wort „eng" ebenfalls ein Erleben beschreiben. Wir können zum Beispiel sagen: „Mir ist eng ums Herz.", „Ich fühle mich eingeengt.". In dieser Mehrdeutigkeit sehen wir eine ausgezeichnete Möglichkeit, therapeutisch zu arbeiten: mit Leibbewegungen. Leibbewegungen sind in unserer Begrifflichkeit Bewegungen des Erlebens, die zwei Aspekte beinhalten: Sie sind motorische Bewegungen, man kann z. B. die Arme eng anlegen, und sie sind gleichzeitig Bewegungen des Erlebens, man kann sich einengen oder eingeengt fühlen. Wenn wir KlientInnen in der Einzeltherapie oder TeilnehmerInnen therapeutischer Gruppen die Arbeit mit Leibbewegungen anbieten, nutzen wir diese Mehrdeutigkeit. In einer Leibbewegung kann innere Bewegung entstehen und sich äußern. Es können Klänge, Bilder, Gefühle, Stimmungen etc. auftauchen und verändert werden.

Die Grundlage unserer therapeutischen Haltung ist unser Menschenbild, das sich in humanistischer Psychologie und phänomenologischer Leibphilosophie begründet. Wir begegnen dem Menschen in der Therapie vor allem als erlebendem Menschen, als Menschen, der sich und die Welt erlebt, wofür die Leibphilosophie den Begriff „Leib" geprägt hat. Der Wortstamm „lib" ist in „Leib" ebenso enthalten wie in „Leben" und „Lebendigkeit". Der Leib des Menschen drängt nach Bewegung, nach innerer wie äußerer, langsamer wie schneller, unruhiger wie ruhiger Bewegung. Aus dem Erleben des Menschen entspringen Leibregungen. Zu diesen können das Körpererleben, das Tönen, das Denken, das Fühlen und anderes mehr zählen. Zu den Regungen des Leibes gehören auch die Leibbewegungen: die Bewegungen des Erlebens (vgl. auch Kap. II 2).

Unser Konzept der Leibbewegungen und die Arbeit mit ihnen haben wir ausführlich in dem Buch „Leibbewegungen" (Baer/Frick-Baer 2001a, S. 151 ff) beschrieben. Dort haben wir das Schwergewicht der praktischen Beispiele und methodischen Hinweise auf die Arbeit mit dem Körper und den körperlichen Bewegungen bzw. dem Tanz gelegt. Wenn sich ein Mensch z. B.

mit dem Engen und Weiten beschäftigt, entstehen neben körperlichen Regungen innere Klänge und Töne, die im Musizieren einen Ausdruck finden können. Auch von den Klängen und Tönen der Enge kann ein Weg zum Erleben des Engens und Weitens gefunden werden.
Wir möchten deshalb in diesem Kapitel die Nutzungsmöglichkeiten der Arbeit mit den Leibbewegungen in der Musiktherapie vorstellen. Dabei beziehen wir uns zuerst einmal auf die Raum- und Richtungs-Leibbewegungen sowie die Konstitutiven Leibbewegungen, später dann auch auf die Primären Leibbewegungen (s. Kap. II 2.5, Kap. I 16.2) . Wir werden jede Leibbewegung bzw. jedes Polaritätspaar der Leibbewegungen kurz skizzieren und dazu jeweils mindestens eine praktische Einheit aus der leiborientierten Musiktherapie beschreiben.

Alle Einheiten sind exemplarisch im doppelten Sinne. Sie bieten nur einen kleinen Auszug aus dem Repertoire, mit dem wir arbeiten. Die Methodik, die wir bei der Einheit zu einer Leibbewegung vorstellen, kann jeweils auch auf die Arbeit mit anderen Leibbewegungen übertragen werden. Wir haben uns bemüht, die Einheiten so auszuwählen, dass darüber die Bandbreite der Arbeitsmöglichkeiten sichtbar wird.

Im Anschluss daran werden wir zehn Hinweise geben, die uns für die Arbeit mit den Leibbewegungen in der musiktherapeutischen Arbeit wichtig sind.

Vorab sei noch darauf hingewiesen, dass die Begriffe, mit denen wir die Leibbewegungen „ordnen", keine Wertungen beinhalten. Eng kann als einengend, aber auch als kuschelig und geborgen erlebt werden. Mit Weite können der Geschmack von Freiheit und Abenteuer und die Sehnsucht nach Entfaltung und Freiraum assoziiert werden. In der Weite können sich Menschen aber auch verlieren und Angst haben, sich ohne Randbegrenzung aufzulösen.

3.2 Raum- und Richtungs-Leibbewegungen

Unter Raum- und Richtungs-Leibbewegungen verstehen wir die Richtungen hinein und hinaus, rechts und links, vor und zurück, hinauf und hinunter. Dies sind Richtungen motorischer Bewegung, Richtungen der Alltagsbewegungen aller Menschen. In diesen Richtungen vollzieht sich aber nicht nur funktionales, motorisches Bewegen, in ihnen ist auch, wenn es nicht betäubt oder abgespalten ist, Erleben enthalten. Die Bewegung des Aufrichtens kann als ein Sich-Erheben, als aufrechter Gang, als Überheblichkeit gespürt werden. In der Richtung nach unten legen sich die einen nieder und erleben eine „Niederlage", die anderen finden Boden und spüren die Kraft der Erdung.

Diese Leibbewegungen beschreiben allerdings nicht nur Richtungen, sondern gleichzeitig auch Räume. Wenn ich mich nach rechts bewege, mein Spüren, mein erlebendes Tasten nach rechts hinaus strecke und nach rechts höre, spüre ich die rechte Seite meines Körpers und den Raum rechts von mir. Bewege ich mich in meinem Erleben nach innen, nehme ich spürend meinen Innenraum wahr, vielleicht meine Mitte. In den Raum vor mir kann ich meinen Arm hinein ausstrecken, in ihn kann ich hineinschreiten. Der „Raum, der vor mir liegt", ist in seiner doppelten Funktion auch ein Erlebensraum, ein Raum, der die Zeit beschreibt, die vor mir liegt, das Geschehen, das mir bevorsteht. Alle Richtungs-Leibbewegungen sind folglich auch räumliche Leibbewegungen und umgekehrt.

Raum- und Richtungs-Leibbewegungen sind:

hinein (innen)	–	hinaus (außen)
rechts	–	links
hinauf (oben)	–	hinunter (unten)
vor (vorne)	–	zurück (hinten)

3.2.1 Vor (vorne) – zurück (hinten)

Vor – zurück beschreibt eine Richtung, in der wir uns bewegen und erleben. Vor mir liegt ein Raum und ich kann gleichzeitig erleben, was mir bevorsteht. Und hinter mir befindet sich ebenfalls im buchstäblichen Sinn ein Raum, eine Fläche, aber eben auch ein Erleben dessen, woher ich komme, was hinter mir liegt, was ich im Rücken habe. Dass Raum- und Richtungs-Leibbewegungen die Verknüpfungen von Richtung und Raum, Bewegen und Erleben beschreiben, mag an einer ersten beispielhaften Einheit aus der Gruppenarbeit deutlich werden:

Ein Schritt zurück, zwei Schritte nach vorn
„Sucht euch einen Platz im Raum, auf dem ihr gut stehen könnt ...
 Schenkt eurem Atem, so wie er jetzt ist, einige Zeit eure Aufmerksamkeit ...
 Und spürt nun der Rückseite eures Körpers nach: spürt den Hinterkopf, den Nacken, den Rücken, das Gesäß, die Rückseite eurer Oberschenkel, eurer Unterschenkel, die Fersen ...
 Nehmt nun den Raum hinter euch wahr ...
 Der Raum hinter euch und eure Rückseite können verschiedene Bedeutungen haben. Gemeint ist buchstäblich ein Raum, eine Fläche, und gemeint ist etwas, das ihr erlebt. Ich sage euch nun einige Worte und Begriffe. Nehmt dazu eure Gedanken, Vorstellungen, Gefühle, Erinnerungen, Bilder wahr ...
 Manchmal sagt man, dass etwas hinter einem liegt ...
 Ich habe etwas zurückgelassen ...
 Mir ist jemand in den Rücken gefallen ...
 Ich bekomme Rückendeckung ...
 Jemand stärkt mein Rückgrat ...
 Dort komme ich her ...
 Atmet weiter, lasst den Atem kommen und gehen und ebenfalls eure inneren Klänge, Bilder, Vorstellungen, Gedanken und Gefühle. Nehmt wahr, was hinter euch ist, im Raum hinter euch. Nehmt ernst, was ihr erlebt ...

Wenn ihr mögt, tretet nun einen Schritt zurück in diesen Raum hinter euch. Ihr könnt auch stehen bleiben und nur in der Vorstellung das, was hinter euch ist, wahrnehmen ...

Findet nun einen Klang, der das Erleben eurer Rückseite und eures hinteren Raums ausdrückt. Ihr könnt eine Stimme oder ein Instrument benutzen. Probiert aus, bis ihr den Klang, die Klänge findet, die für euch jetzt stimmig sind. Findet euren Weg, euch dem, was hinter euch ist, musikalisch anzunähern ...

Wenn ihr noch in dem hinteren Raum steht, tretet wieder einen Schritt nach vorn zu eurem ursprünglichen Standort, stellt euch wieder in den Raum des Hier und Jetzt. Nehmt wahr, was sich nun, nachdem ihr musiziert habt, verändert hat und was nicht ... Wenn ihr es braucht, schüttelt ab, was hinter euch ist, tut das, was ihr braucht, um wieder möglichst klar und fest im Hier und Jetzt zu stehen ...

Spürt wieder den Kontakt zum Boden ...

Hier ist mein Standort ...

Hier stehe ich in meinem Leben jetzt ...

Nehmt euren Standort wahr, lasst Gedanken, Bilder, Klänge, Gefühle kommen und gehen, sinniert ...

Nehmt nun wieder ein Instrument oder nutzt eure Stimme, um das erklingen zu lassen, was ihr erlebt ...

Nehmt dann die Vorderseite eures Körpers wahr: Stirn, Gesicht, Hals, Brust, Bauch, die Vorderseite der Oberschenkel, der Unterschenkel, der Füße ...

Spürt den Raum vor euch ...

Auch dieser kann mehrere Bedeutungen haben, er kann z.B. für das stehen, was ihr vorhabt ...,

vielleicht lächelnd in freudiger Erwartung, vielleicht mit dem Bedenken: Mir steht etwas bevor ...

Man sagt auch: Es geht voran, ich will vorwärts gehen, ich muss vorwärts gehen ...

Das, was wir vor uns erleben, ist oft der Raum der Sehnsucht, der Raum dessen, wohin es uns zieht ...

oder der Raum der Wünsche ...

oder der Raum dessen, was wir erreichen wollen ...

Und vielleicht mögt ihr diesen Raum jetzt betreten, vielleicht nähert ihr euch vorsichtig an, mit der Fußspitze, mit der Nasenspitze, mit dem kleinen Finger, vielleicht greift und schreitet ihr energisch in diesen Raum hinein ...

Vielleicht braucht es erst einen Schritt zur Seite, um nach vorne gehen zu können, oder einen schrägen Schritt. Probiert aus, nähert euch dem Raum vor euch an ... und geht dann irgendwann in diesem Raum.

Lasst auch hier Klänge, Bilder, Gefühle, Vorstellungen kommen und gehen, so, wie euer Atem kommt und geht ... Nehmt ernst, was ihr erlebt ...

Und nun lasst das ertönen, was ihr in dem Erlebnisraum vorne, in der Leibbewegung nach vorne erlebt habt ...

Tretet nun wieder zurück in den Hier und Jetzt-Raum, zu euerm Standort ...
Spürt nach, wie euer Standort jetzt ist, nehmt euch ernst, würdigt euch ...
Ihr könnt nach vorne gehen, ihr könnt zurückschauen, zurück-erleben und ihr könnt im Hier und Jetzt einen Standort innehaben und einen Standpunkt beziehen, der die Herkunft aus der Vergangenheit und die Orientierung auf die Zukunft in sich birgt ...
Würdigt euch, atmet und musiziert und singt ...
Nehmt euch nun Zeit, euch mit einer Partnerin oder einem Partner über das, was ihr erlebt habt, auszutauschen."

So unterschiedlich wie das Erleben sind die Klänge, die den Raum füllen: eine zarte Melodie, das Rauschen der Ozeandrum, tastende Erkundungen auf der Kalimba, ein lautes Trommelcrescendo, das für kurze Zeit alles übertönt, traurig und sehnsuchtsvoll wirkende Flötentöne und viele andere mehr.

Die KlientInnen erleben diese Einheit häufig als eine Bestandsaufnahme ihres gegenwärtigen Lebens und Erlebens. „Als ich mir den Raum hinter mir vorstellte, sah ich dicke schwarze Wolken", berichtet z.B. eine Klientin hinterher von ihrem Erleben. „Umso überraschter war ich, als ich in diesen Raum hineingegangen bin. Da habe ich die Wolken als sehr angenehm erlebt, auf einmal als hell-dunkel, auch wenn sich das komisch anhört. Ich konnte mich fast so etwas wie anlehnen. Und dann bin ich noch einen Schritt zurückgegangen – und da war Leere, da war zuerst einmal nichts mehr. Und das war Bedrohung und das Gefühl von Freiheit zugleich. Das Nichts war bedrohlich und gleichzeitig hatte ich das ganz wunderbare Gefühl, dass ich offensichtlich vieles hinter mir gelassen habe und im besten Sinne nicht mehr mit mir herumtrage, was ich früher als Belastung und Druck und Eingeengtsein empfunden habe." Eine andere schildert ihr Erleben so: „Im hinteren Raum habe ich mich ganz geborgen gefühlt – und dick und rund und breit. Wunderbar. Nach vorne hin ist der Raum schmal geworden – und ich auch. So als ob ich nicht viel Platz und Wahlmöglichkeiten hätte, wohin es in Zukunft geht. Das hat wohl etwas damit zu tun, dass ich im Moment beruflich, an meiner Arbeitsstelle, nicht viel Spielraum habe und ich befürchte, dass mein Spielraum in der nächsten Zeit noch weiter eingeschränkt wird." Und noch eine Dritte sei hier zitiert: „Ich habe bei dieser Einheit vor allem eine Botschaft wahrgenommen: dass ich mich mit meinem Tempo arrangieren muss. Ich bin eine langsame Frau. Im Moment trete ich Gott sei Dank in meinem Leben nicht mehr auf der Stelle. Ich fühle mich nicht mehr so unfähig, mich zu bewegen. Ich konnte vorhin einen kleinen Schritt nach vorne machen und dann sogar noch einen zweiten. Zwar mit Aufregung, aber gerne. Und eben langsam."

Die Fragen: „Woher komme ich – Wo stehe ich – Wohin möchte ich?" sind in jeder Therapie von Bedeutung. Diese Einheit bringt sie gleichsam „auf den Punkt" bzw. „auf den Ton". Bei manchen KlientInnen werden einzelne Aspekte des Vorne und Hinten bzw. des Hier und Jetzt deutlich, die sie beschäftigen, unter denen sie leiden, an denen sie etwas ändern wollen.

Eine Klientin traut sich z. B. nicht, nach vorne zu gehen. Eine andere ist einen Schritt zurückgegangen und schafft es kaum noch, in das Hier und Jetzt zurückzukehren, so sehr ist sie im Vergangenen verhaftet. Eine dritte merkt, dass der Standpunkt des Hier und Jetzt brüchig ist, sie erstarrt vor Unsicherheit und bringt nur einen leisen krächzenden Ton heraus. Eine vierte spürt eine große Unzufriedenheit, weil sie einen Vorhang vor sich sieht, hinter dem sie nichts Zukünftiges erkennen kann. All dies sind Hinweise darauf, an diesen kritischen Stellen weiterzuarbeiten. Hier gilt es, genauer nachzufragen und nachzuspüren, worin das Problem besteht. Oft hilft die Nachfrage, welche Klänge oder Rhythmen „gebraucht" werden, und die Aufforderung, sich diese selbst zu „schenken", damit die KlientInnen aus ihren Sackgassen, Ängsten, Erstarrungen, Verhaftungen heraustreten und Entwicklungsschritte wagen können. Andere unterstützen wir darin, ihr Tempo, ihren Rhythmus, ihre Lautstärke usw. zu variieren. Oft sind KlientInnen sehr überrascht, wie „stimmig" die Klänge für sie sind, die in dieser Arbeit entstehen. Gelegentlich sind sie verwundert, können mit dem, was sie musiziert haben, „nichts anfangen". Dann hilft es meist, mit diesen Klängen zu improvisieren, und neue Türen des Erlebens und Verstehens öffnen sich.

Manchmal liegt die musiktherapeutische Weiterarbeit bereits unmittelbar in den Worten begründet. Eine Gruppenteilnehmerin erzählt von ihrem Erleben so: „Ich habe große Sicherheit beim Nach-vorne-Gehen gespürt. Das war schön. Beim Austausch mit meiner Partnerin ist mir allerdings aufgefallen, dass ich dabei die Kontrolle behalten will und mir dabei schon mal die Spontaneität flöten geht." Was liegt näher, als den Vorschlag zu machen, die Kontrolle zu flöten?

Auch aus den anfangs ertönenden Klängen können Improvisationen oder musikalische Dialoge entstehen, in denen Veränderungen ausprobiert werden.

Für KlientInnen, die musikalisch mutig sind, kann sich an die beschriebene Einheit eine musikalische Gestaltung anschließen:

„Versucht, die drei Klänge oder Klangfolgen oder Melodien, die ihr geschaffen habt, miteinander zu verbinden. Die Reihenfolge ist egal. Es kann etwas hinzugefügt, weggelassen, verändert werden. Gestaltet den Klang des Zurück, den Klang des Hier und Jetzt und den Klang des Nach-Vorn zu einer Musik des Ich-bin-Ich."

3.2.2 Rechts – links

Vielen Menschen ist nicht oder kaum bewusst, dass sie rechts und links in höchst individuellem Maße unterschiedlich erleben. „Zuerst dachte ich", sagte eine Gruppenteilnehmerin stellvertretend für viele „,links und rechts': das ist doch Pillepalle." Auf der körperlichen Ebene fallen einem manchmal bei anderen Menschen Unterschiede zwischen rechts und links auf, z.B. dass die rechte und die linke Gesichtshälfte unterschiedlich gespannt sind oder dass jemand Linkshänder ist. Gelegentlich fühlt man auch mal rechts, mal links im Nacken oder in den Beinen Spannungen und Schmerzen.

Wie rechts und links erlebt wird, wird selten beachtet. Beschäftigt man sich jedoch genauer mit dieser Leibbewegung, wird ihre Bedeutung für das Erleben oft mit großer Vehemenz fühlbar und hörbar. Überraschend deutlich wird für viele vor allem die soziale Dimension: Der rechten und der linken Seite werden häufig unterschiedliche Personen zugeordnet; Links- oder RechtshänderIn zu sein hat auch biographische Bedeutung; rechts und links tauchen unterschiedliche Atmosphären auf, die verschiedenen Personen oder sozialen Milieus zugeordnet sind. Für andere tritt der körperliche Aspekt in den Vordergrund, z. B. ist die rechte Seite eher mit Schmerzen verbunden oder auf der linken Seite gibt es Wunden oder Taubheit. Auch beim Musikmachen wird am Klavier, an der Trommel oder anderen Instrumenten rechts und links oft unterschiedlich erfahren und erlebt.

Wir stellen musikalische Zugänge zu dieser Raum- und Richtungs-Leibbewegung vor:

Rechts – links (1)
An jeden Teilnehmer, jede Teilnehmerin einer Gruppe wird ein Notenpapier in DIN A3-Größe verteilt.

„Reißt dieses Papier in zwei Hälften und nehmt euch einen Karton Farbstifte oder Kreiden. Sucht euch dann einen Platz, an dem ihr einige Minuten bequem sitzen könnt …

Legt die Stifte in Reichweite, den einen Teil des Notenpapiers in die Fläche rechts von euch, den anderen Teil in die Fläche links von euch …

Konzentriert euch nun auf euch, euer Atmen …

Nehmt die rechte Seite eures Körpers wahr, von Kopf bis Fuß, spürt euch, eure rechte Seite von innen …

Richtet nun eure Aufmerksamkeit auf die Haut eurer rechten Seite, auf den Übergang zwischen innen und außen …

Geht mit der Aufmerksamkeit in den Raum rechts von euch …

Welche Erfahrungen verbindet ihr mit diesem rechten Raum, mit eurer rechten Seite? … Was spürt ihr körperlich, welche Ereignisse und Erlebnisse fallen euch ein? …

Mit welchen Personen verbindet ihr den Raum rechts von euch, wer erscheint in eurer Vorstellung dort? …

Wer gehört dort hinein und wer nicht? …

Und tastet euch dann mit rechtem Fuß und rechter Hand in den rechten Raum hinein, schnell oder langsam, ganz so, wie es stimmig ist …

Nehmt wahr, was rechts von euch ist, was ihr greift, fühlt, ertastet, erwartet …

Welche Befürchtungen, Sehnsüchte, Wünsche beziehen sich auf diesen Raum? …

In welcher Stimmung seid ihr jetzt, welche Atmosphäre ist rechts? …

Welche Bilder entstehen, wenn ihr nach rechts hin spürt, welche Farben und Formen, welche Landschaften, Gegenstände? …

Horcht in den Raum rechts hinein. Vielleicht ist da Stille, vielleicht hört ihr Klänge, Geräusche, Stimmen, vielleicht Vertrautes, vielleicht Bizarres, vielleicht Überraschendes …

Wendet euch nun der Blatthälfte zu, die rechts von euch liegt, malt mit der rechten Hand, ganz gleich, ob ihr Rechts- oder LinkshänderInnen seid, auf das Blatt, was euch in den letzten Minuten bewegt hat bzw. jetzt bewegt ...
Begebt euch nun, da ihr fertig seid, wieder in eure ursprüngliche Haltung, nehmt wieder euern Atem wahr, spürt dem nach, was eben war, was nachklingt ...
Und richtet nun eure Aufmerksamkeit auf eure linke Körperhälfte ..."

Nun werden die gleichen Fragen, die sich auf die rechte Seite bezogen, an die linke Seite, den linken Raum, gestellt, bis schließlich wieder jeder, jede gebeten wird:
„Wendet euch nun dem Blatt zu, das im linken Raum liegt, und malt mit eurer linken Hand das, was euch wichtig war oder jetzt wichtig ist, auf dieses Blatt ..."

Danach werden die KlientInnen gebeten sich wieder aufrecht hinzusetzen und gleichzeitig in ihre rechte und linke Seite zu spüren und nachklingen zu lassen, was sie eben erlebt haben.
„Nehmt nun ein großes Papierblatt in DIN A 1-Format und klebt die beiden Notenblätter auf dieses Blatt. Ihr bestimmt, wo sie hin sollen, seid wählerisch. Malt dann Umgebungen und Verbindungen zwischen den Blättern eures rechten und eures linken Erlebens ...
Hängt nun das Blatt an eine Wand, nehmt es als Partitur, stellt euch davor, wählt ein oder auch zwei Musikinstrumente oder eure Stimme und singt und spielt ..."
Auch hier ist ein intensiver Austausch zu zweit oder mit der Therapeutin bzw. dem Therapeuten notwendig.

Wir möchten auch hier wieder einige GruppenteilnehmerInnen von ihrem Erleben während der Erlebnis öffnenden Einheit zur Leibbewegung rechts – links sprechen lassen:
– „Erst war rechts gar nichts; ich habe nichts gespürt, nichts gesehen, nichts gehört. Ich konnte absolut nichts damit anfangen. Erst als du gefragt hast, welche Personen uns rechts einfallen, sprang mir sozusagen meine 3-jährige Tochter entgegen. Das habe ich zuerst einmal gar nicht verstanden. Aber links habe ich dann den Unterschied gespürt. Die linke Seite war schwer, nicht unangenehm, sondern erdverbunden. Und im linken Raum waren ganz viele Menschen: meine Frau, meine anderen Kinder, meine Eltern. Und da ist mir eingefallen, dass meine Tochter so etwas ganz Leichtes, Luftiges hat, nicht das Tiefgründige, wie wir alle anderen. Sie ist irgendwie aus der Art geschlagen – habe ich zumindest bisher gedacht. Jetzt weiß ich es besser. Ich habe diese Art rechts."
– „Ich hatte totalen Horror davor, mich mit meiner rechten Seite zu beschäftigen. Ich wusste genau, da kommt etwas zu Tage, was ich nicht haben will. Meine rechte Körperseite, vor allem die Hüfte, war wie versteinert, wie ein riesiger Felsbrocken, und mein rechtes Bein konnte ich kaum bewegen. Als ich mit der Hand ein bisschen in den rechten Raum reingespürt habe, war da nur Dunkelheit und Schwere und das, wovon ich nicht weiß, was es ist, nur, dass es schrecklich ist. Meine linke Seite, mein linker Raum dagegen war ganz hell, ganz leicht und ganz kräftig. Ich war so froh, dass es ihn auch gibt. Und beim

Zusammenfügen und Verbinden der beiden Seiten ist mir sowohl beim Gestalten als auch beim Musizieren klar geworden, dass ich immer wieder auf meiner linken Seite Kraft tanken muss, damit ich mir – sehr dosiert – das Bedrohliche auf meiner rechten Seite anschauen kann. In der Mitte, mit der Mitte geht's mir am besten bzw. damit, dass ich wechseln und hin- und hergehen kann."

– „Ich habe schon seit Tagen große Schmerzen im Nacken rechts. Als wir uns mit der rechten Seite beschäftigt haben, wurde der Schmerz immer stärker und ich konnte nichts darüber hinaus empfinden. Bei der Frage nach den Menschen in diesem Raum fiel mir zuerst meine Arbeitskollegin ein. Diesen Einfall konnte ich sofort verstehen, weil die mich oft sehr nervt. Und dann fiel mir noch mein Mann und mein Hund ein. Und darüber war ich schon erschrocken; diesen Einfall hätte ich am liebsten gleich wieder weg geschoben. Und das habe ich auch zuerst gar nicht verstanden, weil ich beide doch so liebe! Aber dann ist mir klar geworden, dass die beiden mich sehr fordern und manchmal überfordern. – Erst war es mir ganz unmöglich, die linke Seite zu spüren, weil der Schmerz alles überlagert hat. Als ich ihn dann zugelassen habe und mich ein bisschen bewegt habe, konnte ich auch die linke Seite spüren: kreativ und leicht. Und komisch, als wir die beiden Seiten und ihre Verbindung musiziert und getanzt haben, war der Schmerz fast weg. Jetzt spüre ich ihn nur noch als Nachklang."

Rechts – links (2)
„Ich möchte eine Möglichkeit bieten, dass ihr euch mit dem beschäftigt, was ihr rechts und links erlebt. Nehmt dazu zwei Stücke Ton in einer handlichen Größe ...

Nehmt ein Stück in die rechte Hand und ein Stück in die linke Hand ...

Da die meisten Menschen ja Rechtshänder sind, fangen wir mit der rechten Seite an. Währenddessen knetet mit beiden Händen, also auch mit der linken Hand, weiter den Ton, befühlt ihn, bewegt ihn ...

Konzentriert euch nun also zuerst auf eure rechte Seite. Nehmt wahr, was in der rechten Seite eures Körpers liegt, wie sie sich anfühlt ...

Was fühlt ihr, was seht ihr, was hört ihr rechts von euch, wenn ihr euch auf diesen Raum konzentriert ...

Welche Menschen fallen euch ein, rechts von euch, wer gehört dorthin, wer fehlt dort, wer ist dort zu viel, wer hält sich dort auf? ...

Welche Atmosphären, welche Stimmungen befinden sich rechts von euch? ...

Geht dann mit der Aufmerksamkeit nach links ...

Konzentriert euch auf die linke Seite. Nehmt wahr, was in der linken Seite eures Körpers liegt, wie sie sich anfühlt ...

Was fühlt ihr, was seht ihr, was hört ihr links von euch, wenn ihr euch auf diesen Raum konzentriert? ...

Welche Menschen fallen euch ein, links von euch, wer gehört dorthin, wer fehlt dort, wer ist dort zu viel, wer hält sich dort auf? ...

Welche Atmosphären, welche Stimmungen befinden sich links von euch?"
Währenddessen haben sich beide Hände und Arme mit dem Ton beschäftigt.

„Nehmt nun das, was in euren Händen entstanden ist, nach vorne. Schaut drauf, schaut euch an, was rechts entstanden ist, was eure rechte Hand gestaltet hat, und schaut, was eure linke Hand gestaltet hat. Vergleicht es, betrachtet es, ertastet es ...

Wie geht es euch, wenn ihr das jeweils rechts und links Gestaltete in der Hand haltet? ...

Wie geht es euch, wenn ihr diese Tonstücke vor euch seht? ...

Wie geht es euch, wenn ihr das rechts entstandene Gebilde in die linke Hand nehmt und umgekehrt? ...

Woran erinnert euch das Entstandene? ...

Vielleicht ist eines der beiden Gebilde oder sind beide noch nicht fertig, müssen weitergestaltet werden, wollen weitergestaltet werden. Dann setzt fort, was in ihnen angelegt ist, was ansteht ...

Legt das rechts entstandene Tongebilde in euren rechten Raum, das links entstandene in euren linken Raum ... Was verändert sich? ...

Geht in den rechten Raum und verwandelt den Ton in Töne, lasst mit eurer Stimme oder einem Instrument erklingen, was erklingen will ...

Macht das gleiche in dem linken Raum ...

Geht wieder in die Mitte, zum Ausgangspunkt ...

Horcht in euch hinein und tönt aus euch heraus ...

Und nun sucht euch eine Partnerin oder einen Partner zum Austausch ..."

Eine weiterführende Möglichkeit liegt in der Aufforderung:

„Verbindet die Töne, die rechts entstanden sind, und die Töne, die links entstanden sind, miteinander. Fügt hinzu, was nötig ist, um rechts und links zu verknüpfen. Vertraut den musikalischen, rhythmischen oder melodiösen Verbindungen, die sich wie ganz von selbst beim Musizieren entwickeln. Später könnt ihr dann vielleicht heraushören – vielleicht im Nachklang – welche Bedeutung diese kleine Komposition oder Improvisation für euch hat."

Im Musizieren ergeben sich verschiedene Möglichkeiten, die prägnanten Trennungen zwischen rechts und links, unter denen viele KlientInnen leiden, aufzuweichen, mit ihnen zu spielen. Wenn die links entstandenen Klänge mit der rechten Hand gespielt werden (und umgekehrt), wenn mit jemand anderem, GruppenteilnehmerIn oder TherapeutIn, links bzw. rechts sitzend improvisiert wird, wenn die Klänge rechts und links verbunden werden, entstehen neue Klänge, verändern sich das Erleben, wird vor allem die Verbindung von rechtem und linkem Erleben ermöglicht.

3.2.3 Hinein (innen) – hinaus (außen)

Das Thema innen – außen bzw. hinein – hinaus ist häufig ein Thema in der Therapie – entweder explizit oder aber implizit, als im Grunde kontinuierlich im therapeutischen Prozess mitschwingendes Wechselspiel von Eindruck und Ausdruck. Viele Menschen sind voll, manchmal zu voll mit Gefühlen, Kränkungen, Erfahrungen, Gedanken, inneren Sätzen, mit Druck – und suchen nach Wegen, damit hinaus zu kommen. Andere haben Schwierigkeiten, von außen etwas in sich hinein zu lassen; wieder andere empfinden sich als zu durchlässig oder dünnhäutig und lassen äußere Impulse grenzenlos nach innen oder innere Regungen grenzenlos nach außen.

Das Tönen als primäre Leibbewegung (s. Kap. I 16.2 und Kap. II 2.5) ist an sich eine Richtungs-Leibbewegung von innen nach außen, das Hören eine von außen nach innen. Die Wege zum Tönen, die wir in Kap. I 17.2 beschreiben, sind Wege von innen nach außen.

Hinein – Hinaus (1)
Eine Gruppe teilt sich in zwei Hälften. Die eine Hälfte hängt ein großes Blatt Papier an die Wand und schreibt dort alle Sätze auf, die die GruppenteilnehmerInnen von Eltern, LehrerInnen und anderen kennen, die sie darin eingeschränkt haben, etwas von innen nach außen zu lassen. Alle Sätze sollen mit „Wehe du ..." anfangen, z.B. „Wehe du zeigst Lust, dann bist du ein schlechtes Mädchen" oder „Wehe du bist wütend, dann bist du ein böser Junge" bzw. „Wehe du widersprichst mir, dann liebe ich dich nicht mehr".

Die andere Hälfte der Gruppe begibt sich ebenfalls an eine Wand und schreibt auf große Blätter Sätze auf, die sich gegen die Einschränkungen, gegen die Barrieren zwischen Innen und Außen richten. Die Sätze sollen mit „Ich will ..." oder „Ich will aber ..." beginnen, z. B. „Ich will aber laut sein", „Ich will aber mit den Füßen stampfen", „Ich will aber eine Heulsuse sein."

Wenn beide Gruppen fertig sind oder wenn viel und genug gesammelt worden ist, sucht sich jede Gruppe eine oder mehrere Melodien, auf denen sie jeweils ihre Sätze singen kann ...

Nun kann damit unterschiedlich weitergearbeitet werden. Es kann jeweils ein Chor das Lied „Wehe, wehe" und ein Chor das Lied „Ich will aber ..." singen. Oder es können daraus dialogische Arbeiten entstehen, z. B. ein Wechselgesang zwischen beiden Chören – jeder Chor singt abwechselnd einen Satz. Man kann in die Chorauftritte auch Sologesänge im Wechsel integrieren, neue Sätze können in der Stimmimprovisation laut werden usw. Wie immer ist anschließend intensiver Austausch angesagt.

Hinein – hinaus (2)
Einer Klientin, die darunter litt, dass ihre Verbindungen zwischen innen und außen häufig gestört bzw. unterbrochen waren, schlug die Therapeutin vor:

„Suchen Sie sich einen Platz in diesem Raum, der für Sie der Platz des ‚Innen' ist ...

Begeben Sie sich dorthin und spüren Sie Ihren Atem ...
Nutzen Sie Ihren Atem, um Ihren Innenraum wahrzunehmen, das, was Sie jetzt als Ihr Innen erleben ...
Finden Sie dafür einen Ton mit einem Instrument oder mit Ihrer Stimme und lassen Sie diesen Ton an Ihrem Platz des Innen erklingen ...
Suchen Sie sich nun einen Platz des ‚Außen' in diesem Raum und begeben Sie sich dorthin ...
Konzentrieren Sie sich auf das, was Sie hier erleben ...
Finden Sie nun auch einen Ton des Außen, mit Ihrer Stimme oder einem Instrument, und lassen Sie ihn an dieser Stelle erklingen ...
Und nun finden Sie Übergänge zwischen dem Innen und dem Außen und dem Außen und dem Innen, indem sie von einem Raum in den anderen gehen. Entscheiden Sie, wo Sie beginnen wollen, innen oder außen, und begeben Sie sich auf den Weg. Vielleicht ist es ein direkter Weg von außen nach innen oder von innen nach außen, vielleicht braucht der Weg Umwege, Irrwege, Nebenwege, was auch immer. Begleiten Sie sich auf diesem Weg mit Tönen, mit Klängen, mit Geräuschen, mit Stimmen ...
Seien Sie achtsam mit sich, achten Sie auf jeden Schritt, den Sie gehen, auf jede Bewegung, die sie machen, nehmen Sie Ihre Impulse wahr ... Lauschen Sie dem, was Sie erklingen lassen, und folgen Sie Ihren Klängen ..."

Die Klientin machte sich auf den Weg. Sie begann erst von innen nach außen zu gehen und stellte fest, dass sie zweimal stockte, aber relativ leicht in der Lage war, diese Stockungen zu überwinden, indem sie weiter ihre Triangel, die sie gewählt hatte, schlug und sang. Dann geriet sie an eine Barriere, an der sie verstummte. Hier ging es auf dem Weg von innen nach außen nicht weiter, hier bedurfte es eines Umwegs über einer anderen Leibbewegung (was typisch für die therapeutische Arbeit mit Leibbewegungen ist). Sie musste „ihren Boden" spüren, indem sie mit Händen und vor allem den Füßen den Boden abtastete, gegen den Boden drückte und in Richtung Boden atmete und schließlich einen Ton fand, einen Ton des Ausatmens sozusagen in den Boden hinein. Dadurch konnte sie ihre Angst überwinden und weitergehen zu dem Ort des Außen.

Der Weg von außen nach innen verlief völlig anders. Sie hatte eine Flöte als Klang des Außen gespielt und begann nun mit dem Flötenspiel an ihrem Ort des Außen. Von dort aus raste sie – ihre Flöte spielend – direkt und unmittelbar zu ihrem Ort des Innen. Im Nachklang war sie über sich erschrocken: „Das ging viel zu schnell. Das stimmt so gar nicht für mich. Nein, einerseits stimmt das schon. So mache ich das oft. So lasse ich oft vieles in mich hinein, ohne zu überprüfen, ob ich das überhaupt will und ob mir das bekommt oder nicht. Und auf der anderen Seite stimmt das nicht, denn so will ich das gar nicht und so fühle ich mich dem, was von außen kommt, viel zu sehr ausgeliefert."

Die weitere Arbeit bestand darin, Schutzklänge gegen das Außen zu suchen und zu spielen, Schutzklänge, die nicht generell verschließen, sondern die als Türen dienen, die geöffnet und bei Bedarf verschlossen werden können. Diese Schutzklänge produzierte sie mit einer großen Pauke. Sie klangen ähnlich tief und erdig wie die Bodenklänge, die sie gesungen hatte, als sie auf dem Weg nach außen gegen den Boden geatmet hatte.

Weitere Möglichkeiten, sich mit dem Innen und dem Außen, dem Hinein und Hinaus zu beschäftigen, beschreiben wir, wie schon erwähnt, an vielen anderen Stellen dieses Buches. Zum Beispiel ist jede Arbeit mit Atem und Stimme eine Arbeit zu den Leibbewegungen hinein und hinaus (s. Kap. I 13). Wenn KlientInnen über den Atem ihren Innenraum erspüren, der eigenen Mitte begegnen und diese dann erklingen lassen, machen sie Erfahrungen mit dieser Leibbewegung (s. z. B. Kap. I 10).

3.2.4 Hinauf (oben) – hinunter (unten)

Oft begegnen wir Menschen, die den „Boden unter den Füßen" verloren haben. Selbstverständlich können sie auf dem Fußboden stehen, aber sie erleben ihren Boden als brüchig, wackelig oder – im Extremfall – als nicht existent. Andere Menschen sehnen sich danach, sich aufrichten zu können, nach den Sternen zu greifen, im buchstäblichen und übertragenen Sinn „groß" zu werden.

Viele stecken in einer dieser Leibrichtungen nach oben oder nach unten fest. Eine Klientin litt zum Beispiel unter Schmerzen und Überspannungen im krampfhaft gerade aufgerichteten Rücken. Sie war als Kind so oft erniedrigt worden, dass sie sich geschworen hatte, sich nie mehr zu beugen. Es gelang ihr so, sich vor Erniedrigungen zu schützen – doch ihr schwand damit auch die Fähigkeit zur Hingabe und die Möglichkeit, sich fallen zu lassen. Eine andere ging den Spuren ihres Selbstwertgefühls, das ihr immer wieder in entscheidenden Momenten entschwand, nach. Sie verband damit einerseits das Erleben, klein zu werden, so klein, dass sie sich fast aufzulösen schien, und andererseits das Empfinden vollkommener Lähmung, sich nicht rühren zu können. Gefragt danach, wie sie das körperlich spüren würde, antwortete sie: „Meine Beine sind vollkommen unbeweglich, gelähmt. Einerseits spüre ich den festen Stand und auch den Boden, aber ich kann nicht weg hier. Und das ist scheußlich." Dabei sackte sie offenkundig mit dem Oberkörper in sich zusammen. Sie spürte genau die Grenze zwischen ihrem körperlichen Oben und Unten. Mit dem Klein-Werden hatte sie sich als Kind aus dem Erleben großer Ungerechtigkeiten und Klein-gemacht-Werdens von Seiten ihrer Eltern zurückgezogen und mit dem Feststehen auf einer Stelle ein bisschen Stolz und Trotz gerettet. Gleichzeitig hatte sie die Fähigkeit verloren, sich aus entwürdigenden Situationen zurückzuziehen und zu fliehen.

Vielfältig sind die Erscheinungen, wie Menschen in der einen oder anderen Weise in diesen Leibbewegungen ihre Beweglichkeit verlieren oder in ihren Wahlmöglichkeiten eingeschränkt sind. Die folgenden Einheiten können anregen, innerlich und äußerlich wieder mehr in Bewegung zu kommen und sich die Leibbewegungen hinauf (oben) und hinunter (unten) zu erschließen.

Hinauf – hinunter (1): Mein Boden und mein Himmel
Die Gruppe wird gebeten, sich beim Tanzen vor allem nach unten zu bewegen und den Boden wahrzunehmen. Dazu eignen sich afrikanische Trommelmusik oder andere erdende, als nach unten gerichtet erlebte Musikstücke. Nach dem Ende der Musik bitten wir die TeilnehmerInnen, weiterhin mit ihren Füßen oder anderen Teilen ihres Körpers den Boden zu spüren:
„Nehmt weiter den Boden wahr, richtet eure Bewegungen zum Boden hin, nehmt wahr, wie er euch trägt ...

Und lasst dazu eure Stimme erklingen, lasst Töne des Bodens, des Bodenkontaktes erschallen ...

Spielt mit den Klängen, spielt mit den Tönen, spielt auch mit den Klängen, die sich aus dem Stampfen eurer Füße gegen den Boden ergeben oder aus den Reib- oder Schleifgeräuschen der Füße über den Boden ...

Und während ihr dies weiter tut, denkt darüber nach, was euer Boden im übertragenen Sinn ist: Was ist der Boden meines gegenwärtigen Lebens? ...

Während ihr darüber nachdenkt, während ihr Bilder, Erfahrungen, Erinnerungen, Gedanken kommen und gehen lasst, erzeugt weiter Klänge und Töne ...

Und lasst diese nun ausklingen und nachklingen ...

Findet aus dem inneren Nachklingen heraus den Ton, den Klang, der der Klang eures Bodens ist ...

Vielleicht ist er sofort eindeutig in euch vorhanden und ihr erkennt ihn, wenn ihr eure Stimme ertönen lasst, vielleicht müsst ihr noch ein wenig probieren.

Findet den Klang eures Bodens ..

Und nun beendet diese Sequenz auf eure musikalische Art und Weise in den nächsten paar Minuten, versichert euch noch mal eures guten Kontakts zum Boden und reckt euch dann mit eurem ganzen Körper gen Himmel ... Lasst dazu eure Stimme erklingen, lasst Töne, die gen Himmel gerichtet sind, erklingen ...

Spielt auch mit diesen Klängen, die sich aus der Bewegung eurer nach oben gerichteten Hände ergeben ... und sinniert dabei auch im übertragenen Sinne über die Frage nach: Was ist der Himmel in meinem gegenwärtigen Leben? ...

Während ihr darüber nachdenkt, während ihr Einfälle und Erinnerungen und Empfindungen kommen und gehen lasst, macht weiter Töne und Geräusche ...

Und lasst diese und eure Bewegungen nun ausklingen und nachklingen ...

Findet den Ton, den Klang, der euer Klang des Himmels ist ...

Und dann spürt wieder den Kontakt zum Boden, spürt die Fußgelenke über den Füßen und die Aufrichtung über die Knie, die Hüften, die Wirbelsäule, den Nacken, den Kopf und die Verbindung zum Himmel, die ihr damit selbst in eurer Aufrichtung seid. Erlebt euer inneres und äußeres Aufrecht- und Aufrichtig-Sein, so wie es im Moment für euch stimmig ist. Ihr könnt euch dabei, wenn ihr mögt, einen goldenen, fast unsichtbaren Faden vorstellen, der von eurem Scheitelpunkt aus im Himmel Halt findet und euch so ohne jede Anstrengung eurerseits aufrecht hält ...

Lasst euren Atem fließen, nehmt euch wahr:

Ich stehe hier so aufrichtig, wie ich kann, so aufrichtig, wie ich bin … Dies ist mein Standpunkt … zwischen meinem Boden und meinem Himmel …

Und lasst Töne, Stimmen, Geräusche erklingen, die dieser ganzen Palette des Erlebens entspringen …"

Hinauf – hinunter (2)
„Sucht euch ein Instrument. Spielt, bis ihr einen Ton des Unten findet …

Und findet dann einen Ton des Oben …

Spielt, improvisiert mit den Verbindungen und Übergängen …

Lasst euch überraschen, was eure musizierenden Finger entstehen lassen …

Findet in der Gruppe eine Verwandte oder einen Verwandten …

Spielt, improvisiert gemeinsam weiter, lasst Neues entstehen …"

Anschließend Austausch mit dem Therapeuten, der Therapeutin oder in Gruppen Partneraustausch mit gegenseitigem Vorspielen, wenn möglich.

Hinauf – hinunter (3)
„Wenn du ein Samenkorn wärest, wie wärest du? …

Stelle dir dieses Samenkorn vor und spiele auf einem Instrument dieses Samenkorn, gib ihm einen Klang …

Spiel, wie dieses Samenkorn wächst …

Spiel, wie es sich entfaltet, ausdehnt, größer wird …

Und nun sei dieses Samenkorn: Spiel, wie du größer wirst, wie du dich nach oben reckst, wie du wächst …

Spiele deinen Weg nach oben …"

Hinauf – hinunter (4)
(Eine Einheit von Waltraut Barnowski-Geiser)
Alle TeilnehmerInnen versammeln sich auf der rechten Seite eines Raumes und konzentrieren sich auf ihren Atem. Sie befinden sich in dem Teil des Raumes, der die Bedeutung „tief" hat. Die gegenüberliegende Seite des Raumes hat die Bedeutung „hoch". Zwischen diesen beiden Seiten befindet sich eine vorgestellte Leiter.

„Diese Leiter ist eure Tonleiter, von der Tiefe in die Höhe. Geht diese Leiter in eurem Tempo entlang. Macht daraus eure persönliche Tonleiter, sie muss nicht irgendwelchen musikalischen Vorgaben entsprechen. Es gibt kein richtig und falsch. Jeder Schritt weiter auf der Tonleiter kann eine Tonhöhenveränderung bedeuten, muss aber nicht, lasst euch überraschen …

Während ihr ‚nach oben' geht, seid achtsam, was ihr fühlt, denkt, erlebt …

Wenn ihr drüben angekommen seid, begebt euch auf den Weg zurück, auf der Tonleiter in Richtung unten …

Tauscht euch über das aus, was ihr erlebt habt ..."
Die Teilnehmenden machen dabei auch spannende Gruppenerfahrungen: „Ich bin nicht alleine oben." „Die anderen waren mir viel zu schnell, ich wollte mein eigenes Tempo."

Häufig arbeiten wir mit den Leibbewegungen, indem wir den KlientInnen Bilder vorschlagen, über die sie sich mit bestimmten Aspekten der Leibbewegungen identifizieren können. Dieses Vorgehen ist nicht ganz so offen, wie die bislang beschriebenen Vorgehensweisen, schafft aber für manche KlientInnen, die sich leichter oder sicherer in ein wenig eingegrenzteren Spielräumen erleben können, einen Zugang. Für die eben beschriebene Anleitung würde das folgende kleine, aber feine Veränderungen bedeuten:
„Diese Leiter ist eure Tonleiter, von der Tiefe nach oben. Geht diese Leiter hinauf. Jeder Schritt nach vorne ist eine Tonhöhenveränderung nach oben."
Dann weiter wie oben bis hin zu der Aufforderung:
„Begebt euch nun auf den Weg zurück; nun ist jeder Schritt auf der Tonleiter eine Tonhöhenveränderung nach unten."

Hinauf – hinunter (5)
Noch ein anderer beispielhafter Zugang zur Leibbewegung hinauf – hinunter hat sich besonders bewährt:
„Bildet drei Gruppen. Jede Gruppe bekommt ein musikalisches Thema. Die erste Gruppe bekommt das Thema ‚Schildkröte trifft Möwe', die zweite Gruppe das Thema ‚Leichtigkeit und Schwere', die dritte Gruppe das Thema ‚Himmel und Hölle'. Jede Gruppe improvisiert und spielt zuerst den ersten Teil des Themas, z. B. die Schildkröte, dann zum zweiten Teil des Themas, z. B. die Möwe und sucht dann eine musikalische Form, innerhalb derer beide improvisierten Themen ihren Platz finden können. Entwickelt daraus eine Performance mit Musik und Bewegung."
Dem Einfallsreichtum an Themen sind keine Grenzen gesetzt. Die LeiterInnen bzw. TherapeutInnen können ihre persönlichen Bilder und Assoziationen zum Thema Oben – Unten „in den Ring werfen", so z. B. auch: „Der Flieger und die Taucherin" oder „Sonne scheint auf Esel." Besonders erlebnis- und erkenntnisreich wird unserer Erfahrung nach die Einheit dann, wenn man möglichst viel dem Zufall überlässt – die Gruppenzusammenstellung z. B. auszählt und dann die Themen auslost.
Nach der Kleingruppenphase werden die musikalischen Produktionen vorgespielt und dem Sharing und dem Feedback (s. Kap. II 6.3) der anderen anheim gegeben. Hier beispielhaft Auszüge aus einem Protokoll, das von einer Gruppenteilnehmerin einer Ausbildungsgruppe in Musik-Soziotherapie erstellt wurde, die vielleicht ein wenig Eindruck von den entstandenen Klängen und Szenen geben können:
- „Der Flieger und die Taucherin war das Thema von P., U., M. und A. Wasser- und Luftelemente wurden erlebbar durch die Tonvasentrommel, die Oceandrum, das Saxofon und durch die Geräusche von Papier ... Die Aufteilung und Bewegung im Raum wurde als

angenehmes Hörerlebnis empfunden. Das Stück wurde wie eine Filmmusik erlebt. Schön war der Spannungsaufbau, das Zusammenwirken und Kommunizieren der Instrumente bis hin zu dramatischen Sturm- und Wellengetöse. Wie erlösend war es da, die Taucherin mit ihrem pulsierenden Meereston wohlbehalten wieder herauszuhören."

– „Die nächste Darbietung war eine Gestaltung des Themas Himmel und Hölle mit C., M., K. und U. Zwischen den sphärischen Himmelsklängen, instrumental und stimmlich umgesetzt, und der wilden Hölle wurde ein musikalischer Übergang kreiert. Die ZuhörerInnen empfanden so Himmel und Hölle nicht als krassen Gegensatz, sondern in Verbindung. Auch dadurch, dass alle SpielerInnen beides, den Himmel und die Hölle, bearbeiteten, entstand eher der Eindruck von Engeln bei einem Ausflug in die Hölle."

Therapeutisch wichtig ist die Frage nach dem, was die Beteiligten in dem ganzen Prozess erlebt haben. Da bekommen dann auch Erlebnisse Bedeutung, die weder zu hören sind noch im engeren Sinn etwas direkt mit dem Thema zu tun haben. Ein Mitglied der Gruppe „Himmel und Hölle" hatte z.B. in der Vorbereitungszeit mit den anderen abgesprochen, dass sie die Improvisation beenden sollten, wenn sie die Glocke, die an eine Kirchenglocke erinnerte, schlug. Dieser Teilnehmerin wurde nach der Performance bewusst, wie schwer die Verantwortung auf ihr gelastet hatte, den richtigen Zeitpunkt zu wählen und wie sie ständig – im Grunde ihr Leben lang und vor allem in ihrer Kindheit – mehr Verantwortung übertragen bekommen hatte, als sie eigentlich tragen konnte. Gerade in letzter Zeit hatte sie immer wieder das Gefühl gehabt, unter der Schwere ihrer Last zusammenzubrechen, ohne das mit „Verantwortung" in Verbindung zu bringen. Nun hatte sie eine Spur gefunden.

Generell führen natürlich folgende Fragen im therapeutischen Prozess weiter:
  „Wann fühlst du dich leicht, wann ganz schwer? Wann kommst du dir wie eine Schildkröte vor, wann wie eine Möwe? Was ist himmlisch in deinem Leben, was höllisch?
  Was kannst du von deiner musikalischen Rolle für deinen Alltag, für dein Leben, vielleicht sogar für gewünschte Veränderung gebrauchen?"

3.3 Konstitutive Leibbewegungen

Mit Konstitution wird die Verfassung, die Befindlichkeit eines Menschen bezeichnet, sein Zustand, sein leibliches So-Sein. Als Befinden begegnen uns einige Leibbewegungen, die wir deshalb als konstitutive Leibbewegungen bezeichnen:

eng (engen)	–	weit (weiten)
gespannt (spannen)	–	gelöst (lösen)
lebendig	–	unlebendig
ruhig	–	unruhig
diffus	–	prägnant
in sich wohnen	–	sich fremd sein

Für die musiktherapeutische Arbeit relevant scheint uns noch eine weitere Kategorie zu sein, um die wir unser Schema erweitern möchten:

laut	–	leise

Die konstitutiven Leibbewegungen erscheinen den KlientInnen zuerst einmal nicht als Bewegung, sondern zumeist als Zustand, manchmal sogar als verfestigter und erstarrter Zustand. In der Therapie wird versucht, das, was zum Leidwesen der KlientInnen verfestigt ist, wieder aufzuweichen, so dass sie sich aus der Erstarrung wieder in Bewegung setzen können und aus den leiblichen Zuständen im wörtlichen Sinne wieder Leibbewegungen entstehen.

Die folgenden Einheiten können diesen Prozess unterstützen.

3.3.1 Ruhig – unruhig

Ruhig und unruhig gehören zur Gruppe der konstitutiven Leibbewegungen. Auch das Wort „ruhig" hat die schon erwähnte den Leibbewegungen innewohnende Mehrdeutigkeit: Als „ruhig" kann man eine Qualität der motorischen Bewegung bezeichnen (man kann einen Arm ruhig halten oder dessen Lage ruhig verändern) oder man sagt: „Ich bin ruhig" und beschreibt damit sein Befinden. Ob das Wort „ruhig" jetzt das treffende Wort für die jeweilige Person ist oder ob man „gelassen", „ganz bei mir", „still", „friedlich" sagt bzw. ob man das Wort „unruhig" durch das Wort „nervös", „ungehalten", „ungeduldig", „zappelig" ersetzt, ist individuell verschieden und in Bezug auf unsere Kategorisierung hier von zweitrangiger Bedeutung. Für Gruppenanleitungen eignen sich unserer Erfahrung nach übrigens alle Begriffe, die wir für die Kategorisierungen der konstitutiven Leibbewegungen gefunden haben; in der Einzeltherapie können und sollen sich TherapeutInnen sprachlich natürlich auf die Worte der KlientInnen beziehen.

Manche Klientinnen oder Klienten leiden darunter, dass sie zu unruhig sind, und suchen den Weg zur Ruhe. Im Erleben anderer verknüpft sich Ruhe mit „Langeweile", mit „Stillstand" oder sogar „Friedhof". Sie suchen einen Weg in die Unruhe. Wieder andere sind äußerlich ruhig, aber innerlich unruhig. Mit ihnen kann die Arbeit zum Thema „ruhig – unruhig" mit den Leibbewegungen „innen – außen" bzw. „hinein – hinaus" verknüpft werden. Vor allem depressive Menschen meinen mit „ruhig" auch „leise" (s. Kap. I 3.3.6). Zur Arbeit mit dem Thema „ruhig – unruhig" möchten wir einen Zugang vorstellen, der auch mit allen anderen im Folgenden erwähnten konstitutiven Leibbewegungen fruchtbar eingesetzt werden kann.

Ruhig – unruhig (1)
„Nehmt den Raum, in dem wir uns hier befinden, als Bedeutungsraum bzw. als Ansammlung verschiedener Bedeutungsräume. Wir teilen eine Seite, einen schmalen Streifen ab: Das ist der neutrale Raum oder der Beobachtungsraum. In diesen Raum könnt ihr euch in der Folgezeit jederzeit zurückziehen, euch selbst von außen beobachten oder eine Pause machen. Den restlichen Teil dieses Raumes teilen wir in drei nebeneinander liegende Räume ein. Der eine größere Raum ist der Raum eurer Unruhe, der andere entfernt gegenüber liegende Raum ist der Raum eurer Ruhe und der dazwischen liegende Raum ist der Raum des Übergangs. Wenn ihr einen anderen Begriff braucht, der für euch passender diese Zustände ausdrückt, gebt den Räumen diese Bedeutung.

Haltet euch nun in den nächsten 15 – 20 Minuten in diesen drei Räumen auf. Stellt euch an eine Stelle und achtet auf euren Atem … Was regt sich in eurem Körper, wo zuckt es, wo ist es ruhig, wo unruhig, welche Bewegungsimpulse habt ihr? … Welches Gefühl spürt ihr oder: welche Gefühle? … Welche inneren Bilder entstehen, welche Szenen treten auf? … Begebt euch dann an eine andere Stelle und seid ähnlich achtsam für eure Impulse wie eben … Probiert verschiedene Stellen in den Räumen aus und nehmt wahr, was ihr jeweils erlebt …

Und probiert Übergänge, probiert Wege von einem Raum zum anderen, vom anderen zum einen, haltet euch auch einmal an den Grenzen auf, seid achtsam …"

Nach einer Weile:
„Findet eure Klänge der Ruhe …
und eure Klänge der Unruhe …
und eure Klänge des Übergangs bzw. der Übergänge …"

Eine Variante hierzu ist:
„Begebt euch nun an den Ort, den ihr am angenehmsten erlebt habt …
Findet dort eure Töne, die an diesem Ort stimmig sind …
Begebt euch nun zu dem Ort, an dem ihr euch am unwohlsten gefühlt habt …
Lasst auch dort Töne erklingen …"

Dann nach einiger Zeit:
„Kommt nun zum Ende und tauscht euch mit einer oder mehreren Personen aus."

Diese Einheit, die methodisch auf dem musikalischen Verraumen basiert (s. Kap. I 7), ist gut geeignet in der Einzelarbeit und durchführbar in kleinen Gruppen. Je größer die Gruppe, desto mehr beeinflussen die Klänge der anderen die einzelne Person – das muss nicht gegen die Einheit sprechen, kann aber eventuell dazu führen, dass das eigene Thema „verloren" geht.

Ruhig – unruhig (2)
Die folgende Anregung für eine Einzelarbeit macht sich zu Nutze, dass die konstitutive Leibbewegung ruhig – unruhig in sich eine musikalische ist: Mit Tempo, Rhythmik, Dynamik zu spielen, ist nahe liegend.

„Bitte suche dir einen Platz im Raum, der für einige Zeit der deine ist, und eine Haltung im Sitzen, Stehen oder Liegen, von der du weißt, dass du dich in ihr gut auf dein Inneres konzentrieren kannst …

Wie geht es dir jetzt? Wie ist deine Stimmung gerade? …

Bitte geh mit deinem Atem und deiner Aufmerksamkeit zu deinem Herzen und höre auf deinen Herzschlag. Und klopfe bitte den Rhythmus deines Herzschlages mit einer oder mit beiden Händen auf den Boden oder auf eine stimmige Stelle deines Körpers. Wenn du dein Herz nicht oder kaum hören kannst, dann fühle doch für eine Weile deinen Puls – vielleicht am Handgelenk oder an der Halsschlagader. Höre dir eine Weile zu …

Und dann löse dich bitte von der Aufmerksamkeit für deinen Herz- oder Pulsschlag, wie er jetzt ist, und klopfe oder trommele den Rhythmus deines Herzens oder deines Pulses, wie du dir vorstellst, dass er ist, wenn du unruhiger, viel unruhiger wirst, als du jetzt bist. Höre dir zu, experimentiere damit und achte auf dein Erleben …

Und nun lass das bitte ausklingen und gehe wieder mit deiner Aufmerksamkeit und deinem Klopfen oder Trommeln zu deinem jetzigen Erleben …

Und dann klopfe oder trommele den Rhythmus deines Herzens oder Pulses, wie du dir vorstellst, dass er ist, wenn du ruhiger, viel ruhiger, ganz ruhig wirst. Höre dir auch da zu, experimentiere damit und achte auf dein Erleben …

Und nun lass auch das bitte ausklingen und gehe mit deiner Aufmerksamkeit und deinem Klopfen oder Trommeln dazu, wie du dich jetzt erlebst …

Beende bitte dein Tun und lausche eine Weile dem inneren Nachklang."

3.3.2 Diffus – prägnant

Statt „diffus" kann man auch sagen „verwirrt", „chaotisch" oder „vernebelt" und statt „prägnant" „klar", „licht", „deutlich" usw. Jeder Mensch kennt solche Zustände und manche Menschen leiden darunter, dass sie in einem dieser Zustände feststecken.

In jedem Veränderungsprozess gibt es Phasen der Verwirrung. Das Alte gilt nicht mehr und das Neue ist noch nicht da, ist erahnbar, aber hat noch keine klaren Konturen. Dazwischen erscheint das „Durcheinander", die Verwirrung. In dieser Phase erleben sich viele Menschen als diffus und suchen in sich nach Klarheit und Prägnanz. Diese Phase ist ein Durchgangsstadium. Die meisten Menschen mögen sie nicht, manche haben Angst vor der Verwirrung und der damit verbundenen Unsicherheit und scheuen deshalb vor Veränderungen zurück. Wer sich in Veränderungsprozesse begibt – und Therapie ist ein Veränderungsprozess – wird sich in die Verwirrung hineinbegeben und aus ihr Schritt für Schritt wieder herauskommen.

Doch manche Menschen sind im Diffusen gefangen. In ihnen und um sie herum herrscht Verwirrung. Sie können sich nicht selbst trauen, sie trauen ihrer Umgebung und anderen Menschen nicht. Dieser Zustand scheint unabänderlich und wird manchmal als ausweglos erlebt. Wurzeln dieser Verzweiflung und der Tendenz, wiederholt in das diffuse Erleben hineinzugleiten, liegen häufig in Erfahrungen des Verlorenseins. „Ich bin nicht gewünscht", „Ich fühle mich nicht wert, auf der Welt zu sein." Solches Erleben beruht auf Ablehnungserfahrungen, die Kinder und Erwachsene mit anderen Menschen machen, Erfahrungen, aus denen sie in die Verwirrung und in den Nebel geflüchtet sind, da sie sonst unerträglichen Klarheiten begegnet wären.

Dass diese konstitutive Leibbewegung ein Thema ist, hören wir, wie bei anderen Leibbewegungen auch, häufig an der Sprache. Menschen beschreiben sich oder ihr Leben als „durcheinander", „festgefahren", „verwirrt", „chaotisch" und kommen sich vor „wie im Nebel". Wenn sich solche Formulierungen wiederholen, greifen wir dies auf:

„Sie sagen, dass Sie oft durcheinander und verwirrt sind. Ich habe einen Vorschlag: Nehmen Sie sich ein Instrument, suchen Sie sich einen Platz zum Spielen und spielen Sie Ihre Verwirrung."

Häufig setzt sich die Verwirrung in der Auswahl eines Instrumentes fort. Die Klientin oder der Klient kann sich nicht entscheiden, weiß nicht, was sie oder er will. Manchmal hilft es aufzufordern, das erstbeste Instrument zu nehmen oder das, auf das gerade in diesem Moment der Blick fällt, oder mit geschlossenen Augen ein Instrument zu ertasten. Nötigenfalls schlagen wir ein Instrument vor. Wichtig ist, dass die Klientin oder der Klient beginnt, der Verwirrung klanglichen Ausdruck zu geben.

In den meisten Fällen ist dies der erste Schritt zu größerer Prägnanz. Indem die Verwirrung erklingt, wird sie hörbar, greifbar, fassbar, nimmt sie Gestalt an, werden mit ihr verbundene Gefühle, Themen, Erfahrungen und Befürchtungen deutlich. Manche KlientInnen setzen ihr Spiel fort, improvisieren mit ihrem Klang der Verwirrung. Und wie fast immer ist in der Improvisation Veränderung enthalten. Sie begeben sich damit auf den Weg in Richtung Prägnanz, zu der Klarheit, die ihnen im Moment möglich und sinnvoll ist.

In anderen Fällen bitten wir, dass sie nun ihre Klänge in Richtung größerer Klarheit und Prägnanz verwandeln. Manchmal helfen wir im musikalischen Dialog, manchmal machen wir Vorschläge, z.B. das Instrument zu wechseln oder den Platz, an dem gespielt wird, oder die

Haltung, in der gespielt wird, vielleicht den Rhythmus oder die Dynamik oder die Lautstärke zu verändern. Doch in den meisten Fällen finden die KlientInnen ihren eigenen Weg. Häufig ist es wichtig festzustellen, welche Hindernisse auf dem Weg aus der Verwirrung, aus dem Diffusen auftreten. Mit den Hindernissen gilt es sich weiter zu beschäftigen, ganz gleich, ob sie nun Scham oder Resignation, Angst oder traumatischen Schrecken oder anderes beinhalten.

Andere KlientInnen leiden darunter, dass sich bestimmte Teile ihres Erlebens mit übergroßer Prägnanz in den Vordergrund schieben und alle anderen oder viele andere Aspekte ihres Erlebens übertönen. Vor allem KlientInnen mit wiederholten traumatischen Erfahrungen z. B. durch sexuelle Gewalt leiden darunter, dass bestimmte Wahrnehmungen immer wieder überprägnant in ihr Gesichtsfeld treten, etwa bestimmte Blicke, Gesten, Töne, die Art des Atmens, das Timbre der Stimme. Bei diesen KlientInnen ist es therapeutisch angezeigt, die Prägnanz, unter der sie leiden, aufzuweichen. Auch bei vielen Zwangsstörungen ist das Problem die übergroße Prägnanz. Die Frau, die es kaum noch schafft, ihre Wohnung zu verlassen, weil sie immer an der Wohnungstür umkehren muss, um zu überprüfen, ob sie ihren Herd ausgeschaltet hat, ist so sehr von dieser konkreten, sehr prägnanten und klaren Angst so geprägt, dass diese ihr Leben bestimmt. In der therapeutischen Arbeit stellt sich fast immer heraus, dass in bzw. hinter dieser konkreten Angst andere Gefühle, darunter auch andere Ängste verborgen sind. Auch hier kann der Ansatzpunkt der therapeutischen Arbeit darin bestehen zu bitten, die konkrete Angst musikalisch auszudrücken. Vorhergehen sollte jedoch die Suche nach einem sicheren und geschützten Ort, an den sich die Klientin oder der Klient zurückziehen kann, wenn ihr oder ihm etwas zuviel zu werden droht.

3.3.3 Eng (engen) – weit (weiten)

Schon in den Eingangssätzen haben wir darauf verwiesen, wie unterschiedlich eng bzw. engen und weit bzw. weiten erlebt werden kann. Auch hier, wie bei allen konstitutiven Leibbewegungen, ist der zum Thema „ruhig – unruhig" beschriebene Weg des Verraumens ein effektiver Erlebnis öffnender Zugang. Darüber hinaus bietet sich an:
„Stellt euch im Raum auf und findet jede bzw. jeder einen Ort, an dem ihr gut stehen könnt ...
Legt eure Arme so um euch, dass sie angenehm eng anliegen ...
Nehmt wahr, was euch zur angenehmen Enge einfällt. Wann erlebt ihr euch so? An welche Situationen erinnert ihr euch, welche Stimmungen, welche Atmosphären, welche Menschen gehören dazu? ...
Und presst nun die Arme so eng an euren Oberkörper, dass euch zu eng ist ...
Nehmt wahr, wie es euch geht und was euch dazu einfällt ...
Geht nun wieder zur angenehmen Enge über ..."

Achtet auf den Unterschied ...

Öffnet eure Arme dahin, dass sie weit sind, angenehm weit. Manche werden die Arme nach rechts und links öffnen, manche mehr nach unten, manche mehr nach oben, bei manchen werden die Arme sehr weit auseinander sein, bei anderen nur ein wenig geöffnet. Ganz gleich, wie ihr eure Arme haltet, findet eure angenehme Weite ...

Nehmt auch hier wahr, welche Bilder, welche Situationen, welche Gedanken kommen und gehen, welche Stimmungen, welche Personen, welche Atmosphären ...

Und öffnet die Arme noch weiter zu einer nicht mehr angenehmen Weite, zu einer Weite, die euch zu weit ist ...

Nehmt auch hier wahr, was euch in den Sinn kommt, welche Menschen, Personen, Stimmungen, Situationen etc. ...

Geht dann wieder zur angenehmen Weite zurück ...

Und führt die Arme nun wieder zusammen, zur angenehmen Enge ...

Lasst eure Arme ein wenig ausruhen in der angenehmen Enge ...

Und öffnet sie dann, begleitet von eurer Stimme ...

Lasst einen Ton entstehen oder mehrere Töne, die den Weg vom Engen zum Weiten beschreiben ...

Und findet dann auch Töne umgekehrt vom Weiten zum Engen ...

Spielt damit ein wenig, findet eure Klänge, eure Töne zwischen dem Engen und dem Weiten ...

Und begebt euch nun in den Raum hinein, geht in Kontakt mit anderen. Bleibt dabei, euch einzuengen und zu weiten und dabei zu tönen ...

Lasst die Klänge dabei variieren. Ihr werdet merken, wie sie sich verändern, je nachdem, mit wem ihr im Kontakt seid, wie nah und wie weit ihr voneinander steht usw. ...

Probiert verschiedene Kontakte zu verschiedenen Menschen aus ...

Und kehrt dann wieder mit der Aufmerksamkeit zu euch zurück, findet euren Ton des Engens und Weitens im Nachklang des Kontaktes ...

Nun lasst das Tönen und das Bewegen in der Haltung ausklingen, die euch jetzt angemessen ist ..."

3.3.4 Gespannt (spannen) – gelöst (lösen)

Viele Menschen leiden unter ihrer hohen Spannung und suchen Entspannung. Andere haben Angst, sich aufzulösen, und bemühen sich darum, ihre Grundspannung zu erhöhen, z. B. um arbeitsfähig zu werden.

Gespannt (spannen) – gelöst (lösen) (1)
Für die Arbeit mit der Leibbewegung „spannen – lösen" möchten wir als erstes eine Anleitung vorstellen, die sich insbesondere in der Arbeit mit Kindern bewährt hat, die aber auch

mit Erwachsenen viel Spaß macht. Es geht darum, auf einer Fantasiereise die Gruppe durch verschiedene Phasen und Situationen zu führen, die voller Spannung sind oder in denen sie ihre Spannung lösen können:

„Nehmt euch jede und jeder ein Instrument, mit dem ihr auch herumgehen, euch bewegen könnt. Ihr könnt auch eure Stimme nutzen. Musiziert und bewegt euch während der ganzen Geschichte, die ich euch jetzt erzählen werde.

Ich erkläre euch hiermit zu Angehörigen des Indianerstammes Rotnasen. Es ist ein Sommerabend. Die Indianer haben gerade gegessen und stehen nun um das Feuer herum bei ihrem großen abendlichen Palaver ...

Beginnt dieses Palaver zu spielen und zu singen: die Indianer und Indianerinnen erzählen – auch mit ihren Instrumenten – von den Erlebnissen des Tages und beratschlagen, was sie am folgenden Tag unternehmen wollen ...

Nach einiger Zeit werden die ersten müde und immer leiser und schließlich begeben sich die Rotnasen zur Ruhe ...

Doch plötzlich ertönt ein Schrei: ‚Alarm!!!' ...

Alle schrecken auf, stehen schnell auf und springen und musizieren durcheinander ...

Der Wächter hat Alarm geschlagen: ‚Die Pferde der Rotnasen sind gestohlen worden!' ...

Alle sind empört und wütend und geben ihrer Empörung lautstarken Ausdruck ... Dann ruft eine Indianerin: ‚Ich habe Spuren entdeckt!' Die Indianer folgen diesen Spuren gespannt. Vorsichtig versuchen sie, ihren Pferden und den Dieben zu folgen. Denkt daran, das zu musizieren ...

Da, sie haben entdeckt, dass die Spuren zum Dorf der Schwarzohr-Indianer führen. In der Nähe des Dorfes beschließen sie, sich anzuschleichen. Sie sehen, dass die Schwarzohr-Indianer gerade ihren erfolgreichen Diebstahl feiern und dabei schon so viel Tequila getrunken haben, dass sie sicherlich kaum noch auf ihre Umgebung achten. Aber sicher ist sicher, die Rotnasen schleichen sich an ...

Kein Geräusch darf erklingen, vorsichtig! Vorsichtig! ...

Wenn die Indianerin Gelbes Hühnerauge das Zeichen gibt, springen alle plötzlich nach vorn ... und kämpfen ... und überwältigen die Schwarzohr-Indianer – auch mit ihrer Musik ...

Die Schwarzohr-Indianer sind nun besiegt, die Rotnasen haben gewonnen und ihre Pferde zurückerobert ...

Die Rotnasen schwingen sich auf ihre Pferde und reiten im Galopp in ihr Heimatdorf ... Macht entsprechende Geräusche ...

Dort werden die Pferde versorgt und dann startet das größte Fest, das es unter den Rotnasen je gegeben hat ...

Ausgelassen tanzen und musizieren die Rotnasen ...

Bis sie schließlich wieder ermattet zu Boden sinken ..."

Solche und ähnliche spielerischen Zugänge sind sinnvoll für alle Menschen, die wenig Erfahrung mit Therapie und Selbsterfahrung haben und mit der Aufforderung: „Drücke musikalisch deine Spannung aus" wenig anfangen können. Wenn sie sich durch diese Geschichte (oder ähnliche) bewegen und musizieren, bewegen sie sich auch durch die Leibbewegung spannen und lösen.

Bei der Arbeit mit Kindern lässt man möglicherweise die Erfahrungen einfach so für sich stehen. Wenn man auf diese Art und Weise mit Erwachsenen arbeitet, ist es dagegen wahrscheinlich sinnvoll, die Erfahrungen auszuwerten mit Fragen wie:

„Was haben Sie als den spannendsten Moment erlebt, welchen als entspannendsten? Und wie haben Sie das gespürt? Mit welchen Tönen, Klängen, Klangfolgen, mit welchem Rhythmus, mit welcher Dynamik verbinden Sie dieses jeweilige Erleben? Was brauchen Sie, damit Sie in Spannung geraten? Was, damit Sie sich entspannen – auch musikalisch? Was davon kennen Sie als typisch für sich? Was war eher fremd oder überraschend? Welche Botschaft, welche Hinweise auf Hilfen in Ihrem Leben in Bezug auf das, was Sie gerne an Ihrem Spannungshaushalt verändern möchten, können Sie mitnehmen?"

Gespannt (spannen) – gelöst (lösen) (2)
Eine weitere einfache Möglichkeit, sich dem Erleben des Spannens und Lösens zu nähern, besteht darin:

„Nimm ein Musikinstrument, das dich gerade interessiert oder dich ‚anlacht', und spiele einfach vor dich hin ...

Spiele weiter und spanne dabei nach und nach deinen Körper an: deine Füße, deine Beine, dein Becken und dein Gesäß, Bauch, Nacken, Gesichtzüge, alles was du anspannen kannst, ohne dass es schmerzt ...

Achte darauf, ob und wie sich dabei dein Musizieren verändert und was du dabei fühlst, woran es dich erinnert ...

Löse nun allmählich wieder die Spannungen, während du weiter spielst. Entspanne ein Körperteil nach dem andern, so dass immer mehr Bereiche frei und offen werden ...

Nimm im Ganzen körperlich eine soweit wie möglich entspannte Haltung ein. Vielleicht besteht sie darin, dass du dich musizierend auf den Boden setzt oder dich hinlegst, vielleicht willst du ausgelassen im Raum herumtanzen ...

Finde deinen Weg des Lösens, dein Gegenteil der Spannung ...

Und lausche weiterhin darauf, wie sich deine Musik nun anhört, ob sie sich verändert und, wenn ja, wie? ..."

Gespannt (spannen) – gelöst (lösen) (3)
Weitere Möglichkeiten ergeben sich im musikalischen Dialog, üblicherweise in der Einzelarbeit oder in der Einzelarbeit innerhalb einer Gruppe. Ein kleiner Auszug:

Ein Klient steht unter hoher Spannung und weiß nicht heraus. Der Therapeut schlägt vor: „Ich bitte Sie, zu einem Musikinstrument zu greifen und Ihre Spannung zu spielen. Ich werde, wenn Sie einverstanden sind, irgendwann mitspielen. Spielen Sie dann einfach weiter und probieren Sie auf musikalischem Wege in spielerischer Weise Ihre Spannung zu verändern.

Seien Sie offen für das, was entsteht. Ich werde Sie begleiten. Vielleicht können Sie aus dem gemeinsamen Spielen die eine oder andere Anregung bzw. Unterstützung herausziehen."

Der Klient stimmt zu und geht zum Klavier. Er probiert etwas herum und greift dann zu einem spannungsvollen über zwei Oktaven reichenden Akkord, den er häufig wiederholt und lang anhaltend ertönen lässt. Der Therapeut nimmt eine Harmonika und greift den tiefen Ton des Akkordes, den der Klient spielt, auf. Eine Weile spielen sie so nebeneinander, miteinander, der Klient spannungsvoll, der Therapeut sich in den Bereich der Spannung des Klienten begebend, aber nicht in ihr aufgehend, eigenständig, eigentönend daneben. Allein dadurch, dass der Klient erfährt, dass er in seiner Spannung nicht mehr nur allein ist, dass der andere sich nicht, wie er oft erfahren hat, wegen seiner Spannung abwendet, sondern sogar mit ihm erklingt, mindert sich seine Spannung etwas, wie er später erzählt. Dann greift der Therapeut das flache und gepresste Atmen des Klienten auf und zieht und verlängert seinen tiefen Ton auf der Harmonika im Anschluss an jeden Ausatemzug des Klienten. Auch in seinem eigenen Atem stellt er sich darauf ein. Der Therapeut bietet so über das Atmen dem Klienten einen Weg aus der Spannung heraus an.

Der Klient reagiert anfangs mit Verwirrung. Sein Atem wird zwar länger, gleichzeitig greift er diffus in die Tasten, probiert dieses und jenes (er hat noch nie Klavier gespielt) – seine Spannung führt nicht in die Entspannung oder eine andere Form des Lösens, sondern zuerst einmal in die Verwirrung.

Schließlich beginnt er zu weinen, während er abwechselnd mal mit der rechten Hand in den tiefen Tönen, mal mit der linken Hand auf den höheren Oktaven spielerisch herumklimpert. Während er weiter spielt, erzählt er von seiner Einsamkeit, unter der er als Kind extrem gelitten hat. Die Angst vor dieser Einsamkeit nimmt ihn immer wieder auch als erwachsenen Menschen gefangen und hält ihn in Spannung. Sein Weg aus der Spannung heraus führt über den Kontakt, über die Resonanz mit anderen Menschen, hier dem Therapeuten. Als dies klargeworden ist, setzen sie den musikalischen Dialog fort, auf der Suche nach Möglichkeiten der Resonanz. Als es irgendwann dazu kommt, dass der Klient beginnen kann, in der Resonanz zu „baden", hat er seinen Weg zum Lösen gefunden.

Klientinnen und Klienten, die Angst haben, sich aufzulösen, und deswegen nicht entspannen können, bedürfen häufig des musikalischen Dialoges, der musikalischen Begleitung durch die Therapeutin oder den Therapeuten. Letztere nehmen dann die Rolle eines Rahmens ein, zum Beispiel, indem sie der gelösten Improvisation der KlientInnen einen rhythmischen Rahmen, eine feste Struktur der Sicherheit anbieten. Auf diese Arbeit gehen wir in Kapitel 15 ein.

3.3.5 Lebendig – unlebendig

Dass „lebendig" ein Erlebenszustand ist, wird niemand bestreiten wollen. Das Wort „unlebendig" ist leider nur die verneinte Form, die wir normalerweise nicht gerne benutzen, aber wir haben diesen Begriff trotzdem gewählt, weil es der günstigste Sammelbegriff für sehr unterschiedliche Bezeichnungen ist, wie z. B. für „starr", „gelähmt", „tot", „wie tot", „leer", „taub" usw. Auch hier können die bisher beschriebenen musiktherapeutischen Wege genutzt werden.
Als zusätzlichen Weg möchten wir hier eine weitere Variante des Verraumens (s. Kap. I 7) vorstellen:

Lebendig – unlebendig (1)
Vom Arbeits- oder Therapieraum wird eine schmale Seite abgeteilt: der Raum der Sicherheit und des Rückzuges. Dem restlichen Raum werden Bedeutungen gegeben:
„Dieser Raum ist durch zwei Pole geprägt, so, wie ein Magnet an jeder Seite einen entgegengesetzten Pol hat. Diese eine Seite, das ist der Pol des Lebendigen ...
Hier, diese andere Seite, das ist der Pol des Unlebendigen ...
Nimm dir ein Musikinstrument oder mehrere und suche dir einen Platz, wo du beginnen möchtest zu spielen ...
Gehe auf Erkundung, spiele mal hier, mal dort ...
Bewege dich musizierend zwischen den Polen, nimm wahr, was du dabei erlebst, was du fühlst, wie es dir geht ...
Welches ist die Stelle, die für dich am aufregendsten ist? Und welchen Klang hat dieser Ort? ...
Welches ist der Ort, die Stelle, an der du die größte Kraft, die größten Ressourcen spürst? Und welche Klänge regieren dort? ...

Diese Arbeit ist in der Regel intensiv und aufregend, da den KlientInnen unterschiedliche Facetten ihres Erlebens begegnen, die häufig vorher unhörbar und ungehört waren. Der große Vorteil dieser Art und Weise, mit den Leibbewegungen „lebendig – unlebendig" zu arbeiten, besteht darin, dass die KlientInnen in Bewegung bleiben und Wahlmöglichkeiten haben. Sie können sich an die Stellen bewegen und diese musikalisch zum Ausdruck bringen, die für sie beängstigend, bedrohlich oder sonst wie erregend sind. Sie können aber auch zu sicheren Orten wechseln, kraftvolle Klänge ertönen lassen und dergleichen mehr. Häufig ist es sinnvoll, dass die TherapeutInnen sich mit in den Raum begeben (wenn die KlientInnen dies wünschen oder dem zustimmen), um die KlientInnen zu begleiten und ihnen Beistand zu leisten.

3.3.6 Laut – leise

Auch Nicht-MusiktherapeutInnen werden manchmal vernehmen, dass KlientInnen ihr eigenes Befinden oder das einer anderen Person als laut oder leise beschreiben. „Mein Stiefvater ist ein lauter Kerl. Wenn er irgendwo hineinkommt, füllt er sofort den Raum. Ich werde immer leise neben ihm." MusiktherapeutInnen werden sich erfreut auf die klingenden Begriffe „laut" und „leise" stürzen und wahrscheinlich bitten, sie musikalisch auszudrücken. Auch für Nicht-MusiktherapeutInnen kann bzw. sollte diese Situation ein Anlass sein, ein Musizieren dieser Leibbewegungen vorzuschlagen. Häufig stellt sich heraus, dass Menschen wie der eben genannte Mann gar nicht im buchstäblichen Sinne lauter klingen, z.B. ein lautes Mundwerk haben, sondern dass sie auf irgendeine andere Art und Weise ihr Lautsein ausstrahlen, manchmal durch Gesten, manchmal durch Blicke, manchmal durch andere Signale. „Laut" mag dann z.B. vielleicht eher der konstitutiven Leibbewegung „prägnant", „leise" der Leibbewegung „diffus" im Sinne von verschwimmend, auflösend zuzuordnen sein. Für einige KlientInnen beschreibt Lautsein bzw. Stillsein viele Jahre ihres Lebens und bezeichnet die Atmosphären, unter denen sie aufwuchsen und die sie zum Verstummen oder zum Stillsein gebracht haben.

„Laut" kann für die einen bedeuten, sich auf den Spuren von Gewalttätigkeit und Jähzorn zu bewegen. Die anderen erleben es als Kraft, Durchsetzungsvermögen, Mut zur Wut oder Fröhlichkeit. Beides beschreibt Erfahrungen mit anderen und das Erleben der eigenen Persönlichkeit.

Der Bezeichnung „leise" für ein Befinden nachzugehen, kann den Auftakt für intensive Prozesse bilden, so vielschichtig sind die Verknüpfungen im Erleben mancher KlientInnen. Leise kann beinhalten, sich ruhig zu stellen oder ruhig gestellt zu werden, kann beinhalten sich nach erfahrener (sexueller) Gewalt im Weltall aufzulösen, im Tabu innerlich unterzugehen, oder auch den Stolz zu leben, leise zu sein und nicht zu schreien. Eine Klientin, die ihr Leisesein spielte, begann messerscharf und stechend zu flüstern. Ihr „leise" enthielt Aggressivität. Im Leise kann sich die Sehnsucht nach Ruhe, nach Geborgenheit, nach Entspannung verbergen. Leise kann der Tod daherkommen, aber auch die Liebe und die Zärtlichkeit und Zartheit.

Laut – leise (1)
Eine Erlebnis öffnende Einheit zur konstitutiven Leibbewegung laut - leise kann neben den schon genannten methodischen Vorschlägen die folgende sein, nachdem jede Person ihren Platz gefunden und sich mit ihrem Atem auf ihr gegenwärtiges Befinden konzentriert hat:
„Bitte geht auf die innere Suche nach dem Körperbereich, in dem die Stille oder eure Erfahrung mit dem Leise-Sein wohnt. Vertraut eurer Resonanz auf diese Begriffe, vertraut dem, was für euch in diesem Moment Bedeutung hat. Und vertraut auch eurem Einfall in Bezug auf den Körperbereich, auch wenn er euch ganz merkwürdig vorkommt …

Lauscht in diesen Körperbereich hinein. Was hört ihr? ...

Welche Bilder, welche Szenen, welche Erinnerungen entstehen in euch? Wie klingen sie? ...

Und dann geht bitte mit eurer Aufmerksamkeit zu dem Ort in eurem Körper, in dem die Lautstärke, das Laut-Sein wohnt. Und lauscht auch dort hinein. Was hört ihr? ...

Welche Bilder, Szenen und Erinnerungen sind damit verbunden? Wie klingen sie? ...

Und irgendwann während der nächsten Atemzüge gebt euren Einfällen und Erfahrungen, die ihr eben gemacht habt, stimmlichen Ausdruck ...

Bleibt euch dabei auf der inneren Spur, tönt und klingt, wie es euren Einfällen jetzt entspricht ...

Und dann lass irgendwann euren Blick schweifen, tönt dabei weiter und sucht euch so einen Partner oder eine Partnerin mit der ihr euch im stimmlichen Dialog ausprobieren und austauschen wollt ... Und dann sprecht darüber."

3.3.7 Andere konstitutive Leibbewegungen

Wir haben schon erwähnt, dass die konstitutiven Leibbewegungen, auf die wir hier in jeweils besonderen Kapiteln eingegangen sind, diejenigen sind, denen wir in therapeutischen Prozessen am häufigsten begegnen. Darüber hinaus gibt es noch andere. Wer begonnen hat, mit konstitutiven Leibbewegungen therapeutisch zu arbeiten, der wird in der Sprache der KlientInnen zahlreiche Hinweise auf konstitutive Leibbewegungen hören. Man wird nie alle aufgreifen können, so viele sind es. Man sollte ihnen nachgehen und versuchen, sie mit einer der beschriebenen Methoden zum Ausgangspunkt musiktherapeutischer Arbeit zu machen, zumindest dann, wenn die KlientInnen solche Leibbewegungs-Bezeichnungen mehrmals wiederholen. Hilfreiche Ansatzmöglichkeiten eröffnen sie in jedem Fall immer dann, wenn der therapeutische Prozess stockt.

Noch weitere Leibbewegungsbezeichnungen begegnen uns in unserer leibtherapeutischen Arbeit, z.B. auch „hell" oder „licht" und „dunkel", „alles grau" oder „schwarz". Sie regen wahrscheinlich eher an, zuerst einmal gestalterische Ausdrucksformen vorzuschlagen, aber auch Musik kann hell, licht oder dunkel erklingen. Musiktherapeutische Arbeit mit diesen Leibbewegungen bringt deshalb oft überraschende Ergebnisse hervor und ist in jedem Falle lohnenswert. Dunkle Töne können z. B. Sicherheit oder Ruhe beinhalten, aber auch Bedrohung und erlebten Abgrund. Helles verknüpft sich bei manchen mit Weitem, bei anderen mit der Scham des Gesehen-Werdens, damit, zu sehr im Rampenlicht zu stehen, und wieder bei anderen mit Freude und Glück.

Die Leibbewegung „hart – weich" ist ebenfalls oft bedeutsam in der Therapie. Harte Panzer, harte Schalen, Abwehrbereitschaft, verhärtete Körperstellen, Selbstbehauptung u. Ä. werden am harten Pol erlebt, Fallenlassen-Können, Fallengelassen-Werden, Entspannung,

Wabbeligkeit und Unverlässlich-Sein, Wärme, Mütterlichkeit u. Ä. werden am weichen Pol gespürt. Bei dieser Leibbewegung liegt die Arbeit mit Ton zum Gestalten mit den Händen nahe, aber mindestens ebenso die therapeutische Arbeit mit Tönen und Klängen, vor allem mit Stimme und Stimmen, die Erleben, Erinnerungen und Veränderungen ermöglichen.

Ein Befinden, eine Stimmung oder eine Atmosphäre werden gelegentlich als „warm" oder „kalt" bzw. „kühl" bezeichnet. Mit diesen Attributen wird auch Musik bezeichnet, die solches Befinden auslöst. Friedrich Gulda sagte zum Beispiel: „Nur warme Musik kann groß sein." (Gulda, o.J., S. 72)

Häufig begegnen uns die Bezeichnungen „schwer" und „leicht". Wir arbeiten zu ihnen in der Regel mit den Raum- und Richtungsleibbewegungen hoch – hinunter, da die meisten KlientInnen Schwere mit der Bewegung nach unten und Leichtigkeit mit der Bewegung nach oben verbinden. Eine Teilnehmerin an der Fortbildung zur Kreativen Leibtherapeutin schreibt in ihrer Abschlussarbeit zu dieser Leibbewegung:

„In unserer Fortbildungsgruppe bekam ich von einigen TeilnehmerInnen des Öfteren die Rückmeldung, dass ich beim Tanzen so eine Leichtigkeit hätte und auch so gerne hüpfen würde. (…)

Ja, es stimmte in gewisser Weise: Ich fühlte in der Bewegung und im Tanz oft eine Leichtigkeit, aber: Es gab auch etwas anderes, was sich oft breit machte in mir, nämlich genau der Gegenpol zur Leichtigkeit, eine *Schwere*, die mich manchmal geradezu ‚erwischt' oder überfällt, niederdrückt, bis ich ‚ganz unten', ganz resigniert bin und in solch einer Lage nicht mehr weiß, was ich machen soll, um aus diesem ‚Unten' wieder raus, wieder ‚hoch' zu kommen und wie es weitergehen soll!

Und irgendwann, ich wusste nicht, wie dies geschah, war ich wieder ‚oben'-auf, das Leben ging weiter …, manchmal sogar ganz un-be-schwert.

Als mir die Gegensätzlichkeit, die Polarität dieser beiden Aspekte bewusst und mir auch klar wurde, dass sie wesentliche Aspekte meiner Persönlichkeit waren, ließ mich das Thema nicht mehr los und ich begann mich mit diesen beiden Seiten in mir auseinander zu setzen: gedanklich, gefühlsmäßig, in Beziehung zu meinen Mitmenschen, in Beziehung zu meiner Arbeit, meinem Beruf, meinen Wertvorstellungen, meiner Einstellung zum Leben, meiner gesamten Leiblichkeit, meines gesamten Erlebens.

Ich hatte oft die Erfahrung gemacht, dass der Übergang von dem Zustand der Schwere hin zur Leichtigkeit – und umgekehrt – einfach so passierte; d.h. der Prozess des Übergangs ist mir nie bewusst gewesen, er geschah – nach meinem Eindruck – scheinbar wie von selbst, ohne mein Zutun. Und so hat mich die Frage beschäftigt, wie ich das mache, von einer Polarität zur anderen zu gelangen? Gibt es denn keinen Übergang, kein Dazwischen? Habe ich keine Mitte? Was oder welches Thema verbirgt sich möglicherweise im Übergangs- oder Zwischenraum?

In welcher Beziehung stehen die Leichtigkeit und die Schwere? Und: Kann ich Leichtigkeit nur erreichen und erleben, wenn ich vorher die Schwere durchgemacht habe? Oder liegt die Leichtigkeit bereits in der Schwere?

Ich habe eine Zeitlang geschwankt zwischen zwei Formulierungen meiner Abschlussarbeit:
a) die Leichtigkeit *aus* der Schwere oder
b) die Leichtigkeit *in* der Schwere.
Da ich mich entscheiden musste, habe ich die erste Formulierung gewählt, weil sie die erste ist, die mir eingefallen war und weil ich ja der Frage nachgehen wollte, wie ich das immer schaffe, so schnell *aus* der Schwere herauszukommen und weil ich eine Ahnung, eine vage Vermutung hatte, dass die Leichtigkeit nur aus der Schwere heraus entstehen, kommen kann." (Bayh 2003, S. 9 ff)

Diese Teilnehmerin schildert eine Einzelarbeit mit ihrer Therapeutin, eine musiktherapeutische Arbeit mit konstitutiven und primären Leibbewegungen (s. Kap. I 17.2 und Kap. II 2.5) in einer Gruppe.

„Im Verlauf dieser Einzelarbeit war ich an einem Punkt angekommen, wo ich tiefe Traurigkeit und Einsamkeit spürte, ich weinte und schluchzte schon eine Weile. Die Therapeutin fragte, ob ich einen Wunsch hätte oder was mir jetzt gut tun könnte, und ich bat eine Teilnehmerin, für mich zu singen. Ich hatte ihre Stimme kurz vorher (in einer Pausensituation) schon einmal gehört und fand es so entspannend und wohltuend, ihr zuzuhören. Ihre Stimme war wunderschön, zart und sicher zugleich. Die Therapeutin machte mir den Vorschlag, dass ich mitsingen könnte. Ich versuchte es, zuerst leise, aber schon bald rief das Singen wieder Trauer und Tränen hervor und erneutes Schluchzen.

Da fing die Therapeutin an, auf mein Weinen mit witzigen Lauten und Tönen zu antworten, sie quiekte und jauchzte, miaute wie eine Katze in hohen Tönen, so dass ich lachen musste und bald auch in ihren ‚Gesang' einstimmte, also ebenso quiekte und komische Laute fabrizierte wie sie. Ich glaube, die anderen GruppenteilnehmerInnen stimmten nach Aufforderung der Therapeutin bzw. Aufmunterung dazu auch in unser komisches ‚Getöne' ein, so dass ein sehr eigenwilliges Quiek- und Jauchzkonzert den Raum erfüllte und sehr belebte. Wir haben alle sehr gelacht. Meine Traurigkeit war überwunden.

Wie war diese Veränderung geschehen, wie war ich aus der tiefen Betrübnis in eine lockere und gerade zu fröhliche Stimmung gelangt, in diese Leichtigkeit?

Es waren die witzigen, kreativen Laute und Töne, die die Therapeutin (hier: als Gegenüber) meinem anhaltenden und nicht enden wollenden Weinen und Schluchzen entgegentönte, die in mir Lachen und Lust mitzumachen auslösten. Die Lust, sich auszudrücken auf witzige Weise, auch die Lust am Leben, ein bisschen tragisch und schlimm oder schwer, aber auch wieder leicht und lustig!

Die Therapeutin hat durch ihre kreative therapeutische Intervention mein Weinen und das vorherrschende Gefühl der tiefen Schwere ‚zum Kippen gebracht', so dass ich aus dieser Schwere wieder heraus- und wieder hochkommen konnte. Andernfalls hätte mich das Weinen immer tiefer in die Schwere hinein geschwemmt und es wäre noch schwieriger geworden, aus der Schwere wieder nach außen in die Welt und in Kontakt zu gehen.

Ich erinnere mich an einen Vorwurf, ich hätte das Missgeschick vollbracht, aus einer Tragödie eine Komödie zu machen.
Heute kann ich dazu nur erwidern:
Es ist vielmehr ein Talent, eine Tragödie in eine Komödie zu verwandeln.
Ich möchte mich jetzt mit der Frage beschäftigen, welche *Leibbewegungen* während des Prozesses im Vordergrund standen, insbesondere welche *Richtungs-Leibbewegungen* da waren und welche Bedeutung sie für die therapeutische Intervention spielten:

Im Vordergrund stand die *primäre* Leibbewegung, das Tönen, verbunden mit der Richtungs-Leibbewegung hinein – hinaus bzw. innen – außen (worauf auch meine sprachlichen Formulierungen hindeuten).

Auch die primäre Leibbewegung, das Lehnen, spielte eine Rolle, denn während dieser Phase des Prozesses war ich mit dem Rücken an die Therapeutin gelehnt (und konnte schon dadurch einen Teil meiner Schwere an sie abgeben).

Das Tönen drückte sich aus im Weinen und Schluchzen, es war aber eher verhalten, leise, eher zurückhaltend. Es war mehr ein innerliches (Weh-)Klagen als ein nach Resonanz (auf-)forderndes Schreien oder Rufen, das nach außen sich ausgedrückt bzw. nach außen dringt.

Ich glaube, dass dies der Grund war, weshalb die Therapeutin mein Tönen nicht nur verstärkte, sondern es (als Gegenüber) umwandelte in solche Laute, die nicht nur lauter waren als meine und deutlicher nach außen drangen, sondern das Tönen zugleich auf eine komische witzige Art wiedergab, so dass diese Töne sofort ‚ansteckend' wirkten, also in mir Resonanz hervorriefen.

Darüber hinaus benutzte die Therapeutin sehr hohe Töne (Juchzen, Miauen, Heulen ... – sie hätte ja auch komische Töne in einer tieferen Stimmlage produzieren können!). Ich denke, dass zum einen die stimmlich höheren Töne eher nach außen dringen, andererseits – vermute ich – werden diese hohen Töne im Kopf gebildet, also im oberen Bereich des Körpers, während das verhaltene Wimmern und Schluchzen im Bauch, also im unteren Körperbereich ‚zu Hause' sind. In diesem Falle käme dann noch eine zweite Richtungs-Leibbewegung hinzu: das Oben und das Unten bzw. das Hinauf und Hinunter.

Die Richtungs-Leibbewegung beschreibt hier sowohl eine Richtung (das Tönen von innen nach außen und von unten nach oben) als auch Räume (= räumliche Leibbewegungen); den unteren Körperbereich, den Bauchraum und den oberen Körperbereich, den Kopf, die zusammen den Innenraum bilden; bzw. der Innenraum als der Raum, in dem sich der Mensch zurückzieht, mit seinem Weinen und Klagen für sich bleibt, und der Außenraum als die Um-Welt, hier die Gruppe, die auf das komische Getöne reagiert und mit einstimmt, also der Resonanz-Raum, in dem Kontakt möglich ist.

Im therapeutischen Vorgehen der Therapeutin hat es darüber hinaus auch einen Wechsel der *Polarität* innerhalb der Richtungs-Leibbewegungen hinein – hinaus (vgl. Baer/Frick-Baer 2001b, S.153) und unten – oben gegeben, nämlich indem sie durch ihr Juchzen eine gegensätzliche Stimmung erzeugte (Komik, Fröhlichkeit, Albernheit) im Vergleich zu der Tragik, Schwere oder Schwermut, die vorher von mir ausging. Dadurch war es möglich, den stockenden Prozess, in den ich geraten war (denn auch das Singen der Teilnehmerin aus der Gruppe hatte mich nicht aufgemuntert oder von meinem Schmerz befreit), wieder in Fluss zu bringen, so dass neue Erfahrung möglich wurde: Ich konnte mich wieder aufrichten, Kontakt zu den anderen TeilnehmerInnen aufnehmen und mit ihnen ein lustiges Töne-Konzert-Event entstehen lassen." (a. a. O., S. 15 ff)

Wie immer lässt das individuelle Erleben auch ganz andere Zusammenhänge zwischen der konstitutiven Leibbewegung schwer – leicht und Raum- und Richtungs-Leibbewegungen zu. Manche KlientInnen verknüpfen Schwere mit Erstarrung und Dunkelheit, andere Leichtigkeit damit, sich nach rechts und links zu weiten oder im schnelleren Rhythmus zu leben.

3.4 In sich wohnen – sich fremd sein

Ich fühle mich in mir zu Hause – dieses Gefühl kennen viele. Ich bin mir fremd, ich stehe neben mir – auch dies wird vielen bekannt sein. In-sich-Wohnen und Sich-fremd-Sein sind konstitutive Leibbewegungen und sie sind Themen jedes therapeutischen Prozesses. Wer sich in eine Therapie begibt, hat fast immer das Bestreben, mehr in sich zu wohnen, sich wohnlich in sich einzurichten. Insofern ist In-sich-Wohnen – Sich-fremd-Sein auch ein übergeordnetes Thema, eine Leibbewegung, die Boden und Überschrift jeder Therapie ist.

Dem Thema „Vom Sich-fremd-Sein zum In-sich-Wohnen" haben wir einen besonderen Band der Bibliothek der Gefühle gewidmet (Baer/Frick-Baer 2003b). Nur einen kleinen Auszug daraus wollen wir hier wiedergeben, in dem unter der Kapitelüberschrift: „Die fünf Hauptwege zum In-sich-Wohnen" von der heilenden Kraft der Musik die Rede ist.

„Wer in sich wohnen möchte, muss in sich schauen, sich wahrnehmen, seinen Regungen Achtsamkeit schenken. Das ist manchmal gar nicht so leicht. Wenn man sich fremd fühlt, gilt es, besonders dem, was am Rande der Aufmerksamkeit gerade noch bemerkbar ist, Beachtung zu widmen. Wahrscheinlich können Sie sich noch an Austerlitz erinnern, den Fremden in einer fremden Welt. (Hier wird Bezug genommen auf eine Romanfigur von W.G. Sebald, deren Leben in unserem Buch geschildert ist; die Verf.) Seine Genesung begann nach seinem Klinikaufenthalt wegen seines seelischen Zusammenbruchs. Drei Aspekte rückten aus dem Schatten in den Mittelpunkt seines Interesses, seiner Suche nach sich selbst und halfen ihm dabei: Als erstes die Gartenarbeit. Er arbeitete zwei Jahre lang mit anderen behinderten oder seelisch kranken Menschen in einer großen Gärtnerei. In den Abendstunden und an den Wochenenden begann er – zweitens – mit der Erinnerungsarbeit. Er studierte Werke, die seine Geschichte und die seiner Eltern betrafen, vor allem eine umfangreiche Untersuchung des Ghettos von Theresienstadt, einer der Festungsanlagen, die ihn wie Bahnhöfe schon lange beschäftigt hatten.

Wem die eigene Geschichte fremd ist, muss Erinnerungsarbeit leisten, muss zumindest beginnen, sich seine Biografie zu erarbeiten, um sich wieder in sich einrichten zu können. Menschen brauchen Boden und Wurzeln, ein Haus braucht ein Fundament.

Der dritte heilende Aspekt war die Musik. Austerlitz lauschte fünf Zirkusleuten, die in Paris am Bahnhof Austerlitz mit einer Trommel, einer Querpfeife, einer Tuba, einem Bandoneon und einer Geige aufspielten, orientalisch gekleidet und in Begleitung einer schneeweißen Gans. ‚Was in mir selber vorging, als ich dieser von den Zirkusleuten mit ihren etwas verstimmten Instrumenten sozusagen aus dem Nichts hervorgezauberten, ganz und gar fremdländischen Nachtmusik lauschte, das verstehe ich immer noch nicht', sagte Austerlitz, ‚ebenso wenig wie ich seinerzeit hätte sagen können, ob mir die Brust zusammengedrängt wurde vor Schmerzen oder sich zum ersten Mal in meinem Leben ausweitete vor Glück. Weshalb gewisse Klangfarben, Verschattungen in der Tonart und Synkopen einen dermaßen ergreifen, das wird ein von Grund auf unmusikalischer Mensch, wie ich es bin (…) niemals verstehen, aber heute, in der Rückschau, kommt mir vor, als sei das Geheimnis, von dem ich damals angerührt wurde, aufgehoben gewesen in dem Bild der schneeweißen Gans, die reglos und unverwandt, so lange sie spielten, zwischen den musizierenden Schaustellern stand. Mit etwas vorgerecktem Hals und gesenkten Lidern horchte sie in den von dem gemalten Himmelszelt überspannten Raum hinein, bis die letzten Töne verschwebt waren, als kenne sie ihr eigenes Los und auch das derjenigen, in deren Gesellschaft sie sich befand.' (Sebald 2001, S.385ff)" (a.a.O., S.91f)

Zu der konstitutiven Leibbewegung In-sich-Wohnen – Sich-fremd-Sein kann mit all den Methoden, auf all den Wegen, die wir hier vorgestellt haben, musiktherapeutisch gearbeitet werden,

3.5 Zehn Hinweise und Tipps

Unser Konzept der Leibbewegungen ist, wie unseren anderen Modelle auch, entstanden aus dem Erleben, der Beobachtung, der Beschäftigung und der Analyse therapeutischer Prozesse und dem Anliegen, die therapeutische Praxis hilfreich zu strukturieren, sie beschreibbar, vermittel- und nachvollziehbar zu machen.

Die musiktherapeutische Arbeit mit Leibbewegungen ist unserer Erfahrung nach fruchtbar und wirksam. Ihre Besonderheit besteht darin, dass sie die KlientInnen aus den Alltagserfahrungen „abholt" und gute Möglichkeiten zeigt, das in der Therapie Erlebte nachhaltig in den Alltag zu integrieren. Mit Begriffen wie „Boden", „Ruhe", „Enge", „Spannung", „Verwirrung" usw. sowie den dazu gehörigen Klängen und dem dazugehörigen Erleben können KlientInnen in der Therapie genauso wie im Alltag viel anfangen, wie die – auch in den vorherigen Beispielen und Schilderungen zu findenden – Rückmeldungen aussagen.

Bei der Arbeit mit Leibbewegungen gilt es, einige Hinweise zu beachten. Die zehn wichtigsten Hinweise haben wir wie folgt zusammengefasst:

1. In der Arbeit mit den Leibbewegungen geht es um das Erleben. Dies ist immer wieder zu betonen. Alle Regungen, alle Impulse des Erlebens sind ernst zu nehmen. (s. Kap. II 2.1) Die TherapeutInnen müssen sich einlassen auf jedes Mal neue, überraschende, radikal subjektive Leibmuster (s. Kap. II 5) der KlientInnen. Es gilt, die KlientInnen wiederholt dazu anzuhalten, auch Kleinigkeiten zu beachten. Die Erfahrungen der Leibbewegungen ermöglichen für die KlientInnen manchmal spektakuläre neue Erlebensschritte; häufig aber stecken kostbare Veränderungs- und Entwicklungsansätze auch im Nebensächlichen, scheinbar Kleinen, in den Nebentönen, die es in Achtsamkeit zu würdigen gilt.
2. Die Arbeit mit den Leibbewegungen ist Erlebnis öffnend. Es gibt kein Richtig und kein Falsch, keine von den TherapeutInnen vorgegebenen Bewertungen. Jede Leibbewegung kann positiv wie negativ bewertetes Erleben der KlientInnen enthalten. TherapeutInnen sollten sich folglich in der Arbeit mit den Leibbewegungen ihrer eigenen Bewertungen und Bevorzugungen einerseits bewusst sein, andererseits dringend enthalten. Dies heißt keinesfalls, dass eine Aura der Wertfreiheit über dieser Arbeit liegen soll. Es gilt im Gegenteil, jede einzelne Klientin, jeden einzelnen Klienten dazu zu ermutigen, *eigene* Wertungen vorzunehmen, für sich herauszufinden, ob z. B. die Ruhe bzw. eine bestimmte Qualität von Ruhe geschätzt wird oder ob es ansteht, mehr Unruhe zu wagen.
3. Die Arbeit mit den Leibbewegungen holt die Menschen dort ab, wo sie gerade stehen. Die Sprache ist voll dieser Leibbewegungs-Begriffe und wir haben für ihre Bezeichnungen insbesondere solche gewählt, die in der Alltagssprache gängig sind. Das gilt für die Arbeit mit einzelnen KlientInnen ebenso wie für die Arbeit mit Gruppen. Eine Gruppe kann flatterig „oben" schweben oder „schwer danieder liegen" – und auch so klingen –, so dass entsprechende Leibbewegungsangebote angesagt sind. Eine Klientin kann in die Einzeltherapie kommen und davon erzählen, dass sie sich eingeengt und eingeklemmt fühlt, während ein Klient davon berichtet, dass es bei ihm immer weiter vorwärts gehen muss und er sich getrieben fühlt. Solche Bemerkungen sind Hinweise auf das Erleben der Betroffenen. Leibbewegungen sind nichts, was wir TherapeutInnen an die KlientInnen herantragen, sondern etwas, das wir „heraushören" und herauszuhören lernen können. Und das natürlich nicht nur über die Sprache, sondern auch über unsere Resonanz, wenn wir eine Klientin oder einen Klienten musizieren hören. Die Art der Arbeit damit tragen wir dann allerdings an sie heran: fragen nach, schlagen Experimente vor, begleiten dabei, gehen in musikalischen Dialog usw. Die KlientInnen kommen mit Leibbewegungen in die Therapie, mit Leibbewegungen, die häufig erstarrt sind und die ihnen zu wenig Wahlmöglichkeiten für ihr Erleben und Leben bieten.
4. Die Starre in den Leibbewegungen ist der häufigste Ausgangspunkt unserer therapeutischen Arbeit. Wenn sich jemand eingeengt fühlt, ist dies keine Bewegung des Erlebens, sondern ein Zustand. Unsere Angebote in der Arbeit mit den Leibbewegungen zielen darauf ab, von der Starre in die Bewegung zu kommen, vom Sein zum Tun. Wie dann die Bewegung aussieht, wie sie erlebt wird, welches Tun daraus folgt, das ist Sache der KlientInnen. Diesbezüglich sind wir absichtslos. Unsere Absicht ist aber eindeutig, Bewegun-

gen des Erlebens zu fördern. Deswegen hat sich die Arbeit mit den gegenüberliegenden Polen besonders bewährt, da die Gegenüberstellung zu innerer und äußerer Beweglichkeit animiert. In der Gruppenarbeit finden wir die Begrifflichkeit für die Pole so, wie wir sie hier genannt haben, hilfreich. In der Einzeltherapie gilt natürlich die genaue Beobachtung des sprachlichen und musikalischen Ausdrucks der KlientInnen.

5. Die Aspekte der Leibbewegungen, die wir in der Sprache, im Musizieren und im körperlichen Ausdruck der KlientInnen erfahren und die wir in der konkreten Arbeit mit Leibbewegungen in der Einzel- und Gruppentherapie weiter beobachten, geben diagnostische Auskünfte. Gelegentlich geben sie das Erleben augenblicklicher Situationen wieder, zumeist aber gibt es Hinweise auf Lebens- und Erlebensmuster der KlientInnen. Das Getriebensein kann eine Momentaufnahme sein oder zum Muster eines Klienten oder einer Klientin gehören. Insofern ist die Arbeit mit den Leibbewegungen immer auch diagnostisch, d.h. sie verhilft den KlientInnen und den TherapeutInnen zur Einsicht (vgl. Kap. II 2.6).

6. Häufig erfahren wir in der Arbeit mit Leibbewegungen, dass KlientInnen irgendwo feststecken oder nicht weiter kommen. Dann empfiehlt es sich, die Richtung zu wechseln oder von einer Leibbewegung zu einer anderen zu schreiten. Wenn ein Klient z. B. Schwierigkeiten hat, die Richtung nach oben zu erleben, mag es sinnvoll sein, sich zuerst einmal mit der Richtung nach unten und seinem Boden zu beschäftigen. Eine Klientin, die beim Erleben ihres Bodens nicht weiterkam, fragten wir: „Was brauchst du jetzt?" Sie antwortete: „Ruhe." Wir arbeiteten mit der Leibbewegung ruhig – unruhig weiter. Solche Beispiele sind zahlreich, die Leibbewegungen sind in jeder einzelnen Person unterschiedlich miteinander verknüpft. Die Aufteilungen, die wir vorgenommen haben, entsprechen unserer therapeutischen Erfahrung und sind nützlich, um einen Überblick zu erhalten. In der einzelnen Klientin, im einzelnen Klienten kann es andere Verknüpfungen geben und das Gegensatzpaar mag nicht hinein und hinaus heißen, sondern hinein und gespannt. Der Weg von außen führt vielleicht nicht nach innen, sondern über das Diffuse in die Enge und dann vielleicht in die Prägnanz.

7. Die vorangestellten Praxisbeispiele und Erlebniseinheiten sollten zeigen, wie unterschiedlich die Herangehensweise an dieses Thema ist. Manche Abläufe führen vom Musizieren in das Erleben, andere vom Erleben in das Musizieren. Manche bedienen sich der Identifikation, andere des Verraumens. Welcher Weg auch immer genutzt wird, entscheidend ist die Betonung des individuellen Erlebens.

8. Das Erleben jeder Leibbewegung hat eine soziale Dimension. Häufig treten im Erleben der KlientInnen soziale Bezüge in den Vordergrund, werden Personen erwähnt, Atmosphären, Wünsche und Befürchtungen gegenüber anderen Menschen. Oft ist es sinnvoll, dass wir als TherapeutInnen gezielt die sozialen Dimensionen thematisieren, indem wir nach Personen und Atmosphären fragen: „Welche Menschen gehören in deinen Raum der Unruhe, welche in deinen Raum der Ruhe? Wen verbindest du mit negativer Enge wie z.B. Einengung, wen mit positiver Enge wie z. B. Geborgenheit? Wenn etwas von innen

nach außen strebt, zu welchen Menschen kann und soll es hin? Welche Atmosphären brauchst du für deine Lebendigkeit?"
9. Wenn Menschen etwas in der Therapie erleben, suchen sie häufig Veränderungen, und zwar Veränderungen im Alltag. In vielen Situationen ergeben sich diese Hinweise auf Veränderungen im Alltagsleben unmittelbar in der konkreten Arbeit mit den Leibbewegungen, da diese sehr alltagsnah sind. Oft ist es darüber hinaus angesagt, den Transfer in den Alltag besonders zu betonen. Dazu reicht oft die einfache Frage: „Wie kannst du, wie können Sie diese Erfahrung in Ihrem Alltag nutzen?" Sehr wirkungsvoll ist die Arbeit mit dem nächsten Schritt: „Mach nun den nächsten Schritt und lass ihn erklingen." Der musikalische Ausdruck, die musikalische Improvisation birgt in sich den Impuls der Veränderung.
10. Gelegentlich berichten KlientInnen, dass sie während einer Arbeit mit den Leibbewegungen „gar nicht so viel erlebt haben", dass aber verändernde Erfahrungen in der Integrationsphase möglich wurden. Insbesondere der Austausch über das Erlebte und das gegenseitige Vorspielen bedeutsamer Klänge eröffnen wichtige Chancen. Diesem Teil des therapeutischen Prozesses muss deshalb genügend Zeit und Aufmerksamkeit eingeräumt werden.

Hinweisen möchten wir an dieser Stelle noch auf die Möglichkeit, die Kategorien der konstitutiven Leibbewegungen auf die Musikauswahl von Seiten der TherapeutInnen im Rahmen der Rezeptiven Musiktherapie für ihre KlientInnen im „Rad des Musikerlebens" zu nutzen (s. Kap. I 16.1).

4

Affektive Leibregungen

4.1 Befinden, Stimmung, Gefühl

Dass Gefühle und ähnliche Regungen zu den Freuden und Leiden des Erlebens zählen, ist eine offenkundige Tatsache. Ebenso bedarf es kaum der Erwähnung, dass emotionale Regungen von großer Bedeutung in jeder Therapie, so auch in der Musiktherapie sind. Beim Musikhören wie beim Musizieren treten Gefühle auf, verändern sich, werden stärker oder klingen ab. In den meisten Situationen und für die meisten KlientInnen gilt, dass es ihnen gut tut, ihren Gefühlen mehr Achtsamkeit zu erweisen, als dies im Alltag geschieht, und dass es heilend auf sie wirkt, wenn ihre Gefühle ernst genommen werden und sie als emotionale Lebewesen Resonanz erfahren. Die KlientInnen aufzufordern, zu musizieren und dabei ihr konkretes Gefühl erklingen zu lassen, ist eine einfache, aber nichtsdestoweniger äußerst wirkungsvolle Methode. „Spielen Sie Ihre Trauer." „Finden Sie einen Ton für Ihre Angst." „Lassen Sie uns gemeinsam spielen und musizieren Sie dabei Ihren Trotz."

So wirkungsvoll diese „einfachen" musiktherapeutischen Angebote sein mögen, so notwendig ist manchmal auch der Einsatz besonderer Methoden. Um diese sinnvoll und hilfreich einzusetzen, ist es allerdings nötig, sich genauer mit den Gefühlen und ähnlichen leiblichen Regungen zu beschäftigen. Wir werden später auf die besonderen grammatikalischen Regeln der Emotionen eingehen, die sich von denen der Logik und der Vernunft unterscheiden und deren Verständnis wichtig für die musiktherapeutische Arbeit mit Gefühlen ist.

Beginnen wir hier mit den affektiven Leibregungen, bei deren Analyse wir uns besonders auf das Begriffsinstrumentarium der leibphänomenologischen Philosophie stützen (s. Kap. II 2.1).

Leibregungen sind Äußerungen des Erlebens, affektive Leibregungen sind Regungen, in denen sich im weitesten Sinn emotionales Erleben äußert. Wir unterscheiden innerhalb der affektiven Leibregungen zwischen Befinden, Stimmungen und Gefühlen. Hinzu kommen Atmosphären, die eine eigenständige Kategorie der Leibregungen sind, die mit den affektiven Leibregungen nah verwandt ist.

„Wie geht es Ihnen?" Diese Frage mag oft eine oberflächliche Floskel sein. Wird sie ernst gemeint, fragt sie nach dem generellen leiblichen Befinden. Der Philosoph Hermann Schmitz bezeichnet das *Befinden* als „ganzheitliche leibliche Regung", die „jeweils mit einem Schlag den spürbaren Leib durchzieht" (Schmitz 1989, S. 43). Man kann sich wohl befinden oder verdrießlich, frisch oder müde, munter, nervös oder beschwingt – immer durchzieht das Befinden den gesamten „spürbaren" Leib.

Im Befinden ist, wie das Wort es sagt, ein räumlicher Aspekt enthalten. Der Begriff „Befinden" enthält nicht nur die Frage: „Wie befinde ich mich?", sondern auch die Frage: „Wo befinde ich mich?". Mit dem Wo ist nicht die äußerliche Lokalisation gemeint (Bergstraße 13, Flur, zwei Meter von der Eingangstür entfernt …), sondern der Standort im Raum des Erlebens bzw., wie der Psychiater und Philosoph Thomas Fuchs formuliert, im „Stimmungsraum" (Fuchs 2000a, S. 193).

Mit dem Befinden haben wir uns in diesem Buch schon im Kapitel der konstitutiven Leibbewegungen (s. Kap. I 3.3) beschäftigt. Ich bin „niedergedrückt" oder „angespannt", ich fühle mich „fremd" oder „könnte die ganze Welt umarmen" – eng, weit, gespannt, gelöst usw., all die konstitutiven Leibbewegungen bezeichnen verschiedene Qualitäten des Befindens. Insofern werden wir hier auf die Arbeit mit dem Befinden nicht weiter eingehen und verweisen auf Kapitel 3.

Zwischen dem Befinden und den Gefühlen sind die *Stimmungen* angesiedelt. Das Befinden ist die allgemeine ganzleibliche Regung, auf der sich die konkreteren Stimmungen entfalten. Der Melancholie begegnen wir in der Therapie oft als Stimmung, ebenso der unbestimmten Sehnsucht und Langeweile, der Wehmut und der Heiterkeit sowie dem Übermut. Für ein Gefühl ist die Stimmung nicht konkret genug und zu wenig gerichtet. *Gefühle* richten sich auf Personen und beziehen sich auf konkrete Situationen, Stimmungen bleiben diffus, können die Umgebung anstecken, in den Raum hinauswabern. Eine Angst kann z. B. ein konkretes Gefühl sein, das sich auf bestimmte Situationen richtet, sie kann aber auch als ängstliche Stimmung diffus herumgeistern. Fuchs redet davon, dass Stimmungen „das Erleben in bestimmter Weise einfärben" (Fuchs, a.a.O., S. 217). Die Stimmungen sind wie das Befinden nur selten bewusst und wenn, dann oft nur am Rande. Sie beeinflussen zumeist das konkrete Erleben und Leben, ohne klar in den Vordergrund zu treten. „Stimmungen bilden so gleichsam die Grundschicht oder den Boden, auf dem sich die stärker bewegten und spezifisch gerichteten Gefühle erheben." (Fuchs, a.a.O., S. 217)

Gefühle sind schwer zu definieren, werden schon seit Jahrtausenden aber in der Poesie beschrieben und in der Musik besungen. Musik ist fast immer auch emotionaler Ausdruck und lädt ein zur emotionalen Resonanz. Friedrich Gulda zum Beispiel sagt: „Musik ist Liebe." (Gulda, o.J., S. 136) Gefühle sind immer eingebettet in Stimmungen und Befinden und in andere leibliche Regungen, z. B. Erregungsverläufe oder das Körpererleben; sie äußern sich oder werden gebremst durch Gedanken, Leitsätze, Werte und Normen. Wegen der Einbettung der konkreten Gefühle in die Landschaft des Erlebens reden wir gern von Gefühlslandschaften.

Die Hirnforschung (s. a. Kap. II 4.1) zeigt, dass jede menschliche Wahrnehmung durch die gespeicherten emotionalen Erfahrungen bewertet und gefiltert wird. Jede Wahrnehmung wird spontan vom Gehirn daraufhin abgeprüft, ob sie „wichtig" ist. Über die Wichtigkeit entscheiden im Wesentlichen die Gefühle. Sie bestimmen unser spontanes Handeln. Man kann mit Gefühlen keine Brücke über einen Fluss bauen, aber aus der Angst vor den Gefahren des reißenden Flusswassers und der Sehnsucht, den Fluss zu überqueren, können der Wille und die Kraft entstehen, einen Brückenbau in Angriff zu nehmen. Die neurowissenschaftliche Forschung hat eindeutig bewiesen, dass selbst bei scheinbar reinen Vernunftentscheidungen Emotionen eine wesentliche Rolle spielen.

Wegen der besonderen Bedeutung der Gefühle in Alltag und Therapie haben wir uns an die Aufgabe gemacht, die ihnen innewohnenden Regeln als Grammatik der Gefühle genauer zu analysieren sowie die den jeweiligen Gefühlen innewohnenden Besonderheiten zu beschreiben und daraus Schlussfolgerungen für die therapeutische Arbeit abzuleiten. Darauf genauer einzugehen würde den Rahmen dieses Buches sprengen. Wir verweisen deshalb auf die Bände der Reihe „Bibliothek der Gefühle". Auf einige musiktherapeutische Methoden zur Arbeit mit einigen besonders relevanten grammatikalischen Regeln der Gefühle und zur musiktherapeutischen Arbeit mit Stimmungen werden wir nach der Beschäftigung mit der Bedeutung von Atmosphären auf das Erleben der Menschen Bezug nehmen.

4.2 Atmosphären

Befinden, Gefühle und Stimmungen betreffen eher den Raum unseres Leibes, *Atmosphären* eher den Raum um uns herum, den Umraum bzw. die Lebenswelt. Menschen können aus einer Stimmung heraus Atmosphären verbreiten. Die Langeweile eines jungen Mannes kann ausstrahlen und die ganze Umgebung nerven. Die Ängstlichkeit der Mutter kann die andere Familienmitglieder unter Druck setzen, der aufwallende Jähzorn des Vaters eine Atmosphäre des Eingeschüchtertseins und der Anspannung schaffen.

Umgekehrt wirken Atmosphären nach innen, beeinflussen Befinden, Stimmungen und Gefühle sowie andere Regungen des Erlebens. Eine Atmosphäre der Leere, die einen Menschen in seiner Kindheit und Jugend umgab, ruft bei diesem auch später noch das Befinden hervor, sich fremd zu fühlen und nicht in sich zu wohnen. Eine Atmosphäre der ständigen Angst steckte eine Klientin an und verunsicherte sie grundlegend. Eine Atmosphäre des Drucks und der Spannung, die ein junger Mann jahrelang in seiner Kindheit und Jugend erfahren hatte, machte ihn eng und ließ für ihn die Enge und das Eingeengtsein zur Selbstverständlichkeit werden. In der Therapie begegnen uns vor allem Atmosphären, die Menschen als negativ erleben und unter denen sie leiden. Atmosphären können aber auch als wärmend, leicht, anregend usw. erfahren werden.

Dass Atmosphären eher den Zustand des Raumes um einen Menschen herum beschreiben, gleichsam dessen emotionale „Besetzung", während Befinden, Stimmung und Gefühle affektive Leibregungen des inneren Raums der Menschen bezeichnen, ist wichtig für die musiktherapeutische Arbeit. Nehmen wir ein Beispiel:

Eine 40-jährige Klientin hatte gerade ihren Geburtstag gefeiert. Sie erzählte kurz von dem Geburtstag, eher beiläufig und mit unbewegtem Gesicht. „Es war nicht besonders gut, aber auch nicht schlecht, so wie immer."

Die Therapeutin fragte: „Wie geht es Ihnen jetzt?"

„Ich weiß nicht."

Die Therapeutin spürte, dass sich die Atmosphäre im Raum verändert hatte, seit die Klientin von ihrer Geburtstagsfeier erzählte. Da sie wusste, dass in der Therapie schon mehrmals Atmosphären, die die Klientin umgaben, bedeutsame Themen waren, bat sie die Klientin, die Atmosphäre auf der Geburtstagsfeier musikalisch erklingen zu lassen. Die Klientin griff zu einem metallenen Xylofon und begann zu spielen. Der Therapeutin wurde kalt. Als die Klientin aufgehört hatte zu spielen, fragte die Therapeutin: „Was haben Sie gehört? Wie geht es Ihnen?"

Die Klientin zuckte mit den Schultern: „Schön war das wohl nicht, aber so war es. Irgendwie kenne ich das, es ist mir vertraut."

Die Therapeutin teilte der Klientin ihr Sharing (s. Kap. II 6.3), also das, was sie während des Zuhörens empfunden hatte, mit: „Als ich Ihnen zugehört habe, hat es mich gefröstelt."

„Ja, kalt war das schon. Mein Mann war an dem Tag sehr kühl, auch das befreundete Ehepaar, das ich eingeladen hatte, war so mit sich beschäftigt, dass ich irgendwie nur am Rande herumstand und mir vorkam, als gehörte ich gar nicht auf diese Feier."

„Wie geht es Ihnen mit dieser Kühle?"

„Wie schon gesagt, ich finde sie nicht besonders angenehm, aber auch nicht allzu schlimm. Sie ist mir vertraut. Ich kenne das schon lange, auch von früher."

Bei der Klientin war ein häufiges Phänomen zu beobachten: Die Atmosphäre der Umgebung hatte sie ergriffen und so beeinflusst, dass ihr ihre eigene Stimmung, ihre eigenen Gefühle nicht mehr spürbar waren. Menschen, die lange Zeit unter Atmosphären leiden, neigen dazu, sich diesen anzupassen und den Sinn für das eigene emotionale Erleben zu verlieren. Sie leiden darunter und begeben sich manchmal in Therapie, ohne ihr Leiden konkret benennen oder erklingen lassen zu können. Wissend, dass Atmosphären eher die emotionale Gestimmtheit des äußeren Raums bezeichnen, ist es in solchen Situationen sinnvoll, dass die Therapeutin bzw. der Therapeut in die Rolle des äußeren Raums schlüpft und die Atmosphäre musikalisch spielt. Dadurch, dass die Atmosphäre nun buchstäblich außerhalb der Klientin oder des Klienten erklingt und als solche hörbar ist, hat diese oder dieser nun die Chance, eigenen Stimmungen und Schwingungen zu lauschen.

Auch in unserem Beispiel sagte die Therapeutin der Klientin: „Ich schlage Ihnen einen kleines Experiment vor. Ich werde, so gut ich kann, das, was Sie eben als Atmosphäre gespielt haben, spielen. Ich bitte Sie, sich einen guten Abstand zu suchen, von dem aus Sie dies hören können, und in sich hineinzulauschen, was die Klänge dieser Atmosphäre in Ihnen hervorrufen."

Die Klientin setzte sich zuerst zwei Meter von der Therapeutin entfernt hin. Als diese begann, auf dem Xylofon die kühle Atmosphäre ähnlich erklingen zu lassen, wie dies vorher die Klientin getan hatte, rutschte die Klientin nach einiger Zeit weiter von der Therapeutin weg. Sie verdoppelte den Abstand.

„Das ist kaum auszuhalten. Da möchte ich weglaufen."

„Nehmen Sie sich ein Instrument und spielen Sie Ihre Reaktion auf die kalte Atmosphäre. Spielen Sie das Weglaufen und all das, was sonst noch entsteht. Setzen Sie dem etwas entgegen, nehmen Sie sich ernst."

Die Klientin griff zu einer Triangel und schlug sie sehr schnell, während die Therapeutin weiter die kühle Atmosphäre spielte. Nach einiger Zeit stand die Klientin auf, stellte sich an die Konga und begann laut zu schlagen. Sie versuchte, die kalte Atmosphäre zu übertönen. Und noch einige Zeit später begann sie, tränenüberströmt ihr lautes Trommeln mit Gesang zu begleiten.

„Ich will abhauen und ich will etwas dagegensetzten. Ich will mich nicht mehr von dieser Kälte anstecken lassen und erfrieren. Ich habe ein Herz und das ist warm und das will ich retten. Aber diese Kälte …"

Manchmal dauert der Weg, den KlientInnen beschreiten, um sich gegen sie einschränkende Atmosphären zur Wehr zu setzen, länger. Auch für diese Klientin war die beschriebene Szene nicht die erste Erfahrung, nicht der erste Versuch, sich damit auseinanderzusetzen. Atmosphären, vor allem lang andauernde Atmosphären, haben nachhaltige Wirkungen und es ist ein mühsamer, aber dennoch lohnender Weg, den Sinn für das Eigene, die eigenen Klänge, die eigenen Schwingungen, die eigenen Stimmungen und Gefühle zu entdecken. Dann gelingt es auch zu differenzieren, welche Atmosphären man mag. Als Kind oder auch in manchen Erwachsenensituationen kann man sich Atmosphären nicht entziehen, fühlt sich ihnen ausgeliefert. Die größte und schlimmste Auslieferung besteht aber darin, dass man das Ausgeliefertsein gar nicht mehr merkt, sondern als selbstverständlich hinnimmt. Wird der Eigensinn gestärkt, können Menschen entscheiden, in welchen Atmosphären sie leben wollen, und entsprechend für sich sorgen.

Auch der umgekehrte Zusammenhang kann Thema in der Musiktherapie sein, nämlich dass Menschen Atmosphären verbreiten. Häufig geschieht dies unbewusst. KlientInnen sind erstaunt darüber, dass andere vor ihnen zurückweichen oder ihnen die Rückmeldung geben, dass sie Druck ausüben. Auch hier ist es hilfreich, um die besondere Eigenschaft der Atmosphären zu wissen, nämlich dass sie Räume füllen. So auch den Therapieraum. Die Therapeutin oder der Therapeut kann dadurch eine Atmosphäre spüren, kann der Klientin oder dem Klienten Rückmeldungen geben und das eigene Erleben der Atmosphäre mitteilen, in Worten wie im Musizieren.

Gerade weil Atmosphären oft vage und nicht greifbar sind, eignet sich das Musizieren dafür, ihnen zum Ausdruck zu verhelfen, sie erklingen zu lassen. Ist dies geschehen, kann die Wirkung der Atmosphäre erklingen und erlebt werden oder können die KlientInnen bzw. TherapeutInnen und KlientInnen gemeinsam daran gehen, Atmosphären musizierend zu verändern bzw. ihnen etwas entgegenzusetzen.

4.3 Mit Stimmungen spielen

Wenn wir mit Stimmungen in der Musiktherapie arbeiten, ist es oft hilfreich, einer von drei Spuren zu folgen, wenn KlientInnen einen Weg aus ihnen heraus suchen:

Der erste Weg besteht darin, Stimmungen erklingen zu lassen, um sie auf diese Weise zu konkretisieren, der zweite, sie zu verwandeln, der dritte, zu überprüfen, ob die Stimmung fremd- oder eigenbestimmt ist. Alle drei Wege wollen wir vorstellen.

Ein Beispiel zum Verdeutlichen der erstgenannten Spur, der Konkretisierung einer Stimmung: Ein Klient, dessen Freundin sich auf einer Studienfahrt in Frankreich befand, litt unter seiner Lustlosigkeit und Langeweile. „An nichts habe ich Interesse. Alles, was ich beginne, langweilt mich nach kürzester Zeit. Ich nerve mich damit ja selber, aber ich finde keinen Weg heraus."

„Spielen Sie Ihre Langeweile."

Der Klient ging lustlos zum Monochord und strich eintönig über die Saiten. Immer wieder und wieder. Doch ganz allmählich wurde der Klang schwächer, berührte er die Saiten leichter, die Klänge wurden zarter. Der Gesichtsausdruck des Klienten veränderte sich und er sagte, während er weiterspielte: „Ich werde traurig." Noch zarter klangen die Töne, er spielte nun seine Trauer. Schließlich sagte er: „Ich bin traurig darüber, dass meine Freundin nicht da ist. Und ich fühle mich allein. Ich wollte meine Trauer nicht wahrhaben, weil ich ihr doch geraten habe, an der Studienreise teilzunehmen, und weil ich den Anspruch an mich habe, dass mir das Alleinsein nichts ausmacht." Wenn Stimmungen musiziert werden, konkretisieren sie sich wie in diesem Beispiel häufig zu Gefühlen, die sich in den Stimmungen verbergen oder die von den Stimmungen überlagert werden. Und dann kann „am Eigentlichen" weiter therapeutisch gearbeitet werden.

Nur in Nuancen unterscheidet sich davon der zweite Weg, KlientInnen darin zu unterstützen, die Stimmungen, unter denen sie leiden, zu verwandeln. Dabei hilft manchmal aufmerksames Zuhören, um musikalische Ansätze einer anderen Stimmung aufgreifen zu können. Eine Klientin litt unter ihrer schlechten Laune und der damit verbundenen hohen Grundspannung. Sie wollte etwas dagegen setzen, griff eine Rassel, ging zur Konga und versuchte, mit harten Schlägen die Spannung zu lösen und die schlechte Laune los zu werden. Doch nach kurzer Zeit unterbrach sie: „Das ist so negativ, das will ich nicht." Also setzte sie sich an das Ballafon und begann zu spielen, spannungsvoll zuerst, dieses und jenes suchend und versuchend, bis schließlich leichtere Klänge ertönten. Der Therapeut nutzte eine winzige Spielpause, um die Klientin zu fragen: „Wenn Sie bitte einen Moment im Spielen innehalten und eine kleine Atempause einlegen – welche Stimmung haben Sie sich gerade spielen gehört?" „Ich weiß nicht, aber irgendwie stört mich das, was ich gespielt habe ... und es reizt mich gleichzeitig." Sie spielte weiter, hielt inne, machte eine Pause, spielte wieder, hielt wieder inne usw. „Die Pause, das ist es, was ich brauche. Das Ausatmen. Da entsteht Leichtigkeit, und wenn Leichtigkeit da ist, kann ich wiederum Pausen machen und sofort verändert sich meine Stimmung."

Manchmal hilft ein anderer Mensch, der sich mit in eine Stimmung einfühlt und ihr auch musikalisch Ausdruck verleiht. Eine Klientin spielte ihre schwermütige Stimmung, ihre Melancholie auf einer Flöte. „Es tut zwar gut, wenigstens etwas zu tun, nämlich die Flöte zu blasen, aber irgendwie hilft mir das nicht weiter. Im Gegenteil, ich drohe sogar darin zu versinken. Allein komme ich da nicht raus, ich brauche Hilfe, allein geht es nicht." Der Therapeut spielte mit, die Stimmung verwandelte sich – in Sehnsucht, ein Gefühl, in dem sich die Klientin lebendiger fühlte.

Auch in der Gruppenarbeit kann man Experimente vorschlagen, in denen musikalisch Stimmungen verwandelt werden. Ein Beispiel aus einer Gruppenphase, die der Leiter als „bedrückt" und „bedrückend" empfindet:
„Nehmt euch alle jeweils ein Musikinstrument und spielt die Stimmung ‚bedrückt'."
Als das Spiel beginnt, verändert sich schlagartig die Atmosphäre im Raum. Es entsteht eine hohe, druckvolle Spannung.
„Drückt, während ihr weiterspielt, mit den Füßen auf den Boden oder mit dem Gesäß auf den Stuhl bzw. auf das Kissen, auf dem ihr sitzt ... Spielt gegen den Boden ... Spielt so, dass ihr Boden bekommt, dass euer Spiel einen Boden findet ...
Schlagt nun die Augen auf und riskiert weiter musizierend einen Blick in die Umgebung ...
Sucht jemanden mit euren Augen ...
Steht auf und nehmt Kontakt auf ...
Richtet euer Spiel gegen eine andere Person ...
Drückt spielend gegeneinander, spielt musikalisch gegeneinander, drückt mit euren Füßen, eurem Rücken, euren Schultern oder sonst wie gegeneinander und musiziert dabei ...
Spielt, was ihr erlebt, und erlebt, was ihr spielt ..."
Der anschließende Austausch zeigt, dass sich die bedrückte Stimmung verwandelt hat. Die GruppenteilnehmerInnen sind dem jeweiligen Kern ihres Bedrückt-Seins auf die Spur gekommen und konnten ihren jeweils eigenen Verwandlungsprozess der Stimmungen verfolgen. In welche Gefühle, in welche sonstigen Aspekte des Erlebens sich die Stimmung verwandelt hat, ist wie immer individuell ganz unterschiedlich.
In dieser Gruppenerfahrung lässt sich besonders gut beobachten, wie die Einbeziehung der Raum- und Richtungs-Leibbewegungen (s. Kap. I 3.2) dazu beiträgt, dass sich Stimmungen verwandeln und in den meisten Fällen zu konkreten Gefühlen werden. Wir haben vorhin gesagt, dass Gefühle gerichteter sind als Stimmungen. Wenn also Stimmungen gerichtet werden und sich deshalb zu konkreten Gefühlen verwandeln, ermöglichen sie konkretes Handeln – und das wiederum ist der Weg aus der Hilflosigkeit, aus der Unbestimmtheit, aus manchem Leiden heraus. Eine Klientin z. B. spielte ihre diffuse ängstliche Stimmung. Nachdem der Therapeut sie gebeten hatte, ihr Musizieren einmal in diese und einmal in jene Richtung zu wenden, um herauszubekommen, wohin sich diese Angst richtete oder wovon weg, hielt die Klientin ihre Rassel einmal hierhin, einmal dorthin, nach oben, nach unten,

nach rechts, nach links, nach vorne, nach hinten, bis sie plötzlich merkte: „Die Angst kommt von hinten!" Mit dieser Richtungsbestimmung wurde aus der diffusen ängstlichen Stimmung eine konkret gerichtete Angst. Bilder und Erinnerungen kamen, das Musizieren änderte sich und das Erleben. Sie war beim nächsten Schritt angelangt, dem Konkretisieren auf ein einzelnes Gefühl hin, dass konkretes Handeln ermöglicht.

Die dritte Spur, die sich neben Konkretisieren und Verwandeln zu verfolgen lohnt, wenn KlientInnen einen Weg aus einer sie belastenden Stimmung suchen, ähnelt der, die wir bei der Arbeit mit Atmosphären (s. Kap. I 4.2) beschrieben haben. Viele KlientInnen erleben sich als fremdbestimmt. Die Stimmung, die sie bemerken und auch durchaus zum Klingen bringen können, ist nicht ihre eigene, ist keine Eigen-Stimmung, sondern eine Fremd-Be-Stimmung (s. Kap. I 3.4). Aber diese Erkenntnis steht oft erst am Ende einer therapeutischen Arbeitseinheit. Zu Beginn macht ja gerade die Unkenntnis darüber, was eigen und fremd ist (weil sich die Stimmung irgendwie „eigen" anfühlt), das Leiden aus.

Eine Klientin erzählt z.B., dass sie sich viel zu oft, ja nahezu andauernd als zu hektisch erlebt. Die Therapeutin fragt: „Ist diese Hektik eher in Ihnen oder eher um Sie herum?"

„Das kann ich gar nicht genau unterscheiden. Ich arbeite in der Schule und da ist viel Hektik. Aber auch in meinen privaten Beziehungen kenne ich das gut. Ich glaube, ich lass' mich von der Hektik sehr beeinflussen."

„Alle Stimmungen strahlen aus, können andere Menschen beeinflussen. Die Stärke ist allerdings unterschiedlich und die Qualität der Wirkung verschieden. Woran merken Sie, dass Sie unter der Wirkung der Hektik leiden?"

„Ich bin dann gereizt, furchtbar gereizt und angespannt." „Nehmen Sie ein Instrument und spielen Sie Ihre Hektik und achten Sie dabei besonders auf Ihr Körperempfinden."

Die Klientin nimmt eine Blechtrommel, schlägt nicht auf das Fell, sondern ratscht auf dem Blech hin und her, ätzend, nervig, hektisch.

„Ich merke das im Magen, ich spüre einen dicken Klumpen."

Die Therapeutin schlägt vor, dass sie es übernimmt, diese Geräusche zu produzieren, und bittet die Klientin, sich ein weiteres Instrument zu nehmen, mit dem sie ihren Magen spielen kann. Sie nimmt eine zweite Trommel. Klientin und Therapeutin, die zuvor gesessen haben, stehen auf. Die Therapeutin spielt das nervig hektische Ratschen auf der Blechtrommel, die Klientin trommelt auf ihrer Trommel, diesmal auf dem Fell, erst leise, dann lauter werdend und ruft irgendwann: „Stopp!" – nimmt dann diesen Ausruf aber gleichzeitig so durch ihre Körperhaltung zurück, fällt so in sich zusammen, dass die Therapeutin keinerlei Impulse in sich verspürt, mit ihrem nervigen Geratsche aufzuhören. Beide spielen weiter, das Stoppen wiederholt sich, erklingt kurz, verliert sich dann aber auch wieder. Die Klientin zögert, die Spannung steigt …

Die Therapeutin schlägt vor: „Versuchen Sie doch auch einmal mit der Trommel ‚Stopp' zu schlagen."

Die Klientin trommelt wieder gegen die Geräusche der Hektik an und koordiniert diesmal ihr verbales Stopp mit einem heftigen Schlag auf der Trommel. Diesmal ist das Geräusch, der Impuls so stark, dass er die Therapeutin erreicht. Diese reagiert, unterbricht, die Hektik wird schwächer.

Die Therapeutin sagt: „Jetzt kommt Ihr Stopp bei mir ein wenig an. Aber das reicht noch nicht, machen Sie weiter."

Die Klientin wird stärker: „Stopp! Stopp! Stopp!" Sie beginnt zu weinen und ruft schließlich: „Hören Sie auf damit!"

Die Therapeutin hört auf und bittet: „Sagen Sie einen Wunsch. Sagen Sie einen Satz, der mit ‚Ich will' beginnt."

Die Klientin sagt: „Ich will meine Ruhe."

Im weiteren Gespräch kommt heraus, dass die Spannung, die sich im Bauch der Klientin als Klumpen angesammelt hat, der Kern ist, der sie dazu bringt, sich von jeder Art von Hektik anstecken zu lassen. Sie fühlt sich wehrlos, bis die Hektik sie selbst ergreift, was manchmal in Sekundenschnelle geschehen kann. Der Kern der Spannung ist die Hilflosigkeit, ist ihre langjährige Lebenserfahrung, dass ihre Stopp-Rufe, ihre Bitten „Hör auf damit!" nicht gehört wurden.

Das Erleben einer Stimmung ist eingebettet in eine Landschaft des Erlebens, in Körpererleben, in konkrete Gefühle, in biografische Erfahrungen, Wünsche und Verhaltensweisen. Das Musizieren einer Stimmung ebenso.

4.4 Gefühle und „Gefühle"

Häufig reden Menschen von Gefühlen, ohne ein Gefühl zu bezeichnen. „Ich habe das Gefühl, dass ich in meinem Leben nicht weiterkomme", ist ein typisches Beispiel. Die Aussage „… dass ich in meinem Leben nicht weiterkomme", ist wahrscheinlich mit einem Gefühl verbunden, beinhaltet aber als solche keine Gefühlsbezeichnung. Sie beschreibt eher die Vermutung, den Gedanken oder die Meinung, dass dieser Mensch nicht weiterkommt, vielleicht auch eine Befürchtung oder einen diffusen Eindruck. KlientInnen müssen sich so äußern dürfen, aber die TherapeutInnen sollten auf die Feinheiten hören (und auf ihre eigene Ausdrucksweise achten), um nicht „neben der Spur" zu intervenieren. Denn wenn wir nun sagen würden: „Drücken Sie dieses Gefühl musikalisch aus", würde sich die Klientin wahrscheinlich im Diffusen verlieren. Es ist deswegen nicht bei jedem Gebrauch des Wortes „Gefühl" sinnvoll, dazu aufzufordern, zu einem Instrument zu greifen, sondern sich für einen Schritt vorher Zeit zu nehmen, nämlich danach zu fragen bzw. zu überprüfen, um welches Gefühl es eigentlich geht. Die Klientin, die meint, nicht weiterzukommen, fragen wir: „Wie fühlt es sich an, nicht weiterzukommen?" oder „Was fühlen Sie dabei, wenn Sie nicht weiterkommen?" Hier kann nun als Antwort ein Gefühl benannt werden, z. B. die Angst oder die Trauer oder der Ärger oder ein Befinden bzw. eine Stimmung, wie gedrückt oder verwirrt zu sein. Es kann sich auch erweisen, dass das Gefühl gar nicht zugänglich ist, allenfalls erahnt wird, dass die Klientin nicht weiß, was sie fühlt. Gilt das erste, erscheint hier ein konkretes Gefühl, kann mit diesem Gefühl weiter gearbeitet werden. Gilt das zweite, kann es nicht darum gehen, dieses unbekannte Gefühl musizierend auszudrücken, sondern zuerst einmal auf die Suche zu gehen bzw. festzustellen, was die Klientin hindert, dieses Gefühl wahrzunehmen. Eine musiktherapeutische Möglichkeit ist es z.B. zu bitten: „Musizieren Sie: Ich komme in meinem Leben nicht weiter." Und später: „Was haben Sie gehört?" Welches Gefühl oder welche Gefühle hat das in Ihnen ausgelöst?"

Dass sich Gefühle hinter dem Wort „Gefühl" verstecken, dass zwar von „Gefühlen" geredet wird, ohne dass Gefühle benannt werden, ist, obwohl Anlass für viele Missverständnisse und Konflikte, vollkommen „normal". Die Nachrichten, die Werbung, die Alltagssprache sind voller Gefühlsbezeichnungen. Manchmal sind Gefühle dahinter versteckt („Ich habe das Gefühl, dass die Steuerreform bald kommt."), manchmal sind wirklich Gefühle angesprochen, aber nicht gemeint („Sie werden diesen Backautomaten lieben!"). Das Gerede über Gefühle ist inflationär. Sie sind in aller Munde (vielleicht spürt man dann nicht, dass sie im Herzen fehlen). Touristik- oder Politmagazine, Computerspiele oder Zeitschriften, Fernsehsendungen oder Talk-Shows, alle appellieren an etwas, das uns zumindest auch als Gefühl verkauft wird.

In der therapeutischen Arbeit treffen wir dann folgerichtig auf zwei Extreme. Es gibt Menschen, die das Wort Gefühl gar nicht in den Mund nehmen, die ihre Gefühle so sehr vergraben haben, dass schon das Wort vermieden wird, die allem Gefühlvollen aus dem Wege gehen. Und es gibt Menschen, die inflationär von Gefühlen reden, ohne sie wirklich zu kennen, und so etwas wie einen Gefühlsnebel um sich verbreiten.

Sehr häufig auch werden Beschreibungen und Wahrnehmungen als Gefühle bezeichnet: „Ich habe das Gefühl, dass mein Mann zu lange arbeitet." Die Bezeichnung dieser Wahrnehmungen oder Beobachtungen als „Gefühle" weist oft darauf hin, dass die Menschen, die diese Wahrnehmungen oder Beobachtungen beschreiben, dabei Gefühle empfinden. Die Gefühle zu benennen, z.B. einsam zu sein, traurig oder zornig, wenn man allein zu Hause gelassen wird, wird vermieden.

Oft werden Vermutungen als Gefühle ausgegeben. „Ich habe das Gefühl, dass meine Frau mich nicht mehr liebt." Vielleicht – wahrscheinlich sogar – fühlt der Mann, der diesen Satz sagt, etwas dabei, vielleicht ist er traurig, hoffnungslos oder wütend. Aber das, was er fühlt, was ihn innerlich bewegt, ist in diesem Satz nicht ausgedrückt. Und auch Sätze wie: „Ich habe das Gefühl, dass du fremd gehst", wären wahrscheinlich treffender umformuliert in: „Ich habe den Verdacht, dass du fremd gehst", „Ich habe das Gefühl, dass du müde bist" wahrscheinlich in „Ich habe den Eindruck, dass du müde bist", und „Ich habe das Gefühl, dass du mir gar nicht zuhörst", in „Ich merke, dass du mir gar nicht zuhörst", oder in die Frage: „Hörst du mir eigentlich zu?"

Gefühle und körperliche Empfindungen werden ebenfalls immer wieder verwechselt. „Ich habe das Gefühl, dass mein linker Arm schmerzt.", „Ich habe das Gefühl, einen zerschlagenen Rücken zu haben", „Ich habe das Gefühl, dass mein Magen sich zusammenkrampft."

Diese Verwechslungen liegen nahe, da wir in unserer Sprache körperliche Empfindungen und Gefühle oft mit gleichen Worten bezeichnen. z. B. kann das Wort „Wärme" bzw. „Kälte" sowohl eine affektive Leibregung, zumeist ein Befinden, als auch ein Körperempfinden ausdrücken, genauso gut eine Stimmung oder eine Atmosphäre. Diese Mehrdeutigkeit der Sprache ist verständlich und daraus erklärbar, dass die Sprache nicht am Computer ertüftelt oder am Reißbrett entworfen wurde, sondern sich immer aus dem Erleben entwickelt hat. Wir Menschen erleben Wärme körperlich, wir erleben sie emotional als Stimmung, als Atmosphäre oder als konkretes sinnliches Ereignis. Jedes Gefühl ist immer auch, mal mehr, mal weniger deutlich, körperlich wahrnehmbar und hat im Hier und Jetzt seinen körperlichen Ort.

Nahe liegt auch die Verwechslung von Gefühl und Eindruck: „Ich habe das Gefühl, dass du heute nicht gut drauf bist." Auch hier handelt es sich um kein Gefühl, sondern eher um einen Eindruck, der aus konkreten Beobachtungen, z.B. der tiefen Augenränder, des verschleierten Blicks, der gebeugten Haltung, der leisen Stimme etc. und der Befindlichkeit des Eindruck-Habenden entstanden ist.

Beliebt und gefürchtet ist die Verwechslung von Gefühlen und Du-Botschaften. „Ich habe das Gefühl, dass du ein Schwein bist." Sollte auf diese Aussage hin jemand gekränkt sein oder gar noch antworten: „Ich habe das Gefühl, dass du spinnst", so wird mit dem Satz: „Aber das ist doch nur mein Gefühl, mein Gefühl lass ich mir nicht nehmen", die Gefühlsinflation und dialogische Pattsituation auf die Spitze getrieben, ohne dass auch nur ein einziges Mal von den eigenen Gefühlen wirklich die Rede war.

Unserer Umgangssprache und vor allem unserem Alltagsumgang miteinander täte eine feinere Differenzierung all dieser angeblichen Gefühlsaussagen gut. Für die therapeutische Arbeit ist sie unerlässlich. In erster Linie und zuerst einmal gilt dies für die TherapeutInnen, die ihre eigenen Aussagen, Rückmeldungen, Emotionen etc. auf diese Unterscheidungen hin überprüfen (lernen) sollten, wenn sie hilfreich für sich und andere tätig werden wollen. Die meisten KlientInnen spüren ihre Emotionalität, können aber ihre Gefühle schwer benennen und noch schwerer leiblich ausdrücken. Gerade wenn dies unter einem wabernden Nebel von „Gefühls"-Bezeichnungen verschleiert wird, gilt es, den KlientInnen zu helfen, die konkreten Gefühle zu entdecken, auszudrücken und als Wegweiser des Handelns zu nutzen. Die Sprache der Gefühle ist nicht nur musikalisch, sie ist auch in den Worten zu üben und zu lernen.

Nun haben wir so viel von Gefühlen geredet, die keine sind, dass wir hier doch noch einige aus der reichen Palette der Möglichkeiten kennen und würdigen möchten – auch als Vorbereitung auf unser nächstes Kapitel, auf die Arbeit mit dem Gefühlsstern:

Glück, Wut, Zufriedenheit, Trotz, Scham, Schuld, Trauer, Freude, Liebe, Sehnsucht, Stolz, Interesse, Hass, Neid, Eifersucht, Ärger, Sorge, Verzweiflung, Hilflosigkeit, Lust, Ekel,

Bitterkeit, Hoffnung, Lächerlichkeit, Hingabe, Einsamkeit, Neugier, Verlorensein, Geborgenheit, Staunen, Leidenschaft, Angst …

4.5 Gefühlsstern

Oftmals wünschen KlientInnen, ihre Gefühle häufiger und intensiver zu spüren. Sie leiden darunter, dass ihnen ihre Gefühle fremd geworden sind, und sie leiden ebenfalls daran, dass dadurch ihre Fähigkeit, in Liebesbeziehungen zu leben, eingeschränkt ist. Häufig wird ihnen von ihren PartnerInnen Gefühlsarmut vorgeworfen. Andere fühlen sich von diffusen Gefühlen wie von einer Woge überschwemmt und wünschen sich, sie zu differenzieren und lebbarer zu machen. Als ein Weg, sich systematisch mit der eigenen Gefühlswelt zu beschäftigen, die persönliche Gefühlslandschaft zu erkunden, sie zu bereichern oder sie sich vertrauter zu machen, hat sich die Arbeit am Gefühlsstern bewährt. Wir wollen ihn hier zunächst am Beispiel einer Gruppenarbeit vorstellen.

- Der erste Schritt besteht darin, dass die Teilnehmenden einzeln oder in Kleingruppen Gefühlsbezeichnungen sammeln und alles, was ihnen als Gefühl einfällt, aufschreiben.
- In einem zweiten Schritt geben wir Hinweise auf die Unterscheidung zwischen Befinden, Stimmung, Gefühl und Atmosphäre und vor allem darauf, was ein Gefühl von einer Körperempfindung, einer Vermutung, von Beschreibungen etc. unterscheidet (siehe vorheriges Kapitel). Die GruppenteilnehmerInnen werden nun gebeten, paarweise oder in Dreier-Gruppen ihre Listen unter den erarbeiteten Gesichtspunkten durchzuarbeiten. Wir beabsichtigen, die Aufmerksamkeit der Beteiligten für ihre Gefühle und deren Benennung zu fördern.
- In einem dritten Schritt bitten wir die TeilnehmerInnen nun, einzeln konkret nach Gefühlspolaritäten zu suchen. Gefühlspolaritäten sind wichtig, wenn KlientInnen meinen, in einem bestimmten Gefühl „festzustecken". Dann ist es hilfreich, nach dem Gegenteil dieses Gefühls zu fragen und nach den Wechselbeziehungen und Wechselmöglichkeiten zwischen den beiden Gefühlen. In der Gruppenarbeit stellen wir also die Aufgabe:
„Bildet mindestens zehn Paare von Gefühlen. Nehmt dazu jede und jeder ein Gefühl und sucht zu dem Gefühl euer individuelles Gegenteil. Es gibt keine allgemeingültigen Polaritäten, sondern es gibt nur euer eigenes Gefühlspaar. Für die eine ist das Gegenteil der Verzweiflung die Geborgenheit, für die andere die Freiheit, für den Dritten der Zorn, für den Vierten die Liebe. Es gibt dabei kein Richtig oder Falsch. Es gibt nur euer ganz persönliches, ganz individuelles Gegenteil, eure ganz eigenen Gefühlspaare."
Die Erarbeitung von Gefühlspaaren, die Suche nach Polaritäten eröffnet einen individuellen Zugang zur Gefühlswelt, schärft den Blick und unterstützt den emotionalen Zugang zu den Gefühlen.

– In einem vierten Schritt bitten wir die TeilnehmerInnen, ein großes Blatt Papier zu nehmen, mindestens Din A2, besser noch Din A1 oder A0, und in dieses Papier einen Kreis hineinzumalen und diesen Kreis in verschiedene Felder zu unterteilen (s. Skizze). Man kann die Unterteilungen in 8, 10, 12 oder 16 Felder vornehmen.
„Schreibe an den Rand eines jeden Feldes den Namen eines Gefühls, so dass die gegenüberliegenden Felder mit diesem Gefühl ein Gefühlspaar bilden. Je nach Geschmack kannst du die Anordnung kreisförmig lassen oder nach deiner Vorstellung sternförmig ausgestalten."

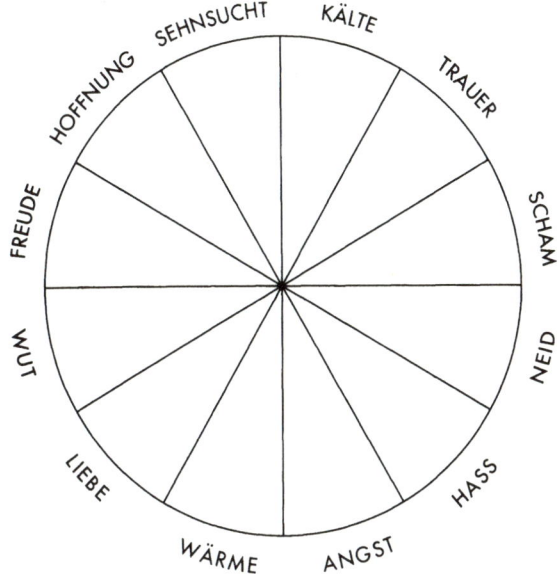

– Im fünften Schritt geht es nun ans Musizieren:
„Wähle nun ein Gefühl aus und lass' zu diesem Gefühl deinen individuellen Ton, deine ganz persönlichen Klänge ertönen. Wähle ein Instrument oder deine Stimme aus, suche, probiere, sei sorgfältig. Lass dir Zeit damit.
Lass nun das Gefühl des Gegenteils erklingen. Auch hier: halte dich nicht an Konventionen oder irgendwelche Vorstellungen, wie dieses Gefühl klingen sollte oder in einer Musikrichtung geklungen hat, sondern sei eigen-sinnig, suche deinen eigenen emotionalen Klang.
Nimm dir dann Farbstifte und halte den Klang in dem Feld deines Gefühlssterns fest, der zu diesem Gefühl gehört. Male die Klangfarbe oder das Klangbild. Sei auch hier wählerisch und eigen. Wenn dein Klang oder deine Klänge blau sind, dann suche genau d e i n Blau, d e i n e n Blauton. Auch hier halte dich nicht an konventionelle Vorgaben, die Hoffnung muss nicht grün sein, die Trauer nicht schwarz, die Liebe nicht rot. Wähle deine Farben, deine Bilder."

Diese Arbeit braucht Zeit, viel Zeit. Nach und nach werden alle Gefühle des Gefühlssterns verklanglicht und die Klangbilder festgehalten. Manchmal werden Noten an den Rand skizziert oder in das Feld hineingeschrieben, um eine Melodie festzuhalten, gelegentlich wird auch das Musikinstrument aufgeschrieben, um sich später daran erinnern zu können. In den meisten Fällen reichen Farben und Bilder, die Klangbilder.

Die Klänge, die zu einem Gefühl entstehen, und die Bilder, in denen sie festgehalten werden, sind Momentaufnahmen. Sie können je nach Lebensalter und Lebenssituation wechseln, sind keine Lebensentscheidungen. Manchmal weisen wir KlientInnen darauf hin, wenn wir den Eindruck haben, dass Teilnehmende es sich zu schwer machen und zu wenig spielerisch damit umgehen können.

Die Arbeit an dem Gefühlsstern ist in der Regel sehr intensiv. Es entsteht zumeist eine dichte, konzentrierte Atmosphäre. Gefühle kommen und gehen, Vordergrund und Hintergrund der Emotionen wechseln, Verbindungen werden gezogen, neue Gefühle entdeckt.

– Anschließend bedarf es des sechsten Schritts, nämlich sich ausführlich über das Erfahrene und Erlebte musikalisch und in Worten auszutauschen. Dafür ist hinreichend Zeit einzuplanen, da die Arbeit am Gefühlsstern in der Regel sehr aufwühlend ist und in den Teilnehmenden vieles ins Klingen und Schwingen gerät.

Oder wir wählen den umgekehrten Weg. Nachdem die Gefühlsfelder bezeichnet sind, werden sie in Farben gestaltet. Und danach lassen wir nach entsprechenden Tönen und Klängen suchen. Diese methodische Version bringt die Sicht (Bild) über die Gefühle in Bewegung (Klänge). Darüber hinaus lässt sich der Gefühlsstern dann auch als Partitur nutzen, indem Felder in unterschiedlicher Reihenfolge musikalisch verknüpft werden.

Man kann den Gefühlsstern auch vereinfachen und reduzieren. z. B.:
„Zeichne einen Kreis und unterteile ihn in sechs Felder, schreibe an den Rand eines jeden Feldes ein Gefühl. Wähle Gefühle aus, die dir jetzt gerade wichtig sind (oder in deinem jetzigen Lebensabschnitt wichtig sind). Gehe dann zu den Instrumenten und spiele zu jedem Gefühl einen Ton, eine Melodie, einen Klang, ein Geräusch … Halte das Klangbild jedes Gefühls in dem Feld fest, indem du in dieses Feld etwas hineinmalst oder -schreibst. Sei sorgfältig und wählerisch …"

Ein solcher Gefühlsstern kann – ohne Auswertung – schon in etwa 30 Minuten entstehen. Hier wird auf die Polaritäten verzichtet. Trotz der Reduktion wird auch hier viel emotionaler Reichtum deutlich werden, treten Gefühle hervor, Zusammenhänge der Gefühle mit der Landschaft des Lebens und Erlebens. Es kann je nach dem individuellen Erleben der Klientin oder des Klienten fruchtbar damit weitergearbeitet werden.

In der musiktherapeutischen Arbeit mit Kindern oder bei Menschen mit psychischen oder physischen Einschränkungen, die nicht in der Lage sind oder für die es nicht günstig ist, die Komplexität des Gefühlssternes zuzulassen, ist eine noch weitere Reduktion angesagt. Hier verteilen wir Blätter, auf die wir einen vierzackigen Stern gemalt haben. Je nach Thema der Gruppe oder der Einzelnen weisen wir jedem Sternzacken ein bestimmtes Gefühl zu und bitten dann, dieses Gefühl zu verklanglichen. Wir geben also viel mehr Struktur und Inhalt als in dem beschriebenen offeneren Prozess vor. Ist ein eigenes Verklanglichen der Gefühle nicht möglich, nutzen wir das musikalische Gedächtnis und die Möglichkeiten der rezeptiven Musiktherapie (vgl. Kap. I 16.1) und fragen: „Welches Lied kennst du, das du mit diesem Gefühl verbindest? ..., das dieses Gefühl in dir hervorruft? ..., in dem dieses Gefühl vorkommt?" Oder: „Wenn dir kein Lied einfällt, welches Geräusch, welcher Klang, welche Töne verbindest du mit diesem Gefühl?" Beim Gefühl der Liebe fällt den meisten ein Liebeslied ein, manchen aber auch das Blätterrauschen eines Baums oder die Klänge des Meeres, bei der Angst das Klingeln des Telefons oder ein Donner oder das Ta-tü-ta-ta des Krankenwagens ... Auch mit diesen Einschränkungen und Vorgaben kann sinnvoll musiktherapeutisch zu Gefühlen gearbeitet werden. Jeder klangliche Ausdruck, jedes Erschließen der klanglichen Dimension eines individuellen Gefühls eröffnet einen Blick in die Gefühlslandschaft und erschließt Möglichkeiten des Ausdrucks und der Veränderung.

In der Einzeltherapie vollzieht sich der Prozess, einen Gefühlsstern zu erarbeiten, in noch kleineren Schritten. „Ich möchte Ihnen eine Methode vorschlagen, mit der Sie sich und wir beide uns intensiv mit Ihren Gefühlen beschäftigen können. Sie beginnen mit einem Gefühl und werden dann in der nächsten oder der übernächsten Stunde mit einem anderen Gefühl weiterarbeiten. Es kann ein Gefühl sein, dass Ihnen in dieser Stunde gerade wichtig ist, oder eines, das sich aus der Arbeit ergibt. Ich werde Sie dabei unterstützen, für jedes Gefühl einen Ton, einen Klang, eine Melodie oder ein Geräusch zu finden. Sie können auch für Gefühle, die Sie besonders interessieren, in den Folgestunden Musikstücke mitbringen, die auf irgendeine Art und Weise für Sie etwas mit diesem Gefühl zu tun haben. Das, was Sie beim Musizieren des Gefühls erleben, werden Sie nach und nach in einen Gefühlsstern eintragen, um das Erlebte so festzuhalten. Es wird also allmählich ein Gefühlsstern entstehen, der den Reichtum Ihrer Gefühle wiedergibt." Wenn die Klientin oder der Klient damit einverstanden ist, beginnt die Arbeit damit, dass die äußere Form des Gefühlssterns skizziert wird, ohne dass schon Gefühle benannt werden.

Das erste Gefühl ergibt sich meistens aus dem Thema der jeweiligen Stunde. Vielleicht ist der Klient oder die Klientin zornig gekommen oder hat über die Einsamkeit geklagt, vielleicht ist in der therapeutischen Beziehung Scham oder Unsicherheit aufgetaucht. Dieses Gefühl wird musiziert und als Klangbild im Gefühlsstern festgehalten. Ähnlich wird in anderen Stunden verfahren. Hat der Klient bzw. die Klientin kein Thema und tritt aus der therapeutischen Arbeit kein Gefühl besonders hervor, fragen wir: „Mit welchem Gefühl möchten Sie sich heute beschäftigen?" Wenn wir gemeinsam versuchen, diesem Gefühl in seiner Landschaft des Erlebens auf die Spur zu kommen, werden neue Perspektiven, neue Assoziationen aufgeworfen, wird neues Erleben freigesetzt. Oder wir beginnen mit einer gemeinsamen Improvisation, lassen einfach die Hände spielen – und finden dabei oder aus dem Nachklang das jetzt gerade wichtige Gefühl. Manchmal ergibt sich daraus die Arbeit mit einem gegenteiligen Gefühl, manchmal ist die Beschäftigung mit dem Gefühl so aufwühlend, dass dabei wiederum andere Gefühle entstehen, die nicht gegenteilig, sondern eher ergänzend sind und die dann Schritt für Schritt Platz in den benachbarten Feldern des Gefühlssterns finden. Eine solche einzeltherapeutische Arbeit an dem Gefühlsstern wird häufig durch aktuelle Themen und Erfahrungen unterbrochen, die zuerst mit anderen musiktherapeutischen Methoden bearbeitet werden, dann aber schließlich in den Gefühlsstern einfließen. Die Arbeit am Gefühlsstern ist so ein roter Faden durch den Abschnitt eines therapeutischen Prozesses, bis schließlich in allen Feldern Klangbilder festgehalten wurden.

Ein besonders spannender Moment in diesem Prozess ist der Zeitpunkt, an dem nur noch ein oder zwei Felder frei sind. Am Anfang ängstigen sich häufig die KlientInnen, den so groß erscheinenden Gefühlsstern „gar nicht voll zu bekommen". Häufig hören wir: „So viele Gefühle habe ich gar nicht." Sind dann nur noch ein oder zwei Felder frei, tritt eine andere Befürchtung auf: die Sorge, nicht mehr genug Platz für alle Gefühle zu haben. Nun gilt es auszuwählen, was noch wichtig ist oder auf welches Gefühl besonders zu hören ist.

Gelegentlich geben wir Hinweise: Bei einer Klientin hatte die Therapeutin öfter den Eindruck oder auch konkret gehört, dass sie mit Ekel zu kämpfen hatte. Dieses Gefühl tauchte aber bei der Arbeit mit dem Gefühlsstern nicht auf, was nicht verwunderlich, da Ekel kein besonders beliebtes oder begehrtes Gefühl ist. Die Therapeutin wies die Klientin darauf hin, dass sie den Ekel „vergessen" hatte, woraufhin diese erwiderte: „Ja, natürlich ist der Ekel wichtig. Das passt ja, dass ich ihn beinahe übersehen hätte. Ich will ihn nicht haben. Aber ich weiß ja, dann kommt er umso mehr." Bei einer anderer Klientin fiel auf, dass fast ausschließlich „schöne Gefühle" aufgeführt worden waren. Alle Gefühle, die im weitesten Sinne mit Aggression zu tun hatten, fehlten. Auch hier war eine Bemerkung angesagt. Manchmal hören wir nach ihrer Überprüfung: „Nein, dieses Gefühl ist mir auch nicht wirklich wichtig, deswegen kann es ruhig draußen bleiben." In Ordnung. Zumeist aber geben die Hinweise einen wichtigen Anstoß.

Ganz gleich, ob der Gefühlsstern in einem längeren, Wochen oder Monate dauernden einzeltherapeutischen Prozess entsteht oder ob er in kompakter Form erklingt, mit dem Erstellen muss die Arbeit nicht abgeschlossen sein. Aus den vielfältigen Möglichkeiten mit dem Gefühlsstern weiterzuarbeiten, möchten wir auf einige hinweisen:
- „Befestige deinen Gefühlsstern an einer Wand …, und tritt dann zurück. Schau noch einmal darauf und nimm wahr, wie es dir jetzt geht, wie deine Resonanz auf den Gefühlsstern und auf diesen Erfahrungsprozess ist."
Die Resonanz auf den ganzen Gefühlsstern ist wichtig. Wir bitten die KlientInnen, sie in Worten zu beschreiben und/oder sie musikalisch erklingen zu lassen. Zumeist sind die KlientInnen überrascht und erstaunt über den Reichtum ihrer Gefühlswelt. Es entstehen und erklingen in der Resonanz Gefühle, die als einzelne Gefühle auf dem Gefühlsstern

häufig gar nicht vertreten waren, z. B. Zufriedenheit oder Hoffnung. Oft entsteht daraus noch einmal „etwas ganz Neues".
- Manchmal fragen wir: „Wenn Sie jetzt auf Ihren Gefühlsstern schauen und mit Ihrem inneren Ohr einigen Klängen der Gefühle nachlauschen, welches Gefühl tritt in den Vordergrund?"
Hier gilt es zu konkretisieren. Zumeist tritt das Gefühl hervor, mit dem weitergearbeitet werden sollte. Manchmal werden Gefühle genannt, die besonders aufregend oder besonders herzzerreißend waren, oder solche, mit denen sich der Klient oder die Klientin gar nicht so sehr beschäftigt hat, die aber offen und verlangend nachhallen.
- Wenn ein Gefühl des Gefühlssterns einer besonderen Beschäftigung bedarf, bitten wir dieses Gefühl noch einmal erklingen zu lassen. Manchmal hat sich durch das Erleben und das Leben in der Zwischenzeit der Klang verändert. Es geht nicht darum, das Klangbild zu wiederholen, sondern erklingen zu lassen, wie z. B. die Scham *jetzt* klingt, nicht wie sie damals erklungen ist. Dann bitten wir die Klientin oder den Klienten Verbindungen herzustellen, z. B.: „Spielen Sie bitte auch das Gefühl, das der Scham gegenüber liegt, und wechseln Sie zwischen beiden Klängen hin und her." Eine Klientin spielt die Scham und die Klänge der Freiheit aus dem gegenüberliegenden Feld ihres Gefühlssterns. Sie spielt beides nacheinander und stellt fest: „Da fehlt etwas. Wenn ich mich schäme, sehne ich mich nach dem Gegenteil, das für mich Freiheit ist. Scham engt mich so ein, aber wenn ich in der Scham drin bin, komme ich nicht heraus. Da fehlt etwas." Der Therapeut fragt zunächst nach den Feldern, die rechts und links der Scham liegen. Bei der Klientin waren dies die Angst und die Resignation. „Das passt ja. In der Scham wird mir so schrecklich eng und die Angst, das weiß ich noch, hat sich auch so eng angehört und in der Resignation war ich fast stumm, kaum hörbar." Angst und Resignation verstärkten die Scham noch, konnten aber nicht helfen, von der Scham in die Freiheit zu gelangen. Also fragte der Therapeut weiter: „Wenn Sie sich vorstellen, Ihr Gefühlsstern sei ein Kompass. Die Scham ist der Süden, oben gegenüber im Norden liegt die Freiheit. Welche Gefühle liegen im Osten oder im Westen?" Nun lacht die Klientin. Im „Westen" liegt der Ärger, im „Osten" die Freude. „Mit der Freude verbinde ich die Freiheit. Sie ist die Schwester der Freiheit. Wenn ich an die Freude denke, verstärkt sich die Sehnsucht nach der Freiheit, vielleicht ist sie ja insofern hilfreich. Aber der Ärger, der könnte helfen, aus der Scham herauszukommen. Ich weiß, dass ich oft meinen Ärger herunterschlucke." Nun schlägt der Therapeut der Klientin vor, ihre Scham zu spielen und dann ihren Ärger, um zu sehen, was sich daraus entwickelt. Ein spannender Prozess, ein Weg aus der Scham heraus beginnt …
Nicht immer sind solche Nachbarschaften und solche Kompassverbindungen so idealtypisch, so „passend" wie in diesem Fall, aber es lohnt sich eigentlich immer, danach zu fragen. Im verklanglichten Gefühlsstern findet sich erstaunlich häufig, ganz individuell passend, die Weisheit der Menschen, ihre Probleme selbst zu lösen, wieder.

- Wir fragen nicht nur nach Verbindungen zwischen den Gefühlen, sondern auch nach Verbindungen zwischen den Gefühlsklängen und sonstigen Leibregungen, vor allem dem körperlichen Erleben. Die Klientin, die sich mit der Scham weiterbeschäftigen möchte, kann auch aufgefordert werden: „Spiele die Klänge der Scham und achte dabei besonders darauf, was du in deinem Körper spürst … Wenn in deinem Körper Impulse entstehen, sich zu bewegen, während du musizierst, gehe diesen nach."
- Eine spannende Frage ist auch: „Welches Gefühl fehlt auf deinem Gefühlsstern?", oder aber: „Welches dieser Gefühle oder welches Gefühl, das gar nicht im Gefühlsstern enthalten ist, kommt in deinem Leben zu kurz?"
- Gefühle sind eingebettet in die Landschaft des individuellen Erlebens. Dieses individuelle Erleben erfolgt nicht isoliert in einem abgekapselten Menschen, sondern in einer Umgebung, in einem sozialen Feld. Deswegen ist die Frage nützlich: „Welche Umgebung – welche Atmosphäre, welche Klänge, welche Menschen – braucht deine Gefühlswelt?" Wir bitten z. B. einen Klienten, seinen Gefühlsstern in die Mitte des Raumes zu legen und dann musizierend um diesen Stern herumzugehen: „Spüre nach, welche Umgebung deine Gefühle brauchen. Vielleicht benötigst du eine bestimmte Umgebung für deine ganze gesamte Emotionalität, vielleicht brauchst du bestimmte Klänge, in denen eine Atmosphäre ertönt, die deine Gefühle schützt oder würdigt. Vielleicht brauchen unterschiedliche Gefühle, unterschiedliche Umgebungen. Sei achtsam mit dir und lass' die Umgebung, die deine Gefühle braucht, erklingen."

(Zur gestaltungstherapeutischen Arbeit mit dem Gefühlsstern siehe Baer 1999)

4.6 Grammatik der Gefühle

Wer einer unvertrauten Sprache zuhört, dem wird sie anfangs als wahlloses Durcheinander erscheinen. Doch je mehr er sich mit ihr beschäftigt, je länger und genauer er hinhört, desto deutlicher werden ihm Wiederholungen und Zusammenhänge auffallen. Schließlich werden ihm erste Grundzüge ihrer Grammatik deutlich, eines inneren Zusammenhangs von Regeln, der die inneren Strukturen, die verborgenen Strukturen der Sprache beschreibt.

Mit den Gefühlen verhält es sich ähnlich wie mit der Sprache. Auch sie erscheinen zuerst wahllos und zusammenhanglos, auch hier verweist die wiederholte Erfahrung und die erhöhte Aufmerksamkeit auf innere Zusammenhänge, Strukturen und Regeln. Wir reden deshalb von einer „Grammatik der Gefühle". Mit der Grammatik der Sprache hat die Grammatik der Gefühle gemeinsam, dass es keine Regeln ohne Ausnahmen gibt. Wer eine Sprache lernt, kennt dies. Sprachen sind wild und ständig in Veränderung begriffen, jeder Mensch hat ein anderes Vokabular, spricht die Sprache anders. Auch Gefühle sind individuell und in ständiger Veränderung begriffen. Wenn mehrere Jazz-MusikerInnen über das gleiche Thema improvisieren, wird jede Improvisation einzigartig sein und man wird in der individuell ausgeprägten Musik thematische und andere Zusammenhänge und Strukturen hören können.

Werden die gleichen MusikerInnen eine Woche später zum selben Thema improvisieren, werden ähnliche Strukturen auftauchen, das Thema wird erkennbar sein. Auch in der individuellen und ständiger Veränderung unterworfenen Sprache der Musik findet sich eine Grammatik. Man kann einer Sprache zuhören und sie sehr gut verstehen, ohne ihre grammatikalischen Regeln zu kennen. Man kann von einer Musik ergriffen werden, eine Musik kann weitreichende Folgen auf das Erleben eines Menschen haben, ohne dass die betreffende Person über die der Musik innewohnenden Strukturen Kenntnisse verfügt. Auch an Gefühlen kann man leiden oder sie können einen beglücken, ohne dass man sich je mit ihrer Grammatik auseinandergesetzt hat. Doch wer eine Sprache lernt oder ein Musikstück komponiert, braucht die Kenntnis der grammatikalischen Regeln der Sprache bzw. der Musik. Und wer mit Menschen therapeutisch daran arbeitet, mit ihren Gefühlen besser zu leben, und sie darin zu unterstützen versucht, ihren Gefühlsreichtum für die Herausforderungen ihres Lebens zu nutzen, sollte sich mit den Strukturen der Grammatik der Gefühle auseinandersetzen.

Diese Grammatik ist nicht zu verwechseln mit dem Regelwerk, den „Gesetzen" der formalen Logik. Die formale Logik greift beim Verständnis von Sprache ebenso wie von Gefühlen oder Musik daneben. Formale Logik kennt keine Ausnahmen, wenn a = b ist und b = c, dann hat a = c zu sein – immer, ausnahmslos, unter jeder Bedingung. Wenn a = c ist, dann gibt es keine individuellen Ausprägungen, keine subjektiven Nuancen, keine sozialen Beziehungen, die a = c beeinflussen. Jedes Gesetz der formalen Logik hat unter allen Umständen und unter jeder Bedingung wiederholbar zu sein. Nur dann zählt es als Gesetz. Die Grammatik beschreibt Wiederholungen, ist aber geprägt von Ausnahmen und Varianten. Jeder, der eine fremde Sprache gelernt hat, weiß ein Lied davon zu singen. Kaum hat man die regelmäßigen Verben gelernt, wird man von Ausnahmen, den unregelmäßigen Verben, überschüttet … Weil sich die formale Logik von der Grammatik der Gefühle so sehr unterscheidet, reden wir nicht von einer Logik der Gefühle, sondern von deren Grammatik.

Häufig gehen Menschen mit der Logik des Verstandes an ihre Gefühle heran. „Dein Mann ist doch jetzt schon drei Jahre tot, das reicht doch jetzt mit dem Trauern. Du hast doch gar keinen Grund mehr dafür." Logisch ist diese Trauer nicht. Logisch ist es auch nicht, wenn eine Frau, die sich mit ganzem Herzen verliebt, plötzlich Schmerzen empfindet und traurig wird. Und logisch ist es auch nicht, wenn eine andere Frau ihren Partner hasst und gleichzeitig liebt. Offensichtlich unterliegen die inneren Zusammenhänge der Gefühle anderer Regeln als denen der formalen Logik. Wie schon erwähnt, beschäftigten wir uns ausführlich mit diesen Regeln in der „Bibliothek der Gefühle" und versuchen, mit Hilfe dieser Grammatik und vor allem unserer Erfahrungen in Therapie und Alltag die Landschaften der einzelnen Gefühle zu beschreiben. Hier wollen wir einige grammatikalische Regeln kurz anführen, die uns in der musiktherapeutischen Praxis besonders bedeutsam erscheinen.

4.6.1 Gefühle „umtauschen"

Häufig entdecken Menschen in der Musiktherapie, dass sie ein Gefühl gegen ein anderes umgetauscht haben, dass sich „hinter" einem Gefühl ein anderes verbirgt. Eine Klientin z. B. beschreibt, dass sie immer wieder unter wilden Wutanfällen leidet. „Das überkommt mich und ich kann es nicht stoppen. Danach schäme ich mich oder fühle mich schuldig, weil ich andere verletzt habe. Ich weiß auch, dass mir das selbst nicht gut tut, aber ich kann nicht anders. Ich will das ändern. Ich will diese Wutanfälle loswerden." Sie geht zur großen Konga und trommelte ihre Wut zuerst wild ansteigend und dann ins Leere verpuffend. „Das tat weh. Die Hände schmerzen. Ich weiß nicht weiter. Ich komme mir so hilflos vor." Hier taucht das Wort hilflos auf. Wenn KlientInnen ein Gefühl musikalisch ausdrücken, entsteht während des Musizierens ein anderes Gefühl, hier die Hilflosigkeit. Solche „neuen" Gefühle sind oftmals Hinweise darauf, welches Gefühl sich hinter dem ersten – hier der Wut – verbergen kann. Der Therapeut schlägt der Klientin deswegen vor: „Spielen Sie doch einmal die Hilflosigkeit." Die Klientin spielt die Hilflosigkeit. Saitenklänge einer kleinen Harfe verhallen in der Leere. „Dieses Gefühl, die Hilflosigkeit, kann ich kaum hören. Die kann ich nicht zulassen. Da habe ich Angst, ausgeliefert zu sein." Die Klientin tauschte in ihrem Leben Hilflosigkeit oft gegen Wut, gegen Wutanfälle, die sie überfielen und dann wiederum „hilflos" machten. In der therapeutischen Arbeit ist es wichtig, solche umgetauschten Gefühle zu entdecken. Hier hätte es wenig Sinn gemacht, allein an der Wut weiterzuarbeiten, der Schlüssel zur Veränderung lag im Gefühl der Hilflosigkeit.

Häufig tauschen Menschen Gefühle um, die ihnen unerträglich sind, vor allem solche, die in der Hitparade der Gefühle nicht zu den Top Ten gehören, sondern eher zu den Absteigern der Woche (die aber die Eigenschaft haben, sich immer wieder bemerkbar zu machen, immer wieder aufzusteigen). Da wird die Einsamkeit gegen den Trotz getauscht, die Scham gegen eine unerfüllte Liebe, das Schuldgefühl wiederum gegen Einsamkeit.

Ein erfolgversprechender Zugang zu den versteckten, den umgetauschten Gefühlen liegt in der Frage, was dem Gefühl vorherging. Eine Klientin klagte über ihre Gier, die sich in Essanfällen äußerte, aber auch in einer unstillbaren sozialen Gier. Sie sammelte Freundschaften und hatte dann so viele Freunde und Freundinnen, dass sie keine Zeit hatte, Freundschaften zu pflegen und zu genießen. Sie musizierte ihre Gier voller Energie und konnte kaum aufhören. „Das könnte ich jetzt noch stundenlang so weiter spielen." Die Therapeutin bat: „Spielen Sie, was vor der Gier ist. Was passiert, bevor Sie Ihre Gier spüren? Vielleicht fällt Ihnen jetzt oder beim Musizieren dazu etwas ein. Vielleicht stellen Sie sich eine Situation vor, in der Sie sich gierig gefühlt haben und spielen, was vorher war."

Manchmal hilft auch der Vorschlag, ein Gefühl „rückwärts" zu spielen, um zu dem zu gelangen, was diesem Gefühl voranging. Auf manche KlientInnen wirkt dieser Vorschlag sehr befremdlich, andere können sich sofort darauf einlassen. Unsere Erfahrung zeigt, dass es sich lohnt, als TherapeutInnen hartnäckig zu bleiben und das Vertrauen darauf auszustrahlen, dass

„das geht". Diese Klientin spielte eine Situation, die der Gier vorherging, und entdeckte zu ihrer Überraschung ein weiteres sehr tiefes und äußerst unangenehmes Gefühl: den Ekel.

Und das Musizieren dieses Gefühls führte sie wiederum zurück zu der auslösenden Situation, zu dem kindlichen Empfinden, ganz von der Mutter „einverleibt" worden zu sein, sich „gierig verschlungen" zu fühlen. Bei der zu Beginn benannten Klientin, die sich ihre wilden Wutanfälle nicht erklären konnte, führte die Frage nach dem, was vorher war, über die Hilflosigkeit zu der kindlichen Szene, in der sie der sexuellen Gewalt ausgeliefert war. So konnte sie in der Therapie Verständnis und Mitgefühl für ihre Lebensmuster entwickeln. Und sie konnte einen inneren Ort der Bewertung finden, in dem sie sicher werden konnte, dass nicht sie, sondern andere sich zu schämen und schuldig zu fühlen hatten für das, was sie ihr angetan hatten, und dass nicht sie diejenige war, die verletzte, sondern die verletzt worden war.

Beide KlientInnen hatten in ihrer Lebensgeschichte nicht nur ihre Gefühle umgetauscht, sondern auch noch fremde Gefühle gegen eigene eingetauscht: die eine die Gier ihrer Mutter, die andere Scham und Schuld ihres gewalttätigen, verletzenden Gegenübers (vgl. a. Kap. I 4.6.3). Der erste entscheidende Schritt auf dem Weg aus dem Leiden bestand darin, das versteckte Gefühl zu entdecken: die eine den Ekel, die andere die Hilflosigkeit.

4.6.2 Gefühle „ohne Grund"

Nach der formalen Logik muss alles einen Grund haben und jede Wirkung eine Ursache. Wenn etwas keine Ursache hat, dann ist nach dieser Logik ein Geschehen wie ein Gefühl „grundlos" und damit unvernünftig und sinnlos. Die Grammatik der Gefühle ist anders. Gefühle brauchen keinen offensichtlichen Grund und ganz gleich, ob es möglich ist, Anlässe und Zusammenhänge für bestimmte Gefühle zu erkennen (wir betonen: zu erkennen) oder nicht, Gefühle sind in jedem Fall ernst zu nehmen. Die Erfahrung lehrt uns darüber hinaus, dass Gefühle einen ganz individuellen, nur im jeweiligen Menschen und seinem Erleben begründeten Anlass haben. Dazu muss man sich nur gemeinsam im therapeutischen Prozess auf den Weg der unbelasteten Spurensuche machen wollen, unbelastet vom Nieder- oder Wegdrücken des Gefühls oder der Gefühle. Gefühle leiten ihre Existenzberechtigung aus der Tatsache her, dass sie da sind und brauchen für ihre Existenzberechtigung keine anderen Gründe oder Ursachen.

Ein Mann haderte in der Musiktherapie mit seiner unbestimmten Sehnsucht. Als der Therapeut ihn bat, seine Sehnsucht musikalisch auszudrücken, um zu hören, wo sie ihn hinführt, brach er nach zwei Takten ab: „Ich komme mir so bescheuert vor. Meine Sehnsucht hat doch keinen Grund. Mir geht es gut. Ich habe keinen Grund, etwas anderes zu wollen. Also was soll das?" Der Therapeut fragte: „Braucht Liebe einen Grund? Braucht Sehnsucht einen anderen Grund, als dass sie da ist?" Das Hadern mit dem fehlenden Grund hielt den Klienten davon ab, sein Gefühl ernst zu nehmen. Der Klient musizierte seine Sehnsucht, sie führte ihn aufs Meer. Zum Segeln. Er entdeckte eine Leidenschaft.

Eine andere Klientin las einen ausführlichen Erfahrungsbericht einer Familie aus der Zeit des Aufstandes am 17. Juni 1953 in der damaligen DDR. Sie begann heftig zu weinen, mitten beim Frühstück. In der Therapie erzählte sie, dass sie sich über dieses Weinen erschrocken hatte. „Ich weiß ja, dass ich aus dem Osten komme und dass das vielleicht damit zusammenhängt. Aber ich war an dem 17. Juni 1953 noch gar nicht geboren, daher gibt es doch keinen Grund, so heftig zu reagieren." Hier war schon deutlich, dass ihr Gefühlsausbruch mit ihrer Biografie in Verbindung stand. Sie konnte ihre emotionale Reaktion durchaus akzeptieren, nicht aber deren Intensität, nicht die „grundlose" Heftigkeit. Als die Klientin ihre traurigen Gefühle gemeinsam mit der Therapeutin musikalisch ausdrückte, spürte sie das hohe Ausmaß ihrer Verbundenheit zu ihrer alten Heimat.

Häufig tritt die Abwertung von Gefühlen als „grundlos" von außen an Menschen heran: „Dein Mann ist doch fremdgegangen. Sei froh, dass du ihn los bist. Du hast doch keinen Grund mehr, um ihn zu trauern." Der Hinweis auf das Grundlose eines Gefühls wird hier zum Knüppel, zum Vorwurf, zur Ermahnung, dieses Gefühl nicht mehr zu haben. Es gibt angeblich „keinen Grund" für das Kind, zornig oder trotzig zu sein, es gibt „keinen Grund" zu trauern oder zu lieben usw. Grundlos bedeutet hier: „Stell dich doch nicht so an!" und vermindert – oft im Schatten der Scham bzw. des Beschämtwerdens liegend – die Lebendigkeit eines Menschen.

Wir haben die Erfahrung gemacht, dass es den KlientInnen hilft, wenn wir ihnen vermitteln, dass Gefühle keinen ausgesprochenen Grund brauchen. Gefühle stehen in Verbindung mit unterschiedlichen Lebenserfahrungen, aber brauchen keine Ursache, um zu wirken. Gefühle sind emotionale Schwingungen. Manchmal reicht ein kleiner Anstoß, ein Zeitungsartikel, die Szene eines Films, ein Geräusch, ein Satz, ein Geruch, um leichte oder heftige Schwingungen hervorzurufen. Gefühle haben oft Anlässe, aber keine Ursachen. Also lohnt es sich nicht, damit zu hadern. Das hindert häufig nur daran, die Chance zu ergreifen, die Gefühle als Ausdruck der Lebendigkeit zu sehen und zu nutzen.

4.6.3 Delegierte Gefühle

Ein junger Mann spielte seine Scham. Er spielte differenziert und bemühte sich um Intensität. Er sagte danach: „Meine Scham hat viele Gesichter. Sie verfolgt mich mein Leben lang und hindert mich. So vielfältig das auch klang, irgendetwas ist komisch, irgendetwas habe ich nicht richtig gemacht beim Spielen. Es berührt mich nicht wirklich, es bleibt außen vor." Auch der Therapeut teilte sein Sharing mit: „Ich habe interessiert zugehört. Doch wenn ich auf meine Resonanz achte und ehrlich bin, dann habe ich nichts von Ihrer Scham gehört und mitbekommen. Bei mir angeklungen und mich in Schwingung versetzt hat eher Ihr Bemühen, Ihre Scham gut darzustellen. Darauf habe ich innerlich reagiert."

Manchmal sind Menschen voll eines Gefühls, leiden darunter, wie häufig und wie intensiv sie von diesem Gefühl ergriffen werden und doch bleibt es ihnen fremd. Wenn sie es musizieren, ist dies hörbar und spürbar. Da wir wissen, dass Gefühle, wenn sie als fremd erlebt werden, von anderen Menschen delegiert sein können, fragte der Therapeut, um dieser Spur nachzugehen: „Welche Erfahrungen haben Sie bei Ihren Eltern oder anderen wichtigen Menschen Ihrer Umgebung mit Scham gemacht?" Die Antwort kam prompt: „Mein Vater hat sich sein Leben lang geschämt, dass er nur Arbeiter war. Er hat eine Frau geheiratet, meine Mutter, die eher aus besseren Verhältnissen kam. Er konnte ihr nie das bieten, was sie aus ihrer Kindheit gewohnt war. Diese Scham lag immer in der Luft. Das ist mir früher nie so aufgefallen, doch jetzt, wo Sie danach fragen, merke ich das."

„Und Ihre Mutter?"

„Von der kenne ich keine Scham", antwortete er zögernd, „das ist irgendwie seltsam, da muss ich sie mal fragen. Mir ist nicht bekannt, dass sie sich jemals geschämt hätte."

In der nächsten Therapiestunde erzählte er erschüttert, dass seine Mutter ihm auf sein Fragen hin gestanden hätte, dass sie während vieler Jahre ihrer Ehe einen Liebhaber hatte. „Sie hat mir erzählt, dass sie von ihm nicht wegkam und sich dessen furchtbar schämte. Von dieser Scham habe ich nichts mitbekommen."

Der Therapeut sagte seinen Eindruck und seine Meinung: „Doch, Sie haben diese Scham vielleicht nicht bewusst bemerkt, aber Sie haben ganz sicher etwas von ihr mitbekommen, mitbekommen im wörtlichen Sinn." Die Scham des Klienten war zum größten Teil delegierte, fremde Scham, die von seinen Eltern an ihn delegiert, weitergegeben und von ihm wie eigene angenommen worden war, ohne dass er dies bemerkt hatte. Nun konnte in der therapeutischen Situation daran gegangen werden, die Scham zu differenzieren. Er wählte drei Musikinstrumente aus, eines für die Scham seiner Mutter, eines für die Scham seines Vaters und eines für die eigene Scham. Er stellte diese Instrumente an jeweils unterschiedliche Orte des Raumes, begab sich hierhin und dorthin und spielte jeweils die unterschiedlichen Arten der Scham. Dies war ein erster Schritt, die Scham der Eltern wieder an sie zurückzugeben, zu entdecken, was ihm an Scham eigen war und sie zu behalten und in seinem emotionalen Erleben für die Vielzahl von Gefühlen Platz zu gewinnen, die durch die Scham überdeckt worden war.

Viele unangenehme Gefühle werden delegiert. Meist geschieht dies von Seiten aller Beteiligten unbewusst. Häufig delegiert werden neben der Scham Schuldgefühle sowie Angst, manchmal auch Hass. Ein Indiz, dass es sinnvoll ist, nach delegierten Gefühlen zu forschen, kann sich darin zeigen, dass beim Musizieren des jeweiligen Gefühls dieses für alle Beteiligten, also auch im Sharing (s. Kap. II 6.3) der TherapeutInnen, fremd oder unbeteiligt klingt.

4.6.4 Gefühle: sowohl als auch

Eine Frau liebt ihren Mann und hasst ihn gleichzeitig. Die Freundin sagt: „Ja was denn nun? Liebst du ihn oder hasst du ihn? Beides geht doch nicht."

Gefühle ordnen sich nicht der Logik des Entweder-Oder unter, sie lieben das Sowohl-als-

Auch. In der emotionalen Grammatik schließen sich die Gegensätze nicht aus, sondern bedingen sich oft gegenseitig, umklammern und umarmen sich. Manchmal können zum Beispiel Liebe und Hass nur kurz nebeneinander stehen, manchmal auch für längere Zeit. Ähnlich widersprüchliche Gefühle begegnen uns Menschen immer wieder.

Der Vater einer Klientin verstirbt. Sie ist traurig über den Verlust und gleichzeitig erleichtert darüber, dass sein Leiden, aber auch ihre Sorge und Verpflichtung endlich ein Ende haben. Die Logik sagt ihr: „Beides gleichzeitig darf doch nicht sein. Entweder bist du traurig oder erleichtert, eins von beiden – und wenn, dann gehört sich die Traurigkeit, die Erleichterung darf nicht sein." Die Grammatik der Gefühle sagt etwas anderes. Beide Gefühle existieren nebeneinander, auch ohne Erlaubnis. In therapeutischen Prozessen sollten sie die Erlaubnis bekommen, sich zu zeigen und sich hören zu lassen. Hier würden wir vorschlagen, beiden Gefühlen Raum zu geben, im Erleben wie auch musikalisch: „Spielen Sie erst das eine Gefühl, dann das andere. Entscheiden Sie, ob Sie mit der Traurigkeit anfangen oder mit der Erleichterung. Wichtig ist, dass beides da sein darf, dass Sie beide Gefühle erklingen lassen und dass beide Gehör finden."

Vielen Menschen ist eigen, dass sie einen Teil der Gefühle gar nicht erst zulassen. Eine andere Klientin in einer ähnlichen Situation wie die erwähnte fühlte keine Erleichterung, sondern nur ein diffuses Fremdheitsgefühl sich selbst gegenüber. KlientInnen wie sie, sind angewiesen auf TherapeutInnen, die ihnen dabei helfen, den verschütteten Teil ihrer Gefühlslandschaft zu finden. Sie könnten z. B. den KlientInnen vorschlagen, den erlebten und erlaubten Gefühlszustand – hier: die Traurigkeit – zu musizieren. Sie könnten dann auf ihre Resonanz und ihre Wahrnehmungen achten, dem Musizieren lauschen und die Körperhaltung, die Bewegungen, die Mimik der KlientInnen auf sich wirken lassen. Sie könnten die Vermutung äußern, welches Gefühl noch mitzuklingen scheint und damit den Anstoß geben, sich „unerlaubte" Gefühle zu erlauben.

Noch ein anderes Beispiel für den Eigensinn von Gefühlen: Ein Klient wurde vor einigen Monaten von seiner Freundin verlassen. Sie hat das Liebesverhältnis beendet und sich in einen anderen Mann verliebt. Der Klient hat getrauert und gezürnt, gebettelt und gewütet. Nun liebt er eine andere Frau und trifft mit dieser gemeinsam die ehemalige Freundin, die sich sehr eifersüchtig verhält. Der Mann ist kaum in der Lage, die Eifersucht ernst zu nehmen: „Das kann doch nicht sein. Sie hat sich von mir getrennt, wie kann sie denn da jetzt eifersüchtig sein?"

Da diesen Mann das Verhalten seiner ehemaligen Freundin sehr beschäftigt und er in der Beschäftigung mit ihrer Gefühlslandschaft sicher auch etwas über seine eigene erfahren kann, gilt es auch hier, im therapeutischen Prozess die Ansicht zu vertreten: Die Grammatik der Gefühle kennt solches Entweder-Oder nicht. Sie ist nicht logisch. Also: Zu fühlen erlaubt ist, was gefühlt wird! Dafür gibt es kein „Dürfen" oder „Nicht-Dürfen". Wollen Menschen das nicht wahr haben, geht dies häufig auf Kosten ihrer Lebendigkeit. (Um sicher zu gehen, dass wir richtig verstanden werden: Hier ist immer von Gefühlen die Rede, nicht von Verhalten. Denn Verhalten hat seine eigenen Bewertungen und Maßstäbe.) Das Dürfen oder Nicht-Dürfen entsteht nicht aus den Gefühlen selbst, sondern aus vorgegebenen Wertungen und den Maßstäben der formalen Logik. Wenn wir diese Maßstäbe relativieren und der Grammatik der Gefühle zu ihrem Recht verhelfen, bewirkt dies für fast alle KlientInnen eine ungeheuere Erleichterung, eine Erlaubnis zu fühlen.

5

Rahmen und Veränderung

5.1 Rahmen als Halt und Sicherheit

Haben wir im vorherigen Kapitel der im Grunde unendlichen Weite von Gefühlslandschaften Aufmerksamkeit geschenkt, möchten wir uns hier jetzt mit den Möglichkeiten bzw. manchmal Notwendigkeiten beschäftigen, die Vielfalt des Erlebens einzuengen bzw. zu begrenzen. Wir widmen uns deshalb jetzt dem therapeutischen Rahmen als Halt und Sicherheit.

Das Wort „Rahmen" ist doppeldeutig: Mit Rahmen bezeichnen wir sowohl die Umrandung eines Gegenstandes, z. B. einen Bilderrahmen oder einen Fensterrahmen, als auch eine Qualität, mit der Menschen beschreiben, wie sie sich selbst erleben. Im positiven Sinne von: „Ich habe einen Rahmen", wird der Ausdruck selten benutzt. Häufiger so, dass ein Rahmen fehlt und dass man ihn braucht. Jemand sagt z. B., dass er, um eine bestimmte Arbeit durchführen zu können, einen „guten Rahmen braucht", und meint damit klare Anweisungen, vernünftige Absprachen, gute Arbeitsbedingungen, materielle und zeitliche Ressourcen. Häufig reden KlientInnen davon, dass sie Angst haben, ihren „Rahmen zu verlieren" oder „aus dem Rahmen zu fallen". Sie meinen damit auch, keinen Halt mehr zu haben, oder reden von ihrer Angst, sich zu verlieren oder sich aufzulösen. Dann kann es in der therapeutischen Arbeit nicht darum gehen, sich auf Entdeckungsreise zu begeben und dem, was innerlich klingt, zum Ausdruck zu verhelfen. Hier klingt so viel Verunsichertes, dass diesen Klängen des Erlebens ein Rahmen und ein Halt gegeben werden muss. Dieses Sichern steht an, zuerst und in erster Linie, erst dann kann Weiteres folgen.

Häufig merken wir das Fehlen eines Rahmens daran, dass KlientInnen sich scheuen zu improvisieren. Damit meinen wir nicht das fast übliche Zögern, die gängigen Hemmungen, die Scheu und die Scham. Wir meinen eine manchmal existenzielle Angst, sich zu verlieren und aufzulösen. Schon beim Vorschlag des Improvisierens werden manche Menschen kreidebleich. Andere versuchen es und müssen nach kurzer Zeit abbrechen. Wieder andere „halten durch" und es geht ihnen vielleicht nach der Improvisation schlechter als vorher, da sie während des Spielens nur damit beschäftigt waren, sich irgendwie zusammenzuhalten.

Nun ist es in jeder Therapie mit diesen Menschen wichtig, danach zu schauen, was diese existenzielle Angst und Verunsicherung, was die Auflösungstendenzen hervorgerufen hat und welche inneren Kräfte des Zusammenhalts zu finden und zu fördern sind. Genauso sicher ist auch, dass der wichtigste Rahmen, der wichtigste Halt für diese KlientInnen die therapeutische Beziehung, also die Person des Therapeuten bzw. der Therapeutin sein wird, zumindest eine Zeit lang. Gilt es in jeder Therapie, immer wieder die Beziehung zum Thema zu machen, so trifft dies in der Arbeit mit diesen KlientInnen umso mehr zu. Wer selbst keinen Rahmen für das eigene Erleben spürt und Angst hat, sich aufzulösen, kann Angst haben, sich in einer therapeutischen Beziehung zu verlieren. Und gleichzeitig kann und wird die therapeutische Beziehung der Weg sein, dass der Klientin oder dem Klienten durch die Therapeutin oder den Therapeuten Halt gegeben, gleichsam „geliehen" wird, damit das eigene Chaos gesichtet und geordnet und eigene haltgebende Strukturen aufgebaut werden können. Ein haltgebendes Angebot wiederum fördert die therapeutische Beziehung, da dadurch den KlientInnen die Sicherheit vermittelt wird, dass sie in ihren Ängsten und Bedürfnissen geachtet werden.

Der wichtigste Halt ist also die therapeutische Beziehung. Darüber hinaus ist es sinnvoll, bestimmte Rahmen fördernde musiktherapeutische Methoden einzusetzen. Aus den vielen Möglichkeiten wollen wir hier einige Beispiele vorstellen:
– Oft bildet das Mitmusizieren des Therapeuten oder der Therapeutin den sicheren Rahmen. Ein Klient z. B. hat den Impuls, das, was sich als Ekeliges in ihm angesammelt hat, hinauszuschreien. Gleichzeitig ist er gehemmt, unsicher und scheu.
Der Therapeut fragt: „Wie kann ich Sie darin unterstützen?"
„Ich traue mich nicht, das allein zu machen. Ich brauche dafür Klänge um mich herum, damit ich nicht so hervorsteche. Könnten Sie mitmachen?"
Der Therapeut bejaht. Beide gehen zu den Musikinstrumenten. Der Therapeut bekommt von dem Klienten eine Kuhglocke und eine große Pauke. Der Klient nimmt sich zwei Rasseln. Beide beginnen, mit den Instrumenten laute Musik zu machen. Die Rhythmen wechseln. Der Therapeut bemüht sich, die Rhythmen des Klienten zu begleiten, sie aufzugreifen und sie musikalisch in Nuancen zu verändern. Getragen von diesem lauten Rahmen traut sich nun der Klient, Sätze zu sagen, zu singen und zu schreien, mit denen das, was sich in ihm an Ekeligem aufgestaut hat, hinausströmen kann.
Die Weiterarbeit ist in diesem Zusammenhang nicht von Interesse. Wesentlich ist, dass in diesem Fall das laute Mitklingen des Therapeuten für den Klienten ein schützender und tragender musikalischer Rahmen war, innerhalb dessen er seinen eigenen klanglichen Impulsen folgen konnte: „Ihre Musik hat mich abgeschirmt. So habe ich mich mehr getraut."
– Eine Klientin, die nach einem Aufenthalt in einer Suchtklinik, gerade „trocken", in die Musiktherapie kommt, ist sehr kontrolliert in ihrem Denken, in ihrem Fühlen, in ihren Bewegungen. Auch musikalisch drückt sich dies aus. Sie merkt es und kann darüber sprechen. Sie sagt, dass sie aus dieser Kontrolle heraus möchte. Der Therapeut lädt sie zur Improvisation ein, bietet ihr Spielen auf „kindlichen" Instrumenten an, um an früheren

Ressourcen anzuknüpfen. Bei der Klientin flackert das kindliche Spielen leicht auf, aber sie bricht fast sofort ab und gerät in Panik.

Klientin und Therapeut sind traurig, dass dieser Weg nicht zu beschreiten ist. Doch der Therapeut bestätigt sie darin, dass Kontrolle für sie wichtig ist. Ihr Bestreben nach Kontrolle macht Sinn, sie kämpft gegen ihre Sucht, und um diesen Kampf zu gewinnen, braucht sie Kontrolle, Rahmen, Struktur, Ordnung. Wenn sie diese zu verlieren droht, überwältigt sie ihre Angst, wozu die reale Angst, wieder der Sucht zu verfallen, gehört. „Mir ist, als stehe ich kurz davor, mich zu verlieren – und dann kommt die Panik", so beschreibt die Klientin den Moment des drohenden Kontrollverlustes.

Der Therapeut fragt nach Wegen, wie sie bislang versucht hat, Kontrolle zu erringen bzw. zu behalten. Die Klientin beschreibt einige, die relativ gut gelangen, andere, die gescheitert sind. Der Therapeut schlägt vor: „Ich glaube es gilt, nach Wegen zu suchen, wie Sie Kontrolle bewahren können und gleichzeitig dem, was Sie bewegt, etwas mehr zum Ausdruck verhelfen können. Dabei möchte ich Sie gerne begleiten und Ihnen helfen. Es kann nicht darum gehen, entweder Kontrolle zu leben oder sich aufzulösen. Die Frage ist meiner Meinung nach: Welche Art der Kontrolle lässt Möglichkeiten zu, ein bisschen mehr zu erleben? Ich schlage Ihnen ein musikalisches Experiment vor, in dem Sie eine solche dosierte Kontrolle und ein dosiertes Erleben ausprobieren können."

Die Klientin will es versuchen. Der Therapeut schlägt vor, dass er einen Zweier-Rhythmus vorgibt und durchhält; die Klientin kann den vorgegebenen, festen klaren Rhythmus des Therapeuten mitspielen, sie kann ihn aber auch verändern und innerhalb dieses Rahmens improvisieren. Sie nutzt dieses Experiment und sagt danach: „Ihr Rhythmus hat mir Halt gegeben. Es brauchte Mut, ihn zu verlassen. Ich bin aber immer wieder zu ihm zurückgekommen. Er hat mir Sicherheit gegeben. Und allmählich konnte ich ein bisschen wagemutiger werden, etwas Eigenes spielen, weil ich ja immer wieder zu Ihrem Rhythmus zurückkonnte. Ich habe Sie die ganze Zeit gehört und gewusst, dass Sie da sind."

Bei dieser Art von Rahmendialog ist es wichtig, dass sich die TherapeutInnen nicht von den aufflackernden Improvisationstendenzen der KlientInnen freudig anstecken lassen, sondern konsequent bei ihrem Rhythmus bleiben und damit ihr Versprechen halten, den KlientInnen einen musikalischen Rahmen zu bieten.

– Wenn KlientInnen einen Rahmen brauchen und Angst haben, sich zu verlieren, gilt es, die Möglichkeiten des Musizierens zu reduzieren. Hier sagen wir nicht: Wählen Sie sich ein Musikinstrument aus, sondern schlagen eines vor. Hier bieten wir eher eine Kalimba mit fünf Tönen an als ein Klavier mit mehreren Dutzend, hier sind Rhythmusinstrumente, die zu klaren und eindeutigen Wiederholungen einladen, eher angesagt als Instrumente, die eine Vielfalt klanglichen Ausdrucks ermöglichen. Einer Frau mit panischen Auflösungsängsten bot die Therapeutin eine große Pauke mit einem Schlägel an. Sie spielte ihr einen einfachen Zweier-Rhythmus vor und sagte: „Versuchen Sie, diesen Rhythmus zu wiederholen, und nehmen Sie wahr, wie er auf sie wirkt." Die Frau spielte diesen Rhythmus und stellte fest, dass er beruhigend auf sie wirkte. In der weiteren therapeutischen Arbeit griff die Klientin immer dann, wenn ihre Angst sie zu überwältigen drohte, zu der Pauke und spielte diesen Rhythmus.

Eine andere Klientin saß am Klavier und versuchte, ihrer inneren Erregung Ausdruck zu verleihen. Sie brach, ebenfalls überwältigt von Auflösungsängsten, ab. Der Therapeut schlug vor: „Wählen Sie drei Töne aus und spielen Sie nur mit diesen." Die Klientin suchte und fand drei Töne. Diese boten den Rahmen, mit dem sie weiter arbeiten konnte.

Die Drei-Ton-Vorgabe ist ein häufiges Mittel, KlientInnen Halt im musikalischen Ausdruck zu geben. Manchmal gelingt es KlientInnen nicht, ihre drei Töne zu finden, dann schlagen wir vor: „Suchen Sie einen Ton … Suchen Sie nun einen zweiten Ton, der diesen ersten Ton ergänzt … Und suchen Sie nun einen dritten Ton, der zu den ersten beiden Tönen irgendwie passt." Manchmal geben wir auch den ersten Ton an und fragen: „Könnte es dieser Ton sein, mit dem Sie spielen wollen?"

- Martin Lenz beschreibt eine Gruppenarbeit, in der alle Teilnehmenden auf verschiedenen Instrumenten ausschließlich mit einem Ton, dem D, improvisierten (Lenz/Tüpker, 1998). Dies gibt Sicherheit und eröffnet Erfahrungen im Erleben zwischen Einschränkung und Chance.
- Eine Frau, die gerne sang und in der Musiktherapie oft ihre Stimme einsetzte, drohte zu bestimmten Themen ihre „Fassung" zu verlieren, vor allem beim Thema Sexualität. Als sie versuchte, ihre vergrabenen Sehnsüchte mit ihrer Stimme zu artikulieren, verstummte sie: „Da schreit soviel gleichzeitig in mir, dass ich nichts herausbringe." Gemeinsam mit der Therapeutin ging sie auf die Suche, was denn für sie eine „Fassung" sein könne. Sie probierte mehrere Instrumente aus. Schließlich entschied sie sich für eine Holztrommel, mit der sie einen Rhythmus schlug. Zu diesem Rhythmus konnte sie dann singen, das heißt, zuerst leise summende Töne von sich geben, die allmählich immer heftiger und variantenreicher wurden. Je vielfältiger und differenzierter ihr Gesang wurde, desto deutlich monotoner entwickelte sich ihr Rhythmus. „Das musste so sein, damit ich nicht abhebe und ausklinke."
- Eine weitere Möglichkeit ist der Rondo-Dialog. Hier spielen TherapeutInnen und KlientInnen im musikalischen Dialog miteinander. Der Therapeut (oder die Therapeutin) übernimmt in diesem Dialog die Rolle des Ankers und Rahmens, der Dialog hat eine klare Struktur: Der Therapeut spielt eine kleine Sequenz, ein, zwei oder drei Takte (A). Die Klientin (oder der Klient) und der Therapeut wiederholen gemeinsam diese Sequenz A. Dann wiederholen Therapeut und Klientin noch einmal die Sequenz, die Klientin ergänzt sie, fügt ein, fügt an, einen Ton, einen Takt oder mehr (A+B). Dann wiederholen beide gemeinsam den Part A, dann fügt wieder die Klientin eine Ergänzung an (A+C). So entwickelt sich eine Rondo ähnliche Struktur: A+B, A+C, A+D, … Oft geht dieser Dialog in andere musikalische, etwas freiere Formen über, so dass der Therapeut oder die Therapeutin A spielt, während die Klientin oder der Klient mit B, C, D … darauf bezogen improvisiert (s. Kap. I 12).

- Eine weitere Form des musikalischen Halts bzw. des musikalischen Rahmens bietet das Verraumen an. Darauf werden wir in dem Kapitel Verraumen eingehen (s. Kap. I 7).
- Die Musiktherapeutin Eva Maria Brettschneider berichtet von ihren PatientInnen in der Akutpsychiatrie: „Sie möchten mit mir zunächst ‚nur' auf Congas spielen. Sie möchten nicht reden, keine anderen Instrumente spielen und auch nicht improvisieren. Über eine halbe Stunde lang spielen wir einfach strukturierte Rhythmen – entweder alle dieselben oder manchmal gleichzeitig zwei Rhythmen, die jeweils von einer Hälfte der Gruppe gespielt (gehalten) werden.
Die PatientInnen sind nach dem Trommeln oft in einer enthusiastischen Stimmung, was sie wie folgt äußern:
‚Ich hätte nie gedacht, dass ich trommeln kann!'
‚Die Conga ist ein faszinierendes Instrument, so groß und mächtig, und ich kann auf ihr spielen!'
‚Hier werde ich mal so richtig meine Wut los.'
‚Es ist ein tolles Gruppengefühl, so stark und sicher.'
‚Beim Spielen kann ich ruhig mal falsch spielen. Immer sind andere da, auf die ich mich verlassen kann.'
‚Meine Hände wissen irgendwann, was sie machen sollen. Ich muss darüber gar nicht mehr nachdenken.'
‚Mir ist jetzt richtig warm und ich bin ganz wach. Vorhin war ich so müde.'
‚Ich würde jetzt gerne etwas tun, wovor ich eigentlich Angst habe, nämlich in der Stadt bummeln gehen.' ...
Bei der letzten Trommelgruppe wagten nach ca. zehn Trommelstunden Einzelne erste kleine Improvisationen auf den Congas, die wie das Betreten einer neuen Welt waren. Ein erstes Verändern, Ausprobieren, eigene Wege gehen – alles sehr aufregend. Darüber konnte dann auch gesprochen werden.
Die Trommeln, die Rhythmen, die Gruppe hatten allen Halt und Sicherheit gegeben. Das erste öffentliche Thema, das in der Gruppe aufkam, war ‚Angst'. Nun war sie besprechbar und ihr konnte auch anders als mit Congarhythmen begegnet werden."

5.2 Aus dem Rahmen fallen

Wir haben im vorherigen Kapitel erwähnt, dass Musizieren mit drei Tönen einen sicheren Rahmen bieten kann. Man kann diese Einheit als Experiment einer Gruppe anbieten:
„Wählen Sie sich ein Musikinstrument aus, auf dem Sie verschiedene Töne spielen können. Entscheiden Sie sich nun für drei Töne, mit denen Sie musizieren wollen. Probieren Sie aus, was in Ihnen und als Ihr Ausdruck in der Improvisation entsteht. Beschränken Sie sich dabei aber auf diese drei Töne."

Nach unseren Erfahrungen wird in einer Gruppe von Menschen ohne besondere körperliche oder geistige Einschränkungen bzw. psychische Erkrankungen ungefähr ein Drittel der Teilnehmenden anschließend davon berichten, dass dies eine sehr spannende Erfahrung war und dass sie erstaunt darüber sind, welche vielfältigen Möglichkeiten des Erlebens und des Musizierens sich ihnen aus diesen drei Tönen geboten haben. Dieses Drittel wird betonen, dass die Beschränkung auf drei Töne ihnen einen Raum gegeben hat, in dem sie feiner zuhörten als sonst üblich und differenziert Stimmungen anderer Leibregungen erklingen lassen konnten. Das weitere Drittel wird nicht so erstaunt und nicht so begeistert sein, sondern dies nur als eine mehr oder weniger interessante Erfahrung verbuchen, während das letzte Drittel wahrscheinlich empört sein wird. Als Leiterin oder Leiter werden Sie Äußerungen hören wie: „Das war sehr schlimm für mich, ich fühlte mich eingeengt." Oder: „Ich kam mir wie eingesperrt vor, richtig unterdrückt!"

Ganz gleich, wie jeweils die Zahlenverhältnisse sind – die unterschiedlichen Reaktionen auf dieses Experiment in der Gruppe sind uns nur ein Beleg dafür, wie unterschiedlich KlientInnen musikalische Beschränkungen erleben. Für die einen bieten sie, wie wir beschrieben haben, einen Rahmen, innerhalb dessen sie sich besser oder zumindest anders als ohne ihn ausdrücken können, für die anderen ist der Rahmen eine Einschränkung, gegen die sie revoltieren. Um letztere geht es nun, um die Menschen, für die ansteht, aus dem Rahmen zu fallen. Sie wollen ihr Eingesperrtsein, ihre Enge durchbrechen, sich aus vorgegebenen Rollen und Sperren herausbegeben.

Eine wunderbare Eigenschaft jeder musikalischen Improvisation besteht darin, dass sie dazu einlädt, aus der Rolle zu fallen. „Improvisation ist Freiheit, Risiko, Wagnis!" (Gulda, o. J., S. 29) In der Improvisation können Menschen Veränderungen ausprobieren, jede Improvisation ist Veränderung. Dies macht das Improvisieren in der Musiktherapie so beliebt und nützlich. Deswegen wird manchmal sogar die musikalische Improvisation mit Musiktherapie gleichgesetzt, was allerdings viel zu kurz gegriffen ist.

Nun könnte man KlientInnen, die aus dem Rahmen fallen wollen, vorschlagen, doch „einfach zu improvisieren". Manchmal gelingt dies, dann bedarf es hier keiner weiteren Erwähnung. Häufig aber treten Schwierigkeiten auf.

So erzählte eine Klientin: „Ich möchte endlich einmal ausflippen. Immer war ich brav und bieder. Das reicht mir jetzt. Ich will mal über die Stränge schlagen."

Der Therapeut forderte sie auf: „Probieren Sie das doch einmal musikalisch aus. Nehmen Sie sich ein Instrument, schlagen Sie über die Stränge, flippen Sie aus."

Die Klientin versuchte es, aber ihr Vorhaben misslang. Sie griff zu einer großen Trommel und wollte „loslegen", aber es entstanden Klänge, die sie selbst als „so fade wie immer, brav und langweilig" beschrieb. Sie begann mit sich zu hadern, sich schuldig zu fühlen, sich abzuqualifizieren. Sicherlich fällt es manchmal leichter, auf einer Trommel „loszulegen" und „auszuflippen" als im Alltagsleben, sicherlich kann auf Instrumenten musizierend geübt werden, „über die Stränge zu schlagen", um dies dann auch in anderen Situationen gegebenenfalls zu tun. Aber genauso sicher gilt, dass die Hemmungen, die Bremsen, die Sperren, die im Alltag daran hindern, einen gegebenen Rahmen zu verlassen, auch im Musizieren zu Tage treten.

TherapeutInnen, die besten Willens und voller Zuneigung, aber unerfahren sind, versuchen an dieser Stelle manchmal den KlientInnen dabei zu helfen, ihre Sperren zu überwinden. Aber Animation oder noch so gut gemeinte Tricks sind hier fehl am Platze. Nach unserer Erfahrung muss zuerst einmal das, was einengt und einsperrt, Gehör finden, damit anschließend der Weg in das freie Musizieren, in die Veränderung freigelegt werden kann. In unserem Beispiel bat der Therapeut die Klientin: „Spielen Sie, was Sie zurückhält. Spielen Sie, was Sie einsperrt." Sofort ließ die Klientin dumpfe Töne erklingen, die für sie die Enge ausdrückten, dazwischen klirrende Geräusche, mit denen jeweilig Verbots-Sätze ertönten. Sie sprach diese Verbots-Sätze aus: „Übermut tut selten gut." „Wer zu lustig ist, wird krank." „Mädchen, die brav sind, die pfeifen nicht" usw. Sie ließ ihre Trauer über die Enge zu, über das, was sie in ihrem Leben verpasst hatte. Nun war dem Rahmen „Raum gegeben" worden, nun war der Weg frei, Neues zu probieren. Wieder griff sie zum Musikinstrument, diesmal aber nicht zur großen Trommel, sondern zu einem afrikanischen Balafon und begann, über die Stränge zu schlagen, anders jedoch als sie erwartet hatte, viel spielerischer, viel melodischer, viel leichter, da weniger druckvoll, und dennoch kraftvoll und erblühend.

Eine Klientin, die von ihrem Opa als 8-Jährige sexuell missbraucht worden war und mit den Worten: „Ich hab dich doch lieb. Und ich weiß doch, dass dir das gefällt", mundtot und stimmlos gemacht worden war, musste heftige Schwindelanfälle, Panikattacken und Auflösungsängste durchstehen. Die Therapeutin wich ihr dabei nicht von der Seite. Sie bestand mit all ihrer Kraft und Zuverlässigkeit darauf, ein Instrument zu finden, das der Klientin aus ihrem lautlosen Gefängnis-Erleben half.

Bei traumatisierten KlientInnen ist es therapeutisch verpflichtend, sie dabei zu unterstützen, die Schwierigkeiten, aus dem Rahmen zu fallen, zu überwinden. Gerade die Opfer sexueller oder anderweitiger Gewalt, die eingesperrt und eingezwungen sind in ein Gefängnis aus Wehrlosigkeit, Ohnmacht, Gelähmt-Sein, Erstarrung und Sprachlosigkeit, brauchen einerseits den festen Beziehungs-Rahmen in der therapeutischen Arbeit, um sich der Erinnerung und dem Erleben annähern zu können. Andererseits bzw. danach aber brauchen sie die hartnäckige Unterstützung der TherapeutInnen, aus dem Rahmen des ihnen auferlegten Verlorenseins und der Entwürdigung zu fallen. Dabei half dieser jetzt etwa 30-jährigen Klientin schließlich der immer hämmernder geschlagene Gong, unterstützt von den schrillen Tönen der Flöte, die die Therapeutin auf Wunsch der Klientin spielte. Auf diesem Klangboden konnte die Klientin endlich, zuerst wimmernd, schließlich schreiend, ihre Verzweiflung, ihre Anklage und ihre erwachsene Wehrhaftigkeit („Das machst du nie mehr mit mir! Das macht keiner mehr mit mir!") zum Ausdruck bringen.

Ein anderer Klient litt unter den „Sperren", die sich in ihm auftaten und die ihn im Leben und im Musizieren behinderten. Als er diese Sperren spielte, spürte er viel Scham und dann

Einsamkeit, tiefe Einsamkeit. Er merkte: „Ich bin immer so allein und allein kann ich das nicht, was ich will. Das Alleinsein ist die Sperre."

Die Therapeutin bot an: „Sie sind hier jetzt nicht allein, ich stehe neben Ihnen. Wenn Sie wünschen, kann ich Sie begleiten. Wenn Sie wollen, können Sie mit mir ausprobieren, diesen Weg durch die Sperre nicht allein, sondern gemeinsam mit mir, mit einer anderen Person zu gehen. Sie müssen nur äußern, ob Sie das wollen."

Wieder trat die Scham auf und brachte den Klienten fast zum Verstummen. Doch durch die Scham hindurch ergriff er die Chance: „Auch wenn ein Teil von mir, ein alter Teil in mir sagt, dass ich das doch allein hinbekommen müsste, weiß ich, dass das nicht geht, dass das ein Weg ist, auf dem ich gescheitert bin. Ich bitte Sie, mir zu helfen, ich bitte Sie mitzumusizieren." Gemeinsam musizierten sie, gemeinsam fanden sie Wege durch die Sperren hindurch, öffneten sie eine Tür in einen neuen Raum des Erlebens für den Klienten.

Einem anderen Klienten fiel auf, als er sein, wie er es nannte, „Gefängnis" spielte, dass er „irgendwie die Pubertät übersprungen" hatte. Körperlich und auch psychisch hatte er seine Pubertät durchlebt – in seinem Verhalten blieb sie unsichtbar. Er war in einer streng christlichen Familie aufgewachsen, in der es kein Aus-dem-Rahmen-Fallen gab, geben durfte. Der Klient arbeitete als Lehrer und erzählte, dass die pubertierenden Schülerinnen und Schüler ihn oft nervten, aber: „Eigentlich bin ich auch neidisch, eigentlich sehe ich mit großen Augen, was die da so treiben – eine fremde Welt."

Unterstützt vom Therapeuten begann er nun eine Pubertäts-Session. Gemeinsam musizierend wurden sie affig und albern, spielten sie sich als größenwahnsinnige Buben auf, machten sie imaginäre Mädchen an und zogen über „die Weiber" her, besuchten eine Diskothek, tranken ihr erstes Bier, sangen ihr erstes Weltschmerzgedicht.

Kindern fällt es oft schwerer als Erwachsenen, im musiktherapeutischen Setting aus dem Rahmen zu fallen. Einerseits drängt es sie mehr dahin, sind die Schranken noch nicht jahrelang zementiert. Andererseits sind sie mehr oder weniger auf Gedeih und Verderb auf ihr Elternhaus angewiesen und haben dessen Regeln zu achten. Ein achtjähriger Junge z. B. konnte kaum Spielangebote annehmen. Er griff zu Instrumenten und spielte so gesittet und brav wie in der Karikatur eines hochherrschaftlichen Dinners. In seinem Elternhaus gab es keinen Schmutz, kein Schrägsein, kein Über-die-Stränge-Schlagen, kein Aus-dem-Rahmen-Fallen, nur Ordnung und Anpassung. Der Junge begann, daran zu zerbrechen. Er hatte diese Normen soweit in sich aufgesogen, dass er nur nach ihnen lebte und seine Lebendigkeit dabei verkümmerte. Die Musiktherapie mit diesem Jungen beinhaltete auch familiäre Interventionen und viele weitere Schritte.

Doch zuerst einmal galt es, dem Kind einen kleinen Spalt der Öffnung zu ermöglichen, damit seine zur Suizidalität tendierenden depressiven, gegen sich selbst gerichteten lebendigen Energien einen Spielraum gewinnen konnten. Der entscheidende Schritt bestand darin, ihm eine besondere Erlaubnis zu geben und zwischen Elternhaus und Therapieraum zu unterscheiden. Es war wichtig, dem Kind die Regeln des Elternhauses zu lassen. Sie zu verändern, konnte nur mit den Eltern geschehen, nicht über den Jungen. Dazu hatte dieser und haben alle Kinder in der Regel eine zu schwache Position im familiären Verbund. Deswegen sagte die Therapeutin: „Bei dir zu Hause gelten Regeln, an die du dich hältst. Dort darfst du nicht laut sein und nichts Verrücktes tun. Hier gelten andere Regeln. Dieser Therapieraum ist ein Probierzimmer, ein Raum, in dem du alles ausprobieren kannst. Du kannst leise sein, du kannst brav sein, du kannst aber auch laut sein und dich ‚daneben' benehmen. Zu Hause kannst du so sein wie immer, aber hier kannst du etwas anderes probieren." Der Junge tat erst so, als würde er nicht verstehen, sein Verhalten veränderte sich ein, zwei Stunden lang nicht. Doch dann waren erst kleine, dann immer größere Veränderungen spürbar. Jedes Mal, wenn der Junge etwas lauter wurde, blickte er fragend und abschätzend zur Therapeutin, ob diese intervenieren würde. Nach einiger Zeit sagte er, wenn er Verrücktes spielte und Neues ausprobierte, von sich aus: „Hier darf ich das, Sie haben das ja erlaubt."

Oft wissen KlientInnen, gleich welchen Alters, nicht, wie es geht, aus dem Rahmen zu fallen. Sie haben es verlernt, sie sind unbeholfen und unerfahren. Hier gilt es, Ressourcen nutzbar zu machen. Ein Klient erzählte davon, dass er früher als Jugendlicher davon geträumt hatte, als Straßenmusiker durch die Lande zu ziehen, mal hierhin, mal dorthin, und mit einem Hut auf der Straße seinen Lebensunterhalt zu verdienen. Und schon wurde ein Teil des Raums zu einer Fußgängerzone, der Klient zum vagabundierenden Straßenmusiker, die Therapeutin zur Passantin. Ein Tuch wurde als Hut hingelegt und der Klient musizierte drauflos. Er sagte danach, mit roten Wangen und feuchten Augen: „So habe ich noch nie in meinem Leben geklungen."

Eine andere Klientin erwähnte, als sie den Weg aus ihrer eingesperrten Enge suchte, dass sie sich einmal bewusst anders, nämlich nicht eingeengt, gefühlt habe: auf einem Clowns-Workshop. Sie bekam eine Clowns-Nase aufgesetzt und begann als Clownin zu musizieren – über jeden einengenden Rahmen hinaus!

Nicht immer findet man solche Hinweise, solche Ressourcen in der Biografie der KlientInnen. Eine Klientin, der nichts einfiel, woran sie anknüpfen konnte, sehnte sich danach, „ein bisschen verrückt zu sein". Der Therapeut nahm sie beim Wort, faltete ihr eine kleine Papiertüte und sagte: „In dieser Tüte ist eine Prise Verrücktheitspulver. Immer, wenn Sie wollen, können Sie eine Prise aus dieser Tüte herausnehmen und diese Prise über sich streuen." Die Klientin nahm die Tüte mit großem Ernst entgegen, setzte sich ans Klavier, griff mit zwei Fingern in die Tüte, streute den imaginären Verrücktheitsstaub über das Klavier und über sich selbst und begann zu spielen.

Die Beispiele zeigen, wie unterschiedlich die Wege aus dem einengenden Rahmen sein können. Gemeinsam ist ihnen, dass diese Unterschiedlichkeit ernst genommen und zuerst auf das Einengende und Einsperrende, auf den Rahmen geschaut wird, um dann den Weg hinaus zu finden.

6

Erregungskonturen

6.1 Tinas Crescendos

Was wir unter Erregungskonturen verstehen und wie man mit ihnen musiktherapeutisch arbeiten kann, wollen wir Ihnen am Beispiel eines Ausschnittes einer musiktherapeutischen Arbeit vorstellen. Die Klientin, nennen wir sie Tina, ist jung, Mitte 20. Sie arbeitet seit einem Jahr als Sozialpädagogin in einer Einrichtung mit behinderten Jugendlichen. Sie spielt Klavier und liebt klassische Musik, gegen den Widerstand oder das Unverständnis ihrer freundschaftlichen und kollegialen Umgebung. Sie begann die Therapie wegen ihrer Einsamkeit. Sie gibt sich selbst die Schuld daran, dass sie keine engen Freunde oder Freundinnen hat und dass sich Menschen schnell von ihr zurückziehen. „Ich bin so aufbrausend. Wenn mir etwas nicht passt, und mir passt fast immer etwas nicht, dann rege ich mich schnell auf, könnte auf 180 gehen. Ich habe schon versucht, mich zu bremsen oder irgendwie zurückzuhalten, aber es geht nicht. Und so verstoße ich die Menschen und verschrecke sie."

Sie schildert damit einen Prozess, den wir zunächst einmal als *Erregungsverlauf* kennzeichnen wollen. Jeder Mensch hat solche spezifischen Erregungsverläufe, sie gehören zu seiner Persönlichkeit, seinem Charakter. Im „Temperament" eines Menschen wird oft das spezifische Bündel von Erregungsverläufen beschrieben. Die meisten Erregungsverläufe nehmen wir Menschen kaum wahr, zumindest leiden wir nicht an ihnen. Sie gehören zu uns und wir haben sie in unserer Leben und Erleben integriert.

Doch manchmal wiederholen sich Erregungsabläufe und verfestigen sich so sehr, dass Menschen sie nicht abstellen oder irgendwie verändern können, so sehr sie dies auch wollen. Auch Tina bezeichnet ihr Temperament als aufbrausend. Ihr Aufbrausen, unter dem sie leidet, ist der bestimmte Verlauf einer Erregung, der sich wiederholt. Wir sprechen dann begrifflich genauer von *Erregungskonturen*. Wenn wir Sätze wie folgende hören, sind fast immer Erregungsverläufe bzw. -konturen gemeint, wenn auch nicht wörtlich benannt: „Alles was ich mache, ist flüchtig. Ich kann mich nicht lange auf etwas konzentrieren, auch meine Beziehungen zu anderen Menschen sind nur flüchtig." „Ich habe große Schlafprobleme, wache jeden Morgen um fünf Uhr mit großem Schrecken plötzlich auf. Ich kann dann nicht mehr einschlafen, obwohl ich müde bin." „Ich steige immer gleich viel zu intensiv in ein Gespräch ein – ich möchte auch mal einfach plaudern können."

Erregungsverläufe und -konturen – und das ist ein weiteres besonderes Merkmal – sind transkonkret, wiederholen sich also jenseits des konkretes Anlasses und Inhaltes der Erregung. Unsere Erregung kann plötzlich ansteigen, ganz gleich, ob uns ein Freund mit einem liebevollen Geschenk überrascht oder ob er unerwartet eine Verabredung absagt. Natürlich ist der konkrete Inhalt der Erregung nicht unwichtig – ganz im Gegenteil, einmal freuen wir uns und einmal ärgern wir uns – doch der Erregungs*verlauf* kann der Gleiche sein. Therapeutisch interessant sind Erregungsverläufe, wenn sie zu sich wiederholenden und verfestigten Konturen werden bzw. geworden sind und Menschen in ein Korsett von ähnlichen Abläufen zwingen. Jeder kennt Menschen mit hervorstechenden deutlich sichtbaren Erregungskonturen: „immer unter Dampf", „geht schnell hoch, aber dann ist auch schnell wieder alles gut", „Vorsicht, kann plötzlich explodieren", „kommt von der Aufregung nicht wieder herunter" … Andere Erregungskonturen sind nicht so deutlich sichtbar, sondern eher versteckt, doch nichtsdestoweniger ein gewichtiger Teil der Persönlichkeit. Manche Spannungsabläufe oder -bögen, das Leiden an der Abfolge von Ver- und Entspannungs-Erleben, erweisen sich als Erregungskonturen, ebenso einige Schmerz- oder Krankheitsverläufe. Werden diese als Erregungskonturen diagnostiziert und dementsprechend in der therapeutischen Arbeit angegangen, ist dies oft ein elementar wichtiger Schritt auf dem Weg der Besserung.

Zurück zu Tina. Auch sie beschreibt ihre Erregungskontur auf Nachfrage hin als transkonkret: „Ich brause *immer* schnell auf. Das gilt für den Ärger, und das gilt, wenn ich mich freue. Wenn ich beispielsweise jemanden treffe, den ich gerne habe, dann freue ich mich so sehr und bin so überschwänglich, dass andere gleich einen Schritt zurückgehen." Um ihre Leidenschaft für klassische Musik wissend fragt der Therapeut sie, ob sie denn solch ein Aufbrausen aus der Musik kenne. Sie antwortet: „Na klar. Das Crescendo. Das mag ich schon, aber dann muss doch auch etwas anderes kommen. Nur Crescendo ist doch doof und langweilig."

„Woher kennen Sie solch ein Crescendo, solch ein Aufbrausen noch?"

„Aus der Arbeit. Die Jugendlichen sind oft so brutal unmittelbar in ihren Gefühlen und ihrem Aufregen. Sie gehen häufig hoch. Das mag ich ja auch an ihnen und deswegen arbeite ich auch gerne da, wo ich bin. Irgendwie verstehen wir uns, auch wenn es mir manchmal viel zuviel wird."

Der Therapeut bittet nun die Klientin, ihr Crescendo, ihr Aufbrausen musikalisch auszudrücken. Sie geht nicht zum Klavier, da sie weiß, dass sie am Klavier in der Therapie oft dazu neigt, Auszüge aus klassischen Stücken wiederzugeben, was ihr Erleben nicht so ausdrückt, wie sie will. Sie greift zum afrikanischen Holzxylofon, dem Balafon, und spielt mehrmals hintereinander schnell in Lautstärke, Tonhöhe und Tempo ansteigende Crescendos. „Das ist so vertraut und das ist öde … Irgendwie geht es nicht weiter. Ich wünsche mir, dass es mal Ruhe gibt. Oder wenigstens so etwas wie Normalität."

„Spielen Sie noch einmal Ihr Aufbrausen und lauschen Sie dem Nachklang. Probieren Sie aus, wie es weitergehen könnte oder zumindest, wonach Sie sich sehnen."

Tina spielte ihr Crescendo, lauscht ... – und flüstert mit kaum hörbarer Stimme: „Da ist nichts." Und noch einmal spielt sie, wieder lauscht sie – „Da ist nichts und niemand."

„Was wünschen Sie? Was brauchten Sie?"

„Dass da jemand antwortet. Dass da jemand gegenhält. Aber nein, das macht keiner, alle verpissen sich, alle hauen ab, diese Drückeberger. Und dann heimlich und hintenherum stänkern sie."

Die Sehnsucht ist klar: Sie will ein handfestes Gegenüber, das sich ihr stellt, an dem sie sich reiben und das sie ernst nehmen kann. Mit dem Therapeuten hatte sie diese Erfahrung gemacht. Wenn sie aufgebraust war, war er nicht ausgewichen, sondern hatte sich der Auseinandersetzung gestellt.

Sie fährt fort: „Ich zweifle, dass ich das jemals schaffe. Das ist wie ein Teufelskreis. Ich brause auf und verschrecke die Leute und dabei brauche ich eigentlich jemanden, der da bleibt. Mehr will ich doch gar nicht. Aber immer wieder geht das von Neuem los, immer wieder."

Ihre Verzweiflung braust auf. Der Therapeut bittet sie zu spielen, was sie jetzt empfindet. Sie bleibt bei dem Balafon, ihre Crescendos werden noch schneller, verzweifelt steigern sie sich, schwingen sich empor und verhallen im Nichts.

Nun könnte der nächste Schritt sein, dass der Therapeut ihr sich als Gegenüber anbietet, als jemand, der auf ihr Crescendo antwortet. Doch irgendetwas lässt ihn zögern, er hat im Ohr, dass sie darüber geklagt hatte, dass „es immer wieder neu beginnt". Außerdem zeigen die Erfahrungen bei der Arbeit mit Erregungskonturen, dass man in der Arbeit mit dem Ende des Verlaufs einer Erregungskontur oft weiterkommt, wenn man sich auch dem Anfang widmet (und umgekehrt). Er bittet deshalb die Klientin: „Sie haben sich bislang mit dem beschäftigt, was nach dem Aufbrausen geschieht, nach dem Crescendo. Lassen Sie uns die Aufmerksamkeit einmal darauf lenken, was dem Erregungsanstieg vorher geht. Spielen Sie noch einmal Ihr Crescendo und achten diesmal darauf, was vorher ist. Gönnen Sie sich vor dem Spiel einen Moment Pause. Nehmen Sie wahr, was Sie vorher spüren."

Tina versucht, diesem Vorschlag zu folgen, hält inne und spielt dann ihr Crescendo. „Ich bin etwas verwirrt. Was da vorher ist, das merke ich nicht. Da fällt mir nichts auf, außer, dass ich ein wenig durcheinander bin."

„Dann spielen Sie vor Ihrem Crescendo das Durcheinander."

Klang, kling, klang, klong – die Schlägel fuhren hierhin und dorthin, bis plötzlich wieder das Crescendo erklang und verhallte. „Das ist nicht auszuhalten, das Durcheinander. Das ist ja schrecklich." Ihr Gesicht wurde bleich, ihr Atem flach.

„Woran erinnert Sie das Durcheinander?"

„Meine Mutter war so. Immer wenn mein Vater sie geschlagen hatte. Dann bekam sie nichts mehr auf die Reihe. Aber manchmal auch vorher schon. Wenn sie Angst hatte. Sie tigerte dann in der Wohnung hin und her. Sie räumte den Salzstreuer in den Kühlschrank und das Brot auf den Nachttisch, alles durcheinander, alles durcheinander. Das war nicht auszuhalten."

„Was haben Sie dann gemacht?"

„Ich bin abgehauen. Entweder bin ich nach oben in den Dachstuhl gegangen, wo das Klavier stand und habe gehämmert und gehämmert und gehämmert. Vielleicht hat mich das gerettet. Oder ich bin mit dem Hund raus und stundenlang umhergelaufen. Mich hat ja niemand vermisst. Es war ja dann egal, ob ich da war oder nicht."

In dieser Stunde erarbeiten der Therapeut und Tina mit Mitteln des Ständchens und des aktiven Symbolisierens (s. Kap. I 11 und Kap. I 14) weiter, um die hier deutlich gewordenen Erfahrungen zu integrieren. Es wird deutlich, dass das „Durcheinander" in einer Atmosphäre aus Angst und Hilflosigkeit bestand, auf die Tina mit ihrem Crescendo reagierte. Diese sie damals rettende Bewältigungsstrategie verfolgte sie, heute darunter leidend, immer noch. Immer wenn eine Situation zu unsicher oder zu aufregend wurde oder sie Angst und Hilflosigkeit bei sich oder anderen spürte, neigte sie dazu aufzubrausen. Ihre Bewältigungsstrategie führte sie nun in die Sackgasse, während sie früher überlebensnotwendig war.

Irgendwann während dieser Arbeit fragt der Therapeut: „Tina, was hätten Sie in diesem Durcheinander, in dieser Atmosphäre von Angst und Hilflosigkeit gebraucht?"

„Gar nicht viel, irgendetwas Klares. Ich habe immer gedacht, ich hätte gebraucht, dass meine Mutter sich gewehrt hätte. Aber wahrscheinlich konnte sie das nicht. Sicher wäre besser gewesen, sie wäre dann mit mir und meiner Schwester abgehauen. Aber vielleicht hätte mir schon gereicht, wenn sie gesagt hätte: ‚Dieses Arschloch' oder irgendetwas, woran ich mich halten konnte. Irgendeinen klaren Ton."

„Spielen Sie diesen klaren Ton."

Tina sucht, auf dem Klavier, auf dem Balafon, auf anderen Instrumenten, schließlich entdeckt sie zu ihrer Überraschung – sie hatte mit Blasinstrumenten noch nie etwas anfangen können – das F der Altflöte.

„Das ist es." Und sie weint, diesmal aber erleichtert.

In der nächsten Stunde kommen der Therapeut und Tina auf ihre aufbrausende Erregungskontur, auf ihr Crescendo zurück. Der Therapeut sagt: „Ich schlage Ihnen vor, noch einmal das Durcheinander und dann ihr Crescendo zu spielen, nur mit einem Unterschied zum letzten Mal: Ich werde auf der Altflöte Ihr F in das Durcheinander hineinspielen. Lassen Sie sich überraschen, was sich dadurch verändert."

Tina lässt sich gern auf dieses Experiment ein. Sie beginnt wieder mit dem Durcheinander, der Therapeut spielt das F auf der Altflöte und Tina setzt zu ihrem Crescendo an. Doch es verändert sich, es gelingt ihr nicht mehr so wie in der Woche vorher. Aus dem Aufsteigen wird eine Wellenbewegung, ein Crescendo und Decrescendo, ein Auf und Ab, das sie überrascht und erfreut und das, wie der Therapeut ihr zeigt, einlädt mitzuspielen. Damit ist ihr Crescendo nicht aus ihrem Leben verschwunden, warum auch. Es gibt genug Anlässe in Tinas Leben, in denen ihr Aufbrausen sinnvoll, ja, notwendig ist. Doch das Aufbrausen ist nicht mehr so zwanghaft, hat sich nicht als hartes Muster so sehr verselbstständigt, dass ihr keine andere Wahl bleibt. Häufiger probiert sie nun auch in ihrem Leben Wellenbewegungen, d. h. sie geht in ihren Tönen nach oben und geht wieder hinunter, variiert und spielt damit.

Ihre verzweifelte Einsamkeit in der wieder lebendig gewordenen kindlichen Familiensituation war der Ausgangspunkt dafür gewesen, dass sich Tinas Crescendo entwickelt und verfestigt hatte. Es war aus einem Erregungsverlauf zu einer Erregungskontur geworden, die sie leiden ließ und ihre Einsamkeit als Erwachsene begünstigte. Dadurch, dass sie diese Erregungskontur zum Klingen bringen konnte, dadurch, dass hörbar wurde, was ihr vorherging, dadurch, dass sie mit ihrem F einen Ton des Trostes und des Haltes gefunden hatte, konnte sich ihr Crescendo verändern.

6.2 Erregungskonturen im Überblick

Die Erregungskonturen, die uns in unserer therapeutischen Praxis am häufigsten begegnet sind, haben wir unter folgenden Kategorien gesammelt:

> flach – hoch
> ansteigend – abfallend
> flüchtig
> explosiv
> stetig
> abrupt

Meistens sind mehrere dieser Begriffe miteinander verknüpft und bilden die Erregungskontur einer Person. Zum Beispiel kann jemand unter einer stetigen, flachen Erregungskontur leiden, während jemand anderes ansteigende Erregungsverläufe kennt, die abrupt enden.

Menschen mit einer *flachen* Erregungskontur geraten selten in höhere Erregung, ihr allgemeines Erregungsniveau ist im Vergleich zu dem anderer Menschen niedrig. Manche sind zufrieden damit und erleben diese Erregungskontur als ihr Naturell. Sie empfinden ihre Besonderheit als Stärke gegenüber anderen, als Vorteil gegenüber den „Aufgeregten". Andere Menschen mit dieser Erregungskontur leiden darunter. Weder im Zorn noch in der Liebe können ihre Erregungskurven so weit nach oben steigen, dass andere Menschen Unterschiede im Erregungsniveau bemerken. Das kann sich auch im Verlauf der sexuellen Erregung bzw. in einem niedrigen Niveau sexueller Bedürfnisse niederschlagen. Häufig leiden KlientInnen mit flachen Erregungskonturen nicht so sehr unmittelbar unter ihrer Erregungskontur, sondern eher indirekt unter den großen Schwierigkeiten, die sie haben, mit anderen Menschen lustvolle und befriedigende Beziehungen zu leben.

Menschen mit *hohen* Erregungskonturen beschreiben häufig zwei Aspekte: Zum einen erleben sie sich auf einem kontinuierlich höheren Erregungsniveau als die meisten anderen Menschen.

Zum anderen ist die hohe Erregungskontur an bestimmte Situationen gebunden, in denen sich die KlientInnen hoch erregen. Die KlientInnen beschreiben, dass sie von dieser hohen Erregung „nicht mehr herunterkommen", dass sie lange, für die Ressourcen des eigenen Körpers oft zu lange, auf diesem hohen Erregungsniveau bleiben, bis sie zusammenbrechen. Dann können sie von einer Sekunde auf die andere in einen tiefen Erschöpfungsschlaf fallen, ihr Kreislauf kollabiert oder es treten plötzlich depressive Stimmungen auf usw. Eine kontinuierlich anhaltende hohe Erregungskontur wird sozial gern gesehen und belohnt. Die tüchtige Mutter, die drei Kinder, Studium, Haushalt und die Pflege der kranken Mutter managet, der Selbstständige, der rund um die Uhr arbeitet, der Vertreter, der immer auf dem Sprung ist, ein Geschäft abzuschließen – für manche Berufe, für mache Tätigkeiten ist eine hohe Erregungskontur gleichsam Voraussetzung. Das kann Jahre lang, manchmal Jahrzehnte lang gut gehen, aber irgendwann sind die Reserven des Körpers erschöpft und die Menschen fühlen sich ausgebrannt.

Erlebt wird die hohe Erregungskontur oft als ein Getriebensein, manchmal von etwas weg, manchmal zu etwas hin, von dem man aber nicht weiß, was es ist. Die Sehnsucht nach Ruhe wird zumeist nicht wahrgenommen, und wenn, dann als überwältigend groß empfunden. Ihr nachzugehen, wird als gefährlich erlebt.

Die Entstehungsfaktoren dieser Erregungskontur sind, wie die aller anderen, sehr unterschiedlich. Sie können in einem Grundgefühl des Verlorenseins gründen oder Teile eines posttraumatischen Stresssyndroms sein. Solchen Verbindungen auf die Spur zu kommen, ist aber erst der zweite Schritt. Der erste Schritt besteht darin, die Erregungskontur als persönliches Muster zu erkennen und in ihren individuellen Erlebnisqualitäten zu erfahren, wie wir es am Beispiel Tinas Crescendos angedeutet haben.

Ansteigende Erregungskonturen werden wie auch *abfallende* sehr unterschiedlich erlebt. Das Ansteigen kann spannend sein und erregend, verführerisch, brodelnd, lockend oder Angst vor dem Abstieg hervorrufen. Zu manchen Erregungskonturen gehört, dass ansteigende Erregung immer schon im Frühstadium abgebrochen wird, weil sie Angst macht „vor dem, was kommt", oder alte Verbote wirksam werden. Manchmal sind ansteigende Erregungsverläufe mit abrupten Abbrüchen verbunden oder damit, dass KlientInnen anschließend stetig auf einem hohen Niveau der Erregung verbleiben, „von dem sie nicht mehr herunterkommen". Abfallende oder *abfallende* Erregungskonturen können positiv als „zur Ruhe kommend" erlebt werden, als Loslassen, aber auch als Trauer, als Enttäuschung oder Resignation. Für manche Menschen entsteht Schwere, andere haben Angst, sich „wie in Wasser aufzulösen". Wieder andere verbinden absinkende Erregungsverläufe mit Ohnmacht oder es entstehen Scham und Gefühllosigkeit. Häufig werden absinkende Erregungskonturen als negativ bewertet, seltener sind sie Gegenstand der Sehnsucht nach Ruhe und Besinnung. Der Wechsel und der Zusammenhang zwischen ansteigenden und abfallenden Erregungskonturen wirkt für manche Menschen wellenförmig, entspannend und beruhigend, für andere mühsam und beängstigend oder weckt in ihnen die Besorgnis, auseinander zu fließen und sich zu verlieren.

Viele KlientInnen kennen *flüchtige* Erregungsverläufe gar nicht, andere leiden unter ihnen. Manche leiden darunter, dass andere Menschen mit ihnen nur flüchtig in Kontakt waren oder sind und reagieren mit Zorn und Wut oder fühlen sich verlassen und isoliert. Manche erleben flüchtige Erregung als flüchtige Kontakte, umherirrend und haltlos oder oberflächlich und verantwortungslos. Andere verbinden Flüchtigkeit mit Neugier und Aufregung oder erleben Zartheit und Leichtigkeit.

Explosive Erregungsverläufe bzw. -konturen haben immer eine Vorgeschichte. Solchen Erregungen geht ein Spannungsaufbau vorher. Die Explosion kann sich in alle Richtungen ausbreiten oder gezielt auf einen Punkt hin. Eine Variante des Explosiven ist das *Bersten*. Die Erregung des Berstens bedarf keiner vorherigen Spannung, hier entlädt sich Erregung plötzlich nach allen Seiten hin. Die berstende und explosive Erregungskontur wird oft mit Erotik und Lust verbunden, mit Spannung und Freude, auch mit Scham und Schmerz, mit Angst, Gewalt und Bedrohung. Viele Menschen sind zu dieser Erregungsqualität gar nicht in der Lage, sie macht ihnen Angst. Häufig haben sie negative Erfahrungen mit dieser Erregungskontur und Leidvolles von explodierenden anderen Menschen erlebt. Nun ängstigen sie sich vor möglichen Schmerzen. Da sie nicht so sein wollen wie gewalttätig explodierende Andere, haben sie auch Angst vor der eigenen Explosivität. Diese ist für manche Menschen „gefährlich". Man könnte sich selbst und andere überrumpeln oder ihnen Gewalt antun. Manche Menschen explodieren nur „innerlich". Andere KlientInnen wiederum sind durch das Bersten oder Explodieren erleichtert. Etwas, was in ihnen ist und sie spannungsvoll zusammengehalten hat, dringt nach außen und wird öffentlich, die Entladung wirkt befreiend.

Die *stetige* Erregungskontur wird zumeist wie ein kontinuierlich andauernder immer gleicher Rhythmus erlebt. Vielen gibt das Ruhe, Geborgenheit und Sicherheit, verhilft zu tiefer Atmung, setzt Erinnerungen an Wiegenlieder und Ähnliches frei. Andere, die unter der stetigen Erregungskontur leiden, können die „fehlende Dynamik" kaum aushalten. Ihnen ist „zu wenig los" oder sie fühlen sich ermüdet, gelangweilt und gefangen.

Abrupt sind Unterbrechungen oder plötzliche Qualitätsänderung in der Erregung. Abrupt sind deutliche und starke Wechsel jeder Art, etwa in Dynamik und Lautstärke. Abrupt kann ein Kontakt aufgenommen, aber auch beendet werden. Für viele gleich oder zumindest verwandt sind die Erregungskonturen „schneidend", „abgeschnitten" oder „beschnitten". Abrupte Wechsel können als abgeschnitten oder abschneidend erfahren werden, schneidende Blicke oder schneidende Bewegungen können Schnitte und andere abrupte Veränderungen anzeigen oder androhen. Viele KlientInnen, die abrupte Veränderungen erlebt haben, sind schon vorab innerlich darauf eingestellt. Sie sind gespannt, abwartend, manchmal nervös. Das Abrupte kann als Verlust, Irritation oder Tod erlebt werden. Es kann einen Nichts-Ahnenden aus heiterem Himmel überfallen, kann aber auch als Erlösung ersehnt werden und der Klarheit und der Lebensorientierung dienen.

Die aufgeführten Kategorien sind Erregungsverläufe bzw. -konturen, die uns in unserer therapeutischen Arbeit besonders häufig begegnen. Es gibt mehr, es gibt andere und es gibt für die genannten Erregungskonturen sicher auch andere Möglichkeiten der Bezeichnung. MusiktherapeutInnen und KlientInnen mit musikalischen Erfahrungen werden sich relativ leicht in das Konzept der Erregungskonturen hineindenken können, da sie wie Tina mit ihrem Crescendo aus der Musik ähnliche Bezeichnungen kennen.

„Jede Melodie besitzt ihre eigene Balance zwischen Spannung und Entspannung" (Holst 1992, S. 61), hat ihren eigenen Erregungsverlauf bzw. ihre eigene Erregungskontur. Aus all den Elementen, die Musik zu Musik machen, können einzelne Aspekte für die therapeutische Arbeit mit der Erregungskontur eines Menschen Bedeutung gewinnen: die Klangfolge, die Phrasierungen (Richtungswechsel nach oben oder unten), die Tempi (Zeitmaß, Schnelligkeit) wie Adagio, Andante oder Vivace, die sich auch nach dem Charakter eines Stückes wie z. B. aufgeregt, zart oder wild richten; oder Bezeichnungen, die sich auf Temposchwankungen beziehen wie rallentando (allmählich langsamer), stringendo (eilend, schneller werdend), agitato (aufgeregt, unruhig), mosso (bewegt), poco a poco (nach und nach); oder Vortragsbezeichnungen wie legato (gebunden), staccato (gestoßen) oder tenuto (gehalten); oder Akzente, die einer Note eine zusätzliche Betonung geben wie sforzato (verstärkt), was bedeutet, dass eine lange Note am Anfang lauter klingt als am Schluss; oder der Rhythmus, der sich auf die Unterschiede der Tondauer (lang-kurz) bezieht und der frei fließend sein kann, der mit regelmäßig wiederkehrendem Schlag gemessen wird, der Spannung und Entspannung besitzt; oder die Metrik, die sich auf die Betonungsunterschiede (schwer-leicht) bezieht usw. (Diese kurzen Begriffserklärungen sind für die LeserInnen und TherapeutInnen gedacht, die sich in den Begriffen der klassischen Musik nicht so gut auskennen.)

Alle diese Bezeichnungen sind transkonkret, also unabhängig davon, welche konkrete Melodie oder welcher konkrete Rhythmus usw. in dem jeweiligen Musikstück gespielt werden. Diese musikalischen Elemente sind nicht – das sei hier noch mal betont – prinzipiell bestimmten, von uns benannten Erregungsverläufen oder -konturen zuzuordnen, sondern nur dem radikal individuellen Erleben der Erregung, wie sie sich musiziert und über das Hören und über die Resonanz den TherapeutInnen zugänglich wird.

Die Klientin oder der Klient, die oder der nicht über solche musikalischen Verständnisbrücken verfügt, bedarf in der therapeutischen Situation konkreter Erklärungen. Nach unseren Erfahrungen können die meisten Menschen die Erklärung, dass es Erregungsverläufe gibt, die relativ unabhängig vom jeweiligen Inhalt bei den Menschen als unterschiedliche Temperamente oder Erregungskonturen auftreten, durchaus gut verstehen, wissen aber häufig noch nicht, was dies mit der Therapie zu tun haben soll. Entscheidend ist, wie fast immer, dass sie musizierend Erregungskonturen erleben. Häufig mündet der Prozess in große Aufregung und in tiefes Erleben; offensichtlich werden Kernthemen der KlientInnen berührt. KlientInnen haben nach der Arbeit mit ihren Erregungskonturen von gewichtigen und nachhaltigen Veränderungen ihrer Leibmuster berichtet, auch wenn sie selbst diese häufig gar nicht in den

Zusammenhang mit der Arbeit zu den Erregungskonturen brachten. Die Arbeit mit den Erregungskonturen scheint beinah unmerklich und selbstverständlich große nachhaltige Folgen zu haben. Wenn wir diese KlientInnen auf solche Zusammenhänge aufmerksam machen und befragen, bestätigen sie fast immer überrascht und erstaunt den Zusammenhang.

Eine Erklärung für die Nachhaltigkeit und Tiefe der Arbeit mit den Erregungskonturen könnte darin liegen, dass Erregungskonturen zu den Kernstrukturen von Leibmustern gehören und jede Veränderung von Erregungskonturen bzw. von Aspekten einer Erregungskontur zumindest Chancen zur Veränderung grundlegender Faktoren der Leibmuster (s. Kap. II 2.2) beinhaltet. Ein zweiter Grund liegt darin, dass Erregungskonturen schon sehr früh bei Menschen zu beobachten sind und offenkundig auch die ersten Aspekte in der Herausbildung von Leibmustern sind. Die Säuglingsforschung bestätigt dies. (vgl. Baer/Frick-Baer 2001a, S. 47 ff; Baer, Udo, 2001b)

„Affekte sind nicht nur stark oder schwach, lust- oder unlustvoll, sondern haben dynamische Eigenschaften, die ihnen eine bestimmte ‚Textur' verleihen. Plötzlich auftauchender Ärger fühlt sich anders an, als langsam anschwellender und Ähnliches gilt für Ereignisse in der Außenwelt. Wir können von Licht überflutet oder auch nur berührt werden. Wir können beobachten, wie eine Mutter oder ein Vater den Säugling entweder langsam und bedächtig oder schnell und ruckartig aus dem Bettchen nimmt. Diese vitale Dimension von Affekten oder Ereignissen wird schon von kleinsten Kindern wahrgenommen und trägt dazu bei, dass sie ein ganzes Spektrum von fein nuancierten Gefühlen und Empfindungen haben", schreibt der Säuglingsforscher Martin Dornes (Dornes 2000, S. 21).

Daniel Stern, der „Großmeister" der Säuglingsforschung, nennt diese Art des Erlebens „Vitalitätsaffekt". „Der Säugling nimmt diese Qualität in sich selbst wie auch im Verhalten anderer Menschen wahr ... Der Säugling taucht in diese ‚Vitalitätsgefühle' ganz und gar ein." (Stern 1992, S. 84)

Ein Grundmerkmal der Vitalitätsaffekte sind in der Terminologie Sterns u. a. „Aktivierungskonturen". (Die Erforschung dieser Prozesse insbesondere bei Säuglingen und Kleinkindern ist neu, verschiedene Begriffe und Übersetzungen sind gebräuchlich.) Stern spricht in diesem Zusammenhang häufig auch von „Aktivierungs- oder Erregungsniveaus" oder der „Aktivierungs-/Erregungsdimension" (Stern 1992, S. 84). Wir bevorzugen für die gleichen Phänomene den unserer Meinung nach umfassenderen Begriff Erregungsverlauf bzw., wenn dieser verfestigt ist, den Begriff Erregungskontur. Das Wort Aktivierung setzt Handeln voraus oder wird häufig mit Handeln gleich gesetzt. Erregung kann sich durchaus in Handeln ausdrücken, muss dies aber nicht. Wenn Säuglinge sich erregen, muss sich ihre Erregung in Aktivität ausdrücken – sie können nicht anders. Diese Unmittelbarkeit und Ausdruckskraft fasziniert und rührt uns Erwachsene, wenn wir Säuglingen zuschauen. Im Laufe des zweiten Lebensjahres erwerben Menschen die Fähigkeit, Erregungen nur innerlich zu spüren und in ihren Aktivitäten zu verbergen. Dieses „So-tun-als-ob" kann sich verfestigen und wird in der Therapie häufig zum Thema. Die Therapie betreffend sollten wir folglich nicht von Aktivierungskonturen, sondern die von Erregungskonturen sprechen. Stern dagegen kann – die Säuglinge betreffend – beide Begriffe gleichsetzen.

Säuglinge können schon sehr früh differenzierte Erregungsverläufe wahrnehmen. „Fernald (1984) wies z.B. nach, dass Säuglinge sehr wohl in der Lage sind, eine steigende von einer fallenden Intonation zu unterscheiden, selbst wenn beide Tonfolgen von derselben Stimme auf denselben Vokal und denselben Höhen- und Lautstärkenbereich, nur in umgekehrter Abfolge artikuliert werden." (a.a.O., S. 89)

Wie bei Erwachsenen wurde bei Säuglingen festgestellt, dass unterschiedliche Sinneseindrücke, die ähnliche Aktivierungskonturen besitzen, in einem Gesamteindruck miteinander verknüpft werden, „so dass diese Sinneseindrücke zu organisationsstiftenden Erfahrungen werden. Zum Beispiel kann die Mutter versuchen, das Baby zu trösten, indem sie sagt: ‚Ist ja gut, ist ja gut …', die Betonung kann dabei auf der ersten Silbe (‚ist') liegen, so dass die Stimme zum Ende der Lautfolge hin abfällt und ausklingt. Sie könnte aber auch Rücken oder Kopf des Babys sanft streicheln; diese Streichelbewegung wird zunächst – ähnlich wie die ‚Ist-ja-gut'-Sequenz – nachdrücklicher sein und gegen Ende schwächer werden. Wenn die Dauer der so konturierten Streichelbewegung und der Pausen zwischen den einzelnen Bewegungen absolut und relativ dem Lautäußerungs-Pausen-Muster entspräche, würde der Säugling völlig unabhängig von der tatsächlichen angewandten Beruhigungsmethode ähnliche Aktivierungskonturen wahrnehmen. Beide Beruhigungsarten würden sich (über ihre jeweilige sensorische Besonderheit hinaus) ‚gleich anfühlen' und die Empfindung des selben Vitalitätseffekts hervorrufen." (a.a.O., S. 90)

Hans Helmut Decker-Voigt fiel auf, als er auf einem Segelboot über die Welt des Säuglings schrieb, dass die Bezeichnungen, die Daniel Stern den Erregungsverläufen gab (von ihm unter anderem Vitalitätseffekte genannt), denen in den Wetterberichten ähnelten: „Zunehmende Verdichtung des Hochs über Island – abnehmender Sturm im Skagerak. Wolkentürmung im Norden und sich verflüchtigende Nebelschleier im Süden …" (s.a. Decker-Voigt 1999, S. 139) Wir Menschen beschreiben unsere Umgebung häufig mit Begriffen des Erlebens. Der Wind kann ebenso „abfallen" wie ein Bergrücken oder unsere Spannung bzw. Erregung.

In der Therapie können KlientInnen sich ihren Erregungskonturen annähern, indem sie sie im Tanz, in der Musik oder in der Gestaltung ausdrücken. Auch Stern führt diese Analogie an: „Abstrakter Tanz und Musik sind ausgezeichnete Beispiele für die Ausdrucksfähigkeit der Vitalitätsaffekte. Der abstrakte Tanz führt dem Zuschauer/Zuhörer eine Vielfalt an Vitalitätsaffekten mitsamt ihren Abwandlungen vor, ohne auf eine Handlung oder kategoriale Affekte zurückzugreifen, aus denen man die Vitalitätsaffekte erschließen könnte. Fast immer versucht der Choreograf, nicht einen spezifischen Gefühlsinhalt als vielmehr eine Art des Fühlens auszudrücken. Dieses Beispiel ist besonders aufschlussreich, weil sich der Säugling (…) unter Umständen in der selben Lage befindet wie der Betrachter eines abstrakten Tanzstückes oder der Konzertbesucher. In der Art, wie die Eltern eine Tätigkeit ausführen, tritt ein

Vitalitätsaffekt zu Tage. (…) Wie der Erwachsene den Tanz, so erlebt der Säugling seine soziale Welt in erster Linie als Welt der Vitalitätsaffekte, bevor sie sich zu einer Welt formaler Handlungen entwickelt." (a.a.O., S.87f) Im Tanz, in der Musik, in der Gestaltung des Erregungsverlaufs bzw. der Erregungskontur geht es auch zuerst einmal um den Ausdruck der persönlichen, spezifischen Art der Erregung des jeweiligen Menschens, aber anders als im zitierten abstrakten Tanz liegt im zweiten Schritt der therapeutischen Arbeit die Absicht, den Gefühlsinhalten bzw. dem Erleben schlechthin Raum zu geben. Wir wagen zu behaupten, dass nur über den kreativen Einsatz von Tanz, Musik und Gestaltung Erregungskonturen erlebbar und dadurch zugänglich werden können. Leibtherapie stellt mit dem Verständnis der Erregungskonturen und der erlebnisbezogenen Arbeit mit ihnen einen effektiven Baustein therapeutischer Veränderung zur Verfügung. *Kreative* Leibtherapie ermöglicht nicht nur verbal beschreibende, sondern unmittelbar Erlebnis öffnende Zugänge zu den Erregungskonturen.

Erregungskonturen weisen also offenkundig auf eine lange Geschichte beim jeweiligen Menschen hin. Sie können schon sehr früh im Säuglingsalter entstanden sein und somit das ganze Leben lang leibliche Wahrnehmung und Verhalten prägen. Wohlgemerkt, wir sagen: „*Können!*" Säuglinge, Kleinkinder, größere Kinder und Erwachsene machen fortlaufend Erfahrungen mit Erregungsverläufen und -konturen, innerlich wie äußerlich. Im Zuge dieser Erfahrungen können sich Erregungskonturen verändern. Es gibt keinen Nachweis, dass eine bestimmte Erregungskontur ausschließlich oder überwiegend im Säuglingsalter entstanden sein „*muss*". Beobachtungen in der praktischen therapeutischen Arbeit verweisen darauf, dass manche Erregungskonturen offensichtlich sehr frühe Wurzeln haben. Ob diese Wurzeln ins Säuglingsalter zurückreichen, kann im Einzelfall vermutet bzw. aus dem Leibgedächtnis erschlossen werden. Daraus lässt sich aber, wie gesagt, keine generelle Behauptung ableiten.

6.3 Erlebnisöffnende Zugänge und Therapiehinweise

Was liegt näher, als eine Erregungskontur musizieren zu lassen? Das ist allerdings leichter gesagt als getan. Denn zuerst einmal muss das Problem der Klientin oder des Klienten als Erregungskontur von Seiten der TherapeutInnen identifiziert oder diagnostiziert werden, damit dieses Modell seine therapeutische Wirksamkeit entwickeln kann. Was hier als einfaches, selbstverständlich anmutendes Modell daherkommt, erweist sich – wie auch das Modell der Leibbewegungen (s. Kap. I 3) – als Abbildung einer komplizierten und komplexen Erlebens-Wirklichkeit. In den Kategorien flach, hoch, ansteigend, abfallend, flüchtig, explosiv, stetig und abrupt müssen sich, damit sie als Orientierungsleitlinien dienen können, einerseits die vielen unterschiedlichen Erfahrungen mit den Erregungskonturen vieler Menschen wiederfinden, andererseits müssen sie in ihrer Anzahl überschaubar sein, damit sie sinnvoller Weise ins Repertoire der TherapeutInnen Eingang finden können. Ein Kategoriensystem, das man nur mit größter Mühe im Kopf behalten und nur schwer verinnerlichen kann, nützt in der konkreten therapeutischen Arbeit unserer Meinung nach wenig.

Damit TherapeutInnen (in Ausbildung z. B.) einen Zugang bekommen können zu dem, was später therapeutische Arbeit mit den Erregungskonturen ihrer KlientInnen bedeuten kann, bieten wir ihnen z. B. folgende Erlebnis öffnenden Einheiten an, die ebenfalls auf die Arbeit mit anderen KlientInnen – auch in der Einzelarbeit – angewendet werden können:

„Nehmt euch bitte zwei große Bögen Papier und einen Kasten Kreide und setzt euch an einen Platz im Raum, an dem ihr euch mit Erregungsverläufen und -konturen beschäftigen mögt. Nehmt einige Atemzüge lang wahr, wie ihr auf den Begriff Erregung in diesem Moment reagiert …

Was löst er in euch aus? Woran erinnert er euch am ehesten? …

Vielleicht von Freude, Stress, Ärger, Sex oder an etwas ganz anderes? …

Wenn wir hier im Weiteren von Erregung sprechen, so meinen wir ihn sozusagen als neutralen Oberbegriff für das, was ihr, jede und jeder für sich, an Gefühlen, Körperempfindungen, Bildern, an Leibregungen erlebt …

Wir wollen uns jetzt mit Erregungsverläufen und Erregungskonturen beschäftigen. Achtet bitte wieder auf eure Resonanz auf diesen Begriff in diesem Moment. Vielleicht findet ihr den Begriff Erregungsverlauf für das, was euch eben eingefallen ist, passend. Vielleicht passt euch eher ein anderer Begriff – wie z. B. Spannungsbogen, Rhythmus, Melodie, Aufregung und ‚Ab-Erregung' oder Ähnliches …

Und dann malt doch bitte auf ein Blatt Papier ein Erregungsdiagramm der letzten 24 Stunden. Setzt für Erregung euren Begriff ein, wir werden bei diesem Begriff während der Anleitung bleiben. Ein Erregungsdiagramm könnte z. B. an so etwas wie ein Langzeit-EKG oder an eine Fieberkurve erinnern. Vielleicht mögt ihr unten auf euer Blatt eine Zeitachse malen als Orientierung. Muss aber nicht. Kann auch ganz anders sein."

Wenn die TeilnehmerInnen fertig sind, bitten wir sie, sich malend dem zweiten Blatt zuzuwenden:

„In jedem Menschen gibt es typische, ihm eigene Erregungsverläufe, die sich zu seinen Erregungskonturen verfestigt haben. Bitte sinniert darüber, was einer eurer typischen, immer wiederkehrenden Erregungsverläufe ist. Vielleicht kommt ihr eurer Erregungskontur auf die Spur, wenn ihr euren Einfällen freien Lauf lasst, die beispielsweise damit beginnen: ‚Immer, wenn ich allein bin, dann…' oder ‚Immer, bevor ich in Kontakt gehe, dann …' oder ‚Vor jedem Seminar …'. Vielleicht fällt euch auch eher ein Problem ein, wie z.B. ‚Ich weiß nicht, wie ich mich entspannen kann' oder ‚Ich schlafe so schlecht' und ihr malt euren typischen Spannungsbogen oder Erregungsverlauf eurer Nächte. Oder ihr beschäftigt euch mit einer typischen Eigenschaft wie z. B. ‚himmelhoch jauchzend, zu Tode betrübt' oder ‚immer unter Druck'. Beschäftigt euch mit dem Erregungsverlauf der euch gerade interessiert und malt ihn …

Wenn ihr fertig seid, dann lasst euer Bild bitte noch mal auf euch wirken und schreibt dann den typischen Satz, der zu diesem Bild gehört, dazu."

Diesen Satz in die Gruppenrunde mit einzubringen, in der über das Erleben während der geschilderten Einheit gesprochen wird, macht vor allem für TherapeutInnen über die Selbsterfahrung hinaus Sinn: Man kann hören (lernen), dass auch Aussagen, die dies wahrscheinlich nicht direkt vermuten lassen, auf einen Zusammenhang mit Erregungskonturen hinweisen können, z. B.: „Mein Selbstwertgefühl geht immer wieder den Bach hinunter", „Ich verliere den Boden", „Ich bin ewig traurig", „Ich wünsche mir sehnlichst Nähe".

Und nun zurück zur Ausgangsfrage: Was liegt näher, als eine Erregungskontur musizieren zu lassen? Sowohl in der Gruppe als auch in der Einzelarbeit geht es wie immer dabei nicht darum, die Erregung darzustellen, sondern darum, dass die Erregungskontur erlebbar wird. Für die meisten KlientInnen ist es schon sensationell, wenn ein Erregungsverlauf hörbar wird. Sie staunen über die Wirkung, wenn die Töne auf dem Klavier immer schneller und lauter werden – und dann abrupt abbrechen. Das stetige, immer gleichförmige a des Xylofons füllt den Raum mit einer Atmosphäre. Und wenn die Handfläche leicht und schnell über das Fell der brasilianischen Trommel streift, wird „flüchtig" von einem Wort zu einem Erleben. Erregungsverläufe sind für die meisten KlientInnen schwer greifbar oder schwer in Worte zu fassen. Sie „geschehen einfach", werden oft als leidvoll selbstverständlich oder unabänderbar erlebt. Dass sie transkonkret sind, macht die Sache nicht einfacher. Wird eine Erregungskontur nun hörbar, sind KlientInnen oft freudig erstaunt oder zutiefst erleichtert, weil sie entdecken: „Ja, so ist es. Genau das wiederholt sich immer." Durch das Hörbarmachen im Musizieren wird eine Erregungskontur konkret, sie wird in ihren Feinheiten erkannt und bekannt. Es geschieht noch mehr: Sie wird zu einer Mitteilung an andere; die Therapeutin oder der Therapeut oder Gruppenmitglieder können darauf reagieren, Kommentare abgeben, Resonanzen mitteilen etc. Die Klientin oder der Klient ist nicht mehr allein gelassen. Und drittens sind die KlientInnen aktiv, indem sie diese Erregungskontur erklingen lassen, während sie sonst häufig den Eindruck haben, dass eine Erregungskontur sie „überkommt", sie ihr passiv ausgeliefert sind.

Manchen KlientInnen reicht es, zumindest für's Erste, die Erregungskontur hörbar werden zu lassen und von anderen Rückmeldungen zu bekommen. Häufig sind sie angeregt, aus ihrem Leben zu erzählen und zu berichten, wie sich die Erregungskontur in ihrem konkreten Leben „abspielt". Dabei werden häufig schon biografische Zusammenhänge deutlich, die vorher unbewusst oder unbeachtet blieben. Allein dieser Prozess führt bei vielen KlientInnen zu Veränderungen, das Erleben der Erregungskonturen schafft Einsichten und Aussichten.

Aber wenn KlientInnen ihre Erregungskonturen musikalisch ausdrücken können, können sie auch noch mehr: Sie können ihre Erregungskontur spielerisch verändern. Wenn KlientInnen mit Erregungskonturen in der Therapie arbeiten, leiden Sie in der Regel unter ihnen und wollen sie verändern. Im Musizieren können sie Veränderungen erproben bzw. Wege der Veränderung suchen.

Eine Klientin spielte eine absinkende Erregungskontur, die sie immer wieder abrupt unterbrach, was in Starre und Enge mündete. Sie wurde aufgefordert, im Musizieren mögliche Veränderungen auszuprobieren. Sie entdeckte zwei: „Ich gehe in meinem Leben, glaube ich, das Absinken der Erregung zu schnell an. Ich will, wenn ich aus einer hohen Anspannung oder Aufregung komme, sofort Ruhe haben und das funktioniert nicht. Wenn ich das Absinken meiner Erregung langsamer spiele, dann geht es besser, dann brauche ich nicht zu unterbrechen, dann macht es mir auch nicht so viel Angst." Ihre zweite Erfahrung: „Ich glaube, es tut mir gut, wenn ich nicht sofort in das Absinken der Erregung gehe. Wenn ich das, was vorher war, noch ein bisschen anders spiele, wenn ich mir eine andere Erregung suche und dann erst die Erregung absinken lasse, dann wird aus dem Absinken eine Wellenbewegung, die langsam nach unten geht. Das ist wie im Urlaub, da kann ich auch nicht sofort flach liegen und mich ausruhen, da muss ich erst einmal in den ersten zwei, drei Tagen durch das Städtchen bummeln und dieses und jenes unternehmen, was auch aufregend ist, aber anders als vorher. Erst dann kann es runtergehen."

Im Musizieren können KlientInnen neue Möglichkeiten ihres Erregungsverlaufs oder der Verbindung verschiedener Erregungsverläufe ausprobieren. Wir sind immer wieder erstaunt und froh darüber, wie unmittelbar sie daraus Verbindungen zu ihrem Leben ziehen können.

Äußerst spannend und therapeutisch interessant sind Äußerungen von KlientInnen, dass sie mit einer bestimmten Kategorie der Erregungsverläufe „gar nichts anfangen" können. Fast immer lohnt es sich, solche Bemerkungen im Gedächtnis zu behalten, um später noch einmal darauf zurück zu kommen. Unserer Erfahrung nach liegt in diesem Erregungsverlauf, in seinem Erleben und seiner Aneignung, sehr oft die Chance zur Veränderung. Aufgrund dieser Tatsache bieten wir manchmal KlientInnen in der Gruppen- und auch in der Einzeltherapie nicht nur eine musikalische Tour durch mehrere Erregungskonturen an, sondern spezifizieren diese Anregung:

„Wir haben hier Zettel mit den Bezeichnungen der unserer Meinung nach wichtigsten Erregungskonturen an die Wand gehängt. Ihr lest dort die Begriffe ansteigend, abfallend, flach, hoch, flüchtig, explosiv, stetig und abrupt. Sucht euch bitte eine Erregungskontur aus, die euch sofort anspricht und interessiert und eine, mit der ihr überhaupt nichts anfangen könnt. Schreibt bitte die beiden Begriffe jeweils auf eine Postkarte …

Und dann ‚spielt' euch mit Musikinstrumenten oder eurer Stimme durch diese Begriffe bzw. Erregungskonturen ‚hindurch', drückt sie musikalisch aus. Erst die eine, dann die andere. Seid aufmerksam für das, was ihr erlebt. Korrigiert möglichst nichts weg, was euren jetzigen Vorstellungen nicht entspricht, sondern lasst euch auf eure musikalischen Einfälle und euer Erleben ein."

Immer wird deutlich, dass sich die KlientInnen in manchen Erregungskonturen „zu Hause" fühlen, während andere ihnen völlig fremd sind oder ihnen zumindest vor dem Musizieren fremd erschienen. In den Erregungsverläufen, die ihnen fremd waren oder sind, liegt oft ungelebtes Leben und zu viel gebundene Energie. Sich mit ihnen weiter zu beschäftigen, ihnen Aufmerksamkeit zu schenken und sie in Verbindung zu bringen mit vertrauten Erregungskonturen, kann fruchtbar sein.

Eine Klientin z. B., die sich auf einer stetig angespannten und angestrengten, hohen Erregungskontur erlebte, begleitete sich mit einer Handtrommel beim „soldatischen Gehen im Marschrhythmus". Für die flüchtige Erregungskontur, die ihr fremd war, hatte sie nur Verachtung übrig. Als die Therapeutin sie bat, dennoch zu versuchen, diesem Flüchtigen einen musikalischen Ausdruck zu geben, stieß die Klientin aus Versehen bei der wegwerfenden Handbewegung mit dem „fliegenden" Arm gegen ein Glockenspiel, das an einem Holzbalken im Therapieraum aufgehängt war. Als sie zunächst widerwillig und ungehalten, dann überrascht und aufmerksam dem Klingen nachlauschte, wurde sie tieftraurig und weinte sich, wie sie sagte, „die Spannung vom Leibe. So kann das gehen, so leicht. Ich kann es kaum fassen. Ich brauche nur spontan zu sein und unberechenbar, schon brauche ich mich nicht mehr so anzustrengen. Und wie lange die Töne nachhallen, nur weil ich das Glockenspiel einmal kurz angestoßen habe. Unglaublich." Nicht, dass im Leben der Klientin nun alles anders geworden wäre, aber vieles, denn diese Erfahrung ermöglichte ihr den Zugang zu einer aktiven Veränderung ihrer Erregungskontur, unter der sie litt.

Ein Klient, der die Erregungskontur flüchtig als vertraut und sich selbst dabei als „auf der Flucht" erlebte, sang ein Lied im Stil der „Neuen deutschen Welle" mit den Worten: „Weg. Nichts wie weg. Immer nur weg. Immer wieder weg." Dabei rannte er gehetzt im Raum hin und her. Die Erregungskontur stetig war ihm fremd und so, wie er beim flüchtigen Hin- und Herrennen nach einer Weile Angst gespürt hatte, so empfand er auch Angst vor dem Ausdruck der stetigen Erregungskontur. Schließlich traute er sich an die Ocean-Drum, die zuerst in seinen Ohren bedrohlich klang, ihn dann aber immer deutlicher an Wellenrauschen, an das ewige hin und Her des Meeres, erinnerte. So konnte sich sein inneres Hin und Her, sein Gehetzt-Sein und seine Angst beruhigen. Auf die Frage, in welchem Körperbereich er diese Klänge hören und in sich bewegen könne, sagte er: „Im Herz. Und diese Erfahrung ist mir nicht mehr zu nehmen."

Manche KlientInnen sind offenkundig in einer Erregungskontur „gefangen", aber nicht in der Lage, diese musizierend auszudrücken oder gar zu verändern. Eine Klientin erzählte in einer Therapiestunde fast manisch aus ihrem Alltagsleben. Das Erregungsniveau war hoch und stetig, der Therapeut kam kaum mit irgendwelchen Bemerkungen dazwischen. Sie war so gefangen in ihrer Erregung, dass sie jedes Angebot des Therapeuten, mit ihm in einen Dialog zu treten oder ein musikalisches Experiment durchzuführen, überhörte und überging. Auch als der Therapeut ihr seinen Eindruck mitteilte, dass sie in einer hohen Erregung gefangen sei, antwortete sie nur: „Das kann schon sein", und erzählte weiter wie bisher. Da stand der Therapeut auf, holte sich ein Instrument und spiegelte ihr musizierend ihren Erregungsverlauf. Die Klientin unterbrach ihren Redeschwall, wurde bleich und sagte: „Das ist ja erschreckend. Danke für die Unterbrechung. Wenn ich so bin, bekomme ich nichts anderes mit. Ich bin gefangen."

Auch andere KlientInnen können nicht mit ihren Erregungskonturen experimentieren oder über diese reflektieren, so sehr werden sie von ihnen beherrscht. Ein hyperaktives Kind fand großen Gefallen daran, in der Musiktherapie wild darauf los zu musizieren. Es probierte dieses und jenes Instrument aus. Hohe Erregung verband sich mit abrupten Wechseln. Dieses Kind konnte Veränderungen nur über den musikalischen Dialog erfahren. Der Therapeut spielte hier einmal mit und dort, versuchte das Kind dort abzuholen, wo es sich musikalisch und in seiner Erregung gerade befand. Jedes Mal, wenn der Therapeut musizierend auf das Kind einging, wurde der Zeitraum, in dem das Kind an einem Instrument spielte, länger. Schließlich trafen sich beide immer häufiger und immer länger bei den Trommeln und anderen Rhythmusinstrumenten. Nach vier, fünf Therapiestunden begann jede Therapiestunde mit einer langen gemeinsamen „Rhythmussession". Das Erregungsniveau hatte sich noch nicht geändert, aber der abrupte Wechsel war nicht mehr so notwendig, Stetigkeit wurde erfahrbar. Im nächsten Schritt konnte der Therapeut musizierend verschiedene Varianten des Erregungsniveaus in den musikalischen Dialog einbauen. Er variierte über Rhythmus, Dynamik und Lautstärke und bot immer wieder wellenförmige Erregungsverläufe an, zu denen das Kind von sich aus, gefangen in seiner Hypererregung, nicht in der Lage war. Das Kind konnte nach und nach dieses Angebot annehmen und somit aus der hohen Erregung kleine und allmählich größer werdende Ausbrüche „nach unten" wagen.

Nähern wir uns dem Ende dieses Kapitels noch mit einigen weiteren Hinweisen für die therapeutische Arbeit mit Erregungskonturen.

Als Leitfaden durch den musiktherapeutischen Prozess eignen sich unserer Erfahrung nach folgende Fragen an die KlientInnen, die selbstverständlich nicht immer so gestellt und abgearbeitet werden müssen, aber eine innere Richtlinie für die TherapeutInnen sein können:

„Wenn Sie Ihre Erregungskontur musizieren: Woher ist Ihnen das, was Sie erleben, bekannt?

An welche Situation, an welche Atmosphäre erinnert sie das?

An welche andere Person oder an welche anderen Personen, auch oder vor allem aus Ihrem kindlichen Leben, erinnert Sie das?

An welcher Stelle Ihrer musizierten Erregungskontur erleben Sie sich in der Sackgasse?

Was ist vorher, bevor die Erregungskontur (bzw. die Sackgasse) beginnt?

Was ist nachher, nachdem die Erregungskontur aufhört (bzw. nach der Sackgasse)?

Wie kann es anders beginnen?

Wie kann es anders aufhören?"

Schon am Beispiel von Tinas Crescendo (s. Kap. I 6.1) haben wir deutlich gemacht, wie wichtig es sein kann, dem Davor und Danach einer Erregungskontur besondere Aufmerksamkeit zu schenken. Häufig hadern KlientInnen damit, wie eine Erregungskontur endet. Sich mit dem, wie sie beginnt und was ihr vorhergeht, zu beschäftigen, kann neue Einsichten bringen und neues Erleben ermöglichen. Ganz oft kommen entscheidende Erlebnisse wie Beschämungs- und Demütigungserfahrungen, Gewalterfahrungen oder chronischer Mangel an Wertschätzung und Selbstbestimmtheit zu Tage. Hier sind die KlientInnen darauf angewiesen, dass wir als TherapeutInnen ihnen Hinweise darauf geben, dass diese Momente des Davor und Danach spannend und entscheidend sein könnten. Und sie sind darauf angewiesen, dass wir ihnen das Experiment zutrauen, das Davor und Danach zu „wissen" und musizieren zu können.

Eine Klientin wollte sich in der Therapie ihrem Erröten widmen, das sie immer wieder in höchste Peinlichkeit versetzte, weil es von ihren Gegenübern offensichtlich bemerkt wurde. Da die Klientin mit dem nahe liegenden Thema Scham schon früher gearbeitet hatte, entschied sich die Therapeutin zur Arbeit auf dem Hintergrund der Erregungskonturen. „Wie oder wo im Körper spüren Sie die Quelle des Errötens?" fragte die Therapeutin.

„Im Hals. Da spüre ich die Hitze."

„Wohin geht die Hitze? Was ist sozusagen die nächste Station in Ihrem Körper?"

„Die Wangen …"

„Und wie geht's dann weiter?"

„Über den Kopf hinaus …"

Die Therapeutin bat die Klientin, sich für die erwähnten Körperbereiche jeweils ein Instrument zu wählen und für sie den jeweils passenden Raum zu suchen. Für den Hals wählte die Klientin das große Holz-Balafon, für die Wangen die Ocean-Drum und für „Über-den-Kopf-hinaus" das Klavier.

Die drei Instrumente stellte sie in einem Dreieck zueinander in Beziehung. Die Therapeutin machte der Klientin den Vorschlag, die Instrumente nacheinander zu spielen, der Reihenfolge nach, erst hin und dann wieder zurück. Die Klientin setzte sich vor das Balafon und begann mit heftigem Schlag beider Schlägel gleichzeitig (sforzato) und spielte dann eine Weile die beiden gleichen Töne weiter deminuendo. Andere Töne kamen hinzu, so dass die Klänge immer melodiöser wurden. Als sie ihr Spiel am Balafon beendet hatte, wollte sie nach einem fast unmerklichen Zögern zur Ocean-Drum wechseln. Die Therapeutin bat sie, einen Moment innezuhalten. „Ich habe den Beginn Ihres Musizierens wie ein Alarm-Signal gehört. „Wie klang das für Sie?" „Wie ein Aufschrecken, Alarm-Signal – das passt." „Was ist der Auslöser für das Signal? Was passiert davor? Spielen Sie das bitte …" Die Klientin spielte und sagte: „Ich werde gesehen."

„Und davor?"

Die Klientin ging auf die Suche nach dem passenden Instrument und fand eine Muschelkette und ein paar Muscheln, die sich von der Kette gelöst hatten. Sie nahm die einzelnen Muscheln in die Hand und setzte sich ein bis zwei Schritte weiter weg vom Balafon und den anderen Instrumenten auf den Platz des Davor. Während sie den Klängen lauschte, die die Muscheln in ihrer Hand machten, wirkte sie immer kleiner und selbstvergessener. „Wie alt fühlen Sie sich gerade? Welche Situation fällt Ihnen ein?"

„Ich bin so sechs oder sieben Jahre und ich träume vor mich hin, als mich plötzlich der Lehrer aufruft und mich ausschimpft, weil ich nicht aufpasse. Alle gucken mich an und ich möchte am liebsten im Erdboden versinken. – Und dabei haben mir meine Eltern und meine Großmutter zu Hause immer gesagt, ich soll schön brav sein in der Schule und immer aufpassen. Und nur nicht böse auffallen. – Jetzt werde ich richtig wütend. Wie soll das denn gehen? Unauffällig sein und gleichzeitig glänzen? Da stecke ich doch wirklich im Dilemma."

Die Klientin sprang auf und über das Balafon hinweg, während sie die Muschelkette kräftig schüttelte und klingen ließ. Dazu nahm sie die Ocean-Drum vom Boden hoch und spielte sich, wie sie nachher sagte, „die Hitze und Empörung aus den Wangen. Und das Klavier brauche ich nicht mehr aufzusuchen. Hier spielt die Musik. Hier muss ich Dampf ablassen."

Sie wurde traurig, weil sie ihr Leben lang, vor allem als Erwachsene, einerseits eine große Sehnsucht danach gespürt hatte, gesehen zu werden und auch mal im Mittelpunkt zu stehen, darin aber immer wieder gestört und gehindert worden war durch das bis hierhin unverständliche beschämende Erröten. Nach dieser therapeutischen Arbeit verschwand nicht das Erröten, aber die Klientin empfand es nun „als mehr oder weniger in Ordnung. Ich kann mich jetzt besser verstehen und mich trotzdem – trotz der Hitze, die man mir ansieht – in Ordnung finden." Aus dem Thema „Erröten" wurde die Frage, wie sie ihrem Zorn erlauben kann, lebendiger und hörbarer zu werden.

Das Musizieren von Erregungskonturen öffnet Türen hin zu weiterem Erleben, zu weiteren Leibregungen. Therapeutische Arbeit mit Erregungskonturen bleibt nie nur bei einer oder auch bei mehreren Erregungskonturen stehen, sondern öffnet sich immer anderen Leibbewegungen, Gefühlen, Stimmungen, Körperempfindungen usw. Gerade weil Erregungskonturen grundlegende Bestandteile der Leibmuster sind, werden, wenn man sich ihnen erlebend öffnet, komplexe Zusammenhänge von Leibmustern deutlich. Wenn KlientInnen unter bestimmten Erregungskonturen leiden und es nicht sofort gelingt, diese zu ändern, führt der Weg meist darüber, zuerst einmal andere Leibregungen und insbesondere Leibbewegungen therapeutisch in den Vordergrund zu rücken. Darüber können sie ihrer Lebensgeschichte auf die Spur kommen, bevor sie sich im therapeutischen Prozess wieder der entsprechenden Erregungskontur, die Ausgangspunkt des Prozesses war, zuwenden können. Dieser scheinbare Umweg ist immer der direkteste und kürzeste Weg in die ersehnte Veränderung.

7

Musikalisches Verraumen

7.1 Warum Verraumen funktioniert

Eine Frau, Mitte 50, klagt über wiederkehrende Kriegsängste, die in Wellen auftreten und sie tagelang handlungsunfähig machen. Sie selbst wurde in Deutschland in der Nachkriegszeit geboren, hat keinen Krieg miterlebt, aber Kriegsatmosphären über ihre Eltern in sich aufgesaugt. Es genügen „kleine" Anlässe, damit sie sich mit ihrem ganzen Leib durch die Kriegsträume bedroht fühlt. Solche Anlässe gibt es zuhauf. Jede Nachrichtensendung, jedes Durchblättern einer Zeitung, jedes Gespräch, das sie am Nachbartisch im Café auffängt, kann dazu einen Anstoß geben. In der Therapie versucht sie, ihre Angst musikalisch auszudrücken. Sie greift zu einer großen Trommel, lässt zwei, drei dumpfe Töne wie Paukenschläge erschallen – und muss dann abbrechen, denn die Angst wird zur Panik. Der Therapeut unterstützt sie darin, sich nicht zu zwingen weiterzumachen, wenn ihr das Musizieren der Angst zu viel ist. Er schlägt ihr vor: „Suchen Sie sich hier im Raum einen Ort, der der Ort Ihrer Angst sein könnte."

Die Klientin blickt suchend umher und entscheidet sich für einen Ort mitten im Saal. Der Therapeut bittet sie, diesen Ort der Angst mit einem Seil, mit Kissen oder mit Decken abzugrenzen. Sie greift zu einem roten Seil und trennt einen ca. vier mal zwei Meter großen Raum in der Mitte des Therapieraumes ab.

„Da ist die Angst. Da bin ich von allen Seiten ungeschützt. Da kann alles über mir zusammenbrechen, auf mich hereinstürzen. Dieses Seil ist gleichzeitig durchlässig. Die Angst kann auch nach draußen strahlen."

Der Therapeut bittet die Klientin nun, einen sicheren Raum für sich zu schaffen.

Die Klientin entscheidet sich schnell für eine Stelle zwischen dem Klavier und zwei Wänden. Sie stellt zwei Stühle davor. „Dort kann ich mir vorstellen, sicher zu sein."

„Probieren Sie es aus, gehen Sie dorthin."

Die Klientin begibt sich an den sicheren Ort. Ihre Anspannung löst sich ein wenig. Sie wirkt ruhiger, die Augen flackern nicht mehr so stark wie zuvor.

Der Therapeut fragt: „Wo soll ich hin?"

„Hier an den Rand des Raums, neben den Stuhl."

Der Therapeut geht dorthin. „Ich bitte Sie nun, die Sicherheit, die Sie hier in diesem Ort verspüren, musikalisch zu bekräftigen."

Die Klientin greift zur C-Flöte. „Die habe ich seit 40 Jahren nicht mehr in der Hand gehabt. Ich probiere es mal." Sie nimmt die Flöte mit in ihren sicheren Raum und beginnt zu spielen, kindliche Klänge, kindliche Melodien.

„Was hören Sie?"

„Das klingt wie früher. Ich weiß gar nicht, ob ich das früher gespielt habe oder mir das nur einbilde."

„Früher? Wann ist das?"

„Als Kind … Aber allzu sicher habe ich mich da gar nicht gefühlt. Vielleicht manchmal doch."

„Was fühlen Sie, wenn Sie sich hören?"

„Ich höre viel Sehnsucht. Die habe ich auch in mir. Vielleicht habe ich die als Kind schon gehabt … Sehnsucht nach Ruhe und Frieden, Sehnsucht nach Schutz."

Der Therapeut bittet die Klientin, von ihrem sicheren Ort aus auf den Ort der Angst zu schauen: „Wie wirkt dieser Raum der Angst?"

„Von hier aus gar nicht mehr so bedrohlich."

„Was hören Sie aus diesem Raum?"

„Ich bilde es mir ja nur ein, aber wenn ich so tue, als würde ich etwas hören, höre ich Paukenschläge, so wie ich das vorhin probiert habe, kräftige, dumpfe, Paukenschläge – bedrohlich!"

„Spielen Sie noch einmal die Klänge Ihrer Sicherheit und schauen und hören Sie dabei zum Raum der Angst hin."

Die Klientin greift wieder zur Flöte und spielt. „Eben war der Raum der Angst gar nicht mehr so bedrohlich. Die Paukenschläge habe ich übertönt."

Nun lenkt der Therapeut die Aufmerksamkeit der Klientin auf den Zwischenraum, der sich zwischen dem Raum der Sicherheit und dem Raum der Angst befindet. Sie sagt: „Stimmt, da ist ja auch noch ein Raum. Es ist merkwürdiger Weise der Raum, der hier am größten ist. Vor dem Raum habe ich erst einmal keine Angst, auch wenn ich weiß, dass dahinter die Angst ist. Er macht mich neugierig und ich bin sehr unsicher, was in ihm los ist."

Der Therapeut schlägt vor, diesen Raum zu betreten und dabei die Flöte mitzunehmen. „Der Klang der Flöte bietet Ihnen Schutz und Sicherheit, sagten Sie. Sie können diesen Klang in diesen Zwischenraum mitnehmen und dort auf Entdeckungsreise gehen. Lassen Sie sich überraschen."

Die Klientin tritt Flöte spielend einen Schritt aus dem sicheren Raum heraus in den Zwischenraum. Sie blickt den Therapeuten erstaunt an, während sie weiterspielt. Ihre Augen scheinen zu sagen: „Erstaunlich, aber die Welt ist ja gar nicht untergegangen. Es ist gar nichts Dramatisches passiert." Also schreitet sie weiter aus, nähert sich zwei, drei Schritte dem Raum der Angst. Hier wird ihr Flötenspiel unruhiger, aufgeregter. Sie bewegt sich daraufhin seitwärts und etwas von dem Raum der Angst weg. Ihr Flötenspiel beruhigt sich wieder. Es wird leiser mit längeren Tönen in einem kleineren Abschnitt der Tonleiter.

An dieser Stelle möchten wir den Bericht abbrechen. Er dient dazu, zu illustrieren, was wir mit Verraumen meinen: Räume haben Bedeutung, Menschen können Räume mit Bedeutung schaffen. Die erwähnte Klientin konnte sich mit ihrer Angst nicht musikalisch identifizieren, so heftig und bedrohlich war sie. Indem sie einen Raum der Angst schuf, bekam die Angst einen Platz außerhalb von ihr, wurde sichtbar und von außen sogar hörbar. Als Gegenpol konnte sie einen Raum der Sicherheit schaffen und damit einem Gefühl zum Ausdruck verhelfen, das in ihrem eigenen Erleben zu kurz kam. Hier konnte sie hineingehen, dieses Gefühl konnte sie in diesem Raum verklanglichen und als Teil ihres leiblichen Repertoires festigen. Damit war noch ein dritter Raum entstanden, fast beiläufig, ein Zwischenraum, ein Übergangsraum, ein Raum, den es nun zu entdecken galt und den sie in den weiteren Schritten musizierend entdeckte.

Wir haben diese Möglichkeit, in der Therapie Räume zu schaffen und zu nutzen, seit den 80er-Jahren systematisiert sowie methodisch verfeinert und den KlientInnen und uns damit ein fruchtbares Handwerkszeug erschlossen. In der Fachliteratur hatten wir darüber nichts gefunden, deswegen mussten und durften wir für diese so entstandene therapeutische Methode ein neues Wort prägen: „Verraumen".

Die Entdeckung und die Grundzüge des Verraumens haben wir an anderer Stelle in unserem tanz- und bewegungstherapeutischen Buch „Leibbewegungen" ausführlich beschrieben und dort so zusammengefasst:

- „Verraumen ist eine therapeutische Methode, in der der Klient/die Klientin oder der Therapeut/die Therapeutin oder beide gemeinsam zu Themen des Klienten/der Klientin Bedeutungsräume schaffen. Die KlientInnen können sich diesen Räumen nähern, sie betreten oder verlassen und dabei neue Erlebniserfahrungen machen.
- Jeder Bedeutungsraum birgt in sich wiederum viele Möglichkeiten der Erlebens- und Bedeutungsdifferenzierung; das Erleben kann sich verändern, je nachdem, ob die KlientInnen in der Mitte stehen, auf der Grenze oder knapp daneben gehen, sich der Grenze nähern etc.
- Jedes Thema einer Klientin oder eines Klienten kann verraumt werden. Besonders angezeigt ist Verraumen, wenn von den KlientInnen selbst räumliche Impulse ausgehen (z. B. in ihrer Sprache: ‚Ich habe so wenig Platz für meine Gefühle.'), wenn es gilt komplexe Zusammenhänge zu entwirren oder wenn ein Wunsch besteht, ‚Neuland' zu betreten oder etwas Unbekanntem zu begegnen. Verraumen ist auch wirksam, um soziale Zusammenhänge erlebbar zu machen.
- Verraumen beinhaltet nach einer Eingangsphase, in der sich ein Thema oder ein Impuls zum Verraumen herausstellt, meistens drei Schritte: Erstens werden Räume definiert, also Territorien bestimmt und mit Bedeutungen versehen. Zweitens erleben KlientInnen in diesen Räumen etwas. (Wir haben noch nie erlebt, dass nichts passierte.) Drittens wagen KlientInnen mit unserer Begleitung in mindestens einem dieser Räume ein Experiment, probieren etwas Neues. Daran schließt sich meist eine Phase der Auswertung und Integration an.

– Verraumen ist ein leiblicher Prozess. Er beinhaltet vielfältiges und differenziertes Erleben. Er ist prinzipiell offen. Weder TherapeutInnen noch KlientInnen wissen vorher, was in ihm entsteht." (Baer/Frick-Baer 2001a, S. 284f)

Das musikalische Verraumen bedeutet, dass Räume mit Musik gefüllt werden oder Musik auf Räume hin gerichtet wird. Dabei sind einige Besonderheiten des Musizierens zu beachten. Bevor wir auf sie eingehen, möchten wir kurz begründen, warum Verraumen funktioniert. Im therapeutischen Zusammenhang interessiert die objektiv messbare Größe von Räumen nicht. Der einen Klientin kann ein 10 m² großer Raum riesig erscheinen, der anderen eng und bedrückend. Im Vordergrund dessen, was die KlientInnen und TherapeutInnen interessiert und was sie beachten, steht die Bedeutung, die die Räume haben. Für den Mann, der lieber hungert, als seine Wohnung zu verlassen, hat der öffentliche Raum die Bedeutung existenzieller Bedrohung, der private Raum seiner Wohnung die Bedeutung relativer Sicherheit. Die Räume, die die eben beschriebene Klientin als Angstraum und als Raum der Sicherheit geschaffen hatte, waren vom Umfang her ungefähr gleich groß, hatten aber eine diametral entgegengesetzte Bedeutung.

Wodurch gewinnt ein Raum an Bedeutung? Ausschließlich durch den Leib. Unser Erleben ist immer auch räumlich, Räumlichkeit ist eine Qualität des Erlebens. „Breiten wir mit geschlossenen Augen die Arme aus, so öffnet sich auch zwischen ihnen ein ‚mitgespürter' Raum, eine Art Spannungsfeld zwischen den beiden nach außen strebenden Armen. Damit ist ein erlebter Raum entstanden, der gleichwohl außerhalb des unmittelbar gespürten Leibes liegt. Ähnliche dynamisch erlebte Räume entstehen mit jeder Geste oder Gebärde, mit der Bewegung des Tanzes usw." (Fuchs 2000a, S. 156) Der Leibphilosoph Merleau-Ponty beschreibt ausführlich am Beispiel des Maschinenschreibens, wie untrennbar die Verbindung von Erleben und Raum ist. „Man weiß, wo sich die Buchstaben auf der Tastatur finden, wie wir wissen, wo sich ein jedes unserer Glieder befindet, im Wissen einer Vertrautheit …" (Merleau-Ponty 1966, S. 167) „Es ist buchstäblich wahr, dass Maschinenschreibenlernen heißt, den Raum der Tastatur seinem Körperraum zu integrieren." (a. a. O., S. 175) Merleau-Ponty folgert daraus: „Der Leib ist nicht im Raume, er wohnt ihm ein." (a. a. O., S. 169)

Die unmittelbare Umgebung des Leibes wird von den Leibphilosophen als „Umraum" bezeichnet, damit ist der Raum gemeint, der in unmittelbarer Verbindung mit dem Leib steht, in den der Leib hinausgreift. Als Beispiel wird häufig der Tanz angeführt, in dem der Tanzende in den Umraum hinausgreift, ihm Bedeutungen verleiht, ihn zum erlebten Ausdrucksraum werden lässt. „Wir erleben den Umraum nicht aus dem dunklen Inneren des Körpers heraus, als befänden wir uns in einer Art Kamera, sondern so, dass wir immer bei den Dingen sind, die wir erblicken oder ergreifen. Leib und Umwelt sind nicht zwei getrennte Identitäten, die nur sekundär und äußerlich miteinander in Beziehung treten. Der Körper hört an der Haut auf; die Leiblichkeit aber breitet sich ekstatisch mit den erlebten Richtungen in den Umraum hinein aus; im unreflektierten Leibvollzug erfüllen wir den ganzen Raum." (Fuchs 2000a, S. 159)

Merleau-Ponty schreibt: „Der Leib ist unsere Verankerung in der Welt." (a.a.O., S.174) und: „Der Leib ist unser Mittel, überhaupt eine Welt zu haben." (a.a.O., S.176)

Die Unfähigkeit, Bedeutungsräume zu schaffen, bewirkt Leiden. Wer nicht oder nur eingeschränkt in der Lage ist, seinen Umraum mit seinem Erleben zu füllen und als Bedeutungsraum zu schaffen, ist der Bedeutungsmacht anderer Menschen ausgesetzt, was meist zu genereller Verunsicherung und Hilflosigkeit führt. Insofern hat schon der erste Schritt des Verraumens, nämlich Räumen bewusst und eigensinnig Bedeutungen zu verleihen, eine heilende Funktion. Wenn ein Klient sich mit Seilen auf dem Fußboden einen „Raum der Sicherheit" legt und ihn betritt, dann vollzieht er bewusst und willentlich, was sonst unbewusst von ihm und anderen Menschen in seiner Umgebung immer wieder geschieht, nämlich Räumen Bedeutungen zu geben.

Es gibt Momente, in denen Raum und Leib miteinander verschmelzen, in denen das Erleben der Leiblichkeit und das Erleben des Raums eins werden. Ein solcher Moment kann der Tanz sein, in dem sich die Tanzenden ihrem Erleben hingeben und sowohl für die Tanzenden selbst als auch für die Betrachtenden Leib und Raum zu einem unteilbaren Ganzen werden. Und andererseits kann zwischen Leib und Umraum oder, weiter ausgegriffen, zwischen Leib und Lebenswelt ein dialektisches Verhältnis bestehen, kann das eine oder das andere als Hauptwirkfaktor im Vordergrund stehen. Dass Raumbedeutungen ihren Ursprung im Leib haben, ob im Alltag oder in der Therapie, haben wir schon gesehen. Es sind erlebende Menschen, die einzeln oder gemeinsam Bedeutungsräume schaffen, ausgehend von ihren Empfindungen und Bedürfnissen, Gefühlen, Gedanken und Bewegungen. Leib wirkt in den Raum, schafft Atmosphären, Milieus, Umgebungen um die Person herum; Gefühle wie Angst, Scham oder Liebe implizieren immer auch die anderen Menschen, vor denen man sich ängstigt oder schämt oder die man liebt. Aspekte des Leibes, Regungen des Erlebens wirken auf die Bedeutung von Räumen ein.

Umgekehrt können Räume auf das Erleben zurückwirken. Wir sind an einem Ort plötzlich befangen, weil die Atmosphäre uns ergreift; die Freude oder das Lachen eines anderen Menschen können uns anstecken; der Sessel, in dem die Oma sitzt, ruft Scheu in uns hervor, so dass wir uns nicht in diesen Sessel setzen, sondern ihn für sie reservieren, auch wenn sie sich gerade in einem anderen Raum aufhält. Wenn in der Therapie der Klient, der mit Seilen seinen „Raum der Sicherheit" auf den Fußboden gelegt hat, diesen betritt, dann ändern sich sein Atem und seine Körperhaltung, seine Gefühle und seine Gedanken sowie seine sozialen Impulse. Vom Bedeutungsraum geht eine Kraft aus, ein Wirkfaktor, der das Erleben beeinflusst. Der Leib als das lebendige und das erlebende Menschsein und der Umraum bzw. die Lebenswelt als Bedeutungsraum stehen in einem dialektischen wechselseitigen Verhältnis.

Das herauszuarbeiten und zu betonen, ist auf philosophischem Gebiet das große Verdienst der Leibphänomenologen, auf die wir schon hingewiesen haben (s. Kap. I 3 und I 4.1) und hinweisen werden (s. Kap. II 2.1 und II 7). Auf therapeutischem Gebiet ist es die große

Leistung der Begründer der Gestalttherapie (s. Kap. I 7.1 und II 5.1), die gegen die isolierte Betrachtung der Person und ihrer psychischen „Instanzen" seitens der Psychoanalyse die Aufhebung der Trennung von Innen und Außen setzten. „Einen Organismus für sich allein zu betrachten, bedeutet, dass man ihn als eine künstlich isolierte Einheit ansieht, während in Wirklichkeit immer eine Interdependenz zwischen dem Organismus und seiner Umwelt besteht." (Perls 1981, S. 47) „Es gibt keine einzige Funktion irgendeines Lebewesens, die sich ohne Objekte und Umwelt erfüllten. Wir wollten dieses Wechselspiel von Organismus und Umwelt innerhalb aller Funktionen Organismus-Umwelt-Feld nennen." (Perls 1979, S. 10) „Jede menschliche Funktion ist ein Wechselspiel im Organismus-Umwelt-Feld." (a. a. O., S. 11) Dies erkannt zu haben, ist trotz vieler sonstiger Irrungen und Wirrungen eine bleibende Leistung Fritz und Laura Perls.

Selbstverständlich ist es gedanklich möglich, einen Menschen „an und für sich" zu konstruieren, ebenso einen vom Menschen getrennten Außenraum. Aber ihn getrennt zu *erleben* ist unmöglich oder Teil einer Erkrankung. Wer sich seinem Lebensraum gegenüber als „anders" oder „fremd" erlebt, leidet. Wer Gefühle nicht als soziale Gefühle erlebt, wer Angst nicht auf konkrete Personen und Situationen beziehen kann, sondern wen Angst „anspringt", wem Angst „immer da" ist, der leidet. Wer sich so erlebt, als habe sein Verhalten in seiner Lebenswelt nicht oder nur wenig mit seiner inneren Befindlichkeit zu tun, der leidet. Die Trennung des Leibes von seinen ihn umgebenden Bedeutungsräumen ist eine Leid schaffende Abspaltung.

Auch das Musizieren hat eine räumliche Dimension: Wohlgemerkt, wir reden vom Musizieren, nicht von der Musik. Musik füllt Räume und wirkt in den Raum, selbstverständlich, aber unser therapeutisches Interesse gilt nicht der Musik des Konzertsaals, der CD oder dem Notenblatt, sondern dem Erleben von Musik, dem erlebenden Musikhören und dem erlebenden Musizieren (s. Kap. I 17.2 und II 3). Räumlichkeit ist eine Qualität des Leibes, des Erlebens, die wir therapeutisch nutzen. Klingen und Tönen, das erlebende Musizieren und das erlebende Musikhören sind Regungen des Leibes (s. Kap. II 2.1), denen wie allen anderen Regungen des Leibes leibliche Qualitäten innewohnen:

– Wir erleben es manchmal im Konzertsaal. Ein Musikstück wird gespielt, technisch gut, aber es erreicht uns nicht, während ein anderes Stück die Atmosphäre des Raumes vibrieren lässt und in allen Anwesenden (oder fast allen) Resonanzen hervorruft. Musizieren kann erreichen und berühren oder auch nicht – dies ist eine seiner räumlichen Qualitäten. In manchen unserer Praxisbeispiele wird darauf Bezug genommen. Wenn eine Klientin oder ein Klient auf einem Instrument spielt oder singt, wird dies in jedem Fall von der Therapeutin oder dem Therapeuten gehört. Die Therapeutin oder der Therapeut spürt aber, ob dieses Musizieren „ankommt", sie oder ihn „erreicht" oder nicht. Dieser Umstand ist nicht objektivierbar, er ist ein subjektives, leibliches Phänomen.

– Musizieren, das Erleben ausdrückt und Erleben hervorruft, füllt den Raum. Es ist unmöglich, in diesem Sinne in einem Saal zu musizieren, ohne dass andere davon beeinflusst sind. Dies hat Konsequenzen für die Gruppenarbeit: In einer Gruppe kann jede/jeder für sich malen, ohne andere entscheidend zu beeinflussen. Beim Tanzen geht das schon deutlich weniger, beim Musizieren gar nicht. Deswegen können z. B. in der Gruppen-Musiktherapie zwar Aufforderungen und Versuche gestartet werden, dass jeder Klient, jede Klientin „nur für sich" musiziert. Aber es muss immer im Bewusstsein verankert sein, dass innerhalb von Sekunden die Resonanz da ist und sich alle beeinflussen: ob in Harmonie oder Disharmonie sei ganz dahingestellt, jedenfalls beeinflussen sie sich.

Es gibt zwar selektive Taubheit, es gibt Möglichkeiten des Weghörens, aber auch diese sind kein physikalisch-anatomischer Vorgang, sondern ein Vorgang des Erlebens. Bei Menschen, die mit beginnenden Hörschwierigkeiten kämpfen, ist oft zu beobachten, dass sie durchaus manches mitbekommen und anderes nicht. Wonach sich dies unterscheidet, hängt nicht von der Lautstärke oder Hörfähigkeit ab, sondern von der Bedeutung des Gehörten für die betreffende Person. Auch das Naturell der Menschen ist hinsichtlich ihrer Fähigkeit, weghören zu können, verschieden. Da sitzen zwei Freundinnen im Restaurant. Die eine ist genervt von dem, was vom Nachbartisch an Gezänk herüber schallt und die Atmosphäre prägt. Sie macht ihre Freundin darauf aufmerksam. Die aber hat dies bislang an sich „vorbeirauschen" lassen und nimmt es erst durch den Hinweis wahr. Die Fähigkeit, weghören zu können, und die Fähigkeit, sich durch Musik berühren zu lassen und selber durch Musizieren einen Raum zu füllen, werden häufig zum Thema in der Therapie.

– Klänge senden Signale. Jedes Tönen kann eine Botschaft enthalten: Hör mich! Oder: Weg von mir! Oder: Komm näher! Oder alles gleichzeitig. Diese Signale können sich diffus in den Raum erstrecken, nach allen Seiten hin, oder gerichtet sein. In dem Kapitel über die Raum- und Richtungsleibbewegungen (s. Kap. I 3.2) haben wir uns schon mit dem Verraumen beschäftigt, indem wir den Räumen vor oder hinter einem Menschen, rechts oder links, innen oder außen, oben oder unten Aufmerksamkeit geschenkt haben. Und in fast allen anderen über die Kapitel verstreuten Praxisbeispielen ist die Bedeutung von Räumen in den therapeutischen Interventionen impliziert.
– Musizieren kann Szenen hervorrufen, also Räume, in denen etwas geschieht. In dem Kapitel über die musikalische Biografie z. B. (s. Kap. I 2) haben wir davon berichtet, wie Klänge Szenen aus der Kindheit oder anderen Lebensphasen lebendig werden lassen und wie damit gearbeitet werden kann.

Die therapeutische Methode des Verraumens nutzt all diese Möglichkeiten räumlichen Erlebens. Musikalisches Verraumen nutzt dabei die besonderen Qualitäten des Musikerlebens.

7.2 Musiktherapeutische Arbeit mit den Bedeutungsräumen

Parallel zur Leibphänomenologie hat die Ökologische Psychologie psychologische Konzepte des Raumes entwickelt. Bei der Untersuchung etwa von Stressfaktoren wie Dichte und Enge oder dem Einfluss von Architektur und Wohnen auf persönliches Verhalten, wurde eine Vielzahl von Begriffsbestimmungen vorgelegt. Es wurde unterschieden zwischen natürlichem und künstlichem Raum, zwischen privatem und öffentlichem Raum, es wurde die Bedeutung der Privatheit und der Privatsphäre untersucht, es wurden Orte als abgegrenzte Territorien definiert.

Gestützt auf beide Quellen, die Ökologische Psychologie und die Leibphänomenologie, arbeiten wir in der leiborientierten Musiktherapie vor allem mit fünf Bedeutungsräumen.

Der *Persönliche Raum* wird sicherlich den meisten TherapeutInnen bekannt sein. Stellen sich zwei Menschen im Gespräch voreinander hin, wird in 90 Prozent der Fälle der Abstand entweder so groß sein, dass, wenn beide die Arme ausstrecken, sich die Fingerspitzen gerade berühren (wenn man sich nicht so gut kennt), oder wenn eine der beiden Personen die Arme und Finger ausstreckt, die Fingerspitzen ein oder zwei Zentimeter vom Kopf des Partners oder der Partnerin entfernt sind (wenn man etwas vertrauter miteinander ist). Die Grenze des Persönlichen Raums entspricht ungefähr der Kinesphäre, also dem Raum, den man mit ausgestreckten Armen oder Beinen um sich herum bezeichnen kann. Der Persönliche Raum ist aber mit der Kinesphäre nicht identisch, denn je nach dem individuellen Erleben kann die Grenze des Persönlichen Raums näher oder weiter als die Reichweite der Arme liegen. Der Persönliche Raum ist Sicherheitsabstand und Puffer oder Schutz, man bleibt in der erwähnten Gesprächssituation knapp außerhalb der Reichweite des anderen. Der Persönliche Raum bildet eine ‚Pufferzone' um den eigenen Leib. Deren Überschreitung wird als aufdringlich, verletzend oder bedrohlich empfunden. ‚Distanzlosigkeit' bedeutet eine Missachtung dieses Persönlichen Raums. Dabei ist das Maß an Nähe, das Menschen zulassen, bzw. die räumliche Distanz, die sie benötigen, individuell und kulturell sehr verschieden. Kinder erschließen sich ihren Persönlichen Raum durch Greifen und entwickeln so ein Gespür dafür, was ihnen gehört und was nicht, was sie sich aneignen können und aneignen dürfen und was nicht. Der Persönliche Raum ist ein Erlebensraum, der sich im sozialen Kontakt und sozialem Verhalten, im Greifen und Begreifen (s. Kap. II 2.5 und I 17.1) entwickelt. Wir bezeichnen den Persönlichen Raum deswegen oft auch als Raum des Reichtums.

Wird die Grenze des Persönlichen Raums von einer anderen Person ohne Einwilligung überschritten, wird dies von den meisten Menschen als Grenzverletzung empfunden. Für die meisten Menschen ist es wichtig, manchmal existenziell wichtig, Wahlmöglichkeiten zu haben, wer die Grenzen des Persönlichen Raums überschreiten darf und wer nicht. Viele KlientInnen haben zu wenig Gefühl für die Bedeutung des Persönlichen Raums. Hier gilt es ein Gespür für diesen Raum zu bekommen. Wenn Menschen zahlreiche Erfahrungen damit haben, dass ihre Grenzen nicht respektiert und ihre Wahlmöglichkeiten missachtet wurden, brauchen sie unsere therapeutische Unterstützung darin, diese neu oder wieder zu entwickeln: Wir greifen Erfahrungen der KlientInnen auf und erklären die Bedeutung des Persönlichen Raums. Dann bitten wir sie, diesen Raum musizierend zu füllen. Fast immer wissen KlientInnen relativ schnell, es sei denn, sie sind schwerer psychisch erkrankt, welche Klänge in diesen Raum gehören. Alle Arbeiten an den persönlichen Klängen (s. das klingende Namensbild, die Arbeit mit den sechs Kostbarkeiten und die anderen Wege, die wir in Kap. 1 vorgestellt haben) sind Möglichkeiten, den Persönlichen Raum musikalisch zu entdecken und erklingen zu lassen. Bei manchen KlientInnen ist folgendes Experiment sinnvoll: „Bitte spielen Sie noch einmal die Klänge, mit denen Sie Ihren Persönlichen Raum füllen. Ich werde mich den Grenzen dieses Raumes nähern. Bitte reagieren Sie in Ihrem Musizieren darauf. Lassen Sie Signale hörbar werden, mit denen Sie die Grenzen Ihres Persönlichen Raumes schützen wollen …" Mit dieser Grenze zu spielen, sich ihr anzunähern, geht zum einen rein musikalisch, im musikalischen Dialog (s. Kap. I 12). Zum anderen können KlientInnen, wenn sie ihrem Persönlichen Raum verraumt haben (s. Kap. I 7) und sich in ihm befinden, ihn musizierend sichern lernen, wenn die TherapeutInnen in der Bewegung mit dieser Grenze experimentieren. Und zum Dritten kann beides – Musizieren und Bewegung – miteinander verbunden werden.

Bei anderen KlientInnen sind die Grenzen des Persönlichen Raums aus Schutzbedürfnissen heraus so starr und undurchlässig geworden, dass es hier eher gilt, diese Grenzen flexibler zu gestalten. Beides, die Flexibilisierung wie auch die Stabilisierung der Grenzen, gelingt allerdings nur unter der Voraussetzung, dass vorher ein Schutz für den Intimen Raum entwickelt worden ist.

Damit sind wir beim zweiten wesentlichen Bedeutungsraum, dem *Intimen Raum*. Der Intime Raum umfasst auf der körperlichen Ebene unseren Körper, ist auch Körperraum. Alles was wir in innerhalb unseres Körpers empfinden, gehört zum Körperraum, alles was außerhalb ist, gehört nicht zu ihm. Die Grenze des Intimen Raums ist weitgehend identisch mit der Oberfläche unserer Haut. Dabei gibt es individuelle Unterschiede. Für manche Menschen kann der Intime Raum einige Zentimeter außerhalb der Haut beginnen, für andere unmittelbar an der Hautoberfläche, wieder andere erleben ihn unterschiedlich in ihren verschiedenen Körperregionen. Manche siedeln ihn in bestimmten Körperbereichen an.

Der körperliche Aspekt ist jedoch nur *ein* Aspekt des Intimen Raums. Er ist vor allem Leibraum. Er umfasst das, was für den einzelnen Menschen existenziell schützenswert ist, das, was ihm in ganz besonderer Weise eigen ist. Wird der Intime Raum verletzt durch körperliches Eindringen wie Gewalt oder sexuellen Missbrauch, durch Blicke und Beschämung oder auch dadurch, dass ein intimes Tagebuch ans Licht gezerrt wird, werden Menschen in besonderer Weise gekränkt und in ihrer Intimität bedroht. Verletzungen des Intimen Raums haben häufig existenzielle Bedeutung. Jede Verletzung des Intimen Raums hinterlässt nicht nur Narben, sondern verändert das Körperbild und die Leiblichkeit des Menschen.

Für manche KlientInnen geht aufgrund von Verletzungen des Intimen Raums bzw. der Wahlmöglichkeit, wer diesen berühren oder gar in ihn eindringen darf und wer nicht, das Gewahrsein des Intimen Raums und seiner Schutzbedürftigkeit verloren. Hier gilt es, oft in Verbindung mit der Körperbildarbeit (s. a. Kap. I 10) die sinnliche Erfahrung des Intimen Raums und seiner Schutzbedürftigkeit wieder herzustellen. Sehr hilfreich hat sich bei einigen KlientInnen die Arbeit mit Klangschalen erwiesen, die zum Teil auf den Körper gelegt werden und dort erklingen dürfen. Für andere ist diese körpernahe Arbeit mit den Klangschalen nicht geeignet, die Grenzen des Intimen Raums wahrnehmbar zu machen, da deren Klänge unmittelbar in ihren Intimen Raum eindringen und sie sich eher durchlässig und schutzlos fühlen.

Und allein schon die Frage: „Welche Klänge können Ihren Intimen Raum schützen?" rufen häufig erstaunliche Wirkungen hervor. Einen Klang für den Intimen Raum zu finden, einen Klang des Schutzes ist hilfreich und notwendig, bedeutet aber gleichzeitig für viele KlientInnen einen schwierigen Weg zu gehen. Dieser Weg führt durch die Angst wieder verletzt zu werden, durch die Wiederbelebung von Szenen der Missachtung und Kränkung, durch Scham und Erinnerungen an Beschämung. Und doch ist dieser Weg für viele notwendig, ein Weg der Heilung.

Manche KlientInnen, die ihren Intimen Raum nicht oder nicht hinreichend spüren und schützen können, haben gleichsam den Schutz des Intimen Raums vorverlegt zu den Grenzen des Persönlichen Raums. Diese sind entsprechend starr und undurchdringlich. In der therapeutischen Arbeit daran zu gehen, solche Grenzen des Persönlichen Raumes zu flexibilisieren, würde bedeuten den Intimen Raum schutzlos werden zu lassen. Folglich gilt es hier, zuerst und in erster Linie am Intimen Raum zu arbeiten, meistens werden dann die Grenzen des Persönlichen Raums von allein durchlässiger und weicher.

Innerhalb des Intimen Raums gibt es einen weiteren Raum, den wir den *Zentralen Raum* nennen. Er umfasst das, was im Kern eines Menschen unverletzbar ist, die Mitte, der Innere Ort der Bewertung, die Substanz der Persönlichkeit oder wie auch immer dieser Ort bezeichnet werden mag. Wir haben von Menschen mit schwersten traumatischen Erfahrungen gehört, dass dieser Raum oft der letzte Rückzugspunkt der Persönlichkeit war, zum Beispiel: „Ich wusste, dieser Ort in mir bleibt, da kriegt er (das zerstörerische Gegenüber) mich nicht." Doch selbstverständlich kann auch dieser Ort verletzt oder brüchig werden und sich manchmal soweit zurückziehen, dass er nur noch wie ein kleines Glutstück unter dicken Ascheschichten glimmt. Es lohnt sich immer nach diesem Ort zu suchen. Unter anderem, indem man ihm einen Klang gibt. Diesen Klang zu finden und zu hören ist für fast alle KlientInnen sehr bereichernd. Dieser Klang ist ein Schatz.

Wenn wir fragen: „Was braucht dieser Klang, was braucht der Zentrale Raum oder zentrale Ort, um gut in Ihnen zu leben?", dann wissen viele KlientInnen Antworten, die sie häufig selbst überraschen.

Der vierte wichtige Bedeutungsraum ist der *Raum der Begegnung*. Begegnung ist eine Interaktion, ein Kontakt in einer ganz bestimmten erlebbaren Qualität. Um die Menschen herum, die sich begegnen, entsteht ein unsichtbarer, aber spürbarer Raum, ein Raum der Begegnung. Menschen brauchen solche Räume, denn in ihnen entsteht Resonanz (s. Kap. I 12.3), werden sie gespiegelt, genährt und erfahren andere als Gegenüber (s. Kap. I 12.2). Sie benötigen also die Fähigkeit, immer wieder Räume der Begegnung zu schaffen oder entstehen zu lassen. Ist dies nicht möglich aufgrund äußerer oder innerer Bedingungen, verkümmern Menschen, verdursten und verhungern sozial, emotional, manchmal auch körperlich, indem sie einsam und krank werden. Therapie ist Begegnung, der therapeutische Kontakt, die therapeutische Beziehung schafft Räume der Begegnung zwischen TherapeutInnen und KlientInnen (s. Kap. II 6). In diese therapeutische Begegnung bringen KlientInnen die Erfahrungen mit, die sie in ihrem Leben mit Räumen der Begegnung hatten und die sie prägten, die zu Teilen ihrer Muster wurden. „Immer wenn ich zulasse, dass mir jemand nah kommt und ich mich darauf einlasse, werde ich verletzt. Das ist wie ein Naturgesetz für mich." Solche und ähnliche Sätze hören wir oft. Oder: „Ich merke, dass es zwischen mir und jemand anderem funkt. Ich gehe auf die andere Person zu – da weicht sie vor mir zurück und sagt mir, ich wäre zu aggressiv oder zu nah oder zu gewalttätig usw." Manche KlientInnen verbinden das Entstehen von Räumen der Begegnung mit Spannung, so die Klientin, die als Kind ständig den Streit ihrer Eltern mitbekam und die damit verbundene aggressive Spannung. Von den Eltern aber hörte sie nur: „Der Streit betrifft dich nicht und hat mit dir nichts zu tun." Oder eine andere Klientin, deren Mutter aus Eifersucht immer dann „dazwischen funkte", wenn sich Tochter und Vater intensiver begegneten. Dies hat nicht nur die Beziehung zwischen den Dreien gestört, sondern die Tochter auf Jahre hinaus in ihren Begegnungen mit Männern verunsichert. Oder der Klient, der gerade immer dann, wenn sein Vater nicht mehr im Raum war, seiner Mutter in der spannungsgeladenen Atmosphäre begegnete und hörte, dass er genauso „rücksichtslos und unnahbar" sei wie sein Vater, was ihn zutiefst in seiner männlichen Identität und seiner Beziehung zu Frauen beeinflusste. All diese Erfahrungen mit Räumen der Begegnung fließen in die therapeutische Beziehung ein und werden dort wieder lebendig. Der Raum der Begegnung ist eine wunderbare Gelegenheit, um all die Beziehungserfahrungen bzw. Beziehungsmuster, unter denen KlientInnen leiden, in der therapeutischen Beziehung zu leben, zu erfahren und gegebenenfalls zu verändern. Jede gemeinsame musikalische Improvisation, jeder musikalische Dialog (s. a. Kap. I 12) ist ein Übungsfeld dafür.

Der fünfte Raum ist der *Öffentliche Raum*. Wir haben ihn manchmal auch als „Agora-Raum" bezeichnet. Die Agora war der Markt im alten Griechenland, ein Markt, an dem sich Menschen begegneten, Waren und Informationen austauschten, politische Entscheidungen trafen, sich verliebten und stritten, in denen immer „etwas los" war. Dieser Öffentliche Raum ist für fast alle Menschen wichtig. An ihm teilzunehmen, bedeutet zu sehen und gesehen zu werden, einen sozialen Status zu erlangen und sich Gehör zu verschaffen. Innerhalb des Öffentlichen Raums können Resonanzen entstehen und damit Räume der Begegnung, doch in der Regel sind die Kontakte des Öffentlichen Raums nicht so intensiv wie in einem Raum der Begegnung.

In manchen europäischen Dörfern sieht man um den Marktplatz herum Frauen vor ihren Häusern sitzen oder aus dem Fenster lehnen, Männer in Cafés sitzen und Karten spielen. Es findet keine intensive Begegnung statt, aber die Menschen erleben sich durch ihre Teilnahme am Öffentlichen Raum als zugehörig. Das Erleben der Zugehörigkeit schafft Heimat.

Viele KlientInnen scheuen den Öffentlichen Raum aus Angst oder aufgrund von Kränkungserfahrungen. Hier nutzen wir oft die Methode des Verraumens, indem wir z. B. einen Klienten bitten, mit einem Seil oder Decken einen Teil des Therapieraums als Öffentlichen Raum abzutrennen. Wir bitten ihn dann, sich musizierend bis an die Grenze des Öffentlichen Raums zu bewegen, sehr achtsam diese Grenze zu versuchen, zu überschreiten und den Öffentlichen Raum zu betreten. Hierbei kommt es weniger darauf an, dass ihm dies gelingt, sondern vor allem darauf, zu spüren, was er in sich und um sich herum erlebt. Viele KlientInnen stocken an bestimmten Stellen, ihre Klänge verändern sich, sie wechseln die Instrumente. Manche brauchen Unterstützung seitens des Therapeuten oder der Therapeutin, andere kommen bewussten Verletzungen aus ihrer Geschichte auf die Spur, die es weiter zu bearbeiten gilt.

Zwischen diesen fünf Bedeutungsräumen, es sind nur die wichtigsten, nicht die einzigen, gibt es Wechselbeziehungen, denen nachzugehen sehr aufregend sein kann und nachhaltige Veränderungen ermöglicht. Da ist die Klientin, die von ihrem Intimen Raum aus allenfalls noch den Persönlichen Raum ansatzweise fühlen kann, dann aber sofort in dem Öffentlichen Raum springt – allein für sich, „intim", geht es ihr gut, ebenso in der Öffentlichkeit; wie sie Begegnungen eingehen und Beziehungen schaffen kann, ist ihr fremd. Oder da ist die Klientin, deren Stärke darin besteht, Räume der Begegnung zu füllen und zu gestalten, die aber in dem Augenblick, indem sie einen Öffentlichen Raum treten soll (was sie beruflich gelegentlich muss), jegliches Selbstbewusstsein verliert und sich in ihren Intimen Raum „verkriecht", wie sie es nennt. Auf andere Verbindungen haben wir schon hingewiesen. Hier gilt es gezielt jedem dieser Bedeutungsräume einen buchstäblichen Raum oder Ort zu geben und die Verbindungen zwischen diesen Orten musizierend abzuschreiten. Immer verändert sich die Musik, häufig wird die Notwendigkeit von Umwegen deutlich hörbar, entstehen Töne des Stockens, aus denen sich eine Improvisation entfalten kann.

Ein einfacher Zugang für viele KlientInnen besteht in der Bitte: „Bitte suchen Sie für jeden dieser fünf Räume ein Musikinstrument aus und stellen Sie es an einen Ort ihrer Wahl hier in diesen Therapieraum … Beginnen Sie dann mit einem Instrument zu spielen …" Von hier aus können klingend und musizierend Wege beschritten werden, in denen sowohl die individuellen Verknüpfungen der Räume für jeden Klienten, jede Klientin hörbar werden, als auch gleichzeitig zahlreiche Möglichkeiten der Veränderung erprobt werden können.

Wenn mehrere Menschen in den fünf Bedeutungsräumen musizieren, entsteht – wie auch bei anderen Formen des musiktherapeutischen Verraumens – ein Problem, das gleichzeitig eine Chance beinhaltet: Wir können die von uns produzierten Klänge, Töne und Geräusche nicht in einem der Räume „halten", sie überschreiten von selbst jede Raumgrenze. Deshalb muss nicht nur bei der musiktherapeutischen Verraumungsarbeit, sondern grundsätzlich in der Musiktherapie dieses Phänomen bedacht, beobachtet und berücksichtigt werden. Der Schall macht, was er will. Ob ich durch mein Spiel jemanden berühre, ihn vor den Kopf schlage, ihn betöre oder vergraule, weiß ich vorher nicht. In welchen Raum mein Spiel bei anderen vordringt, kann ich nicht kalkulieren. Das ist ein Risiko, das ist das Leben!

7.3 Dreier-Formen des musikalischen Verraumens

7.3.1 Die Schamsonate

Wir wollen am Beispiel einer themenzentrierten Gruppenarbeit eine Möglichkeit des Verraumens demonstrieren und gleichzeitig eine musiktherapeutische Nutzung der Sonatenform zeigen.

In einer Ausbildungs-Gruppe liegt das Thema Scham in der Luft. Der Leiter der Gruppe entscheidet sich, dieses Thema musiktherapeutisch aufzugreifen, und teilt dies der Gruppe mit: „Da Scham bei vielen in der Gruppe ein Thema ist, möchte ich dieses Gefühl aufgreifen und euch dazu eine musiktherapeutische Gruppenarbeit anbieten. Absicht ist, dass ihr Erfahrungen mit eurer Scham macht, mit verschiedenen Qualitäten der Scham und eurem Weg, damit umzugehen oder sie zu verändern. Ich werde euch anregen, dies in der musikalischen Form einer Sonate zu tun. Der erste Satz der Sonate besteht darin, dass ihr einen Einstieg findet, euren Einstieg zum Thema Scham. Bitte nehmt euch eines der vielen bereitliegenden Musikinstrumente oder benutzt eure Stimme und nähert euch dem Thema Scham. Spielt auf dem Instrument oder mit eurer Stimme, spielt mit euren Tönen und Geräuschen und lasst euch dabei Gedanken und Einfälle über eure Scham und die Scham anderer durch den Kopf gehen, lasst Bilder entstehen, Atmosphären, Töne und Klänge. Setzt immer wieder alles, was in euch entsteht, in Töne und Geräusche um."

Die TeilnehmerInnen der Gruppe suchen Musikinstrumente und einen Ort im Raum und beginnen zu sinnieren und zu spielen. Der Therapeut hört: Die Atmosphäre ist scheu, die Klänge wirken verschämt. Immer wieder halten einzelne inne und hören nach innen, greifen dann wieder zu ihrem Instrument und beginnen zu spielen, was sie bewegt. Das Setting ist schwierig: Damit jede und jeder angemessen auf sich hören kann, müssten eigentlich die anderen den Raum verlassen oder das Musizieren der Scham müsste nacheinander geschehen. Es gibt nicht genug Räume für jede und für jeden. Das Nacheinander-Spielen würde zu viel Zeit kosten. Also wird gleichzeitig gespielt, in Kauf nehmend, dass die Klänge der jeweils anderen das eigene Musizieren beeinflussen. In diesem Fall ist dies nicht zu schwerwiegend, da sich Scham sowieso im Raum befindet und gegenseitig beeinflusst.

Nach etlichen Minuten bittet der Therapeut die Gruppe, ihre Instrumente beiseite zu legen und sich sich jeweils eine Kollegin oder einen Kollegen ihres Vertrauens auszuwählen, mit der oder mit dem sie Erfahrungen der Scham teilen möchten, und sich über das auszutauschen, was sie austauschen können und wollen. Anschließend bittet er die TeilnehmerInnen, sich in einem bestimmten Teil des Raumes zu versammeln. Diesen Teil trennt er von der größeren Fläche des Saales mit einem Seil ab, diese wiederum wird von einem anderen Seil in zwei Teile unterteilt.

Er sagt anschließend: „Bevor wir nun zum zweiten Satz der Sonate übergehen, möchte ich euch einige Erläuterungen geben. Ihr habt euch mit Scham beschäftigt, seid verschiedenen Erfahrungen mit Scham begegnet, habt vielleicht Themen, die für euch und eure Beschäftigung mit Scham wichtig sind, herausgefunden. Nun steht es an, sich differenzierter damit zu beschäftigen, und dazu möchte ich euch einige Hinweise geben. Alle meine Erfahrungen mit Scham zeigen, dass es verschiedene Qualitäten der Scham gibt, vor allen Dingen zwei unterschiedliche. Die erste Scham nenne ich die ‚natürliche' Scham. Sie entsteht, wenn Menschen etwas schützen wollen, was ihnen wichtig ist, wenn sie etwas, was zu ihrem intimen Bereich, zu ihrem intimen Raum gehört, bewachen möchten. Ihr kennt vielleicht den Begriff des persönlichen Raums. Das ist ungefähr der Raum, den wir mit der Reichweite unserer Arme um uns herum abstecken können. Alles, was innerhalb dieses persönlichen Raums ist, ist uns wichtig und in besonderer Weise schützenswert und so entscheiden wir, wen wir in diesen Raum hineinlassen und wen nicht. Alle Menschen und alle Dinge, die wir in diesen Raum hineinlassen, sind in unserer Reichweite, aber wir sind auch in deren Reichweite. Wir können berührt werden, also auch verletzt werden. Wenn wir in der Straßenbahn gezwungen sind, so nah an anderen Menschen zu stehen, dass diese in unseren persönlichen Raum hineinkommen, wird uns unbehaglich zu Mute. Wenn wir die Wahl haben, halten wir den persönlichen Abstand, den Sicherheitsabstand. Noch schützenswerter und noch intimer ist der ‚intime Raum'. Dieser Raum ist körperlich durch unsere Körpergrenzen, am ehesten durch unsere Haut, begrenzt. In diesem intimen Raum befindet sich unser Körper und all das, was wir ganz subjektiv zum Intimen zählen. Menschen, die diesen intimen Raum berühren dürfen, sind noch seltener und bedürfen der besonderen Auswahl. Wir Menschen haben starke Impulse, diesen intimen Raum zu bewachen und zu schützen, wir möchten entscheiden, ob wir ihn Blicken preisgeben und welchen Blicken, wir möchten entscheiden, ob wir ihn berühren lassen und wenn, von wem. Diese Berührungen können große Lust bereiten, z. B. in der Sexualität, können aber auch große Verletzungen hervorrufen, existenzielle Kränkungen durch Gewalt und Missbrauch. Die Wächterin des intimen Raums ist die Scham. Die Scham tritt dann als Gefühl auf, wenn wir spontan auf oder in Situationen reagieren, in denen der intime Raum bedroht ist oder bedroht sein könnte.

Die Scham, diese natürliche Scham, als Wächterin des intimen Raums ist etwas Normales, also Natürliches. Sie ist wunderschön wahrzunehmen, wir kennen sie bei Kindern, wir kennen sie bei uns. Daneben gibt es aber noch eine andere Scham, nämlich die Scham, die aus Beschämung entsteht. Das ‚Schäm dich' kennen wir auch, das ‚Schäm dich' des Ausgelacht-Werdens, das 'Schäm dich, dass du ein Junge bist', das ‚Schäm dich, dass du ein Mädchen bist', das ‚Schäm dich, dass du schlau bist', das ‚Schäm dich, dass du jung bist', das ‚Schäm dich, dass du ein Jude bist', das ‚Schäm dich, dass du klein bist, groß, dick oder dünn oder überhaupt da bist'. Die Beschämung kommt von außen. Die Beschämung durchbricht die Grenzen des persönlichen und des intimen Raums. Die Beschämung setzt die Schutzfunktion der Scham als Wächterin des intimen Raums außer Kraft.

In unseren Gefühlen ist die Scham als natürliche Scham und die Scham als Reaktion auf Beschämung zuerst einmal nicht zu unterscheiden, auch wenn es sich um völlig unterschiedliche Schamqualitäten handelt. Beide ‚kommen wie eine Welle hoch', ‚machen einen roten Kopf', ‚führen zum Black-out', ‚bringen ins Stottern', ‚drängen auf In-Rückzug-Gehen' oder rufen andere individuelle Reaktionen hervor. Aber es tut gut, diese Unterscheidung treffen zu können. Sie ist wichtig im Umgang mit der Scham, für das Erleben der Scham.

Ihr befindet euch jetzt in einem der drei Räume in diesem Saal, die ich durch Seile unterteilt habe. Ich erkläre ihn jetzt zum neutralen Raum, zum Raum, in dem ihr euch selbst beobachten könnt, und zum Schutzraum, in den ihr euch zurückziehen könnt. Dieser andere Raum ist der Raum der Beschämung und jener Raum ist der Raum der natürlichen Scham. Ich bitte euch nun, begebt euch in den nächsten Minuten in den Raum der Beschämung, wieder mit einem Musikinstrument oder mit eurer Stimme. Lasst Gedanken, Erinnerungen, Bilder, Klänge von Beschämung entstehen, Beschämung anderer Menschen oder Beschämung eurer selbst, von Erfahrungen, die ihr mit dem Gefühl der Beschämung habt oder auch mit anderen Gefühlen, wenn diese jetzt in der Gefühlslandschaft der Scham auftreten. Ich werde euch dann nach einiger Zeit sagen, wie es weiter geht. Und noch einmal: Diese Räume sind ein Angebot, kein Muss. Ihr könnt sie betreten, müsst aber nicht. Und ihr könnt euch jederzeit in den neutralen Raum zurückziehen."

Die TeilnehmerInnen greifen zu Musikinstrumenten, suchen, überlegen, wägen ab. Schließlich betreten die ersten den Raum der Beschämung. Eine Frau erstarrt, eine andere beginnt wild zu agieren. Der Therapeut hört: Die meisten tasten sich vorsichtig heran, Klänge entstehen, Klangbilder, heftiger, dramatischer, krasser als vorhin. Er sieht viel innere Bewegung und hört das Bemühen der Gruppenmitglieder, dieser inneren Bewegung Ausdruck zu geben, sie zuzulassen, sie erklingen zu lassen. Eine Teilnehmerin ist am Rande des Raums der Beschämung und versucht, ihn ganz langsam, millimeterweise zu betreten. Wieder eine andere hat sich in die äußerste Ecke zurückgezogen, baut sich dort einen sicheren Platz, von dem aus sie Beschämungserfahrungen erklingen lassen kann.

Der Therapeut hatte eigentlich vor, die Gruppe nun zu bitten, in den Raum der natürlichen Scham zu gehen und dort ihre natürliche Scham erklingen zu lassen, aber das geht nicht.

Zu viele sind gelähmt und festgehalten in der Beschämung. Er bittet sie also:

„Lasst nun eure Antwort auf die Beschämung erklingen. Lasst das erklingen, was euch helfen kann, diesen Raum der Beschämung zu verlassen."

Auch hier beginnt ein Suchen und Ausprobieren. Eine Teilnehmerin greift zu einer Trommel: sie beginnt zu trommeln, wie sie es als Jugendliche getan hat, zur Befreiung aus den Beschämungswelten des Elternhauses. Eine andere kann sich, wie sie sagt, „nicht vorstellen, einen Ausweg aus der Beschämung zu finden". Sie bedarf der solidarischen Unterstützung durch andere. Die meisten greifen zu neuen Instrumenten. Neue Klänge entstehen, lautere und leisere, weiche und harte – in jedem Fall individuelle, eigene und eigenartige. Mit Hilfe dieser Töne, dieser Klänge bewegen sich die TeilnehmerInnen aus dem Raum der Beschämung hinaus.

„Begebt euch nun in den Raum der natürlichen Scham und lasst dort eure natürliche Scham erklingen, eure Bilder, Situationen, Gefühle und Assoziationen. Nutzt den Raum eurer natürlichen Scham. Es ist die Scham, die euch eigen ist, die euch gehört und nicht von anderen ausgeht, sondern euch wichtig ist, um eure Würde zu bewahren und euren intimen Raum zu bewachen. Würdigt eure natürliche Scham."

Und wieder erklingt Scham, wieder anders, andere Klangwelten tun sich auf. Weiche und selbstbewusste, zarte aber aufrechte. Die TeilnehmerInnen beschreiben später ihr Erleben in dieser Phase als besonders wichtig, als Entdeckung von etwas Neuem und gleichzeitig Altvertrautem. Wieder nach einigen Minuten bittet der Therapeut die TeilnehmerInnen, eine Partnerin oder einen Partner ihres Vertrauens zu suchen und sich über die Erfahrungen und ihr Erleben in den Räumen der Beschämung und der natürlichen Scham und über ihre Bemühungen, diese beiden Qualitäten der Scham zu unterscheiden, auszutauschen. Sie tun dies.

Um den dritten Satz der Schamsonate zu „komponieren" bzw. zu improvisieren fordert der Therapeut die TeilnehmerInnen auf:

„Bleibt in euren Austausch-Partnerschaften. Nehmt euch jede und jeder ein Musikinstrument. Spielt bitte jede und jeder für sich und vor sich hin, zuerst einmal einen Auszug aus euren bisherigen Erfahrungen mit Scham, aus all dem, was ihr bislang habt erklingen lassen. Wählt ein Thema aus, ein Motiv, einen Ton oder eine Tonfolge, die euch jetzt wichtig ist. Und nehmt dies dann als Ausgangspunkt, als Grundmaterial, um miteinander in den musikalischen Dialog zu gehen. Vielleicht bleibt das Thema, das Motiv, so, wie es ist, vielleicht verwandelt es sich auch, vielleicht entsteht etwas Neues. Lasst euch überraschen."

Die meisten finden schnell ihr Thema und lassen es erklingen. Als das Thema im Dialog erklingt, als die Dialog-PartnerInnen sich aufeinander beziehen, miteinander spielen und damit Schamerfahrungen teilen, entsteht bei allen Paaren die Chance und schließlich das Bedürfnis nach Veränderung. Die Klänge werden lauter und kräftiger, Zorn erklingt ebenso wie Lebensfreude und Lust, Klänge der Freiheit und des Wandels. Die Scham verwandelt sich, indem sie sich öffnet und ihr Gesicht zeigt.

Um Missverständnissen vorzubeugen sei hier noch einmal ausdrücklich darauf hingewiesen, dass dieser Prozess in einer Gruppe relativ gefestigter TeilnehmerInnen einer musiktherapeutischen Ausbildung erfolgte. Inhalte und Intensität dieser Arbeit müssen den Bedingungen der GruppenteilnehmerInnen angepasst werden. Mit traumatisierten oder psychiatrisch erkrankten KlientInnen dürfte die Schamsonate so nicht erklingen. Aber die Sonatenform könnte ebenfalls hilfreich sein, sich dem Thema Scham zu nähern, zum Beispiel indem im ersten Satz Klänge der Sicherheit und des Schutzes erklingen usw. Um die Sonatenform für verschiedene musiktherapeutische Inhalte und Bedingungen zu nutzen, müssen wir sie genauer betrachten.

7.3.2 Die Sonatenform

Die Sonatenform, genauer gesagt die Sonatenhauptsatzform, kann hilfreich sein, um themenzentrierte musiktherapeutische Angebote für Gruppen zu planen, aufzubauen und zu reflektieren. Die klassische Sonatenform hat drei Teile: Die Exposition, die Durchführung und die Reprise. Diese drei Teile entsprechen den dreiteiligen Beschreibungen therapeutischer Prozesse: Eingangsphasen, Aktionsphasen und Integrationsphasen (siehe Kap II 4). Schauen wir uns die Phasen etwas genauer an.

In der *Expositionsphase* wird ein Thema ausgebreitet. Dies geschieht musikalisch, über die musikalische Improvisation und gleichzeitig als innerer Prozess. Die Beteiligten nähern sich dem Thema an, sie breiten Material aus, es entstehen Erinnerungen, Bilder, Geschichten; Erfahrenes und Erlebtes wird aktuell, verschiedene Themen mit verschiedenen Qualitäten reihen sich aneinander. Dieses Material, diese Ausbreitung verlangt danach, sich genauer mit dem Thema zu beschäftigen, es zu vertiefen, zu differenzieren, zu bearbeiten.

Dies geschieht in der *Durchführungsphase*. Hier bietet die musiktherapeutische Sonatenform Gelegenheit, einzelne Aspekte der Scham zu fokussieren und zwischen verschiedenen Qualitäten der Scham zu differenzieren. Voraussetzung dafür war zum Ende der Expositionsphase hin, dass Kontakt zwischen den Einzelnen in der Gruppe ermöglicht wurde. Durch den verbalen Austausch war es möglich, der in der Beschäftigung mit der Scham oft sich verstärkenden Einsamkeit und Vereinzelung entgegenzuwirken und damit Rückhalt und Boden zu schaffen für das, was dann in der Durchführungsphase erlebbar wurde. Um die gewollte Differenzierung in der Durchführungsphase zu ermöglichen, mussten die Differenzierungskriterien erläutert werden, deswegen die Darlegung der verschiedenen Schamqualitäten zu Beginn dieser Phase.

In der Durchführungsphase (aber auch in anderen Phasen) kann es sich bei der Planung immer nur um grobe Absichten und Absichtsrichtungen handeln. Im konkreten Kontakt mit der Gruppe, im konkreten Erleben des Prozesses entsteht erst die genaue differenzierte Prozessanweisung. Der Therapeut oder die Therapeutin ist selbst Teil der Gruppenatmosphäre, Teil des Prozesses, erlebt die Klänge, erlebt die Stimmen und Stimmungen mit. Deswegen hat der Therapeut in diesem Fall zwischen der Durchführung des Beschämungsthemas und des Themas natürliche Scham eine Zwischenphase eingebaut, nämlich die Phase, in der die TeilnehmerInnen aufgefordert wurden, Klänge zu entwickeln, die sie der Beschämung entgegensetzten und mit denen sie sich aus dem Raum der Beschämung lösen können. Solche Veränderungen und Modifizierungen ursprünglicher Konzepte sind keine Störungen, sondern notwendiger Bestandteil dieser Art von Arbeit.

Die *Reprise* ist weder in der Musik und erst recht nicht in der Therapie eine bloße Wiederholung. Sie enthält Wiederholtes. Es werden Themen wieder aufgegriffen, aber auf Grund der Erfahrungen und des Erlebens in der Durchführungsphase können diese in neue Zusammenhänge gestellt werden, in neuen „Tonarten" erklingen und anders integriert werden. Bei der Schamsonate war es wichtig, mit den klingenden Themen der vorherigen Phasen in Kontakt und in den Dialog zu gehen. Scham macht einsam, Scham führt zu Rückzug, Scham schafft Scham über Scham. Über Scham zu musizieren und zu reden, Scham öffentlich zu machen, Scham zu differenzieren, Schamerfahrungen auszutauschen, … all das sind Schamfresser (Baer/Frick-Baer 1999). Kontakt und Dialog sind Möglichkeiten, um nicht in der Scham zu erstarren, sondern sie erklingen zu lassen und durch sie hindurchzugehen, sie so zu verwandeln. In der Schamsonate bestand die Reprise daraus, ein Thema der bisherigen Sätze aufzugreifen und durch den musikalischen Dialog eine Verwandlungsmöglichkeit anzubieten. Das geschah und dem schloss sich ein verbaler Austausch an.

In der Musikgeschichte wurde die beschriebene klassische Sonatenform im Laufe der Zeit durch eine angefügte *Coda* ergänzt. Die Coda ist eine Verzierung und spielt in unserer musiktherapeutischen Arbeit eher selten eine Rolle, und wenn, dann als Nachklang und Ausblick, wenn diese nicht oder nicht ausreichend in der Reprise enthalten sind. Sie kann eine schöne Ergänzung sein, wenn man zum Beispiel die TeilnehmerInnen einer Gruppe bittet: „Malt die Klangfarben, die ihr mitnehmen und behalten wollt. Malt sie auf die Größe Papier – von Postkartengröße bis DIN A-1 – und mit den Materialien, die dem Ausdruck der Klangfarben am dienlichsten sind."

Die Sonatenform ist nichts Starres, sie bietet eher ein Strukturgerüst als eine Struktur. Sie bietet Strukturelemente; insbesondere beim Inhalt der einzelnen Sätze kann die Gestaltung ganz unterschiedlich sein, je nach Thema, je nach Gruppenprozessen, je nach konkreter therapeutischer Situation.

7.3.3 Andere Dreier-Formen

Oft erleben Menschen ihre Probleme als verwirrtes und verknotetes Knäuel und kapitulieren vor dem Durcheinander. Verraumen kann weiterhelfen, es bietet an zu sortieren. Auch Menschen, die auf einen Aspekt eines Problems fixiert sind, die manchmal den Wald vor lauter Bäumen nicht sehen, nicht nach rechts und links schauen oder hören, finden über das Verraumen einen Zugang zu neuen Aspekten des Themas, die sie häufig überraschen.

In der Sonatenform wurde ein Thema, in unserem Beispiel die Scham, in drei Sätze bzw. musikalische Phasen aufgeteilt. Es gibt noch andere, einfache und vielfach anwendbare Dreier-Formen des musikalischen Verraumens: Ein Thema bzw. ein Problem wird in drei Aspekte unterteilt, dementsprechend werden drei Bedeutungsräume geschaffen, in denen jeweils unterschiedlich musiziert wird.

Jedes Thema kann zunächst als Polarität angegangen werden. Manchmal erwähnen die KlientInnen diese Polarität selbst: „Ich stehe zwischen zwei Männern." Oder: „Ich bin so hin und her gerissen zwischen Arbeit und Familie." Nehmen wir Letzteres, hin und her gerissen zu sein zwischen Familie und Arbeit. Die Aufforderung zum musikalischen Verraumen könnte lauten:

„Suchen Sie sich einen Raum, der für das Arbeiten steht und einen Raum für die Familie und stellen Sie in jeden Raum ein oder auch mehrere Musikinstrumente ...

Musizieren Sie nun in jedem dieser beiden Räume. Es ist egal, womit Sie anfangen ...

Begeben Sie sich nun in den Zwischenraum. Nehmen Sie wahr, was Sie dort erleben ...

Holen Sie sich auch hier ein oder mehrere Musikinstrumente, die jetzt passend sind, und musizieren Sie. Vielleicht begleiten Sie sich auch mit der Stimme ..."

Auch im Eingangsbeispiel (Kap. I 7.1) schuf die Klientin drei Räume: den Raum der Angst, den sicheren Raum sowie den Raum des Dazwischen.

Häufig steht am Anfang nur ein Aspekt des Themas der Therapie im Vordergrund, in diesem Fall die Angst. Die Sehnsucht nach Sicherheit schwang deutlich mit, deswegen schlug der Therapeut vor, als Polarität einen Raum der Sicherheit, einen sicheren Ort zu schaffen und klanglich auszugestalten. Die KlientInnen konnten in den Beispielen aus der therapeutischen Einzelarbeit ihre Bedeutungsräume selbst bestimmen. Sie sind dabei auf Verraumungsvorschläge eingegangen, den der Therapeut als Modell im Hinterkopf hatte: die Dreierform als einfache und effektive Form der Unterteilung eines Raumes.

Hätte der Therapeut die Aufgabe gehabt, die gleichen Themen für eine Gruppe in den Raum zu verlegen, hätte er das so vorschlagen können:

Familie	Dazwischen	Arbeit
neutral		

bzw.

Raum der Angst	Zwischen- raum	Raum der Sicherheit
neutral		

oder – Themen unabhängig ausgedrückt –

Hin	Dazwischen	Her
neutral		

bzw.

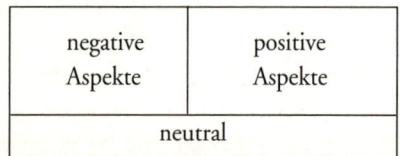

oder

negative Aspekte	positive Aspekte
neutral	

Ist das Thema, um im Beispiel zu bleiben, „Angst", fragen wir in der Einzeltherapie die KlientInnen: „Was könnte Ihr Gegenteil von Angst sein?" Die Antwort kann „Sicherheit" sein oder „Liebe" oder „Freiheit" oder anderes. Geben wir in einer Gruppe einem Raum die Bedeutung „Angst", geben wir dem anderen Raum die Bedeutung „Ihr persönliches Gegenteil". Die TherapeutInnen müssen sich davor hüten, das, was sie selbst als Gegenteil eines Gefühls oder eines anderen Themas annehmen, auch den KlientInnen als deren Gegenteil zu unterstellen. Für die einen kann das Gegenteil von Angst die Sicherheit, für andere die Geborgenheit oder die Liebe, die mutige Aktion oder die Freude sein.

Der Raum, den wir in den Skizzen oben als „neutral" bezeichnet haben, kann unterschiedliche Funktionen haben. Er kann ein Entlastungs- oder Ruheraum sein, ein eher als neutral empfundener Raum oder ein Raum, von dem aus die KlientInnen sich selbst gleichsam von außen beobachten und hören. Für die Klientin, die zwischen Arbeit und Familie steht, ist dieser Raum der eigentliche Problemraum, der Raum der Zerrissenheit, der Raum des Dazwischen. Für die Klientin, die mit dem Angstraum begann, entstand der Zwischenraum gleichsam nebenbei und wurde zu einem Raum der Entdeckungsreise. Für viele KlientInnen und ihr Problem ist dieser Raum der heilsame, ist es der Sowohl-als-auch-Raum oder der Entweder-und-oder-Raum. Er bietet oft die Chance, aus dem Dilemma des Gefangenseins in einer Ja-oder-Nein-Entscheidung oder in erlebten gefühlsmäßigen Unvereinbarkeiten einen differenzierten Weg herauszufinden.

Die Dreiteilung kann im Verraumen auch noch anders strukturiert werden als über die beschriebenen Polaritäten. Drei Bedeutungsräume können drei Phasen einer Geschichte erzählen, z. B.: Wie war ich früher? – Wie bin ich jetzt? – Wie will ich in Zukunft sein?

Vergangenheit	Hier und Jetzt	Zukunft
neutral		

Dies entspricht eher der Sonatenform, die auch Geschichten erzählt, Themen aufgreift, gegenüberstellt etc.

7.4 Musikalisches Verraumen leiblicher Regungen und Themen

7.4.1 Gefühle

Schon in der Schamsonate wurde ein Gefühl verraumt. Der Weg des Verraumens bestand darin, eine Polarität, die der Scham innewohnt, nämlich das Beschämtwerden und die natürliche Scham, in jeweils einem Bedeutungsraum hörbar werden zu lassen. Diese Möglichkeit besteht für jedes Gefühl, für jede Stimmung, für jedes Befinden. Beispiele für polare Verraumungsmöglichkeiten des Befindens beinhalten die Erläuterungen der Konstitutiven Leibbewegungen (s. Kap. I 3.3.3).

Die Differenzierung der Scham, die in der Schamsonate vorgenommen wurde, ist nur eine Möglichkeit. Viele andere Polaritäten (mit Zwischen- und Durchgangsraum, vgl. Kap. I 7.3.3) sind möglich, z. B.:

Was gut ist an der Scham – Was schlecht ist an der Scham
Meine Scham früher – Meine Scham, wie ich sie mir wünsche

Die Scham, die ich zeige – Die Scham, die ich verberge

Die Scham, derer ich mich schäme – Die Scham, zu der ich stehen kann.

Welche dieser und anderer Varianten dem Verraumen zugrunde gelegt wird, muss bei der Gruppenarbeit die Therapeutin bzw. der Therapeut aus der Wahrnehmung der Situation entscheiden. In der Einzelarbeit können sich TherapeutInnen und KlientInnen gemeinsam an eine solche Differenzierung herantasten. Diese Annäherung geschieht häufig musikalisch. Nehmen wir als Beispiel ein anderes Gefühl, den Ärger. Eine Klientin ärgert sich, dass sie sich immer so viel ärgert. Sie nörgelt deswegen mit sich herum. Die Therapeutin schlägt ihr vor, ihren Ärger bzw. ihr Sich-Ärgern zu musizieren. Die Klientin greift zu verschiedenen Rhythmusinstrumenten und „legt los". Sie produziert ein rhythmisches Rauschen, nur ab und zu unterbrochen von klaren Konturierungen. Anschließend sagt sie: „Das hört sich sehr durcheinander an."

Wenn Gefühle „durcheinander" klingen oder Verwirrung beinhalten bzw. hervorrufen, bietet sich musikalisches Verraumen an. Das Verraumen dient sehr dem Differenzieren und Sortieren. Die Therapeutin fragt deshalb: „Welche Arten des Ärgers sind denn in diesem Durcheinander enthalten?"

Die Klientin antwortet: „Zumindest einmal der Ärger, der mich einfach überkommt, ohne dass ich genau weiß, woher er kommt und worauf er sich bezieht."

Die Therapeutin schlägt vor, einen Raum zu schaffen für den „Ärger, der überkommt". Die Klientin spielt in diesem von ihr bestimmten Raum diesen Ärger.

„Bitte verlassen Sie jetzt diesen Raum. Was fällt Ihnen jetzt ein: Welche Art des Ärgerns könnten Sie nun in einen anderen Raum platzieren?"

„Den Ärger, von dem ich weiß, worauf er sich bezieht."

Die Klientin schafft einen anderen Raum für diese Art des Ärgerns und spielt. Hier entstehen klare Rhythmen und gerichtete Klänge, während im Raum vorher wieder das rhythmisches Rauschen zu hören war.

„Verlassen Sie doch bitte wieder diesen Raum. Gibt es noch eine weitere Art des Ärgerns, die Sie kennen?"

Die Klientin zögert, überlegt. „Ja, den Ärger, in dem ich mich völlig verliere, den Ärger, dessen ich mich nachträglich schäme."

Auch für diesen Ärger wird ein Raum geschaffen, auch dieser Ärger wird verklanglicht, diesmal mit Klängen eines sich steigernden Trommelwirbels und anschließendem Tönen der Scham aus einer Ocean-Drum.

Die Differenzierung in drei Klänge bzw. Klangfolgen des Ärgers schuf die Möglichkeit, mit dem Sich-Ärgern noch differenzierter weiterarbeiten zu können. Der klare gerichtete Ärger bedurfte keiner vertiefenden Arbeit, er brauchte nur Akzeptanz. Er war nützlich und eine sinnvolle Ausdrucksweise der Klientin. Der ungerichtete, rauschende Ärger brauchte Richtung. Der bodenlose Ärger war am wichtigsten. Er war unbewusst geblieben oder in den Hintergrund des Bewusstseins gedrängt, da die Klientin sich dieser Art des Ärgerns schämte. Zuerst brauchte die Scham ihren Platz und ihren Raum. Für sie wurde in dem Feld des unbewussten Ärgers ein besonderer Ort geschaffen, in dem die Ocean-Drum lag und erklingen konnte. Erst als die Scham hörbar geworden war und die Klientin merkte, dass sie von der Therapeutin nicht verstoßen oder ausgelacht wurde, erst dann konnte die Suche nach dem Boden dieses Ärgers beginnen, erst dann wurden die Lebensumstände hörbar und greifbar, die der Klientin beim Ärgern den Boden entzogen hatten. Hier wurde vor allem mit den Raum- und Richtungsleibbewegungen (vgl. Kap. I 3.2) und dem musikalischen Dialog (vgl. Kap. I 12) gearbeitet. Auf die Einzelheiten wollen wir an dieser Stelle nicht weiter eingehen, da es hier vor allem um die Möglichkeiten des Verraumens eines Gefühls gehen soll. In diesem Beispiel führte der Weg dahin, ein diffuses Gefühl, den Ärger, zu differenzieren und dadurch zu konkretisieren. Erst durch die Differenzierung wurde eine konkrete therapeutische Weiterarbeit möglich.

Viele Menschen leiden unter der Deformierung ihrer Gefühlswelt. Sie finden sich selbst in ihren Gefühlen oder im Ausdruck ihrer Gefühle irgendwie „falsch". Fremdkonzepte der Eltern, der Geschwister, der LehrerInnen, der jetzigen PartnerInnen, der FreundInnen usw. sind zum Selbstkonzept geworden. Gefühle wurden nachhaltig „zerr-spiegelt" (s. Kap. I 12.2, II 2.1 und II 6.2). „Du bist zu empfindlich", „Du bist so cholerisch wie dein Vater", „Du bist entweder himmelhoch jauchzend oder zu Tode betrübt" – solche Botschaften graben sich tief ein und beeinflussen den emotionalen Ausdruck. All den KlientInnen, in deren Leben und Erleben Gefühle zu kurz kommen, schlagen wir als ersten Schritt eigentlich immer vor, ihr Gefühl oder ihre Gefühlswelt zu musizieren. Dabei können sich schon so viele Veränderungen ergeben, dass ein differenzierteres Verraumen gar nicht angesagt ist. Häufig aber hilft das Verraumen, den Gefühlen „Raum" zu geben, im buchstäblichen wie im übertragenen Sinne. Wenn Gefühle fremd sind, haben KlientInnen häufig Angst, dass sie von ihnen überschwemmt werden, wenn sie sie ausdrücken. Wir sagen dann z. B. dem Klienten, der befürchtet, wenn er seine Trauer zulässt, von ihr weggeschwemmt zu werden: „Schaffen Sie mit Seilen oder Kissen oder Decken hier in diesem Zimmer einen Raum für Ihre Trauer. Gehen Sie dort hinein und spielen Sie sie. Sobald Sie den Eindruck haben, dass die Trauer zuviel wird, machen Sie zwei Schritte beiseite und verlassen den Raum der Trauer." Dies ist immer hilfreich. Ein Raum, der geschaffen wird, kann betreten und auch wieder verlassen werden. Einen Bedeutungsraum zu bilden schafft gleichzeitig eine Wahlmöglichkeit.

Eine Klientin z. B. schuf ihren „Raum der Überempfindlichkeit". Dass sie zu empfindlich sei, war ihr, so lange sie sich erinnern konnte, vorgeworfen worden. Sie war es Leid und wollte sich damit auseinandersetzen. Gleichzeitig glaubte ein Teil in ihr an diesen Vorwurf, so sehr war er eingesickert. Die Überempfindlichkeit zu musizieren, bereitete ihr Unbehagen. Deswegen schlug ihr die Therapeutin vor, einen Raum der Überempfindlichkeit zu schaffen, den sie auch wieder verlassen könne. Dies war schon ein erster Schritt, sich mit der Überempfindlichkeit auseinanderzusetzen und diese zu differenzieren. Denn dieser Schritt implizierte, dass es ja auch einen Raum gab, in dem sie nicht überempfindlich war, schuf also die erste Unterscheidung. Die Klientin grenzte einen Raum der Überempfindlichkeit ab, der ungefähr Dreiviertel des Therapiezimmers ausmachte. In ihn konnte sie hinein gehen und ihre

Überempfindlichkeit musizieren. Was nun geschah, war für die Klientin überraschend und spannend. Sie fand ein halbes Dutzend Überempfindlichkeiten: die Überempfindlichkeiten ihrer Mutter; die eigene Sensibilität; die grenzenlose Empfindlichkeit gegenüber der Frau, mit der sie zusammenlebte, und die sie akzeptierte, weil sie ihre Freundin liebte; die Überempfindlichkeit gegen Gewaltbilder in den Nachrichten oder in vielen Filmen usw. Jede dieser „Überempfindlichkeiten" bekam einen Ort und eigene Klänge, das Schaffen des Raums der Überempfindlichkeiten wurde zum Auftakt einer Entdeckungsreise.

Manche KlientInnen leiden darunter, dass ihre Gefühle sie oft zu überwältigen drohen (s. Kap. I 5). Solche Gefühle zu musizieren, ist oft schon hilfreich. Wer z. B. die überbordende Wut auf einer Trommel ausagiert, wird vielleicht eine schmerzende Hand haben, aber darüber hinaus weder sich noch andere verletzen. Wird für diese Wut nun noch ein besonderer Raum geschaffen, kann die Begrenztheit dieses Raumes einen zusätzlichen Schutz gegen das Ausufern der Wut bieten und darüber hinaus weitere Erfahrungen ermöglichen. Eine Klientin schuf sich einen Raum der überbordenden Wut, die sie auf dem Klavier spielte, um das Klavier herum. Sie konnte diesen Raum betreten, ihn aber auch wieder verlassen. Als sie auf dem Klavier ihre Wut gespielt hatte und den Raum verließ, bat sie der Therapeut, genau darauf zu achten, wie sie den Weg aus dem Wutraum erlebte, welche Szenen, Erfahrungen, Gefühle, Klänge in ihr auftraten. Wieder einmal trat Scham auf, Scham über sich selbst, Scham darüber, dass sie sich nicht genug kontrollieren konnte, und Angst vor der Wiederholung. Dann wurden zwei neue Räume geschaffen, Räume für Scham und Angst. In diesen wurde musiziert und der Prozess ging weiter.

Noch interessanter als der Weg aus dem Wutraum heraus mit all seinem Erleben war aber der Weg in den Wutraum hinein. Gerade bei überbordender Wut ist es wichtig, was vor dem Ausbruch dieses Gefühls geschieht. Im Alltagsleben bleibt der Weg in die überbordende Wut zumeist unbewusst, hier, durch das Verraumen, konnte im buchstäblichen Sinn, Schritt für Schritt, der Weg in den Raum der überbordenden Wut begangen werden. Die Klientin nahm ein Instrument, die Mundharmonika, auf den Weg mit. Sie begann ihren Weg ziemlich weit, ungefähr sechs Meter vom Wutraum entfernt. Die ersten fünf Meter spielte sie auf ihrer Mundharmonika vor sich hin. Einen Meter vor der Grenze zum Wutraum wurden die Töne unruhig und hektisch. Wie sie später sagte, hatte sie sich an die letzte Situation eines Wutausbruches erinnert, unter dem vor allem ihre Kinder leiden mussten. Sie erinnerte sich daran, wie sie sich überfordert fühlte, weil es, wie so oft in ihrem Leben, galt, drei Dinge gleichzeitig zu erledigen, während ihre Kraft allenfalls für eine Sache reichte. Sie ging weiter, sie musizierte weiter, nun wurden ihre Schritt kleiner, die Töne ruckhaft und stoßweise. Dann: Stille. Die Klientin begann bitterlich zu weinen. Als sie nach einiger Zeit wieder sprechen konnte, sagte sie: „Hier habe ich Angst, mich aufzulösen. Vielleicht kommt immer dann, wenn die Überforderung zu viel wird, die Angst zu verschwinden. Die Angst, mich aufzulösen, die ist nicht auszuhalten. Dann flüchte ich in die Wut."

„Was brauchst du?"

„Dass mich jemand festhält."

Der Therapeut hielt sie an den Armen fest und wieder weinte die Klientin bitterlich. Diesmal aber nicht vor Schmerz und Angst, sondern, wie sie sagte, aus einer Mischung von Trauer und Erleichterung. Sie hatte bei dieser Arbeit zum einen entdeckt und verstanden, dass ihre überbordende Wut früher geholfen hatte, ihre Angst vor Auflösung, die offensichtlich existenziell gewesen war, nicht spüren zu müssen. Zum anderen hatte sie einen anderen Weg aus der Auflösungsangst als den in die Wut gefunden, den Weg, um Hilfe und Halt zu bitten und ruhig auch einmal vor Erschöpfung zu weinen. Therapeut und Klientin gingen nun gemeinsam auf die Suche, wie sie diesem Weg auch im Alltag folgen konnte.

7.4.2 Körper

Jeder Teil, jedes Organ des Körpers kann verraumt werden. Einige Hinweise darauf ergeben sich aus den Beschreibungen der Arbeit mit den Körperbildern und Körperklängen (Kap. I 10). Mit einem Beispiel wollen wir hier weitere therapeutische Möglichkeiten des Körper-Verraumens aufzeigen.

Beginnen wir mit einer Klientin, die ihre Trauer um den eindreiviertel Jahr zuvor verstorbenen Vater musiziert hatte. Sie fühlte dabei, wie sie sagte, ihre Trauer „gebremst". Danach nahm sie einen Schmerz in der Körperregion unterhalb des Halses, am oberen Rand des Brustkorbes zwischen den Schlüsselbeinen, wahr. Der Therapeut bat sie, diesem Körperbereich und dem Schmerz besondere Aufmerksamkeit zu schenken, indem sie sich auf ihren Atem konzentrierte und mit Hilfe ihres Atems diese Stelle spürte. Nach einiger Zeit sagte die Klientin: „Der Schmerz ist jetzt weg. Dafür fühlt sich dieser Bereich wie taub an, als ob da etwas Fremdes in mir wäre."

Der Hinweis auf das „Fremde" kann darauf hindeuten, dass es nützlich ist, diesen Teil des Körpers in einen Raum außerhalb des Körpers zu verlegen, um ihn bzw. sein Erleben später wieder in den Körper hineinzunehmen. Damit ist in einem ersten Schritt das, was für die Klientin nicht wahrnehmbar, gefühllos ist, von außen sichtbar, vielleicht auch hörbar. Diese Klientin nahm drei Decken und legte mit ihnen in einen Teil des Therapieraums ein Feld dieses gefühllosen Fremden, einen „Fleck", wie sie es nannte. Anschließend stand sie davor und zuckte mit den Schultern: „Was mache ich nun damit?"

Der Therapeut schlug vor: „Erkunden Sie doch einmal die Umgebung dieses Fleckes. Gehen Sie umher und singen Sie oder spielen Sie ein Instrument. Gehen Sie näher an den Fleck heran und weiter weg, gehen Sie auf Entdeckungsreise und lassen Sie sich überraschen, was geschieht."

Die Klientin, die gern und viel sang, verzichtete diesmal darauf und griff zu einer großen Glocke. Sie umschritt erst langsam, fast würdevoll den Raum des Fremden, dann wurde sie schneller und lauter. Schließlich schwang sie die Glocke mehrmals in Richtung des Feldes und schickte Klänge in dieses Feld hinein. Auf den Therapeuten wirkte der Vorgang wie ein Beschwörungstanz. Der Therapeut bat sie, die Klänge der Glocke mit ihrer Stimme zu begleiten. Sie stieß wilde A- und U-Töne hervor, so laut und kraftvoll wie die Klänge der Glocke. Auch ihre Stimme schickte sie in das Feld hinein, näherte sich ihm dabei immer mehr, kreiste es ein. Als sie den Rand erreichte und die Decken mit ihren Füßen berührte, schwangen ihre Hände mit der Glocke in das Feld hinein, auch ihre Töne wurden ein Teil dieses Feldes. Nun wurde sie leiser, immer leiser, die Glockentöne verstummten. Sie legte schließlich die Glocke auf die Umrandung und betrat mit leisen tiefen A- und U-Tönen den Raum. Dabei griff sie sich an den Fleck in ihrem Körper, den so genannten Fleck des Gefühllosen. Tränen liefen über ihr Gesicht. Aus dem A- und U-Tönen war ein Summen geworden, zu dem sie sich hin und her wiegte. So blieb sie über lange Minuten. Der Therapeut begann schließlich mitzusummen, begleitete sie, unterstützte sie. Dadurch tauchte sie allmählich aus ihrer Einsamkeit wieder auf und konnte, ganz langsam, den Raum summend verlassen. Dabei öffnete sie mit ihren Füßen die Deckenumrandung und sagte anschließend: „Der Raum ist jetzt wieder offen." Beim Annähern an diesen Raum und vor allem beim Betreten des Raums hatte sie sich daran erinnert, dass, als sie drei Jahre alt war, ihr geliebter Vater sich ein halbes Jahr in einem Krankenhaus aufhalten musste. Sie muss damals große Sorge um ihn verspürt haben, große Angst, von ihm verlassen zu werden. Die Mutter hatte sich in dieser Zeit wenig um die Ängste und Sorgen der Tochter gekümmert oder kümmern können. Zu sehr war sie damit beschäftigt, das gemeinsame Geschäft am Leben zu erhalten und sich gleichzeitig um den kranken Ehemann zu kümmern. Hinter der Trauer um den Tod des Vaters war die ältere und sogar als tiefer empfundene Trauer des dreijährigen Mädchens aufgetaucht. An diese Zeit hatte die Klientin kaum bildhafte Erinnerungen, aber ihr Körpererleben hatte sich erinnert. Doch diese Erinnerung war ihr zuerst diffus und fremd geblieben. Dadurch dass sie verraumt wurde und sie sich ihr klanglich annähern konnte, wurde sie lebendig, letztlich auch in ihrem Körper.

Nicht nur, wenn ein Körperbereich fremd ist, sondern auch – und gerade dann – wenn ein Körperempfinden als beängstigend nah erlebt wird, bedrohlich schmerzlich oder spürbar feindlich, ist Verraumen eine hilfreiche Methode.

Eine Klientin klagt über ihren schmerzenden, steinharten, aufgeblähten Bauch, der ihr gerade wieder mal trotz gesunder Ernährung und homöopathischer Behandlung Sorge bereitet. Fragen nach dem inneren Körperbild oder Körperklang beantwortet die Klientin mit schnellem: „Das weiß ich nicht. Nein, dazu fällt mir nichts ein", und flackernden Augenlidern, während sie ihre Hände wie schützend auf den Bauch legt und den Eindruck vermittelt, als wolle sie nichts an ihn heranlassen. Gleichzeitig betont sie, dass sie sich mit ihrem Bauch beschäftigen möchte – „ganz bestimmt. So geht das nicht weiter. Ich habe Angst, dass ich sonst richtig schwer krank werde." Die Therapeutin schlägt ihr deshalb vor, ihren Bauch in den Raum zu verlegen und ihm ein passendes Musikinstrument zuzuordnen. Die Klientin stapelt mitten in den Therapieraum sechs Kissen und legt einen Schellenring oben auf. Sie tritt ein paar Schritte zurück und schaut sinnierend aus einigem Abstand auf diesen Raum. „Der Raum, der Ort, an dem Sie gerade stehen: Welchem Körperbereich entspricht der?" fragt die Therapeutin. „Ich stehe zu meinen Füßen", antwortet die Klientin und legt ein Seil quer vor sich hin. Da ihr Blick immer wieder zu dem Raum oberhalb ihres Bauch-Kissen-Schellenring-Raumes schweift, fragt die Therapeutin danach, was da oben sei. „Mein Kopf." Und die Klientin legt eine C-Flöte in diesen Raum hinein. Zurück am Platz hinter dem Seil und aufgefordert, sich ein Instrument als Begleiter auf dem Weg in den Raum des Bauches hinein auszusuchen, entscheidet sie sich für ihre Stimme. Sie tigert vor dem Seil auf und ab und begleitet sich dabei mit einer Stimme, der die Therapeutin anzuhören meint, dass sie der Klientin Mut zusprechen soll. (Die Klientin sagt später selbst, ihre Stimme habe: „Komm, trau dich" gesungen.) Die Klientin geht in Krabbelhaltung und kriecht zunehmend flacher auf den Bauchraum zu. Ihre Stimme wird leiser und zarter und verbindet sich mit immer stärker werdendem, dennoch leisem Weinen. Irgendwann traut sie sich, ihren Kopf auf den Kissen-Bauch zu legen und stößt dabei an den Schellenring, der ein paar Klänge von sich gibt. Die Klientin schluchzt heftig und umarmt ihren Kissen-Bauch. „Hören Sie bitte hin: Was sagt Ihr Bauch?", fragt die Therapeutin und die Klientin antwortet: „Er sagt: Bei mir bist du doch geborgen. Ich weiß doch Bescheid." „Und können Sie ihn bitte befragen, warum und wann er schmerzt und sich aufbläht und steinhart wird?" „ ,Hier stimmt was nicht', sagt er dann. ,Hier stimmt was ganz und gar nicht.'" „Und woran erinnert Sie das?" „Daran, dass er sich schon früher immer gemeldet hat, wenn meine Eltern miteinander lieb taten und ich die Welt nicht mehr verstand, weil sie doch gerade so lieblos miteinander gewesen waren. Und ich glaube", und die Klientin fängt wieder bitterlich zu weinen an, „er spürt auch im Moment wieder, dass etwas nicht stimmt, mit meiner Liebe, meiner Beziehung." Und die Klientin greift die Idee auf, auf ihrer Flöte, die im Kopf-Raum bereit liegt, das hörbar werden zu lassen, was ihr alles zum Thema: „Hier stimmt was nicht – hier stimmt was ganz und gar nicht" einfällt. „Wie geht's Ihrem Bauch jetzt?", fragt die Therapeutin anschließend. Die Klientin tastet ihn mit den Händen ab und sagt: „Ich glaube, er ist nicht mehr so steinhart. Er fühlt sich weicher an." „Was, meinen Sie, hat ihn erweicht?" „Ich habe ein weicheres Gefühl ihm gegenüber. Und er fühlt sich gehört. Denn eigentlich ist er es ja nicht, der mich krank macht, sondern er ist eher mein Freund, der auf mich aufpasst. Der mich darauf aufmerksam macht, wenn ich mal wieder drauf und dran bin, etwas nicht wahrhaben zu wollen. Oder?"

7.4.3 Prozesse

Therapie selbst ist ein Prozess und in der Therapie sind die Prozesse der KlientInnen als Wege der Entwicklung und Veränderung Thema. Liebesbeziehungen entwickeln sich in einem Prozess, Familien ebenso. Man redet von Krankheits- oder Gesundungsprozessen und dergleichen mehr.

Häufig werden Entwicklungs- und Veränderungsprozesse mit der Metapher „Weg" beschrieben. Auf diesem Weg werden „Schritte" unternommen oder „Stationen zurückgelegt". Diese Begriffe sind räumliche Bezeichnungen, für die sich Verraumen geradezu aufdrängt.

Auch das eigene Leben ist ein Prozess, der unter verschiedenen Gesichtspunkten betrachtet werden kann. In Kapitel I 2.3 haben wir bei der Arbeit an der musikalischen Biografie Formen des Verraumens von Prozessen beschrieben, in Kapitel I 6.3 auf das musikalische Verraumen von Erregungskonturen hingewiesen. Wir möchten hier noch ein weiteres Beispiel ergänzen, das einen etwas anderen Verraumungsweg illustriert.

Ein Klient, Ende 30, war in seiner Identität als Mann sehr verunsichert und auf der Suche nach seinem Selbstbild. Die Therapie befand sich im Anfangsstadium. Therapeut und Klient waren noch dabei, sich kennen zu lernen und anzunähern. Der Therapeut schlug vor: „Sie sagten, dass Sie sich schon lange auf der Suche nach ihrem Mann-Sein befinden. Ich schlage vor, dass Sie sich hier mit mir gemeinsam den Weg, den Sie als Junge, als junger und erwachsener Mann beschritten haben, anschauen. Dazu mache ich Ihnen einen Vorschlag. Nehmen Sie ein Seil und legen Sie es in den Raum. Das eine Ende des Seils ist Ihre Geburt, das andere kennzeichnet den Moment, an dem Sie sich jetzt gerade befinden. Das Seil symbolisiert Ihren Weg als Junge bzw. als Mann."

Der Klient war neugierig und legte ein langes Seil etwas verschlungen in den Raum. Das Ende, das sich in der Nähe der Tür befand, bestimmte er als den Anfang, als den Ort seiner Geburt. Der Therapeut fuhr fort: „Ich bitte Sie, nun Ihren Lebensweg entlang zu schreiten und dabei zu musizieren. Sie können die Instrumente wechseln. Sie können von heute an beginnen und rückwärtsgehen. Oder Sie können mit Ihrer Geburt anfangen. Sie können vor- und zurückgehen, Sie müssen sich nicht stur an eine Chronologie halten." Der Klient begann an dem Ort seiner Geburt. Leise vor sich hin summend, machte er einen Schritt das Seil entlang nach vorne und damit begann eine musikalische Odyssee mit Stimme und den unterschiedlichsten Instrumenten, die letztendlich mehrere Therapiestunden dauerte und auf die in der weiteren Therapie immer wieder Bezug genommen wurde. Vieles erklang auf diesem Weg: die Unsicherheit der jetzigen Situation, die Einschüchterung durch die von ihm so empfundene Männerfeindlichkeit seiner ersten langjährigen Freundin, die Beschämungen in der Kindheit und die Scham der Pubertät und Jugend, die Identitätsangst, die Auseinandersetzung mit den Wünschen der Mutter, die sich eher ein Mädchen gewünscht hatte … Und manches erklang auch gar nicht, so der Vater, der erste Mann in seinem Leben, den er im ersten Musizieren beim Gang am Seil entlang „vergessen" hatte. (Als der Therapeut später den Vater musizierend verkörpern sollte, musste er nach den Anweisungen des Klienten solche dominierenden Töne produzieren, dass es nahe lag, sich in das Vergessen zu flüchten.) Das musikalische Verraumen dieses Prozesses öffnete zahlreiche Türen des Erlebens und machte wichtige Verbindungen zwischen verschiedenen Lebensabschnitten sichtbar, hörbar und begehbar.

7.4.4 Übergänge, Zwischenräume, Grenzen

Bei fast allen Praxisbeispielen des musikalischen Verraumens, die wir bislang vorgestellt haben, waren Übergänge wichtig. Ob der schmerzende, später gefühllose und fremde Körperraum unterhalb des Halses oder der Raum der überbordenden Wut – immer veränderte sich das Erleben in den Übergängen von einem Raum zum anderen oder aus der Umgebung in den jeweiligen Bedeutungsraum dramatisch. Verraumen bietet nicht nur die Chance, etwas zu differenzieren, sich musizierend in einem Raum aufzuhalten und ihn wieder zu verlassen, Verraumen bietet auch die Chance, Übergänge zu erproben und zu erleben.

Gelegentlich entsteht aus einem Übergang ein eigener Raum, ein Zwischenraum. Eine Klientin schuf nebeneinander zwei Räume, den der Freude und den der Angst. Sie beschrieb ihr Leben als zu sehr von der Angst bestimmt. Sie sehnte sich nach mehr Freude. Im Raum der Freude sang sie, im Raum der Angst klirrte und schepperte sie mit Blechteilen. Der Raum der Angst, über den sie bislang immer geklagt hatte, wurde nun greifbarer, konkreter, lebendiger, hörbarer. Sie konnte ihre Angst dadurch der Therapeutin konkret mitteilen und deren Resonanzen erfahren. Auch der Raum der Freude verhalf ihr dazu, ihre Sehnsucht nach der Freude konkreter und lebendiger werden zu lassen und nicht nur am Rande der Angst von ihr zu träumen. Die Therapeutin schlug vor: „Diese beiden Räume scheinen sehr klar getrennt zu sein. Sie erleben sie unterschiedlich und sie hören sich auch sehr unterschiedlich an. Ich schlage Ihnen vor, nun dem Übergang oder den Übergängen zwischen den beiden Räumen Ihre besondere Aufmerksamkeit zu schenken."

Die Klientin griff den Vorschlag auf und wollte musizierend aus dem Raum der Angst in den Raum der Freude gehen, einen Weg, den sie sich in Zukunft öfter zu gehen erhoffte. Sie schepperte mit ihren Blechteilen, bewegte sich an die Grenze und – blieb stehen. Wie eine unsichtbare Mauer hielt die blaue Schnur, die am Boden als Grenze zum Raum der Freude lag, sie auf. „Da ist eine Mauer, da ist eine Wand dazwischen. Da kann ich nicht durch."

„Woraus besteht die Wand, die Mauer?"

„Die ist dick und hoch gemauert aus Ziegelsteinen, wie eine Stadtmauer in früheren Zeiten."

Die Therapeutin schlug nun vor, zwischen dem Raum der Angst und dem Raum der Freude einen Zwischenraum zu gestalten, einen Raum der Mauer. Die Klientin tat dies mit Hilfe einer weiteren Schnur und schickte sich nun an, die Mauer zu betreten. Wenn sie schon nicht hindurch kam, wollte sie doch wenigstens auf sie hinauf oder in sie hinein. Sie stand in der Mauer, mit hängenden Schultern, ohne Töne, ohne Instrument.

„Was fühlen Sie jetzt?"

„Nichts. Und ich bin stumm."

„Was hören Sie?"

„Schweigen."

„Ich schlage vor, dass Sie innerhalb dieses Raums der Mauer hin und her gehen, hierhin und dorthin, und jeweils lauschen, ob oder wie unterschiedlich das Schweigen klingt."

Die Klientin ging langsam, fast schwebend, in verschiedene Bereiche des Raumes der Mauer. Als sie sich der Grenze zwischen dem Raum der Mauer und dem Raum der Freude näherte, blieb sie stehen und sagte: „Hier höre ich Stimmen, leise Stimmen."

„Was sagen sie?"

„Dass ich nichts wert bin."
„Von wem sind die Stimmen? Wer sagt das?"
„Meine Mutter vor allem. Mein Vater auch ein bisschen. Und ich selbst."

Nun konnte die Klientin mit Hilfe der Therapeutin daran weiterarbeiten, eine Antwort auf diese Stimmen zu finden. Die Grenze zwischen dem Raum der Angst und dem Raum der Freude, die sich als Mauer erwies, barg in sich die Stimmen der Abwertung, die die Klientin zum Verstummen und Erstarren brachten. So war die Mauer unüberwindlich geworden. Dadurch, dass die Mauer ein eigener Raum wurde, wurde aus der Linie des Übergangs ein Zwischenraum, konnte die Quelle des Verstummens und Erstarrens identifiziert werden und damit weitergearbeitet werden. In diesem Prozess veränderte sich die Qualität des Zwischenraums, er wurde durchlässig und durchschreitbar. Aus der Grenze entwickelte sich die Möglichkeit des Übergangs. Und im Grunde wurde erst dadurch der Raum der Freude für die Klientin wirklich zugänglich. Sie konnte die erlebte Trennung von dem Gefühl der Freude aufheben und in ihre Gefühlslandschaft und ihr Leben integrieren.

Wie immer beim Verraumen bieten sich Seile, Kissen und Decken zum Gestalten der Grenzen, Zwischen- und Übergangsräume an. Aber der individuellen Vielfalt an Gestaltungsmöglichkeiten ist keine Grenze gesetzt und sollten TherapeutInnen keine Grenzen setzen. Denn meistens kommt es schon dabei anders, als die KlientInnen und die TherapeutInnen es sich vorher denken. Da werden Musikinstrumente gewählt und hingestellt, mit denen sich die KlientInnen selbst überraschen und deren Bedeutung und „Logik" sich erst später erschließt. Oder Gegenstände und Materialien erscheinen gerade recht, an die die KlientInnen nie zuvor in diesem Zusammenhang gedacht hätten und die in sich schon heilsame Hinweise enthalten.

7.4.5   Der sichere Ort

Wenn Menschen Angst haben, suchen sie Schutz. Wenn Menschen sich verunsichert fühlen, suchen sie Sicherheit. In allen Situationen, in denen KlientInnen starke oder existenzielle Angst und Verunsicherung spüren, arbeiten wir mit dem „sicheren Ort". Das gilt insbesondere für therapeutische Prozesse, in denen traumatische Erfahrungen Thema sind oder werden können (s. a. Reddemann 2001). Immer regen wir vorher an, auf dem Wege des musikalischen Verraumens einen sicheren Ort zu schaffen. Zum Beispiel so:

„Wir kommen gleich auf das Thema Ihrer Angst zurück. Ich möchte Sie nur vorher um etwas anderes bitten. Wenn Menschen sich mit Angst-Machendem und Schrecklichem auseinandersetzen, brauchen sie einen sicheren Ort. Schauen Sie sich hier im Zimmer um. Wo könnte ein sicherer Ort sein? Wo sich *Ihr* sicherer Ort befinden? Ist es die Stelle, an der Sie sich jetzt aufhalten, oder ein anderer Platz?"

Der sichere Ort dient nicht nur der Sicherheit der KlientInnen, sondern auch der der TherapeutInnen: Wenn ihnen die Klientin oder der Klient an anderem Ort zu entgleiten droht, können sie ihn oder sie mit Hilfe des sicheren Ortes wieder in die aktuelle Wirklichkeit und das Erleben der therapeutischen Beziehung zurückholen.

Wenn die KlientInnen einen Teil des Raumes oder eine bestimmte Stelle als sicheren Ort identifiziert haben, bitten wir sie im nächsten Schritt, diesen sicheren Ort in besonderer Weise auszugestalten, vielleicht mit einem Stuhl, einer Blume, einem Sicherheit vermittelnden Instrument o. Ä., vor allem aber vom Rest des Raumes durch ein Seil oder mit Kissen oder Decken abzugrenzen. Dazu braucht man keine großen Räume und auch nicht viele Utensilien. In jedem noch so kleinen Raum, im Beratungsbüro, in einer kleinen Praxis kann ein sicherer Raum geschaffen werden.

Der nächste wichtige Schritt besteht darin, dass sich die Klientin oder der Klient an diesen sicheren Ort begibt und dort musiziert, diesem Ort der Sicherheit klanglich Ausdruck verleiht. Damit wird der sichere Ort als Gefühl gefestigt und individualisiert, das Erleben des sicheren Ortes kann über die Klänge ausstrahlen. Wir sagen dann meistens: „Wenn wir jetzt weiterarbeiten, haben Sie immer die Möglichkeit, sich an diesen sicheren Ort zurückzuziehen. Er bleibt Ihnen erhalten, er ist Ihr Schutz. Wenn Sie sich dem Angst-Machenden oder Schrecklichen stellen und sich damit auseinandersetzen wollen, haben Sie darüber hinaus die Möglichkeit, den Ton des sicheren Ortes mitzunehmen, das Instrument, den Klang, um dadurch Ihre innere Sicherheit zu festigen."

Von da aus kann dann die therapeutische Arbeit in unterschiedlicher Weise weitergehen. Oft regen wir an, einen Raum der Angst oder des Traumas oder anderer Schrecken wie den der Leere, des Nichts, des Abgrunds, der Gewalt, der Ohnmacht, der Lähmung zu schaffen. Dieser Raum muss nicht betreten werden und wird auch oft nicht betreten, aber man kann von außen in ihn hineinschauen, man kann Töne hineinschicken, man kann Klänge der Abgrenzung, des Schutzes, des Sich-Wehrens, der Lebendigkeit produzieren und dergleichen mehr. Ist ein sicherer Ort geschaffen und ein Raum der Bedrohung, entsteht automatisch ein Zwischenraum oder Übergangsraum, ein Raum der Annäherung oder Entfernung, ein Raum, in dem neues Erleben probiert werden kann.

7.4.6 „Banale" Themen

Wir sind der Auffassung, dass jedes, aber auch jedes Thema musikalisch verraumt werden kann. Dies gilt auch für scheinbar alltägliche „banale" Themen. Auch hierfür ein Beispiel.

Ein Klient erzählt, dass er mit seiner Freundin zusammen eine neue Wohnung sucht. Nach langer Suche haben sie etwas gefunden, was ihren Anforderungen entspricht und reizvoll ist. Doch nun weiß er plötzlich nicht mehr, ob er wirklich aus der alten Wohnung weg möchte. Er schwankt hin und her und verurteilt sich für sein Schwanken.

Der Therapeut bittet ihn, einen Raum für die alte Wohnung und einen Raum für die neue Wohnung zu bestimmen und in jedem dieser Räume zu musizieren. Der Klient beginnt im

Raum der alten Wohnung auf einer Rührtrommel zu spielen. „Was hast du gehört?", fragt der Therapeut.

Die Antwort: „Das war langweilig. Ich kam mir so abgeschlossen vor und eingeschlossen. Mir wurde eng."

„Dann probier mal, was in der neuen Wohnung erklingt."

Der Klient geht dorthin und spielt auf einer kleinen Steeldrum. „Da ist ein Versprechen drin und ich bin sehr unsicher. So hört sich das an."

Er zögert und schweigt eine Weile, dann sagt er: „Ich muss noch einmal zurück." Er geht in den Raum der alten Wohnung, greift zur Rührtrommel und zögert: „Ich merke gerade, dass ich Angst habe."

„Wovor?"

„Weiß ich nicht."

„Ich schlage dir vor, geh von der alten Wohnung los. Suche von dort einen Weg in die neue Wohnung und spiele dabei deine Angst. Du kannst unterbrechen, wann immer du es willst. Du musst nicht in der neuen Wohnung ankommen. Probiere nur den Weg aus und lass dich überraschen, was passiert."

Der Klient greift zu einer Handtrommel und geht einen leisen, doch schnellen Rhythmus schlagend los. Nach einem Schritt stockt er, dreht sich wieder zur alten Wohnung um und sagt: „Ein Teil meiner Angst ist, dass ich in der alten Wohnung noch einiges zu erledigen habe. Wir haben dort lange nicht gestrichen und müssen alles renovieren. Das ist viel Arbeit, zu der ich eigentlich kaum Zeit habe. Das macht mir Angst ... Aber da kann ich mir ja eigentlich Hilfe holen. Mit der Angst komme ich wohl klar." Er geht weiter. Nun ertönt ein anderer Rhythmus, eher schleppend und ziehend. Kurz bevor er sich der neuen Wohnung nähert – er ist einen großen Halbkreis gegangen – unterbricht er wieder und sagt: „Ich muss noch einmal zurück." Er geht den Weg wieder zurück bis zum Rande des Raums der alten Wohnung. Dort meint er: „Ich habe Angst, etwas mitzunehmen, und das überrascht mich sehr. Ich habe Angst, dass die Art und Weise, wie ich in der alten Wohnung mit meiner Freundin gelebt habe, mitkommt. Das will ich nicht. Ich möchte, dass in der neuen Wohnung auch in der Beziehung etwas anders wird ... Ja, das will ich." Dabei schlägt er mit der Hand auf die Trommel.

„Du möchtest, dass etwas anders wird. Also wünsche dir etwas. Ich schlage dir vor, du gehst den Weg noch einmal, schlägst auf deine Trommel und nennst dabei die Wünsche, die dir einfallen, Wünsche an deine Freundin, Wünsche an euer Leben in der neuen Wohnung, Wünsche an dich selbst oder an wen auch immer."

Der Klient geht los und formuliert Wünsche, die vor allem das Zusammenleben mit seiner Freundin betreffen. Er wünscht sich mehr Nähe, mehr Austausch, mehr Wärme, mehr Vertrauen ... Während er die Wünsche benennt, wird er immer leiser, auch sein Trommeln wird schwächer. Er muss schließlich über sich lachen und sagt: „Ich werde mit meinen Wünschen immer leiser. So kann sie ja auch niemand hören. Vielleicht bin ich schon etwas resigniert."

Der Therapeut schlägt vor: „Ich bitte dich, die drei wichtigsten deiner Wünsche auszusuchen und diese zu singen. Ich begleite dich dabei mit einer Trommel."

Der Klient begibt sich erneut auf den Weg. Auf dem Scheitelpunkt des Halbkreises von der alten zur neuen Wohnung bleibt er stehen und singt seine drei wichtigsten Wünsche. Danach seufzt er und geht weiter, hin zur neuen Wohnung. Dort musiziert er erneut auf der Steeldrum, greift die Klänge von vorhin auf. Er spielt sie diesmal klarer, sicherer, deutlicher.

„Jetzt weiß ich, was ich von der neuen Wohnung will, welche Hoffnungen ich mit ihr verbinde, und ich weiß, dass es nicht nur um die neue Wohnung, sondern vor allem um die Beziehung zu meiner Freundin geht."

Mit Hilfe des musikalischen Verraumens entstanden aus dem banal erscheinenden, doch ernst genommenen und therapeutisch aufgegriffenen Thema neue Themen: das Thema der Angst und Scheu, dann das der Wünsche, schließlich das der Beziehung zur Freundin. Aus dem musizierten Weg von der alten zur neuen Wohnung wurde ein weiterer Weg, ein Weg zur Verbesserung der Beziehung zwischen dem Klienten und der Frau, die er liebte.

8

Familien- und andere Beziehungsstrukturen

8.1 Musikalische Identifikation

Eine Frau, Anfang 40, ist verzweifelt über ihr Verhältnis zu ihrem 17-jährigen Sohn. „Immer geraten wir aneinander. Wenn ich versuche, nett zu sein und mich wirklich zusammenreiße, dann kommt er mir vor, als sei er auf dem Sprung und so schnell wie möglich wieder weg. Meistens ist es sowieso so, dass ich mich ärgere, weil er alles liegen lässt, weil ich ihm bloß noch hinterherlaufe und ansonsten Luft für ihn bin. Ich habe versucht, mit ihm darüber zu reden, aber er blockt ab. Ich komme nicht an ihn heran."

Die Therapeutin bittet die Klientin, ihre Gefühle und Empfindungen in Bezug auf ihren Sohn zu spielen. Die Klientin schlägt auf eine Schlitztrommel, immer im gleichen Rhythmus, doch in Tonhöhe und Lautstärke variierend, zwischen heftig laut und stetig leise. „Ich komme mir so vor, als würde ich nur für mich spielen, als würde das, was ich von mir gebe, sowieso niemanden erreichen."

Die Therapeutin schlägt der Klientin vor, auf den Platz, an dem sie sich befindet, ein Kissen stellvertretend für sich zu legen und ein zweites Kissen an einen Ort zu legen, der stellvertretend für ihren Sohn ist. „Sie haben gesagt, dass Sie Ihren Sohn nicht erreichen. Ich schlage Ihnen nun vor, sich an den Ort zu begeben, der hier für Ihren Sohn steht, und dort zu musizieren, was Ihren Vermutungen und Einfällen nach Ihr Sohn empfindet. Identifizieren Sie sich mit Ihrem Sohn und spielen Sie ihn, so gut es geht."

Die Klientin greift zu einer großen Rassel, stellt sich auf den Platz ihres Sohnes und beginnt, wild drauf los zu rasseln. Nach einer Minute legt sie die Rassel hin, sagt: „Das stimmt jetzt so nicht mehr", und geht zu den Musikinstrumenten, holt zwei Klanghölzer, kehrt wieder zurück und schlägt mit ihnen leise vor sich hin.

Nach einer Weile sagt sie: „Das Rasseln war wie Notwehr. Ich habe schon nach kurzer Zeit gemerkt, dass ich mich nur verteidigte."

Die Therapeutin bittet die Klientin, den Platz ihres Sohnes zu verlassen und sich einen Ort zu suchen, an dem sie über sie beide, über sich und ihren Sohn, nachsinnen kann, und fragt: „Haben Sie denn Ihrem Sohn in der letzten Zeit einmal etwas Nettes gesagt oder etwas Schönes mit ihm unternommen?"

„Nein, dazu war ich viel zu geladen und dazu waren wir uns viel zu fremd. Wenn ich mich zusammengerissen habe, um es freundlich mit ihm zu versuchen, blieb ich in Hab-Acht-Stellung, gleichgültig, was passierte – und er wahrscheinlich auch. Es erschreckt mich schon, dass er so in Verteidigungsstellung ist, und das tut mir auch Leid."

„Und was war, als Sie die Klanghölzer gespielt haben?"

„Da kam ich mir so allein vor."

„So ähnlich wie vorhin, als Sie sich gespielt haben?"

„Ja ... Vielleicht haben wir da etwas gemeinsam", sagt die Klientin traurig. „Ich möchte ihn danach fragen. „Vielleicht ist es möglich, darüber zu reden."

Was ist in diesem kleinen Therapieausschnitt geschehen? Mehrere Schritte eines Prozesses, den wir als musikalische Identifikation bezeichnen:
- Das Musizieren bietet im therapeutischen Kontext immer wieder Möglichkeiten, sich mit verschiedenen Aspekten des eigenen Leibes, des persönlichen Erlebens zu identifizieren. Auch in anderen methodischen Kapiteln, u. a. über Gefühle oder das Körpererleben (s. Kap. I 7.4), beschreiben wir, wie einzelne Aspekte des Leibes, z. B. die Angst oder das Herz, von KlientInnen musiziert werden. Auch dies war eine musikalische Identifikation mit einem Teil des eigenen Erlebens, der sich vom restlichen Erleben abhob, abgespalten war und fremd wurde oder schmerzte bzw. anderweitig hervorstach. Diese Art der musikalischen Identifikation ermöglicht, dass Teile des Erlebens besonders hörbar und damit spürbar werden, und schafft so Möglichkeiten, diese Teile des Erlebens leiblich zu integrieren. Als die Klientin in dem jetzigen Praxisbeispiel in einem ersten Schritt ihre Haltung und ihre Gefühle gegenüber ihrem Sohn musizierte, identifizierte sie sich mit einem bestimmten Teil des Erlebens, unter dem sie zur Zeit litt, machte ihn hörbar und prägnant. Sie selbst (und die Therapeutin) konnten anhand ihres Musizierens hören und spüren, dass ihr Ärger ungerichtet und in Einsamkeit gefangen war.
- In einem zweiten Schritt nun identifizierte sich die Klientin musikalisch mit ihrem Sohn. Diese soziale musikalische Identifikation bietet sich für Beziehungs-Angelegenheiten jeder Art an. Die Menschen haben ein Bild und einen Klang des anderen in sich. Indem sie beides musikalisch ausdrücken, geben sie ihrem Eindruck und ihrem Wissen über den anderen gleichsam ein Stück Freiheit zurück und entdecken fast immer etwas Neues über diese Person bzw. deren Erleben.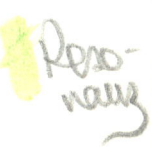
- Die soziale musikalische Identifikation bedarf einer räumlichen Trennung, der Zuordnung von Bedeutungsräumen für die an der Beziehungsproblematik beteiligten Personen. Hätte die Klientin an dem Platz, an dem sie sich befand, um sich selbst und ihrem Empfinden Ausdruck und Gehör zu schenken, ihren Sohn musiziert bzw. der Identifikation mit ihrem Sohn klanglich Ausdruck verliehen, hätte sie wahrscheinlich nichts oder wenig Überraschendes oder Neues über ihn oder ihre Beziehung entdecken können. Dass die eigenen Empfindungen und die Klänge, die sie ihrem Sohn zuordnete, objektiv zu trennen wären, ist nicht zu erwarten und dies ist auch kein Anspruch, den wir an die musikalische Identifikation stellen. Der Klang des eigenen Empfindens und der des Sohnes entsprang der Klientin und entspringt immer der gleichen Person, das ist der

musikalischen Identifikation schließlich immanent. Und doch bietet es sich an, die Chancen, die dem Raum- bzw. Ortswechsel innewohnen, zu nutzen, um Differenzierung, so gut es geht, zu ermöglichen. Über die Bedeutung der Räume, Orte und Gestaltungshilfen (hier die Kissen) haben wir uns im Kapitel Verraumen (s. Kap. I 7) ausführlich ausgelassen. Wir TherapeutInnen können unserer Erfahrung nach darauf vertrauen, dass das, was KlientInnen mit Hilfe dieser Art der musikalischen Identifikation über den anderen Menschen erfahren, ihrer Wahrnehmung entspricht und ihr Erleben dieser Person wiedergibt. Zumindest ist das Erfahrene ein guter Anfang für den Weg aus festgefahrenen und kränkenden Beziehungsstrukturen.

- In der sozialen musikalischen Identifikation entdecken KlientInnen häufig, dass sie mit den von ihnen musikalisch wiedergegebenen Personen etwas gemeinsam haben. Im Fall der beschriebenen Klientin war das die Einsamkeit, die Tatsache, dass sie selbst und ihr Sohn im eigenen Kokon gefangen waren und den jeweils anderen nicht mehr erreichten. Hier ergeben sich wesentliche Ansätze für die weitere therapeutische Arbeit und für das Verhalten im Alltag. Oft hat es nachhaltige Folgen, wenn solche Gemeinsamkeiten einmal ausgesprochen werden. Die Angesprochenen fühlen sich verstanden und ein neuer Boden für die Kommunikation kann entstehen. Gelegentlich werden über die musikalische Identifikation eigene „blinde Flecken" hörbar.

  In einer musiktherapeutischen Supervisionsgruppe berichtete eine teilnehmende Therapeutin über die Arbeit mit einem 14-jährigen Mädchen in einem Heim. Es hatte Unstimmigkeiten bezüglich des Taschengeldes des Mädchens gegeben, wozu diese Therapeutin dem Mädchen in der Therapiestunde mehrere Fragen gestellt hatte. Als sie ausweichende Antworten bekommen hatte, hatte sie sich damit nicht zufrieden gegeben und weiter gefragt. Plötzlich war das Mädchen verstummt und erstarrte, was die Therapeutin irritiert hatte, weil es für sie aus der Entwicklung des Gespräches heraus nicht nachvollziehbar gewesen war.

  In der Supervisionsgruppe spielt die Therapeutin musizierend das Mädchen, ohne dass ihr dadurch irgendetwas Neues auffällt. Der Supervisor fragt die anderen GruppenteilnehmerInnen, welche Gefühle sie bei sich wahrgenommen hätten, als sie ihrer Kollegin bei der musikalischen Identifikation mit dem Mädchen zuhörten. Die einhellige Antwort ist: Scham und daneben Hilflosigkeit. Die Teilnehmerin ist erstaunt. Auf die Idee, dass Scham mit im Spiel gewesen sein könne, sei sie nicht gekommen. Dabei liegt, wie sie selbst feststellt, dieses Gefühl nahe. Das Mädchen hat offenkundig beim Taschengeld im Heim gemogelt und fühlte sich durch das konkrete Nachfragen der Therapeutin ertappt oder in Gefahr, bloßgestellt zu werden, worauf sie mit Rückzug, Schweigen und Erstarrung reagierte. Der Therapeutin wird klar, dass sie selbst viel Erfahrung in ihrem Leben mit Beschämung hat und „dort noch einmal hingucken muss", auch wenn sie selbst darüber ganz traurig wird. Da scheint es einen bisher blinden Fleck zu geben.

- An dem zuletzt genannten Beispiel wird deutlich, dass nicht immer die musikalische Identifikation allein schon für die beteiligte KlientIn oder in diesem Fall Supervisandin neue

Zugänge zum Erleben eröffnet. Häufig bedarf es dazu der Resonanz des Therapeuten bzw. der Therapeutin oder anderer GruppenteilnehmerInnen. Weil diese Resonanz so wichtig ist, fragen wir häufig in Gruppen: Was habt ihr gehört? Was habt ihr gefühlt, als ihr zugehört habt? Welche eigenen Klänge, Bilder, Vorstellung, Assoziationen oder sonstigen leiblichen Regungen sind beim Zuhören entstanden? In der einzeltherapeutischen Begegnung stellen wir diese Fragen uns selbst und versuchen der Klientin oder dem Klienten ein Feedback oder Sharing (s. Kap. II 6.3) zu geben. Sie oder er kann dann wiederum auswählen, was in ihr oder ihm auf einen Resonanzboden fällt und was sie oder er sich als kompetenten und hilfreichen Hinweis einverleiben möchte.

- Vorhin haben wir darauf hingewiesen, dass durch die soziale musikalische Identifikation häufig Gemeinsamkeiten zwischen den beiden beteiligten Personen festgestellt werden. Genauso gut kann aber auch plötzlich deutlich werden: „Die andere Person ist mir fremd. Ich merke, dass ich in einer Hinsicht oder überhaupt mit ihr gar nichts gemeinsam habe, dass sie mir unverständlich ist." Diese Feststellung kann einer realistischeren Betrachtung einer Beziehung Platz machen: sie kann ent-täuschen, also dem Gefühl Raum geben, dass man sich in einer anderen Person, in dem eigenen Gefühl ihr gegenüber oder in der Art der Beziehung getäuscht hat. Oft ist das mit Wut und Trauer und in der Nachfolge mit Erleichterung verbunden. Vielleicht ist damit der Anstrengung, den anderen verstehen zu wollen oder sich über den Abgrund des Nicht-Verstehens hinweg verständlich zu machen ein Ende gemacht. Oder die Sehnsucht als Orientierung, wie man mit diesem anderen Menschen leben möchte, erweist sich schmerzlich als unerfüllbar. Man hat dann endlich wieder die Möglichkeit, die eigene Aufmerksamkeit auf andere Menschen zu richten.
- Die therapeutische Weiterarbeit mit der sozialen musikalischen Identifikation geht häufig in einen musikalischen Dialog über, auch die Arbeit der am Anfang dieses Kapitels vorgestellten Klientin in Bezug auf ihren 17-jährigen Sohn. Die Klientin hatte gespürt, dass sie und ihr Sohn beide in ihren jeweiligen Kreisen mehr oder weniger gefangen waren und sich kaum erreichten. Sie wollte ihn aber erreichen, sie wollte, wenn auch anders als bisher, Kontakt mit ihm aufnehmen und Verbindung halten. Sie liebte und schätzte ihn, was in den letzten Monaten im Kleinkrieg des Alltages nicht als Gefühl, wohl aber als Äußerung, untergegangen war. Die Therapeutin schlug nun vor: „Ich werde mich an das Kissen stellen, das Ihren Sohn repräsentiert, und mit der Rassel und den Klanghölzern Ihren Sohn musizieren. Sie gehen wieder an Ihren Platz und versuchen auf dem Hintergrund dessen, was Sie jetzt erlebt und erfahren haben, mit Ihrer Schlitztrommel oder mit anderen Instrumenten Ihren Sohn zu erreichen. Sie versuchen das, was Sie jetzt spüren und fühlen, musizierend auf Ihren Sohn hin zu richten. Ich werde mich bemühen, so gut ich kann, als Ihr Sohn zu antworten. Ich bin nicht Ihr Sohn und ich kann nicht Ihren Sohn doppeln, aber ich vertraue darauf, dass ich in der Identifikation mit ihm manches von dem, was ich meine, von ihm gehört und gespürt zu haben, in die Antwort an Sie einfließen lassen kann."

Nun entstand ein für die Klientin spannender und fruchtbarer Dialog. Immer wenn die

Mutter/die Klientin in den Dauerrhythmus ihrer Vorwürfe geriet, ließ der Sohn/die Therapeutin ihre Rassel als Abwehr ertönen. Als die Mutter in einem ersten Versuch diesen Dauerrhythmus verließ und in einem langsameren Rhythmus leisere Töne an den Sohn/die Therapeutin richtete, konnte dieser/diese mit den Klanghölzern antworten. Die Mutter musste im weiteren Dialog durchaus nicht auf Vorwürfe verzichten, wohl aber darauf, sie in einem andauernd stetig gleichen Rhythmus vorzutragen. Sie probierte klare, kräftige Stakkatos aus und prägnante Einzeltöne, die sich an den Sohn richteten und dort, repräsentiert durch die Therapeutin, „ankamen".

8.2 Sozialverraumen

Wenn die Beziehung zwischen mehreren Menschen zum Thema im therapeutischen Prozess wird, bietet sich eine erweiterte Form der musikalischen Identifikation an. Wir schlagen vor, jedem dieser Menschen einen Klang zu geben. Als Vorstufe, als erster Schritt dazu, greifen wir auf das Verraumen zurück und bitten eine KlientIn:

„Bestimmen Sie für jede Person, die mit Ihrem Thema zu tun hat, einen Ort hier im Raum und stellen oder legen Sie dort ein Musikinstrument hin." Damit sind zwei „Fliegen mit einer Klappe" geschlagen: Die KlientInnen nehmen ein Sozialverraumen vor und sie deuten schon einmal Klänge der jeweiligen Person an, ohne dass sie sofort diese musizieren, was für manche eine hohe Hürde darstellen würde.

Wie bei allen ähnlichen Experimenten ist es wichtig, dass die KlientInnen zuerst einmal ihren eigenen Platz bestimmen und für sich selbst ein Musikinstrument auswählen. Damit schaffen sie einen Ausgangspunkt, von dem aus sie sich auf die anderen Beteiligten hin orientieren. Häufig ist damit schon eine erste Veränderung des Erlebens der Familien oder der Gruppe vorgenommen worden. Viele KlientInnen erleben sich in ihrem sozialen Kontext so, dass sie „untergehen" oder „ihren Platz nicht kennen" oder dergleichen mehr. Nun beginnen sie damit, ihren Platz zu bestimmen und von da aus den Platz der anderen, und sie wählen ihr Instrument aus und dann erst die Instrumente der anderen – ein erster Schritt der Veränderung.

Die Auswahl der Instrumente erfolgt oft scheinbar zufällig, manchmal nach den Kriterien vertraut und fremd oder mögen und nicht-mögen; oder danach, welches Instrument der- oder diejenige spielte (z. B. früher bei der Hausmusik im Familienkreis); oder danach, welches Instrument den Eigenschaften der Personen zugeordnet wird, wie sanft, laut, leise, gutmütig oder schrill; oder danach, welches Instrument am ehesten die Empfindungen, die der Klient oder die Klientin dem anderen Menschen gegenüber hat, ausdrückt, wie zärtlich, sauer, ablehnend oder manchmal nach äußeren Gesichtspunkten wie „der ist dick, also kriegt der die dicke Trommel". In jedem Fall ist sie bestimmt durch unbewusste oder halbbewusste Motive.

Ist diese Instrumenten-Verraumung vorgenommen, kann es auf den verschiedensten

Wegen musiktherapeutischer Arbeit weitergehen, können Klänge der einzelnen Beteiligten ertönen, können sich Dialoge zwischen ihnen ergeben, kann die Therapeutin oder der Therapeut zum Mitspieler nach den Vorgaben der Klientin oder des Klienten werden, kann all das geschehen, was in den vorangegangenen Kapiteln beschrieben worden ist.

8.3   Beziehungskalimba

Die Kalimba ist – für alle Nicht-MusikerInnen unter den TherapeutInnen sei es kurz erklärt – ein kleines Instrument, ein hölzerner Klangkörper, auf dem unterschiedliche Metallzungen befestigt sind. Wenn man an ihnen mit dem Daumen zupft, erklingt ein Ton. Man kann mehrere der fünf oder zumeist neun Töne gleichzeitig spielen. Die Kalimba ist vorgestimmt, so dass Unerfahrene nichts „falsch" machen können. Uns stehen mehrere verschieden gestimmte Kalimbas zur Verfügung, die wir KlientInnen zur Auswahl stellen können.

Eine Kollegin erzählte uns, sie habe erfahren, dass die Töne der Kalimba, die aus dem südlichen Afrika stammt, dort jeweils eine vorgegebene Bedeutung hätten: Jeder Ton stehe für ein anderes Familienmitglied. Wenn dort Kalimbas gespielt werden, würden gleichzeitig Familiengeschichten erzählt. Dadurch angeregt haben wir damit experimentiert, den einzelnen Tönen der Kalimba Familienmitglieder zuzuordnen. Wir arbeiten nicht mit vorgegebenen Zuordnungen, sondern im Sinne der KlientInnenkompetenz (s. Kap. II 2.4) schlagen wir vor, dass die KlientInnen selbst den Mitgliedern ihrer Familie oder anderer Gruppen Töne zuordnen. (Bei großen Familien oder Gruppen stehen auf der Kalimba nicht genug Töne zur Verfügung, also müssen die KlientInnen auswählen. Ist dies nicht möglich oder sinnvoll, können KlientInnen auf zusätzliche Kalimbas zurückgreifen.) Das Ergebnis der Arbeit mit der Beziehungskalimba war frappierend. Eine Vielfalt von musiktherapeutischen Arbeitsmöglichkeiten tat sich auf.

Bevor wir auf die verschiedenen Möglichkeiten eingehen, möchten wir die Arbeitsweise an einem Beispiel verdeutlichen:

Ein Klient, Ende 50, musikalisch unerfahren, aber wie sich in der Therapie herausstellte, sehr neugierig, befand sich wegen lang andauernden Angststörungen in einer Therapie. Er war ein großer und breiter Mann, von Beruf Busfahrer.

„In meiner Familie stimmt etwas nicht", eröffnete er eine Therapiestunde. Was nicht stimmte, konnte er auf Nachfragen des Therapeuten nicht genauer benennen, außer: „Ich fühle mich außen vor."

Der Therapeut meinte: „Bevor Sie und ich uns anhören, was an der Familie ‚nicht stimmt', schlage ich Ihnen vor, dass Sie zuerst einmal Ihren eigenen Ton finden. Wir haben hier mehrere Kalimbas. Suchen Sie sich eine aus, die Ihnen gefällt, probieren Sie die eine oder andere aus, wie sie klingt … Mit dieser Kalimba hat es eine Bewandtnis: Sie kommt aus Südafrika und dort ist es Sitte, dass jeder Ton für ein bestimmtes Familienmitglied steht. Nun sind wir nicht in Südafrika, aber wir können die Idee aufgreifen. Ich schlage Ihnen deshalb vor, dass wir uns mit Hilfe der Kalimba mit Ihrer Familie beschäftigen. Sie beginnen damit, dass Sie Ihren eigenen Ton finden. Probieren Sie die Töne auf Ihrer Kalimba aus und entscheiden Sie sich für einen Ton, der Ihr Ton ist." Der Klient probierte auf mehreren Kalimbas die verschiedenen Töne und entschied sich schließlich für einen hohen eigenen Ton und ließ ihn leise und vorsichtig erklingen. Er sagte dazu: „Ja, das könnte ich sein. Klingt ein bisschen vorsichtig, nicht wahr?"

Dabei blickte er den Therapeuten an. Dieser antwortete: „Ja, auf mich wirkt er auch vorsichtig und sehr leise. Das erwartet man von Ihnen wahrscheinlich gar nicht, da Sie körperlich so groß und stattlich wirken."

„Ja, aber innen bin ich ein Schisser, der viel Angst hat."

„Haben Sie auch vor Ihrer Familie Angst?"

„Ja!"

„Vor wem besonders? Und wovor konkret? Was kann passieren?"

Der Klient konnte diese Fragen nicht beantworten. Häufig sind die Ängste der KlientInnen, die unter Angststörungen leiden, diffus. Die Arbeit mit der Beziehungskalimba bietet sich dafür an, zu versuchen, solche diffusen Ängste zu konkretisieren. Der Therapeut bat nun den Klienten, jedem Familienmitglied einen einzelnen Ton zuzuordnen. „Probieren Sie aus, welcher Ton zu wem passt."

Der Klient gab seiner Frau, seiner Mutter, seinen beiden Töchtern und seiner Schwägerin Töne. „Die" Familie wurde zu einzelnen, konkreten Personen, die unterschiedlich „klangen" und „stimmten". Der Therapeut bat ihn nun, den Klang der eigenen Person in Verbindung mit den Klängen der jeweils anderen Familienmitglieder zu spielen und genau zuzuhören. Waren es die Klänge seiner Frau, seiner Mutter und seiner Töchter, spielte er zuerst den Ton der anderen, dann seinen. Jedes Mal gefragt, was er höre und wie dies auf ihn wirke, zuckte er mit den Achseln und sagte, dass ihm nichts auffalle. Als er sich mit dem Ton seiner Schwägerin beschäftigte, wechselte er die Reihenfolge, zuerst spielte er seinen eigenen Ton und dann den der Schwägerin. Hier sagte er: „Das klingt besser. Da stimmt das Verhältnis. Mit ihr komme ich klar."

Der Therapeut machte ihn auf die umgekehrte Reihenfolge aufmerksam. Der Klient dachte lange nach. Dann sagte er ernst: „Das stimmt. Die hört auch mal auf mich. Und ich höre auf sie. Aber sie hört eben auch mal auf mich. Das ist mit den anderen anders. Da höre ich nur auf die. Die bestimmen. Seltsam, dass ich das so gespielt habe."

Nachdem er noch ein wenig über sein Verhältnis zur Schwägerin erzählt hatte, fragte der Therapeut: „Auf wen hören denn die anderen, die Frau, die Töchter, die Mutter?"

„Auf meinen Vater."

„Oh, der erste Mann außer Ihnen, der in der Familie auftaucht."

„Ja. Er ist tot, seit drei Jahren, und er lebt noch immer und bestimmt alles."

Und er erzählte über den Vater, der die Familie beherrscht hatte und auch nach seinem Tod „bestimmte". Auf Vorschlag des Therapeuten gab er auch ihm einen Ton auf der Kalimba, einen tiefen, laut und weit hallenden Ton. Er begann, über den Vater zu erzählen, berichtete von einer beeindruckenden Persönlichkeit, selbstsicher und charmant, beruflich erfolgreich, einem angesehenen Mann, der sich aus kleinen Anfängen zum Betriebsleiter „hoch"-gearbeitet hatte. Die Töchter schwärmten noch von ihrem Opa, die Mutter des Klienten redete immer noch von und mit „ihrem Walter".

„Und Ihre Ehefrau?", fragte der Therapeut.

„Ich glaube, dass Sie mich mit meinem Vater vergleicht und dass ich da schlecht abschneide, wahrscheinlich bin ich für sie ein Versager."

Als wollte er das nicht hören, spielte der Klient noch einmal den Ton des Vaters, wieder und immer wieder.

Der Therapeut schlug vor: „Spielen Sie neben dem Ton des Vaters doch einmal Ihren eigenen."

Der Klient spielte den Vater laut und dominant, sich selbst leise, ängstlich, fast untergehend.

Der Therapeut sagte: „Auf mich wirkt Ihr Klang auch ein bisschen fragend, so als wollten Sie etwas fragen, trauten sich aber nicht. Wollen Sie Ihrem Vater etwas sagen oder ihn etwas fragen?"

„Was ich fragen will, weiß ich eigentlich nicht, doch – wahrscheinlich würde ich gerne mal wissen, was er von mir gehalten hat. Aber dazu ist es ja nun zu spät. Aber sagen würde ich ihm gern, dass ich ihn lieb habe und dass ich auf ihn nichts kommen lasse ... und dass ich ihn vermisse. Ich hätte gern mehr von ihm gehabt."

„Was denn?"

„Ich hätte gerne mehr mit ihm zusammen gemacht. Er war soviel weg, hat gearbeitet. Und ich habe mich oft nicht getraut, ihn zu stören."

„Dann stören Sie ihn jetzt einmal. Spielen Sie seinen und Ihren Ton gemeinsam."

Der Klient folgte diesem Vorschlag und war erstaunt: „Klingt gut. Passt ja zusammen."

„Zwischen den beiden Tönen stimmt es?"

„Ja!"

Immer wieder, lange Zeit, ließ der Klient beide Töne gleichzeitig erklingen, dabei passten sich beide in der Lautstärke aneinander an, seiner wurde lauter, der des Vaters leiser ...

Der Therapeut sagte anschließend: „Und nun probieren Sie aus, Ihre beiden Tönen nacheinander zu spielen, Ihren und den Ton Ihres Vaters. Spielen Sie damit nacheinander, nebeneinander, durcheinander ..."

Und der Klient spielte drauf los. Er wurde wacher, selbstbewusster, es machte ihm Spaß.

Dabei fiel ihm ein, dass ihn sein Vater einmal gelobt hatte, dass er so gut Geschichten erzählen konnte. Auf Nachfrage des Therapeuten erinnerte er sich an weitere Komplimente des Vaters.

In einer der darauf folgenden Stunden erzählte er dem Vater auf einem Xylofon die Geschichte eines Jungen, der immer Angst hatte. Für diese Stunde reichte es, dass er klanglich und emotional mit dem Vater, dem fernen und übermächtigen Wesen, Kontakt aufgenommen hatte, eine Begegnung von Kalimbaton zu Kalimbaton. „Bevor wir aufhören", fragte der Therapeut, „bin ich noch neugierig, wie nun Ihr Ton im Verhältnis zu dem Ton Ihrer Frau klingt. Als Sie diese beiden Töne vorhin gespielt haben und wir darüber gesprochen haben, klang noch etwas nach, was meinem Eindruck nach offen geblieben ist. Vielleicht ist es für heute zuviel, vielleicht lohnt es sich, noch einmal kurz darauf einzugehen. Was meinen Sie?"

Der Klient meinte: „Ich würde gerne probieren, das mit meiner Frau anders hinzubekommen." Er probierte seinen Klang, der nun sehr viel deutlicher als vorher geworden war, dann den seiner Frau, diesmal zuerst in dieser Reihenfolge, dann umgekehrt und schließlich gleichzeitig. Wieder sinnierte er eine Weile, schweigend, und sagte dann: „Hmmm, ich werde sie mal fragen, was sie eigentlich von mir hält. Ob ich für sie wirklich ein Versager bin …"

Das war der Anfang einer Veränderung in seinen Beziehungen.

Die Arbeitsmöglichkeiten und die Erfahrungen mit der Beziehungs- oder Familienkalimba sind äußerst vielfältig. Nicht nur Familien können mit der Beziehungskalimba musikalisch dargestellt werden, sondern auch andere soziale Gruppen. Wir haben schon Wohngemeinschaftskalimbas und zahlreiche Arbeitsteams gehört.

Wir haben es uns zur Regel gemacht, dass wir die KlientInnen bitten, zuerst ihren eigenen Ton zu finden. Damit haben sie einen Ausgangspunkt, von dem aus sie dann andere Menschen erklingen lassen und mit diesen in Beziehung treten können.

Gelegentlich finden KlientInnen ihren eigenen Ton nicht. Manchmal ist dies genau das Thema, an dem weitergearbeitet werden kann, z. B. mit den Methoden, die wir in Kap. 1 vorgestellt haben oder auf anderen Wegen. Häufig erleben sich KlientInnen als widersprüchlich oder werden vom Therapeuten oder der Therapeutin als widersprüchlich erfahren. Dann ist es nicht nur eine Notlösung, sondern ein wichtiger und sinnvoller Weg, die eigene Person durch zwei unterschiedliche Klänge darzustellen. Dazu arbeiten wir gerne mit einer in Europa nachgebauten harmonisch gestimmten Kalimba und einer original afrikanischen alten Kalimba, die aus Cola-Dosen hergestellt wurde, mittlerweile arg ramponiert ist und schräg bis klirrend klingt. Auch hier ein Beispiel für die musiktherapeutischen Möglichkeiten:

Die Teilnehmerin einer Supervisionsgruppe erzählt, dass es ihr am Ende ihres ersten Arbeitstages nach einem Urlaub schlecht ging. Sie empfand sich als „zu schutzlos, zu durchlässig". Auf konkretisierendes Nachfragen hin berichtete sie von drei Situationen, an denen sie diese Empfindung festmachte: Einer Teamsitzung, der Begegnung mit einer Kollegin sowie dem Treffen mit einer Klientin. Der Supervisor schlug ihr ein Experiment vor und gab ihr zwei Kalimbas: Eine harmonisch gestimmte sowie die erwähnte afrikanische Kalimba.

„Bitte suche dir einen Ton auf einer dieser Kalimbas, der dich anspricht, der dich repräsentiert."

Die Teilnehmerin suchte, probierte aus und fand schließlich ihren eigenen Ton auf der harmonischen Kalimba: „So fühle ich mich jetzt: weich und durchlässig. Aber da sind auf der anderen Kalimba noch Töne, die mich faszinieren."

„Dann nimm dir doch noch einen Hilfston, einen zweiten Ton zur Ergänzung, einen Ton, der dich ebenfalls repräsentiert."

Intensiv suchend ließ sie die Töne der afrikanischen Kalimba erklingen, bis sie schließlich den schrägsten mehrmals wiederholte und nickte:

„Ja, das bin auch ich. Das gefällt mir, ha, das finde ich richtig klasse. Das klingt frech."

„So, du hast nun zwei Töne für dich, den eher weichen und den frechen. Suche dir jetzt einen Ton für das Team, für die Situation, von der du vorhin erzählt hast."

Sie griff sofort zur afrikanischen Kalimba, probierte ein wenig herum und fand einen ebenfalls schrägen, harten und vor allem lauten Ton und sagte dann: „Ja, so klang das heute Morgen."

„Nun probiere, deinen Ton oder deine Töne mit dem Ton des Teams in Verbindung zu bringen. Lass einen Dialog entstehen oder lass sie einfach neben- oder nacheinander erklingen, wie du willst."

Die Teilnehmerin spielte zuerst ihren weichen Ton und dann den des Teams und griff sofort zu ihrem frechen: „Der erste Ton, da gehe ich unter, das passt gar nicht zusammen. Wenn ich so drauf bin, dann ist es kein Wunder, dass es mir danach schlecht geht und ich mich verletzt fühle. Da passt eher der andere, der freche." Und sie spielte den frechen Ton im Dialog mit dem Ton des Teams.

„Und nun finde einen Ton für die Kollegin, von der du vorhin berichtet hast."

Sie probierte verschiedene Töne auf beiden Kalimbas aus, entschied sich dann für einen Ton auf der afrikanischen Kalimba, nicht ganz so laut wie der des Teams, eher grell. Auch hier machte sie im Dialog mit ihren eigenen Tönen die gleiche Erfahrung: Ihr eher weicher Ton ging unter, hielt nicht stand, wurde verletzt, ihr frecher Klang jedoch war hilfreich und passend.

„Und nun finde einen Ton für die Klientin, mit der du heute Nachmittag zu tun hattest."

Hier entschied sie sich für einen Ton auf der harmonisch gestimmten Kalimba, etwas tiefer als ihr eigener. Als sie beide zusammen und nacheinander spielte, stellte sie erstaunt fest: „Die passen zueinander, die haben etwas gemeinsam." Im weiteren Gespräch wurde deutlich, dass ihr weicher Ton ihr half, den KlientInnen zu begegnen, mit ihnen Resonanz herzustellen. Hier war Durchlässigkeit hilfreich und nützlich. Der freche Klang wiederum diente eher der Selbstbehauptung und damit auch dem Schutz.

Abschließend sei noch darauf hingewiesen, dass selbst so genannten Pannen und Schwierigkeiten bei der musiktherapeutischen Arbeit mit der Beziehungskalimba äußerst aufschlussreich und Teil des therapeutischen Prozesses sind. Eine Klientin meinte, dass sie mit einem Ton nicht auskomme und mehrere Töne brauche. Von der Therapeutin aufgefordert, mehrere Töne für sich zu finden, ordnete sie sich selber so viele Klänge zu, dass schließlich für andere Menschen auf der Kalimba kein Platz mehr blieb. Eine andere Klientin wies jedem Familienmitglied einen Ton zu und war am Ende ratlos: „Welches war denn nun mein eigener Ton?" Ein Klient stellte am Ende fest, dass er seiner Mutter den gleichen Ton gegeben hatte wie sich selbst – und damit waren alle bei ihrem Thema.

9

Klänge der Stille

Zur Musik gehören auch die Pausen, in denen nichts erklingt, zur Musik gehört die Stille. Der Dirigent Simon Rattle sagte in einem programmatischen Interview, nachdem er zum Leiter der Berliner Philharmoniker gewählt worden war: „Man muss das Stück von der Stille her denken und nicht vom Forte. (...) Es gibt diesen wunderbaren Satz von Leopold Mozart, den ich den Musikern immer und immer wieder sage: Jeder Ton beginnt mit der Stille und kehrt zur Stille zurück." (Rattle 2002, S. 35)

Wenn Sie mögen, dann achten Sie einmal auf die Momente der Stille, wenn Sie Musik hören, und nehmen Sie wahr, welche Wirkung diese Phasen der Stille auf Sie haben. Wahrscheinlich werden auch Sie die Erfahrung gemacht haben, dass bei manchen Konzerten unmittelbar nach dem letzten Ton ein Beifallsturm losbricht. Bei anderen herrscht Schweigen, aber kein Schweigen der Ablehnung, sondern ein Schweigen der Ergriffenheit. Durch die dargebotene Musik ist eine Atmosphäre der Stille entstanden, in der jede Beifallsäußerung störend wäre. Verschiedene Qualitäten der Stille können Sie auch im Alltag erfahren: die erhabene und weitende Stille auf dem Berggipfel; die ertappte Stille, wenn eine Person den Raum betritt, über die gerade gesprochen wurde; die Stille nach einem berührenden Vortrag; die leise Stille des ersten Schnees; die laute Stille nach einem Ehekrach; die schweigende Stille, wenn die Liebe erstorben ist; die klirrende Stille der Verachtung; die bedrückende Stille eines Familientabus; die tödlich anmutende Stille nach erfahrener Gewalt; die stolze Stille eines liebevoll anvertrauten Geheimnisses; die staunende Stille bei einem Naturereignis; die schlaffe Stille in der Mittagshitze; die Stille des unverhofften Beschenktwerdens usw.

Stille ist nicht nur Verneinung von Klängen oder Fernbleiben von Lärm. Stille ist eine eigene Qualität des Erlebens. Richtiger gesagt: Stille kann eine Vielzahl von Erlebensqualitäten beinhalten. Stille ist Nachhall und Vorbereitung, Erwartung und Lösung ... George Steiner hat einmal gesagt: „Ich bin in meinem allzu gesprächigen Leben ein Sammler von Stillen gewesen." (Steiner 1999, S. 189)

Es lohnt sich, auf Stillen zu achten, sie nicht zu „überhören", auch wenn den meisten Menschen der Reichtum ihrer Qualitäten kaum bewusst ist. Was hat Stille nun mit Therapie zu tun? Zweierlei. Zum einen haben KlientInnen unterschiedliche, oft leidvolle Erfahrungen mit Stille und bringen diese mit in die Therapie, zum anderen kann die Beschäftigung mit den Klängen der Stille Türen zum inneren Reichtum öffnen.

Um persönlichen Qualitäten der Stille und Zusammenhängen zwischen ihr und dem Musizieren auf die Spur zu kommen, schlagen wir Ihnen und unseren KlientInnen folgende Experimente vor:
„Spielen Sie, was Sie gerade bewegt …
Halten Sie dann inne und lauschen Sie der Stille …"
Oder:
„Seien Sie einige Minuten lang still. Lauschen Sie der Stille …"

Jeder Mensch erlebt Stille unterschiedlich. Manchmal wird dies daran deutlich, welche Gefühle, Bilder, Klänge, Assoziationen in der Stille Gestalt annehmen, manchmal wächst die persönliche Bedeutung der Stille aus dem, was nach der Stille entsteht, was die Stille gebiert. Einige einfache Experimente, um dies zu erfahren, sind:
„Lauschen Sie einige Zeit, mindestens eine Minute, wenn möglich aber auch länger, Ihrer Stille. Lassen Sie dann mit Ihrer Stimme den Ton entstehen, der nach der Stille entstehen möchte."
Oder:
„Lauschen Sie mindestens eine Minute Ihrer Stille und greifen Sie dann zu einem Instrument und lassen Sie die Klänge erklingen, die aus der Stille heraus erklingen wollen."

Spannende Erfahrungen sind möglich, wenn die Stille in das Musizieren eingebettet wird. Wichtig dabei ist, dass die Pause, dass das Schweigen sich über eine ausreichende Länge erstreckt. Wir schlagen oft vor, dass es mindestens eine Minute dauern sollte. Für manche Menschen ist dies zu lang, weil für sie Schweigen kaum aushaltbar ist. Andere brauchen länger, um sich dem Schweigen hinzugeben, um der Qualität des Erlebens im Schweigen auf die Spur kommen zu können.
„Spielen Sie Musik und drücken Sie aus, was gerade ist …
Zu irgendeinem Zeitpunkt, der Ihnen passend erscheint, lassen Sie Ihre musikalische Improvisation ausklingen und lauschen der Stille, die danach entsteht …
Irgendwann, wenn Sie dem, was Sie in der Stille erleben, etwas näher gekommen sind, beginnen Sie wieder zu musizieren, mit einem Instrument oder mit Ihrer Stimme. Lassen Sie sich überraschen, was nun entsteht …"

Hilfreich zur Vorbereitung dieses Experimentes oder zur Ergänzung bzw. zur Vertiefung ist der Bezug auf den Atemrhythmus. Wer bewusst auf seinen Atem achtet, wird feststellen, dass es zwischen dem Ausatmen und dem Wiedereinatmen eine Pause gibt. Diese Pause mag winzig klein sein oder als längere wahrgenommen werden, in jedem Fall liegt zwischen jedem Atemzug ein Moment der Stille, ein Moment des Innehaltens. Wir weisen auf diesen Umstand hin und erklären, dass somit auch in unserem Atemrhythmus wiederkehrende Pausen, Momente der Stille eingebaut sind. Um dies zu erfahren, kann das folgende Experiment unterstützend wirken:

„Achten Sie auf Ihren Atem. Nehmen Sie ihn wahr, ohne ihn verändern zu wollen …

Achten Sie nun besonders auf Ihr Ausatmen. Nehmen Sie wahr, wie Ihr Ausatmen beginnt, wie es sich erstreckt, wie es endet …

Achten Sie nun besonders auf die Pause nach dem Ausatmen, auf den Moment der Stille, auf den Moment des Innehaltens zwischen dem Ausatmen und dem Wiedereinatmen. Vielleicht kommt Ihnen diese Pause nur sehr klein vor, vielleicht länger. Ganz egal, bewerten Sie nicht, messen Sie nicht, nehmen Sie nur wahr und schicken Sie Ihre Konzentration in diese Pause …

Lauschen Sie dieser Pause, hören Sie in diese Pause hinein …

Was hören Sie in dieser Pause? Welche Gedanken, Bilder, Gefühle entstehen? …"

Wir haben es schon erwähnt und jede Erfahrung, von der wir in diesem Buch berichten, bekräftigt es: Das Erleben ist subjektiv! Jeder Mensch empfindet die Stille unterschiedlich, je nach den persönlichen Verknüpfungen, Vorerfahrungen, Bewertungen, usw.
Einige Beispiele:
– Eine junge Klientin war über sich überrascht, als sie den Klängen der Stille zu lauschen versuchte. Schon nach 20, 30 Sekunden brach sie ab, da die Stille für sie äußerst bedrohlich war: „Mir war, als kämen Leute mit grimmigen Gesichtern auf mich zu. Das klang dumpf und laut!"
– Eine andere Frau, Ende 30, erlebte die Stille als ruhig und friedlich: „Ich höre eigentlich nichts, allenfalls ein leises Rauschen, so wie ein entferntes Meer. Für mich ist das Frieden pur."
– Ein Mann ähnlichen Alters erlebte seine Stille ebenfalls als ruhig, aber als eine Ruhe, die für ihn nicht aushaltbar war: „Das ist so ruhig, das halte ich nicht aus. Da werde ich selber so komisch unruhig, als Reaktion da drauf. Ich weiß auch nicht, womit das zusammenhängt."
– Eine Frau, Mitte 60, entdeckte in ihrer Stille ihre lange verschüttete Sehnsucht. Sie griff zur Flöte und spielte eine klare Melodie. „In der Stille ist Klarheit und Eindeutigkeit. Da finde ich Boden und weiß, woran ich bin. In der Stille spüre ich mich, da weiß ich, was ich fühle. Sonst geht das zu leicht unter."

Ebenso unterschiedlich sind die Erfahrungen damit, was aus der Stille heraus individuell entstehen kann: Da hört aus der Stille heraus eine Klientin plötzlich die harte Stimme der Mutter, während für eine andere eine Szene des Schweigens entsteht, des strafenden Schweigens im Elternhaus. Ein Klient fühlt sich eins mit der Natur und hört (und pfeift) die Geräusche des Windes auf einem Berggipfel, während ein anderer den Klang seines Herzens wahrnimmt, zum Monocord geht und ihn damit wiederzugeben versucht.

Ähnlich unterschiedlich sind die Klänge, mit denen KlientInnen sich ausdrücken. Häufig hören wir klare und nicht allzu laute Klänge, Töne bzw. Tonfolgen, aber auch dumpfe Trommelrhythmen oder ein kreischendes Crescendo.

Besondere Aspekte des Erlebens der Stille werden deutlich, wenn die Stille geteilt wird. Es besteht ein Unterschied, ob zwei Menschen sich im gleichen Raum aufhalten und jede oder jeder für sich still sind und Erfahrungen mit der Stille machen oder ob z.B. folgende Aufforderung ausgesprochen wird:

„Ich schlage Ihnen ein Experiment vor: Teilen Sie mit mir Stille. Sie haben vorhin erwähnt, dass Sie immer irritiert sind, wenn jemand schweigt und dass Sie versuchen, das Schweigen dann zu übertönen.
Hier, in dieser therapeutischen Situation können Sie mit mir probieren, was geschieht, wenn wir beide schweigen."

Der Klient ließ sich auf dieses Experiment ein. Schon nach wenigen Sekunden begann er, unruhig mit den Augen zu flackern und hin und her zu rutschen. Nach einigen weiteren Sekunden errötete er und sagte: „Ich bin mir ganz sicher, Sie durchschauen mich! Wenn ich nicht rede, kann ich nicht von dem ablenken, was mich wirklich beschäftigt. Wenn ich schweige, durchschauen sie mich." Therapeut und Klient unterhielten sich über die Angst, durchschaut zu werden. Der Klient wollte die Fähigkeit beibehalten, sich durch Reden zu tarnen und sich dadurch auch zu schützen. Er wollte aber auch versuchen, nicht immer zu diesen Schutzreaktionen gezwungen zu sein, und wollte sich bemühen, einmal zu wagen, das, worin er nicht durchschaubar werden wollte, mit einem anderen Menschen zu teilen. Sie verabredeten, dass sie noch einmal versuchen wollten, sich gegenseitig anzuschweigen und die Stille zu teilen. Der Therapeut bat: „Wenn Sie spüren, dass etwas in Ihnen ist, was nun bedroht ist, durchschaut zu werden, dann greifen Sie zu einem Instrument und lassen dies erklingen, so viel oder so wenig, wie es Ihnen gerade möglich ist." Der Klient entdeckte für ihn überraschende und wertvolle Gefühle, Meinungen, Überzeugungen, die nun, aus der Stille heraus, erstmals Gehör finden konnten.

Dass Schweigen befremdlich ist, damit steht der Klient in unserer Kultur nicht allein, das gehört zu unseren Gepflogenheiten. Wenn in einem Gespräch Phasen der Stille auftreten, dann gehört es zum „guten Ton", diese zu überbrücken. Wenn eine unbekannte Person zu einem Gespräch hinzutritt, werden alle Beteiligten bemüht sein, diese Person schnell den anderen vorzustellen – alles andere wäre missachtend, befremdlich oder peinlich. Angehörige anderer Kulturen würden sich eher über unsere Gepflogenheiten wundern. In der traditionellen Kultur der Navajo-Indianer ist es üblich, dass eine neu hinzu tretende Person zuerst einmal längere Zeit schweigt und auch von anderen nicht angesprochen wird, um ihr Gelegenheit zu geben, über die Stille Verbindung zur vorhandenen Atmosphäre aufzunehmen. Alles andere wäre unhöflich bis beleidigend.

In der therapeutischen Arbeit setzen wir das Teilen der Stille in verschiedenen Varianten ein. Wie immer ist das Erleben individuell unterschiedlich. Eine Klientin erzählte einmal nach einem gemeinsamen Schweigen, dass sie dies als einen „Dialog der Stille" bzw. einen „Dialog der Stillen" erlebt hätte. Sie konnte ziemlich genau beschreiben, welche unterschiedlichen

Klangfarben und Atmosphären die Stille nacheinander angenommen hatte. Wir haben diese Anregung aufgegriffen und gelegentlich KlientInnen zu einem Dialog der Stille bzw. der Stillen aufgefordert. Oft entstanden intensive Begegnungen, oft waren wir überrascht über den Klangreichtum, den Stille enthalten kann.

10

Körperklänge, Körperbilder

10.1 Grundlagen: Körperschema, Körperbild, Körperbildarbeit

Jeder Mensch hat eine Vorstellung der Struktur seines Körpers, also davon, wo sich die Hände befinden, dass der Kopf oben sitzt und die Füße unten usw. Diese Struktur wird Körperschema genannt, zum ersten Mal erwähnt vom Prager Psychiater A. Pick im Jahr 1909. Das Körperschema scheint, wie Ergebnisse der Hirnforschung zeigen, den Menschen angeboren zu sein, zumindest sich aber sehr früh als feste Struktur im Gehirn eines jeden Menschen herauszubilden. Durch Verletzungen und andere Hirnschädigungen kann das Körperschema beschädigt werden.

Von jedem Teil des menschlichen Körpers werden Repräsentanzen im Gehirn angelegt. Es gibt unterschiedliche Hirnareale für jeden Teil des Körpers. Diese entsprechen in ihrer Ausbreitung nicht dem Verhältnis der Größe der jeweiligen Körperorgane, sondern deren Bedeutung in der alltäglichen Nutzung des Menschen. Gehirnareale der Hände z. B. sind im Gehirn ungefähr genauso groß wie die Hirnareale des gesamten Körperrumpfes. Ähnlich überproportioniert ist das Gesicht, insbesondere die Sinnesorgane, also all die Organe oder Teile des Körpers, mit denen der Mensch sich und die Welt erschließt. Warum diese Größenunterschiede? Die Repräsentanzen der Körperteile und Organe im Gehirn sind nicht angeboren. Die in der Masse der Gene enthaltenen Informationen würden dazu nicht ausreichen. Wahrscheinlich ist genetisch angelegt, dass Hirnregionen für die Hände entstehen, aber nicht, *wie* diese beschaffen sind und *welche* Informationen in diesen Repräsentanzen gespeichert werden. Die Hirnrepräsentanzen der Körperorgane und Teile wachsen auf Grund von Erfahrung. Erfahrungen macht der Mensch häufiger und intensiver mit den Händen als zum Beispiel mit den Oberarmen, auch wenn diese größer sind. Da die Hirnrepräsentanzen nach Erfahrungen entwickelt werden und nicht nach Größe, sind deshalb die Areale im Gehirn, die die Hände repräsentieren, größer als die der Oberarme.

Aber noch etwas kommt hinzu: Da die Körperrepräsentanzen im Gehirn von den Erfahrungen beeinflusst werden, entwickeln sie sich nicht nur nach den rein funktionalen Abläufen der Körperbewegungen, sondern sind auch und vor allem geprägt durch die Sinneseindrücke und deren Verarbeitung und durch die vielfältigen biografischen Prozesse des menschlichen Erlebens. Gespeichert ist also nicht nur die Hand und ihre Funktion, sondern sind auch und vor allem die Erfahrungen dieser Hand, ihre Verletzungen und ihre Verletzbarkeit, ihre Kraft und ihre Zartheit, ihre Impulse und ihre Sehnsüchte. (s.a. Hirnforschung Baer 2003/2004, Roth 1996–2003, Spitzer 2000, 2001, 2002)

Das Hirn geht im Aufbau der Repräsentanzen danach vor, was wichtig und was häufig ist. Wichtig und häufig kann die Erfahrung sein, dass ein Mensch, wenn er die Hände ausstreckt, dafür bestraft wird oder ins Leere greift. Gespeichert sind folglich nicht nur motorische Funktionen und Informationen, nicht nur das Wissen, dass man fünf Finger hat, und die Fähigkeit, diese zu bewegen, zu greifen und loszulassen, gespeichert ist auch das schreckliche Erleben der leeren Hand oder die Wonne, einen geliebten Menschen zu ergreifen. In den Repräsentanzen des Körpers und seiner verschiedenen Organe und Teile im Gehirn sind folglich nicht nur motorische Fähigkeiten enthalten, sondern eine Fülle von Vorstellungen, Erfahrungen, Erlebnisqualitäten, die man in ihrer Gesamtheit als Körperbild bezeichnet. (Nach unserer Begrifflichkeit müsste das Körperbild eigentlich Leibbild heißen. Da sich aber der Begriff Körperbild in der Literatur und in der Praxis eingebürgert hat, bleiben wir ihm verbunden.)

Diesem Körperbild kann eine gewaltige Kraft innewohnen. Wir wissen alle, dass dem Empfinden, ob man sich für „zu dick" oder „zu dünn", für „schön" oder „hässlich" hält, nicht mit Argumenten beizukommen ist. Das Bild, das man vom eigenen Körper hat, ist historisch gewachsen, geprägt durch eigenes Erleben und Fremdbilder und hat eine gewisse Beharrlichkeit. Diese Beharrlichkeit kann gewalttätige Konsequenzen haben. Magersüchtige Menschen können bis zum Strich abgemagert sein, sich trotzdem noch für zu dick halten und zu Tode hungern. Im Alltag und in der Therapie begegnen wir unzähligen Vorstellungen und Bildern des eigenen Körpers. Manche junge Menschen erleben sich in einem alten Körper, andere über 50-Jährige leben in der Vorstellung, ihr Körper sei 13 Jahre alt. Einige stellen sich ihren Rücken wie eine Wüstenlandschaft vor oder sie erleben ihre Beine als unförmige Wucherungen. Der Gesamtheit dieser Vorstellungen, dem Körperbild, sind wir in der therapeutischen Arbeit immer wieder begegnet. Das Erleben des Körpers ist eine Leibregung. Das Körperbild ist Ausdruck des Körpererlebens. In ihm verdichten sich die Erfahrungen, wie ein Mensch sich erlebt hat und erlebt.

Es gibt eine weitere theoretische Erklärung, die die Bedeutung des Körperbildes verständlich macht. Wenn Säuglinge auf die Welt gekommen sind, wenn sie in ihrem Bett oder ihrem Kinderwagen liegen, beginnen sie, die Welt zu erfassen und die Welt und dieses Erfassen in ihren Gehirnen zu repräsentieren, abzubilden. Doch was von der Welt können sie erfassen, welchen Teil der Welt können sie abspeichern, welcher Teil der Welt legt die grundlegenden Spuren, knüpft die ersten und wesentlichsten Verbindungen zwischen den neuronalen Zellen, knüpft die ersten Netze im Gehirn? Es ist der eigene Körper! Auch wenn die Kinder noch nicht die rechte und die linke Hand sehen können, auch wenn sie noch nicht die rechte und die linke Begrenzung des Bettes erreichen können – in ihrem Körper spüren sie rechts und links, machen sie Erfahrungen mit dem rechten und dem linken Arm. Auch wenn sie dafür noch keine Worte haben, auch wenn sie noch nicht begreifen können, was innerhalb einer Schachtel ist und was sich außerhalb dieser Schachtel befindet – sie spüren ihr Körperinneres: sie nehmen wahr, dass etwas in ihrem Körper ist und hinaus will, und sie fühlen, dass sie etwas von außen brauchen (Nahrung), das hinein soll. Der eigene Körper ist das primäre Bezugssystem der Welt. Der eigene Körper ist das erste Koordinatensystem, nach dem sich die Landkarten im Gehirn bilden. Der eigene Körper funktioniert als grundlegendes Repräsentationssystem des Erlebens, von dem aus sich Menschen in die Welt hinein orientieren und von dem aus sie die Welt begreifen und verstehen.

Eine zentrale Funktion des Körperbildes ist das Erinnern: „Meine Erinnerung besteht aus der Beziehung zwischen meinem Körper (...) und dem ‚Bild' von meinem Körper in meinem Gehirn (einer unbewussten Tätigkeit, bei der das Gehirn eine sich ständig wandelnde, allgemeine Vorstellung vom Körper erzeugt, indem es die Veränderungen der körperlichen Wahrnehmungen von einem Augenblick zum nächsten zueinander in Beziehung setzt). Diese Beziehung schafft ein Ich-Gefühl. (...) Meine Erinnerungen liegen nicht als gespeicherte Bilder bewusst oder unbewusst im Gehirn; die Tätigkeit des Erinnerns ist vielmehr eine Herstellung von Beziehungen zu mir selbst, zu anderen, zu vergangenen Erlebnissen oder zu früher wahrgenommenen Reizen. Das ist das eigentliche Wesen des Gedächtnisses: seine selbstbezogene Grundlage, sein Ich-Bewusstsein, das sich immer entwickelt und wandelt und von seinem Wesen her dynamisch und subjektiv ist. Sogar die Wahrnehmung im Allgemeinen, die bewusste Wahrnehmung der Umwelt geschieht immer von einem bestimmten Standpunkt aus und ist nur möglich, wenn das Gehirn ein Körperbild schafft, also ein Ich, das als Bezugsrahmen dient." (Rosenfield 1992)

Da das Körperbild eine solch große Rolle als „Bezugsrahmen" der Wahrnehmung der Welt und des Erinnerns spielt, liegt es nahe, dass das Körperbild zum Gegenstand der therapeutischen Arbeit wird. (Die Anfänge und die methodische Entwicklung unserer Art von Körperbildarbeit haben wir in Baer 1999 und Baer, Frick-Baer 2001a beschrieben).

Uns ist es dabei wichtig, die inneren Bilder des Körpers und seiner Teile und Organe ernst zu nehmen, Wege zu eröffnen, dass diese zum Vorschein kommen und gemalt oder anders ausgedrückt werden können. Dabei nutzten und nutzen wir die Körperwahrnehmung, das Spüren des Körpers und ebenso die Klänge des Körpers. Die Erfahrungen mit zahlreichen KlientInnen zeigen, dass die Körperbildarbeit vor allem eine bildhafte Arbeit ist, dass die meisten Menschen bildhafte Vorstellungen, Imaginationen ihres Körpers und ihrer Körperteile haben und entstehen lassen können. Selbstverständlich sind diese Bilder oft mit körperlichen Empfindungen verbunden oder mit Klängen und Bewegungsimpulsen und selbstverständlich gibt es Ausnahmen, dass Menschen ihre Hand zuerst hören, und sich dann erst, wenn überhaupt, ein inneres Bild von ihr machen können. Dass der Zugang zum Körperbild in erster Linie bildhaft ist, gilt auch für die meisten MusikerInnen, die die Welt als Klang erfassen und sich überwiegend in Klängen bewegen und ausdrücken. Wir können diesen Umstand nicht erklären, aber respektieren. Deswegen legen wir jede Körperbildarbeit vor allen Dingen als Arbeit mit Bildern und Vorstellungen an und werden dies auch im folgenden Text tun. In der Musiktherapie ist es uns natürlich in besonderer Weise wichtig, auch die inneren Klänge des Körpers hörbar werden zu lassen und Verbindungen zwischen Bildern und Tönen herzustellen. Dafür wollen wir einige Anregungen geben und über einige Erfahrungen berichten.

10.2 Wege zur Körperbild und Körperklang

10.2.1 Systematische Körperbildarbeit

In der systematischen Körperbildarbeit – systematisch im Unterschied zu fokussierter Körperbildarbeit, wie wir sie in Kapitel I 10.5 und I 7.4.2 beschreiben – schaffen KlientInnen in mehreren Schritten aus dem Körpererleben heraus ein Bild des eigenen Körpers. Jeder Schritt enthält eine oder mehrere erlebnisöffnende Einheiten, in denen KlientInnen Zugänge zu ihrem Körpererleben finden und dieses in Körperklängen und Körperbildern ausdrücken. Anschließend wird das Erlebte in ein großes Körperbild gemalt. So setzt sich über die einzelnen Schritte allmählich ein erlebtes Bild des Körpers, ein Leibbild, zusammen, mit dem dann als Ganzes weitergearbeitet werden kann.

Die systematische Körperbildarbeit kann sowohl in therapeutischen Gruppen in aufeinander folgenden Treffen oder kompakt in einem mehrtägigen Seminar als auch in der Einzeltherapie über mehrere oder viele, auch durch andere therapeutische Arbeitseinheiten unterbrochene Stunden hinweg erfolgen. Wir wollen hier die einzelnen Schritte und erlebnisöffnenden Einheiten einer Körperbild- und Körperklangarbeit mit einer Gruppe vorstellen. Je nach den Bedürfnissen und Themen der KlientInnen kann die Reihenfolge selbstverständlich anders gewählt werden. Ebenso kann man sich natürlich – ob im Austausch oder ergänzend – für die Arbeit mit anderen Körperteilen entscheiden, wenn es sinnvoll erscheint.

Die KlientInnen erhalten am Anfang ein großes Blatt Papier, auf dem ihr Körperbild entstehen soll. Wir schlagen ein Format von 2,50 x 1,50 Meter vor, das den KlientInnen zu Anfang meist als (zu) riesig erscheint, erfahrungsgemäß aber in dieser Größe gebraucht wird. Wenn das Körperbild im Zuge des Arbeitsprozesses über diese Größe hinauswächst, können weitere Papierteile angeklebt werden. Wir empfehlen besonders festes Papier, mindestens 120 Gramm, da durch mehrmaliges Malen und Übermalen das Papier besonderen Beanspruchungen gewachsen sein muss.

Thema: Körperkontur
Wir beginnen mit der Kontur des Körpers, mit der Erfahrung und Darstellung der Grenzen. Äußerst wichtig ist, dass die KlientInnen darauf hingewiesen werden müssen, dass es nicht auf die anatomische Wiedergabe ihrer Körperkonturen ankommt – das gilt prinzipiell für den gesamten Körperbild-Prozess –, sondern darauf, wie sie ihre Körperkonturen erleben. Manche sind aus der pädagogischen Arbeit z. B. im Kindergarten damit vertraut, dass eine Person

angehalten wird, sich auf ein Blatt Papier zu legen und eine Partnerin oder ein Partner die Umrisse abzeichnet. Dies ist nicht unsere Vorgehensweise.

„Suchen Sie sich einen Platz, an dem Sie sich in den nächsten zehn Minuten gut aufgehoben fühlen …

Beginnen Sie nun, mit geschlossenen Augen ihren Körper abzutasten. Alle anderen machen dies auch, niemand schaut zu, auch ich werde Sie dabei nicht beobachten …

Werden Sie handfest; nehmen Sie Ihren gesamten Körper fest in Ihre Hände. Achten Sie darauf, wie Sie die Grenzen Ihres Körpers erleben …"

Und nach ca. zehn Minuten:

„Nehmen Sie einen Stift und malen Sie nun die Konturen Ihres Körpers auf Ihr großes Blatt Papier. Noch einmal: Es kommt nicht auf Anatomie an, sondern darauf, wie Sie Ihre Körpergrenzen erleben. Nehmen Sie sich und Ihr Erleben ernst und malen Sie dies."

Nach dieser und jeder weiteren Einheit kann sich eine intensive Einzelarbeit mit dem Therapeuten oder der Therapeutin anschließen, ein Austausch zu zweit oder innerhalb einer Gruppe bzw. eine Gruppenrunde. Wir werden dies bei den folgenden Themen nicht mehr ausdrücklich anführen.

Beim Austausch oder bei der therapeutischen Weiterarbeit mit den Körperkonturen treten häufig Fremdbilder oder Selbstabwertungen zu Tage: zu fett, zu dick, zu groß, zu klein, zu männlich, zu weiblich, zu … Manchmal versuchen KlientInnen, Fremdbewertungen „loszuwerden" und nur noch einige Bewertungen zu finden und auf sie zu vertrauen. In der Regel gelingt dies nicht. Zur menschlichen Identität, zur Entwicklung des körperlichen Selbstempfindens gehört immer auch die Erfahrung, gespiegelt zu werden. Wir Menschen können uns nicht nur mit eigenen Augen sehen, wir sehen uns auch mit den Augen der anderen und finden uns in ihren Tönen und Berührungen wieder. Eine „saubere" Trennung zwischen Eigen- und Fremdwahrnehmung ist deshalb kaum möglich. Es geht eher darum, die Fremdwahrnehmungen, die man akzeptieren und integrieren kann, zu unterscheiden von denen, die abwertend, vernichtend, gewalttätig sind und die man nicht „an sich heranlassen" bzw. „wieder ausscheiden" möchte.

Wenn KlientInnen nicht in der Lage sind, ihre Körperkontur wahrzunehmen bzw. zu zeichnen, weil ihr Körperbild fragmentiert ist, muss in besonderer Weise darauf eingegangen werden (s. Kap. I 10.4), vor allem bedarf es vorrangiger Bemühungen um Stabilität und Sicherheit.

Eventuell bietet es sich an, gleich im Anschluss an die Körperkontur mit der erlebnisöffnenden Einheit zur Aura weiterzuarbeiten und beide dann gemeinsam auszuwerten.

Thema: Aura

„Suchen Sie sich einen Platz im Raum, auf dem Sie gut stehen und sich auf sich selbst besinnen können. Wenn Sie mögen, schließen Sie die Augen und konzentrieren Sie sich auf Ihren Atem, so wie er jetzt ist …

Nehmen Sie noch einmal Ihren Körper in seinen Grenzen wahr, in seinen Konturen …

Beginnen Sie nun damit, sich auf Ihre Aura zu konzentrieren. Mit Aura ist gemeint, was Sie als Ihre persönliche Grenze, als eine Schutzschicht um Ihren Körper herum empfinden. Die Aura spüren Sie wahrscheinlich nicht im gleichmäßigen Abstand um alle Körperzonen herum. Manchmal befindet sie sich nahe an den Körpergrenzen, mal weiter weg, mal dicker, mal dünner. Spüren Sie dieser Aura nach und ertasten Sie sie mit Ihren Händen von Kopf bis Fuß. Nehmen Sie sich Zeit. Seien Sie möglichst genau und aufmerksam für jeden Zentimeter der Aura rund um Ihren Körper …

Gehen Sie nun mit dem Bewusstsein Ihrer Aura durch den Raum. Achten Sie darauf, wie nah oder wie weit Sie sich den Wänden oder Gegenständen im Raum nähern mögen. Wenn Sie sich anderen Personen nähern, versuchen Sie sich mit dem Bewusstsein für die eigene Aura der anderen Person zu nähern. Loten Sie haargenau die möglichen Abstände aus …

Nehmen Sie wahr, was geschieht, falls sich Ihre Auren berühren oder überschneiden …

Gehen Sie auch rückwärts und stellen Sie sich vor, dass Ihre Aura ein großes Kissen oder etwas Ähnliches an Ihrer Rückseite ist. Bleiben Sie irgendwann stehen oder stellen Sie sich vor, dass Sie sich ganz entspannt an dieses Kissen anlehnen …

Und gehen Sie dann bitte weiter durch den Raum. Werden Sie etwas freier in Ihren Bewegungen, etwas tänzerischer, und bleiben Sie dennoch mit dem Bewusstsein bei Ihrer Aura …

Wir werden gleich eine Musik spielen, die Sie vielleicht dabei unterstützen kann, mit einer Partnerin oder einem Partner einen Tanz zu probieren und dabei darauf zu achten, was Sie erleben unter diesen besonderen Bedingungen …

Gehen Sie dann zu Ihrem Papier bzw. rollen Sie Ihre Bahnen wieder aus, nehmen Sie sich Stifte und malen Sie die Aura um Ihren Körper herum, so, wie Sie sie erlebt haben."

Wenn die Aura gemalt ist, werden alle Bilder aufgehängt und die TeilnehmerInnen gebeten, sich vor ihre Bilder zu stellen.

„Schauen Sie sich nun Ihre Bilder mit Ihren Körperkonturen und Ihren Auren an. Gehen Sie näher heran und weiter weg, schauen Sie aus verschiedenen Perspektiven und lassen Sie das Bild auf sich wirken …"

Und nun die überraschende Anleitung, die im ersten Moment für die meisten befremdlich wirkt. Später dann stellt sich heraus, wie passend der daraus erwachsende Einfall der KlientInnen ist, wie treffend sich daraus persönliche Themen erschließen lassen:

„Wenn dieses Wesen dort auf dem Papier Musik machen würde, wie würde das klingen? Vertrauen Sie bitte dem, was an Klängen und Musik in diesem Moment in Ihnen entsteht, was Sie in diesem Moment innerlich hören. Holen Sie sich ein Instrument oder arbeiten Sie mit Ihrer Stimme und lassen Sie dieses Wesen auf dem Papier erklingen".

Oder:

"Stellen Sie sich bitte vor, dieses Wesen dort auf Ihrem Papier wäre ein Musiker oder eine Musikerin. Welchen Künstlernamen hätte sie oder er? … Tragen Sie diesen Namen bitte ein

… Und dann spielen oder singen Sie die Erkennungsmelodie dieses Künstlers oder dieser Künstlerin … Probieren Sie sie aus, üben Sie sie und stellen Sie danach Ihren Künstler oder Ihre Künstlerin mit seiner oder ihrer Erkennungsmelodie den anderen Menschen in dieser Gruppe, Ihrem Publikum vor."

Thema: Füße
Als Einstieg bitten wir zum Tanz mit bodenorientierter afrikanischer Musik, anschließend werden einige Bewegungseinheiten angeboten, die die Achtsamkeit auf die Füße lenken:
„Gehen Sie im Raum umher und probieren Sie verschiedene Gangarten aus … Laufen Sie auf der Innenkante Ihrer Füße … Laufen Sie auf der Außenkante … Laufen Sie auf den Fersen … auf den Zehenspitzen … (Achten Sie darauf, dass Sie sich dabei nicht so sehr anstrengen.) Finden Sie Ihre Gangart, die Ihnen heute hier und jetzt entspricht … Nehmen Sie wahr, wie ihr rechter Fuß den Boden berührt …, wie ihr linker Fuß den Boden berührt … Nehmen Sie die Unterschiede wahr …

Machen Sie einen Spaziergang: Stellen Sie sich vor, dass Sie am Strand entlang gehen, im feuchten Sand … und im trockenen Sand …, dann durch Matsch und Schlamm … Nun ist der Boden heiß … nun ist er kalt … nun feucht … Sie laufen über eine Wiese … Und dann laufen Sie über einen Boden, wie er Ihnen jetzt gerade gefällt, in der Landschaft Ihrer Träume, Ihrer Sehnsucht …"

Ergänzend oder ersatzweise kann man den Rhythmus in den Mittelpunkt des Erlebens stellen:

„Gehen Sie umher … Lauschen Sie dem Rhythmus Ihrer Füße …
Ist dies der Rhythmus, der Ihnen heute passt?
Oder möchten Sie einen anderen wählen? …
Probieren Sie verschiedene Rhythmen aus …
Finden Sie nun einen eigenen Rhythmus …
Betonen Sie ihn beim Gehen, verstärken Sie die Geräusche, die am Boden entstehen …
Und begleiten Sie diesen Rhythmus mit Tönen …
Unterlegen Sie ihn mit einem Wort oder mit mehreren Worten …
Lassen Sie sich nun von Ihrem Rhythmus zu einem Partner oder einer Partnerin treiben …
Und gehen Sie mit Ihrem Rhythmus und Ihren Füßen in den Dialog mit dem Partner, mit der Partnerin …
Dabei wird sich wahrscheinlich Ihr Rhythmus verändern, vielleicht aber auch durchsetzen. Vielleicht entsteht daraus etwas ganz Neues, etwas Rhythmisches oder etwas Unrhythmisches …
Bleiben Sie im Fußdialog mit dem Partner oder der Partnerin …"

Mit dem so gefundenen Partner oder der Partnerin kann die folgende Partnerarbeit erfolgen:

„Suchen Sie sich einen Platz und setzen Sie sich einander gegenüber …

Ziehen Sie Ihre Socken aus, falls Sie sie noch anhaben, und zeigen Sie sich gegenseitig Ihre Fußsohlen. Unsere Fußsohlen werden leider im Alltag so wenig beachtet; sie tun für die meisten von uns selbstverständlich ihren Dienst. Lassen Sie uns heute mal ihnen unsere Aufmerksamkeit und Zuwendung schenken. Um sie hier zu „sehen", sind wir auf die Spiegelung durch andere Menschen angewiesen. Deshalb heißt unsere Aufgabe: Eine oder einer von Ihnen beschreibt nun die eine Fußsohle des Partners oder der Partnerin. Lassen Sie ruhig, bevor Sie sich ganz auf Ihre Partnerin oder Ihren Partner konzentrieren, mal kurz den Blick zu den Fußsohlen der anderen Menschen hier im Raum schweifen. Sie werden wahrscheinlich erstaunt sein über das Maß an Unterschiedlichkeit. Oder? Und dann sagen Sie Ihrem Partner oder Ihrer Partnerin, was Sie sehen.

Anschließend geben Sie dieser Fußsohle ein musikalisches Ständchen …

Beschreiben Sie dann die andere Fußsohle und widmen Sie auch ihr anschließend ein musikalisches Ständchen …

Wechseln Sie nun die Rollen. Diejenigen, die beschrieben und musiziert haben, erhalten nun eine Beschreibung ihrer Fußsohlen und ein Ständchen…"

Die Aspekte, die ein einem Ständchen innewohnen, entnehmen Sie bitte Kapitel I 11. Über die Qualität dieser Ständchen für die Fußsohlen, über die Atmosphäre, die beim Musizieren in einer Gruppe entstand, sagte ein Kollege: „Fast alle Menschen streicheln die Fußsohlen ihrer Partner und Partnerinnen mit den Schallwellen ihrer Instrumente."

Anschließend vereinzeln sich alle wieder und stellen sich auf einen guten Platz, schließen die Augen, wenn sie möchten, atmen gut ein und aus und gehen mit ihrer inneren Wahrnehmung zu ihren beiden Füßen.

„Versuchen Sie nun, sich von Ihren Füßen an aufwärts, Stück für Stück, bis zum Scheitel aufzurichten, ohne Krampf und Anstrengung …

Und gehen Sie dann mit Ihrer Wahrnehmung langsam wieder zurück bis zu den Füßen. Rufen Sie sich dabei vielleicht noch einmal in Erinnerung, was Sie eben in Bezug auf Ihre Fußsohlen gehört haben. Vielleicht hat davon noch etwas einen Nachklang in Ihnen.

Konzentrieren Sie sich nun auf den rechten Fuß und nehmen Sie diesen Fuß von innen wahr … Lassen Sie nun ein inneres Bild dieses Fußes entstehen, nehmen Sie die Farben und Formen, die Gebilde und Gestalten wahr …

Konzentrieren Sie sich nun auf Ihren linken Fuß … Lassen Sie auch zum linken Fuß ein inneres Bild in sich entstehen …

Gehen Sie nun zu Ihrem Körperbild und malen Sie Ihr Fußerleben des rechten und des linken Fußes in Ihr Körperbild hinein …

Geben Sie dann dem jeweiligen Fuß einen Namen, einen Spitznamen, einen Kosenamen, einen Fantasienamen oder welchen auch immer …

Tragen Sie den Namen in das Körperbild ein, schreiben Sie ihn jeweils neben den Fuß.

Und nun vertonen Sie diese Namen und die Bilder Ihrer Füße, erst den einen, dann den anderen, dann hin und her und her und hin. Suchen Sie auf musikalischem Weg die Verbindung beider Füße."

Thema: Hände
Die KlientInnen suchen sich einen Platz, an dem sie ca. 20 bis 25 Minuten ruhig sitzen können.
„Wählen Sie eine Hand aus, mit der Sie beginnen wollen. Ich werde Ihnen ein Musikstück vorspielen, ungefähr zehn Minuten lang, und Sie bitten, diese Hand dazu tanzen zu lassen. Achten Sie dabei auf Ihre Hand, auf ihre Bewegungen, auf den Tanz, den sie beginnt. Überlassen Sie ihr die Regie und lassen Sie sich überraschen von ihrer Botschaft oder ihren Botschaften …
Lassen Sie nun das, was Sie mit Ihrer Hand erlebt haben, nachklingen …
Weisen Sie Ihrer Hand aus dem Nachklang heraus eine Eigenschaft zu, z. B. „die Große", „die Starke", „die Sensible", „die Zickige", „die Bedürftige" …
Lassen Sie die Hand nun ruhen, nehmen Sie die andere Hand. Lassen Sie sie tanzen …"
Wir spielen immer das gleiche Musikstück, damit die Unterschiedlichkeit im Erleben der beiden Hände nicht auf die unterschiedliche Musik zurückzuführen ist. Denn auch so erleben viele Menschen die gleiche Musik als eine jeweils andere. Als Musik bevorzugen wir ein Stück, das zu unterschiedlichen Gefühls- und Stimmungsqualitäten einlädt, z.B. das Adagio aus Dvoraks Konzert für Cello und Orchester, h-Moll.
„Lassen Sie im Nachklang zu diesem Erleben auch eine Eigenschaft dieser Hand in Ihren Sinn kommen …
Malen Sie das Erleben der jeweiligen Hand in Ihr Körperbild ein und schreiben Sie die Eigenschaft der Hände daneben."

Thema: Kopf
In die Mitte des Raumes wird ein großes Blatt Papier gelegt. Alle GruppenteilnehmerInnen werden aufgefordert, Begriffe oder Sprichworte, in denen der Kopf wörtlich oder inhaltlich vorkommt, auf dieses Blatt zu schreiben, z.B. „den Kopf verlieren", „mit dem Kopf durch die Wand gehen", „den Kopf zerbrechen", „Dickkopf", „Brummschädel" …
„Suchen Sie sich nun eine Redewendung aus, die Sie anspricht und etwas mit Ihnen zu tun hat, und setzen Sie sie in Musik um. Sie haben ungefähr zehn Minuten Zeit."
Oder wir beginnen die Körperbildarbeit des Kopfes, indem wir dazu anregen, die Füße so gegen den Boden abzudrücken, dass dadurch sozusagen immer wieder „Wellen" entstehen können, die als Bewegung durch den Körper bis zu den Haarspitzen und in der Vorstellung sogar darüber hinaus gehen. Wir wollen so die Erfahrung ermöglichen, den Kopf als Teil des Körpers und nicht als seinen Gegenspieler erleben zu können (nicht zu müssen).
Anschließend fragen wir:
„Wenn Ihr Kopf ein Fabelwesen wäre, welches wäre es? Lassen Sie Ihrer Fantasie freien Lauf …
Wo lebt das Fabelwesen, wie lebt es, wie bewegt es sich, was kann es gut? …
Gehen Sie dann zu Ihrem Körperbild und malen Sie Ihr Fabelwesen in die Kopfregion. Geben Sie dem Wesen nun eine Stimme, einen Ton. Vielleicht entsteht aus dem Klang

auch ein Name, vielleicht hat das Fabelwesen einen Wunsch oder eine Forderung an den Rest des Körpers. Nehmen Sie all dies mit in das Musizieren, das Tönen …"

Oder die Anleitung könnte ein wenig erweitert auch lauten:

„Welche Wünsche, Sehnsüchte, Forderungen hat Ihr Fabelwesen? Welches Lebensmotto hat es? Welches hilft ihm, manchmal auch in schwierigen Lebenslagen? …"

Und dann könnte man dazu auffordern, das Lebensmotto des Fabelwesens zu musizieren.

Thema: Becken und Hüfte
„Stellen Sie sich nun in die Nähe Ihres Körperbildes …

Suchen Sie einen guten Stand und beginnen Sie nun mit Ihrem Becken in eine Richtung langsam um Ihre Mitte herum zu kreisen. Werden Sie mit den Kreisbewegungen immer größer …, dann wieder kleiner …, immer kleiner …

Lassen Sie die Kreisbewegungen nun äußerlich ausklingen und spüren Sie der inneren Bewegung nach …

Stellen Sie sich vor, Ihr Becken wäre eine Landschaft. Welche Landschaft wäre es? …

Schicken Sie mit Ihrem Atem einen inneren Ton in Ihre innere Landschaft. Schicken Sie ihn auf eine Reise durch Ihr Becken … Vielleicht verändert er sich, während er auf Entdeckung geht, vielleicht auch nicht, lassen Sie ihn gewähren …

Wie breitet er sich aus, der Ton? Wo versteckt er sich vielleicht? Wie verändert er sich in den vielleicht unterschiedlichen Gegenden der Landschaft? …

Sie können an einem Ort mit Ihrem Ton verweilen, aber auch weggehen, ganz wie Sie möchten …

Überprüfen Sie kurz vor Abschluss der Reise durch Ihre Beckenlandschaft noch einmal, ob es vielleicht einen Ort gibt, an dem Sie noch nicht mit Ihrem Ton waren, aber an dem es vermutlich etwas zu entdecken gibt …

Und tragen Sie Ihre Landschaft, Ihr Erleben in Ihr Körperbild ein …

Und dann suchen Sie sich bitte aus dieser Gruppe eine Partnerin oder einen Partner aus, die oder den Sie als unterstützende Begleiterin oder als unterstützenden Begleiter dabei haben möchten, wenn Sie gleich musikalisch durch Ihre Landschaft wandern werden. Und suchen Sie sich die dazu passenden Instrumente oder wählen Sie Ihre Stimme. Sie entscheiden selbst, welche Gegenden Ihrer gemalten Beckenlandschaft Sie musikalisch erleben wollen und an der Seite Ihrer Partnerin oder Ihres Partners erklingen lassen wollen. Vielleicht gibt es auch Gegenden, in die Sie sich nur mit aktiver musikalischer Unterstützung Ihres Partners oder Ihrer Partnerin hineintrauen. Lassen Sie sich ein auf diesen Prozess, vertrauen Sie auf seine Entwicklung … Und später tauschen Sie beide Ihre Rollen."

Thema: Wirbelsäule/Rücken
„Stellen Sie sich bequem hin und legen Sie eine Hand auf die Gegend Ihres Steißes – jede und jeder ist dabei so mit sich selbst beschäftigt, dass sie oder er den anderen nicht dabei zuguckt

–, dann auf das Kreuzbein. Tasten Sie, suchen Sie, fühlen Sie die Gestalt, die Festigkeit, die Beweglichkeit …

Legen Sie dann eine Hand an das andere Ende der Wirbelsäule, fühlen Sie den Übergang der Halswirbel zum Schädel, der viel höher liegt als die meisten Menschen vermuten, am oberen Ende der Wirbelsäule, dem Atlas …

Legen Sie nun jeweils eine Hand auf das obere und eine Hand auf das untere Ende der Wirbelsäule. Bewegen Sie die Wirbelsäule zwischen diesen beiden Polen, spielen Sie mit Ihrer Wirbelsäule, mit Ihrer Beweglichkeit und Steifheit … und tanzen Sie ein wenig zu der Musik, die Sie dabei gerade innerlich hören können."

Anlass zu meist überraschendem und genussvollem Körpererleben geben zwei PartnerInnenübungen:
– In der einen massieren sich die PartnerInnen gegenseitig ihre Schulterblätter, angenehm fest und druckvoll entlang des Übergangs von Knochen zu Muskeln, vom breiteren oberen Rand bis zur unteren Spitze. Die Schulterblätter werden danach oft als leichter, freier und beweglicher, als „Flügel" erlebt. Wenn sich dann noch die/der eine mit ihren/seinen Schulterblättern leicht an die Hände der/des anderen anlehnt, bekommt sie/er oft eine Ahnung davon, was „Rückendeckung bekommen" bedeuten kann. Manchmal bestätigt dies gemachte Erfahrungen, manchmal lässt es schmerzlich erleben, was im Leben bisher gefehlt hat.
– Die andere Einheit ist ein Rücken-an-Rücken-Tanz, vielleicht mit dem gleichen Partner oder der gleichen Partnerin aus der letzten Übung. Auch auffällige Größen- oder Breitenunterschiede müssen dabei kein Hindernis sein, sind eventuell sogar besonders dazu angetan, mit Bewegungen zu experimentieren, die dem bzw. der Einzelnen eher ungewohnt sind und so neues Erleben ermöglichen. Wichtig ist lediglich, dass die beiden Rücken Lust haben, miteinander zu „sprechen", während Tanzmusik erklingt.

„Und lassen Sie nun den Tanz ausklingen, verabschieden Sie sich voneinander, vielleicht mit einer Geste, und finden Sie einen Platz, an dem Sie für einige Minuten gut stehen können …

Stellen Sie sich mit Ihrem inneren Auge Ihre Wirbelsäule vor …

Wenn die Wirbelsäule eine Pflanze wäre, welche Pflanze wäre sie? Das kann eine real existierende Pflanze sein oder eine Fantasiepflanze, die Ihnen vielleicht auf den ersten und zweiten Blick ganz absurd erscheint – nehmen Sie Ihr inneres Bild ernst, so wie es ist.

Schauen Sie sich diese Pflanze an, von den Wurzeln bis zur Spitze …

Stellen Sie sich diese Pflanzen nun im Sommer vor, bei Sonne und Wärme …, im Herbst … und im Winter … und im Frühling …

Was hat sich jeweils geändert? Welche Jahreszeit entspricht dem Erleben Ihrer Wirbelsäule am ehesten, wenn sich das überhaupt sagen lässt?

Was braucht Ihre Pflanze zum Leben? … Wie bewegt sie sich oder wie wird sie bewegt? …

Malen Sie nun diese Pflanze als Ihre Wirbelsäule in Ihr Körperbild …"
Anschließend werden die Teilnehmenden gebeten, die Körperbilder auf den Boden zu legen, wenn sie dort noch nicht liegen, und sich möglichst nah an ihre Wirbelsäule auf ihr Bild zu stellen.
„Lassen Sie nun einen Klang ertönen, musizieren Sie die Wirbelsäule. Welche Klänge, welche Stimme oder Stimmen entspringen der Pflanze? …
Nehmen Sie nun von der Wirbelsäule aus musizierend Kontakt mit anderen Körperteilen auf Ihrem Körperbild auf. Wie klingt die Wirbelsäule, die Pflanze, wenn sie sich an den Kopf wendet …, an das Becken …, an die Füße …, an die Teile Ihres Körpers, die Ihnen wichtig sind? …
Lassen Sie nun Ihr Musizieren ausklingen …
Horchen Sie, ob Sie Antworten oder Reaktionen von den anderen Körperteilen erhalten. Oder vielleicht stellen die anderen Körperteile Fragen? Was teilen sie mit? …"
Anschließend werden die Teilnehmenden gebeten, all das, was sie nun zusätzlich durch das Musizieren und Hören erfahren haben, in das Körperbild einzumalen. Durch die Erfahrung des Körperklangs der Wirbelsäule kann sich deren Bild verändern, durch die Erfahrungen des Klanggesprächs zwischen der Wirbelsäule und den anderen Teilen des Körpers können Verbindungen eingemalt werden.

Thema: Der zu kurz gekommene Körperteil
In der Einzeltherapie stellen wir häufig Bezüge zum Körper her und fragen z. B.: „In welchem Teil deines Körpers sitzt deine Ohnmacht?" oder: „Deine Entscheidungsunfähigkeit, wie du es nennst, in welchem Teil deines Körpers sitzt sie? … Und deine Entscheidungsfähigkeit, in welchem Körperteil sitzt sie oder wo würdest du sie vermuten?" oder: „In welchem Teil deines Körpers befindet sich das Wenn-ich-mich-trennen-würde?".

Auch Gefühle haben ihren „Sitz" im Körper. Um ihrem Erleben auf die Spur zu kommen ist es oft hilfreich, nach „dem Teil des Körpers, in dem die Angst sitzt" oder „dem Teil des Körpers, in dem die Sehnsucht ihre Quelle hat", zu fragen. Eine Einheit, die sich zwischendurch in die Systematik der Körperbildarbeit einordnen sollte und der man auch in der Einzeltherapie Beachtung und Raum schenken sollte, ist die Arbeit mit dem zu kurz gekommenen oder (immer) zu kurz kommenden Körperteil. Dieser Teil des Körpers wird in der Regel von den KlientInnen gar nicht oder kaum wahrgenommen und birgt dennoch viel leibliche Wahr- und Weisheit in sich. Manchmal macht er sich in akuten oder chronischen Schmerzen bemerkbar, manchmal hält er akute und/oder existenzielle Nöte und Lasten in sich gefangen oder enthält Aspekte ungelebten Lebens. Wir erleben häufig, dass die KlientInnen diesem Körperteil zum ersten Mal in der Körperbildarbeit Beachtung schenken, ihn berühren oder von den Erfahrungen berührt sind. Die Anleitung und Hinwendung zu diesem Körperteil während der Gruppenarbeit gibt den TherapeutInnen die Sicherheit, dass sich die TeilnehmerInnen individuell mit einem ihnen wichtigen Körperteil beschäftigen, der vielleicht sonst in der systematischen Abfolge vergessen, zu kurz kommen oder im Schatten der Aufmerksamkeit bleiben würde.

Deswegen haben wir die Arbeit mit den zu kurz gekommenen Körperteilen zu einem generellen Baustein der systematischen Körperbildarbeit gemacht. Als Einführung dienen Übungen zur Körperwahrnehmung und -achtsamkeit, dann fahren wir fort:

„Welcher Körperteil fällt Ihnen ein, wenn ich Sie danach frage, welcher Körperteil bei Ihnen zu kurz kommt? Welcher Körperteil kommt in unserer gemeinsamen Arbeit zu kurz? Oder: Welcher Teil kommt bei Ihnen einfach immer zu kurz? ...

Schicken Sie Ihre ganze Aufmerksamkeit in diesen Körperteil. Wie ist Ihr Bild dieses Körperteils von außen? Wie sieht er aus? Welches innere Bild dieses Körperteils entsteht in Ihnen? Spüren Sie ihm nach! ...

Welche Gefühle und Körperempfindungen, Vorstellungen und Fantasien entstehen in Ihnen, wenn Sie sich mit diesem Körperteil beschäftigen? ...

Horchen Sie in sich hinein, welcher Klang gehört zu diesem Körperteil oder entsteht aus dem Körperteil? ...

Hier liegt viel Zeitungspapier, Scheren und Kreppband. Stellen Sie Ihr zu kurz gekommenes Körperteil mit Zeitungspapier als Skulptur dar und musizieren Sie den Klang dieses Körperteils bzw. dieser Skulptur. Vielleicht ist zuerst die Skulptur da und dann der Klang, vielleicht ist es umgekehrt, vielleicht können sich auch der Gestaltungsprozess und der musikalische Ausdruck immer mal wieder abwechseln und sich gegenseitig weiterbringen...“

Anschließend bitten wir die KlientInnen, ihrer Skulptur einen würdigen Platz im Raum zu geben und sie mit einem Titel – so wie KünstlerInnen es mit ihrem Werk tun – zu kennzeichnen. Der Gruppe und dem Therapeuten oder der Therapeutin werden anschließend in einem „Galerierundgang mit musikalischer Performance" jede einzelne Skulptur präsentiert und der Klang oder die Klänge des zu kurz gekommenen Körperteils vorgespielt.

Allein schon sich mit dem zu kurz gekommenen Körperteil zu beschäftigen, ihn zur Schau zu stellen und ihn hörbar zu machen, löst viel innere Bewegung aus. Das, was bislang kaum Beachtung fand, steht nun im Mittelpunkt der Aufmerksamkeit, wird mitteilbar und mitgeteilt. Die Resonanz der anderen und die weitere Beschäftigung mit diesem zu kurz gekommen Körperteil in der therapeutischen Beziehung ist darüber hinaus wichtig und meistens notwendig. Fast immer werden Sperren und Hindernisse deutlich, die die Beachtung dieses Körperteils verhindert oder eingeschränkt haben, häufig sind in diesem Körperteil schmerzliche Lebenserfahrungen kristallisiert. Nachdem all dem genügend therapeutische Beachtung geschenkt wurde, gilt es, mit der Klientin/dem Klienten „den nächsten Schritt" herauszuarbeiten: „Was kann ich tun, um dem zu kurz gekommenen Körperteil mehr Aufmerksamkeit zu widmen und dem, was er mir bedeutet, mehr Raum zu schenken?"

Thema: Verbindungen
In der Arbeit mit Körperbild und Körperklang treten viele Erinnerungen auf, werden viele betäubte Aspekte des Körpererlebens wieder lebendig, wird manches neu und vieles als

nebeneinander stehend entdeckt. Wie ein roter Faden zieht sich durch die Arbeit, dass nach Verbindungen gesucht wird und neue Verbindungen geschaffen werden: Verbindungen zwischen dem aktuellen Körpererleben und der Biografie, Verbindungen zwischen den Erfahrungen in der therapeutischen Situation und dem Alltagsleben sowie Verbindungen aus dem Jetzt in die Zukunft. Vor allem aber, und darum geht es hier konkret, interessieren uns Verbindungen innerhalb des Körpers zwischen den verschiedenen Aspekten des Körpererlebens, des Körperbildes, der Körperklänge. Einige Anregungen, wie Verbindungen geschaffen werden können, werden wir in den Beispielen des folgenden Kapitels über die einzeltherapeutische Arbeit mit Körperbild und Körperklang geben (s. Kap. I 10.3). Die Achtsamkeit für einige Verbindungen haben wir auch schon in einzelnen Einheiten der eben beschriebenen systematischen Körperbildarbeit erwähnt. Darüber hinaus gibt es weitere Möglichkeiten, z. B.:

- „Finden Sie einen Ton der linken Hand und einen der rechten Hand …
  Verknüpfen Sie beide Töne musikalisch …"
- „Stellen Sie sich vor Ihr Körperbild, schauen Sie hierhin und dorthin …
  Was lockt Sie, spielerisch musizierend auszuprobieren, z.B. mit dem linken Fuß zu trommeln und dabei das Fabelwesen zu necken oder mit Klängen des Fabelwesens in der Landschaft des Beckens spazieren zu gehen …"
- „Wenn Sie, wie Sie sagen, Ihre Beine als Leerstellen empfinden, dann schlage ich Ihnen vor: Schauen Sie auf Ihr Bild, lassen Sie Ihren Blick schweifen von der Beckenlandschaft zu Ihren Füßen, hin und her, und streifen Sie dabei auch die Konturen Ihrer Beine. Und dann singen Sie: Von der Beckenlandschaft hin zu den Füßen und umgekehrt, hin und her. Singen Sie sozusagen die Beine rauf und runter. Füllen Sie die Beine auf Ihrem Bild mit Ihrer Stimme und Ihren Einfällen, von wo auch immer Sie sie hernehmen. Stellen Sie die Verbindung von oben nach unten und von unten nach oben durch Ihre Stimme her."
- „Wo in Ihrem Körperbild finden Sie einen Klang der Ermutigung, senden Sie ihn zu anderen Teilen des Körperbildes …"
- „Welche Teile Ihres Körperbildes brauchen Trost? …
  Spielen Sie ihnen ein Troständchen …"

Häufig sind gar keine konkreten Anregungen, Verbindungen zu schaffen, notwendig. Es reicht, wenn den KlientInnen Zeit gegeben wird, selbst nach Verbindungen zu suchen und diese zu musizieren und/oder in das Körperbild einzuzeichnen.

Thema: Gesamtes Körperbild

Zum Ausklang der Körperbildarbeit ist die Gelegenheit wichtig, das Körperbild noch einmal als Ganzes zu betrachten und auf sich wirken zu lassen. Dazu sollte, wenn es räumlich irgendwie möglich ist, das Körperbild jeder beteiligten Person an die Wand gehängt werden, so dass die KlientInnen sich das Körperbild aus verschiedenen Perspektiven anschauen können.

„Lassen Sie das Körperbild auf sich wirken …; schauen Sie es sich von nahem an … und von weitem …

Drehen Sie sich um und schauen Sie es sich auch über Ihre Schulter hinweg und mit Ihrem Rücken an …

Und nun aus der Perspektive, wenn Sie auf dem Boden liegen … und schräg von der Seite …

Und nun von der Stelle und in der Haltung, die Ihnen jetzt am ehesten passt. Seien Sie dabei genau und wählerisch …

Wie wirkt das Körperbild auf Sie? Lassen Sie es in sich hinein wirken …

Lassen Sie in sich einen Zweizeiler entstehen, als Ausdruck einer Stimmung, als Kommentar zum Körperbild, als Antwort, als Resonanz, als Essenz dessen, was Sie aus der Körperbildarbeit mitnehmen wollen …

Tragen Sie diesen Zweizeiler in Ihr Körperbild ein …

Stellen Sie sich nun wieder in eine angemessene Entfernung vom Körperbild und singen Sie diesen Zweizeiler …"

Das Körperbild wirkt nachhaltig, einzelne Abschnitte ebenso wie der gesamte Prozess, aber die Gesamtschau wirkt in besonderer Weise. Wesentlich ist nun der intensive Austausch in der Gruppe bzw. zwischen TherapeutInnen und Klientin bzw. Klienten, die Frage nach der Essenz der Erfahrung und nach den Wünschen, die die KlientInnen mitnehmen. Als bereichernd wird erlebt, wenn die KlientInnen zu ihrem Körperbild ein verbales sowie ein musikalisches Sharing (s. Kap. II 6.3) erhalten – in einer Gruppe bevorzugt von zwei verschiedenen Personen, die sich die Klientin bzw. der Klient auswählt. Die Wirkung des Körperbildes, die Resonanz, die in Bezug auf das Körperbild in anderen entsteht, wird von diesen mitgeteilt.

Verbal beginnt ein solches Sharing in etwa so: „Wenn ich Ihr Körperbild auf mich wirken lasse, dann bin ich …" oder „werde ich …" (z. B. traurig, also eine Mitteilung über ein Gefühl) oder „…, dann löst das bei mir aus, …" Oder: „Ihr Körperbild oder der und der Bereich Ihres Körperbildes erinnert mich daran, dass ich …" Oder: „Ihr Befinden (oder die Stimmung o. Ä.) kenne ich von mir daher, …" Die Quelle des musikalischen Sharings entspringt der Anteilnahme für sich selbst angesichts des Körperbildes der anderen Person und wird auf einem oder mehreren Instrumenten hörbar gemacht. Das Sharing setzt einen vertrauensvollen Boden voraus, das persönliche Erleben sehr verdichtet wird.

Und wenn man mag, kann man ganz zum Abschluss der Körperbildarbeit mit einer musiktherapeutischen Gruppe noch zu einem Tanz auffordern:

„Wir erklären nun diesen Raum zum Ballsaal. Wir könnten z. B. Gäste beim Wiener Opernball sein.

Bitte stellen Sie sich vor, Ihr Bild wäre ein anderer Mensch: Lassen Sie sie oder ihn in Ihrer Vorstellung körperlich werden, fordern Sie sie oder ihn zum Tanz auf und tun Sie in ihrer Haltung und Ihren Bewegungen so, als ob Sie diese Person in den Arm nehmen würden. Tanzen Sie mit ihr den Walzer, der gleich erklingen wird. Übernehmen Sie die Führung bei diesem Walzertanz ... Und nun überlassen Sie zwischendurch auch ruhig mal die Führung Ihrem Partner oder Ihrer Partnerin, Ihrem Körperbild."

Natürlich hört sich diese Aufforderung zunächst einmal, wie viele Anleitungen und Anregungen bei der Körperbildarbeit, „verrückt" an. Aber zu diesem Zeitpunkt haben die meisten TeilnehmerInnen schon so ausreichend Erfahrungen mit dem dieser Arbeit innewohnenden Entwicklungs- und Veränderungspotenzial gemacht, dass sie sich auch hierauf einlassen. Sie eröffnen sich damit eine weitere Chance, ihr Körperbild, so wie es ist, zumindest zu akzeptieren, meistens aber sogar liebevoll anzunehmen. Darüber hinaus ist die konkrete musiktherapeutische Arbeit mit dem Körperbild als Ganzes natürlich auch wieder individuell unterschiedlich.

10.2.2 „Körperklang" beim Wort genommen

Wie klingt der Körper? Unser Interesse galt in diesem Zusammenhang bisher überwiegend den Klängen, die aus dem Körpererleben aufstiegen. Körperklänge, das sind aber auch, beim Wort genommen, die unmittelbaren Klänge, die der Körper von sich gibt oder von sich geben kann. Dazu, wie diesen Klängen Aufmerksamkeit geschenkt werden kann, möchten wir einige Anregungen geben. Die therapeutische Absicht ist es dabei, den KlientInnen Erfahrungen mit ihren Lebensklängen zu ermöglichen – mit denen, die selbstverständlich und vertraut sind, und mit denen, die neu und bislang ungelebt sind.

– Der Atem ist ein Körperklang. Er ruft immer Geräusche hervor, manchmal kaum hörbare, manchmal sehr laute. Diesen Geräuschen kann man lauschen und man kann sie zur Stimme hin verstärken. Stimme ist modulierter Atem. Möglichkeiten der therapeutischen Arbeit mit Atem und Stimme finden Sie in Kapitel I 1.4 bzw. in Kapitel I 13.
– Wenn Menschen gehen, produzieren sie Geräusche. Man kann die Achtsamkeit darauf lenken:
„Lauscht den Tönen, die aus der Begegnung eurer Füße mit dem Boden entstehen ..."
Die Klänge der Füße auf dem Boden können in ihrer Lautstärke verstärkt und zurückgenommen werden. Man kann verschiedene Klänge ausprobieren, die entstehen, wenn man über den Boden schlurft, stampft, trippelt oder dergleichen mehr (s.a. Kap. I 10.2.1 zum Thema „Füße"). Man kann verschiedene Rhythmen und Taktarten, unterschiedliche Dynamik, Tempi, Akzente und Phrasierungen ausprobieren und gehend erklingen lassen. Man kann den dabei entstehenden Melodien zuhören. Man kann dem unterschiedlichen Klang von rechts und links lauschen oder ein Fußboden-Orchester inszenieren. Die Möglichkeiten sind unerschöpflich.
– Wenn wir den TeilnehmerInnen einer Gruppe die Aufgabe geben:
„Probiert in den nächsten zehn Minuten aus, welche Geräusche ihr mit eurem Körper

machen könnt", werden die meisten in die Hände klatschen oder auf ihre Oberschenkel und auf den oberen Brustbereich klopfen. Das Klatschen und Abklopfen des Körpers bringt eine Vielzahl unterschiedlicher Klängen hervor. Man kann dabei mit verschiedenen Rhythmen spielen, mit Zweier-Rhythmen (2-4-8 …) und ungeraden Rhythmen (3,5,7,9 …) und z. B. mit Sechser-Rhythmen aus Hand-, Brust- und Schenkelklatschern. Leitet man zu Entdeckungsreisen an, welche Körperklänge darüber hinaus möglich sind, so werden die TeilnehmerInnen vielleicht mit den Fingern schnipsen oder Pitsch- und Reibegeräusche finden. Aufregend für viele ist die Aufforderung:
"Tut euch zu zweit zusammen und versucht, gegenseitig herauszufinden, welche Klänge eure Körper hervorbringen können."
Diese Partnerarbeit setzt Vertrauen voraus; es gilt das strikte Verbot, sich weh zu tun und Schamgrenzen zu überschreiten. In die Körperbildarbeit mit Gruppen streuen wir Einheiten ein, die solche unmittelbaren Körperklänge ertönen lassen. In ihnen verbindet sich spielerisches Ausprobieren durch leichte und niedrigschwellige Erlebnis öffnende Zugänge mit der Ernsthaftigkeit an möglichen Erfahrungen.

– Ein wesentlicher und für alle, die sich ihm widmen, aufregender Klang des Körpers ist der Herzschlag. Nur jeder zweite Mensch wahrscheinlich wird den eigenen Herzschlag fühlen, wenn er oder sie die Hand auf das Herz legt und ihm lauscht. Sicherer ist der Herzschlag am Puls zu fühlen, etwa am Handgelenk oder am Hals. Auch dies kann eine Aufgabe sein: Finde heraus, an welchen Stellen deines Körpers du deinen Herzschlag (oder den des Partners) hören kannst.

Wird der eigene Herzschlag gehört, kann er auch für andere Menschen hörbar gemacht werden. Er kann auf einem Musikinstrument erklingen. Vor allem dem Rhythmus des Herzens kann mit dem Instrument oder mit der Stimme Ausdruck verliehen werden. Hier tritt häufig Scham auf und die Angst vor Verletzung, denn etwas Intimes wird der Öffentlichkeit preisgegeben und braucht Schutz. Aus dem Herzschlag heraus durch die Scham hindurch musikalisch zu improvisieren, schafft fast immer äußerst persönliche Ausdrucksweisen, in denen unentdecktes und zu Herzen gehendes Erleben erklingt.

In der Einzeltherapie arbeiten wir häufig damit, dem Herzen, das Angst hat, das durcheinander ist, das vor Angst stottert oder stolpert, das unruhig und aufgeregt ist, und dem Atem, der stockt oder der nicht hörbar wird, Aufmerksamkeit zu schenken und sie hörbar werden zu lassen.

10.2.3 Weiterarbeit mit den Bildern und Klängen des Körpers

Im Prozess der Erarbeitung eines Körperbildes bleiben KlientInnen gelegentlich „stecken". Sie sind beunruhigt oder verwirrt, wissen nicht mehr weiter, erstarren, weinen oder werden zornig, ohne zu wissen, warum. Die Arbeit mit Körperbild und Körperklängen bringt vieles innerlich in Bewegung. Das meiste findet über das Gestalten, Bewegen und Musizieren seinen Ausdruck – aber manchmal, wie gesagt, stockt es. Häufig lösen sich die Stockungen „wie von selbst", wenn mit dem nächsten Körperteil oder Organ weitergearbeitet wird. Das Erleben, das bei den Füßen nicht hörbar werden konnte, kann nun vielleicht bei der Beschäftigung mit den Händen oder dem Herz ertönen.

In vielen Situationen, in denen KlientInnen in Sackgassen oder Not geraten, reicht das Gespräch („Was ist los?") oder das Unterstützungsangebot („Wie kann ich helfen?"). Es gibt auch Momente, in denen eine intensive therapeutische Intervention angesagt ist. Diese wollen wir hier vorstellen.

Es bieten sich nahezu unendliche Möglichkeiten, wie musiktherapeutisch an Erfahrungen, die bei der Arbeit mit Körperbild und -klang auftreten, weitergearbeitet werden kann. Jede in diesem Buch vorgestellte Methode (und andere darüber hinaus) kann angesagt sein. In unserer therapeutischen Praxis lassen sich in dieser Vielfalt vier Arbeitsstränge feststellen, die sich im Prozess der Entwicklung des Körperbildes und der Körperklänge besonders bewährt haben. Strang eins bedeutet, leibliche Verbindungen zu ziehen, Strang zwei, mit Veränderungen zu experimentieren, Strang drei, biografisch Verschüttetes wiederzubeleben, und Strang vier, nach Polaritäten zu suchen.

Unser erstes Beispiel illustriert eine Möglichkeit, Verbindungen klanglich herzustellen. Ist das Erstellen des Körperbildes schon an sich ein Experiment mit Veränderungen und ein Experiment, das verändert, bietet diese Art, Verbindungen erfahrbar werden zu lassen, die Chance, sich neuem Erleben zu öffnen:

Eine junge Frau malt ein Körperbild mit einem Kopf „voller Druck und Spannung", die sich in Schmerzen und anderen Symptomen äußern, sowie einem Becken, das sie als „voller Lust, fließend, strömend" beschreibt. Sie möchte den Druck im Kopf abgeben, loswerden, lösen und gerne etwas von dem Erleben im Becken „in den Kopf bekommen", eine Verbindung herstellen. Die Therapeutin bittet die Klientin, sich so an bzw. auf ihr Körperbild zu setzen, dass sie eine Hand über den Kopf auf dem Bild und die andere Hand über das Becken auf dem Bild halten kann. Die Klientin setzt sich neben die abgebildete Wirbelsäule, streckt die eine Hand zum Kopf hin aus, die andere zum Becken. Sie probiert einige Zeit hin und her, bis sie eine geeignete Position gefunden hat, und lässt dann die Arme wieder sinken. Nun bittet die Therapeutin sie, noch einmal eine Hand zum Kopf (des Bildes) hin auszustrecken, diesmal die Hand aber möglichst mindestens einen Zentimeter über das Bild des Kopfes zu halten und einen Ton mit ihrer Stimme erklingen zu lassen. Die Klientin singt, es entstehen dumpfe, druckvolle, fast gepresste Töne.

„Ja, so fühlt sich das an im Kopf, voller Druck, wie eingesperrt, alles zusammengehalten." Dann bittet die Therapeutin sie, wieder Töne erklingen zu lassen, aber diesmal, während die andere Hand, die linke, zum Becken hinreicht und über dem Bild der Landschaft des Beckens schwebt. Hier erklingen weiche, gelöste, sinnliche Töne.

„Oh, was ich hier gesungen habe, gefällt mir. Das hat etwas Erotisches, ist entspannt, gelöst. Auf dieser Seite, in diesem Bereich kann ich loslassen."

Nun bittet die Therapeutin: „Lege nun die rechte Hand über das Kopfbild und gleichzeitig die linke Hand über das Beckenbild und singe wieder. Beginne mit den Tönen rechter Hand oder linker Hand, ganz wie du es willst. Lass einen Dialog zwischen den beiden Bereichen entstehen. Vielleicht verändern sich die Töne dabei, vielleicht kommen sie in Kontakt, vielleicht auch nicht. Lass dich überraschen, was geschieht."

Die Klientin singt. Sie beginnt mit den Klängen des Beckens, die jäh durch die Stimme des Kopfes unterbrochen werden, dann tönt wieder das Becken dazwischen und findet einen stimmlich-musikalischen Übergang zu den Klängen des Kopfes. Als diese nun wieder erklingen, hören sie sich schon weicher an, etwas gelöster. So geht das Sing-Spiel immer weiter, beide Seiten beeinflussen sich gegenseitig. Im Singen, im Klingen wird eine Verbindung hergestellt. Als die Klientin aufhört zu tönen, ist sie überrascht: „Ich fühle mich nun weicher. Der Druck im Kopf ist nicht mehr so bedrohlich. Ich wundere mich, dass eine solche Verbindung möglich ist. Im Kopf habe ich nun tatsächlich auch Kraftvolles gehört und gespürt." Und nun fällt ihr auch auf, dass sie im Kopf viel Braun gemalt hat und ihre rechte Hand, die sie über den Kopf gehalten hat, ebenfalls in Braun gestaltet ist und den Titel trägt: „die Kraftvolle". Die Farben der linken Hand („die Kreative") enthalten mit Gelb, Rot und Grün ähnliche Farben wie das Becken. Und auch wenn es sich anhört, als ob es fast zu schön sei, um wahr zu sein: Solche zunächst unbewussten Weisheiten, Gewissheiten und Erkenntnisse finden sich oft in Körperbildern, wenn sie ein getreues Abbild des Erlebens der Klientin oder des Klienten sind.

Im nächsten Beispiel erlebt eine Klientin eine Verbindung als „abgeschnitten", eine Region ihres Körpers als isoliert. Solche „stillen Inseln" finden sich in den Körperbildern gar nicht so selten. Sie äußern sich körperlich als „betäubt", schmerzend oder „fremd, als ob es nicht zu mir gehört". Der Weg zur Reintegration und Wiederbelebung führt oft über das Erinnern, so auch hier:

Eine Frau schaut auf ihr Körperbild und bleibt mit ihrem Blick an einer Stelle im rechten Oberschenkel hängen. In diesem Bereich ihres Körperbildes befindet sich kräftiges Schwarz und Rot, gleichzeitig erscheint er seltsam unverbunden mit dem restlichen Teil des Körperbildes. Dieses ist überall mit vielfältigen Querverbindungen ausgefüllt, nur dieser Bereich des rechten Oberschenkels sticht wie eine isolierte Insel hervor. Der Therapeut fragt: „Was siehst du? Was fällt dir auf?" Die Klientin antwortet: „Ja, da ist Rot und Schwarz. Das sieht sehr schmerzlich aus, aber damit kann ich nichts weiter anfangen ... Und dieser Bereich ist so allein, da gibt es gar keine Verbindung zum Rest ... Ich weiß nicht, wie ich eine Verbindung herstellen soll. Ich sollte Verbindungen malen, hast du gesagt, aber da gab es irgendwie keine."

Der Therapeut fragt weiter: „Was fällt dir ein zu der Wendung: ‚Es gibt keine Verbindung' oder ‚Ich habe keine Verbindung'?"

Die Klientin überlegt und weicht dann einige Zentimeter vom Therapeuten zurück. „Ich weiß auch nicht, warum ich mich so allein fühle, aber irgendwie überkommt mich das gerade."

Der Therapeut fragt: „Gibt es für dieses Alleinfühlen eine Stimme oder einen Klang?"
Die Klientin beginnt zu singen.
Der Therapeut sagt ihr, was er hört: „Auf mich wirken deine Töne, die Vokale, die du singst, wie Hilferufe."
Die Klientin beginnt zu weinen und nickt.
Der Therapeut fragt: „Wie kann ich dir helfen?"
Die Klientin sagt: „Komm näher und gib mir deine Hand."
Der Therapeut reicht der Klientin die Hand und so stehen sie nebeneinander. Die Klientin beginnt wieder zu singen, der Therapeut singt mit. Diesmal sind die Rufe zunächst klagend, verwandeln sich aber allmählich mehr und mehr in ein Duett, das auf einer schmerzhaften Grundstimmung Lebendigkeit erklingen und Lebensfreude zumindest erahnen lässt. Klientin und Therapeut bleiben Hand in Hand stehen: „Schau bitte jetzt noch mal auf das Bild, auf den Bereich deines Oberschenkels."

Plötzlich fällt es der Klientin wie Schuppen von den Augen: „Jetzt fällt es mir ein: Als ich 19 Jahre alt war, hatte ich einen Skiunfall und habe mir dabei den rechten Oberschenkel gebrochen." Sie beginnt zu weinen und fährt nach einer Weile fort: „Und als ich dann in Österreich im Krankenhaus war, ist mein Freund, mit dem ich zusammen den Skiurlaub begonnen hatte, nach Hause gefahren und hat mir schließlich einen Brief geschrieben – in das Krankenhaus –, dass es mit uns aus ist." So ist der doppelte Schmerz lokalisiert, der Schmerz des Knochenbruches und der Schmerz des Bruches der Liebesbeziehung, und nun wird auch deutlich, warum das Bild des Oberschenkels keine Verbindungen zum restlichen Körper hat. Die Klientin hatte diesen Schmerz isoliert und „weggesteckt", die Verbindung zum Freund war unterbrochen und damit auch die Verbindung zum Schmerz der Enttäuschung und des Verlustes. Hier musste zuerst die Verbindung über das gemeinsame Singen mit dem Therapeuten (und dessen Sharing) hergestellt werden, erst dann konnte auch die Verbindung zur biografischen Erfahrung, die im Körperbild gespeichert war, wieder lebendig werden. Anschließend konnten in der weiteren Arbeit Verbindungen zwischen diesem Teil des Körpers und dem weiteren Körper erneuert bzw. neu geschaffen werden, was die Klientin, wie sie sich ausdrückte, „ganzer" werden ließ.

Im nächsten Beispiel führt der Weg aus der Stockung über die Suche nach dem Gegenteil des Sorgen machenden Körperteils:

Ein Klient steht vor seinem Körperbild. Er hat gerade seine Wirbelsäule gemalt und sie als windschiefen Baum dargestellt: „Mein Rücken schmerzt oft. Wenn ich das Bild sehe, bekomme ich einen Schrecken. Der Baum sieht so schief aus, fast wie gebrochen." Der Atem des Klienten stockt, er droht zu erstarren. Eine stimmliche Arbeit ist nicht möglich. Der Therapeut fragt weiter nach und erkundigt sich nach den Erfahrungen, die der Klient mit seinem Rücken hat, wann die Schmerzen auftreten, seit wann, usw. Beide kommen darüber ins Gespräch, wobei sich die Starre des Klienten etwas zu lockern beginnt. Die Blässe seines Gesichtes wird zumindest durch kleine rötliche Regionen durchbrochen, der Atem fließt ein wenig mehr. Doch immer dann, wenn der Klient den Blick auf den Rücken-Baum richtet, verstärkt sich die Erstarrung wieder und seine Augen beginnen zu flackern.

Der Therapeut schlägt vor: „Bitte wähle für deinen Rücken ein Musikinstrument aus und lege es auf den Baum. Und dann wähle noch ein zweites Musikinstrument aus. Im Körperbild sind wie bei dir im Rücken oft schmerzende Bereiche enthalten, Stellen, an denen man leidet. Und es befinden sich eigentlich in jedem Körperbild gleichzeitig Gegenden, die Ressourcen sein können, die Kraft und Unterstützung geben. Ich bin mir ganz sicher, bei dir auch. Also schau bitte auf dein Bild, suche dir eine solche Stelle aus und wähle auch für sie ein Musikinstrument aus."

Der Klient ergreift eine Zither und legt sie auf den Rücken-Baum („Warum dieses Instrument, weiß ich auch nicht."). Er schaut auf sein Körperbild, überlegt, holt eine Trommel und stellt sie auf seinen linken Fuß im Körperbild.

„Mein linker Fuß heißt Pelé. Ich habe früher Fußball gespielt, als Jugendlicher auch im Verein. Ich war Linksfüßler, Linksaußen." Klient und Therapeut unterhalten sich eine Weile über Fußballerfahrungen. Der Klient berichtet mit leuchtenden Augen von dieser Zeit. Vor allem die Kameradschaft mit den anderen Jungs hatte es ihm angetan. Als der Therapeut ihn bittet, seinem linken Fuß einen Klang zu verleihen, trommelt er wild darauf los. Mehrere Minuten lang – er kann kaum aufhören – variiert er, der noch nie Trommelunterricht genommen hatte, spontan unterschiedliche Trommelrhythmen, alle voller Kraft und Lebendigkeit.

Er strahlt: „Ich wusste gar nicht, dass so viel von dieser alten Freude noch in mir steckt. Das war klasse. Ich glaube, das sollte ich mir gönnen, wieder mehr mit anderen Männern zusammen zu machen, was mir Spaß macht."

Der Therapeut unterstützt dies und fragt: „Wenn du jetzt hier an deinem Fuß, an deinem Pelé, vor der Trommel stehst und von dort aus auf den Rücken schaust, wie geht es dir dann?"

„Viel besser als vorher. Ich glaube, von hier aus sieht der Baum gebeugt aus, aber nicht gebrochen. Ich spüre den Schmerz auch jetzt, aber nicht mehr so stark. Ich glaube, jetzt könnte ich auch zu der Zither gehen und den Rücken spielen."

Dabei ertönen äußerst zarte, ja zärtliche Klänge. Als der Klient sich zuhört, beginnt er zu weinen. Er spielt weiter, während die Tränen laufen. Schließlich hört er auf zu musizieren: „Das ist es, was ich vermisse, diese Sanftheit. Und Zärtlichkeit. Immer mache ich den Rücken krumm, um etwas zu bekommen, immer schufte ich und bringe Leistung und versuche dieses und jenes zu tun, um richtig zu sein. Aber ich bekomme es nicht und das tut weh."

Der Therapeut bittet ihn den Satz zu sagen und auszuprobieren: „Ich wünsche Sanftheit, ich wünsche Zärtlichkeit." Dem Klienten fällt es sehr schwer, diesen Satz auszusprechen. Ihm gelingt es, nachdem der Therapeut ihm vorgeschlagen hat, sich selbst auf der Zither dabei zu begleiten.

Im weiteren Verlauf suchen Klient und Therapeut gemeinsam nach Möglichkeiten, wie Pelé, die kraftvolle Männlichkeit, die sich im Fuß repräsentiert, den Zärtlichkeit und Sanftheit wünschenden schmerzenden Rücken unterstützen könnte. Am Ende dieses Prozesses malt der Klient neben seinen gebeugten Baum einen aufrecht stehenden Mann, der mit der einen Hand dem Baum Halt gibt und mit der anderen Hand auf den Mund zeigt, „damit ich daran denke, meine Wünsche auch auszusprechen."

10.2.4 Fragmentiertes Körperbild

Nicht jede Klientin, nicht jeder Klient ist, wie wir schon angedeutet haben (s. Kap. I 10.2.1), in der Lage, die Kontur seines Körpers zu erspüren und zu malen. Das Erleben des Körpers dieser Menschen ist brüchig, ist in verschiedene Teile zerfallen. Wir sagen dazu fragmentiert. Im Extremfall kann dies zu einem wesentlichen Bestandteil der schizophrenen Erkrankung gehören (s. Kap. I 17.8). Den meisten TherapeutInnen, die nicht in psychiatrischen Einrichtungen arbeiten, werden in der Regel Vor- und Zwischenformen der Fragmentierung des Körpererlebens begegnen.

Wenn ein einheitliches Körpererleben, ein innerer Zusammenhalt des Körperbildes nicht oder nur zeitweilig und teilweise vorhanden ist, hat dies schwerwiegende Folgen. Wir haben in Kapitel 10.1 darauf hingewiesen, dass das Körperbild die Grundlage des Erinnerns und der Bezugsrahmen der Wahrnehmung ist. Ist diese Grundlage fragmentiert, fehlen Maßstäbe für die Wahrnehmung. Häufig flüchten sich Menschen in krampfhafte Vorstellungen oder Teilwahrnehmungen, die sie nicht mehr an der Realität überprüfen. Im Extremfall schaffen sie sich im Wahn eine eigene Welt, die für andere nur noch schwer zu erreichen ist. Das zersplitterte Körperbild als fehlender Bezugsrahmen des Erinnerns führt dazu, dass Teile der Erinnerung unzugänglich bleiben und bzw. oder Bruchstücke des leiblichen Erinnerns sich verselbstständigen und z.B. als wahnhafte Angstvorstellung den Menschen entgegentreten. In jedem Fall beinhaltet ein fragmentiertes Körperbild, dass das Körpererleben fremd, ja entfremdet ist. Fragmentierte Körperbilder treffen wir häufig auch bei Menschen an, die an Bulimie, Magersucht oder einer anderen Form der Essstörungen leiden oder sich selbst verletzen in der verzweifelten Hoffnung, sich dadurch zu spüren.

Es ist offenkundig, dass die Menschen, die unter dem Beschriebenen leiden, dringend eine Körperbildarbeit benötigen, um ihr Körpererleben wieder „zusammenzufügen". Und in der Tat haben wir und haben KollegInnen mit der Körperbildarbeit z.B. mit essgestörten Frauen hilfreiche Erfahrungen gemacht (s.a. Costagliola 2002). Doch bei einer Fragmentierung des Körpererlebens kann die Körperbildarbeit nicht so systematisch erfolgen, wie wir dies beschrieben haben. Es bedarf einiger anderer Wege. Einige Möglichkeiten möchten wir hier beschreiben. All diesen Möglichkeiten ist gemeinsam, dass zuerst einmal die Fragmentierung respektiert wird und die KlientInnen darin unterstützt werden, sich mit einzelnen Fragmenten ihres Körperbildes intensiv zu beschäftigen. Wie dann ein Weg der Verbindung und Reintegration beschritten werden kann, wissen wir in diesem Stadium der Arbeit nie. Wir vertrauen auf die Weisheit des Körpererlebens der KlientInnen. Immer ergeben sich, hat man erst einmal mit der Körperbild- und Körperklangarbeit angefangen, Hinweise zum weiteren Fortgang.

– Eine Klientin versuchte im Rahmen einer Körperbildgruppe, ihre Konturen zu ertasten und zu malen. Sie verwendete, wie die anderen, ein großes Blatt. In die Mitte malte sie den Umriss eines Fußes, rechts unten mehrere Farbkleckse, die sie später als Hand bezeichnete und links davon einen Kopfumriss. Der Rest der Kontur war nicht spürbar, selbst das Körperschema (Kopf oben, Füße unten usw.) war zerfleddert. In der weiteren Arbeit beschäftigte sie sich mehrere Stunden lang malend und musizierend mit ihrer linken Hand. Sie malte auf sieben verschiedenen Blättern jeweils Bilder ihrer linken Hand, musizierte vor dem Malen, nach dem Malen. Die anderen Teilnehmerinnen der Gruppe waren währenddessen mit anderen Teilen ihres Körperbildes beschäftigt, die Therapeutin ermunterte diese Klientin aber, mit dem weiterzumachen, an dem sie „hing", ihrer linken Hand. Schließlich schlug ihr die Therapeutin vor, ihr gesamtes Blatt noch einmal auszurollen und die verschiedenen Handbilder darauf zu platzieren. Sie tat dies und sagte erschrocken: „Das sieht ja wie ein unförmiger Riese aus.", und ergänzte nach einer Weile, „Wie ein wuchernder Krebs." Ihre Mutter war an Krebs gestorben, ihre Schwester im Alter von sechs Jahren an Leukämie. Der Schmerz über diese Verluste brach nun aus ihr heraus, dabei begann sie sich mit der linken Hand am Bauch, Oberschenkel und Kopf zu reiben. Die Therapeutin fragte nach, tröstete und machte die Klientin, als sie etwas ruhiger wurde, auf die Bewegung ihrer linken Hand aufmerksam: „Ihre linke Hand ist, während Sie von diesen schrecklichen Geschichten erzählen, in Bewegung. Sie berühren sich mit Ihrer linken Hand an verschiedenen Stellen Ihres Körpers. Vielleicht haben Sie das gar nicht mitbekommen. Ich schlage Ihnen vor, damit weiterzumachen und darauf zu achten, was Sie dabei fühlen." Und in der Tat, die linke Hand hatte sich selbstständig gemacht, ohne dass die Klientin sie wahrnahm oder gar steuerte. Als sie ihrer Hand nun bewusst die Führung überließ, geschah etwas, wozu die Klientin zu Beginn der Arbeit nicht fähig war: Sie konnte die Konturen ihres Körpers erspüren. Sie konnte sie später malen und sehen, dass sie nicht wie ein Riese aussah und nicht wie ein Krebs wucherte.
– Eine andere Klientin war gut in der Lage, sich mit einzelnen Teilen ihres Körpers zu beschäftigen. Sie konnte Zugänge, wie wir sie oben beschrieben haben, zu ihrem Erleben finden und diese verklanglichen bzw. malen. Sie „streikte" allerdings bei jedem Versuch, eine Verbindung zwischen Körperteilen herzustellen. Eine Kontur war für sie weder vorstellbar noch darzustellen. Dementsprechend wechselten die Auren zwischen „ganz nah" und „ganz weit" schnell hin und her. Wie kann denn auch eine verlässliche Körperaura wahrnehmbar sein, wenn schon das, was von der Aura umgeben wird, nämlich die Körperkontur, fragmentiert ist? Bei der Ausgestaltung der einzelnen Körperteile bemerkte die Klientin einen „Tick", wie sie ihn bezeichnete. Sie summte beim Malen vor sich hin. Die Therapeutin widersprach: „Ich bin sicher, das ist kein Tick, sondern eine wunderbare Verbindung von Malen und Musizieren. Ich schlage vor, Sie machen damit

weiter." Und nun tauchte die Klientin voller Leidenschaft ins Malen und Summen ein. Stundenlang malte sie und summte dabei, Körperteil für Körperteil, in sich versunken und selbstvergessen. Nachdem sie so etliche Körperteile gestaltet hatte, nahm sie die Bilder, breitete sie auf ihrem großen Körperbildbogen aus und puzzelte aus ihnen ihr Körperbild zusammen. Plötzlich war es möglich, Verbindungen herzustellen, ein Ganzes zu schaffen. Der Weg führte über das Malen und Summen und die dadurch gesteigerte Intensität, mit der sie sich mit einzelnen Teilen des Körpers beschäftigte.

- Ein junger Mann, wegen Selbstverletzungen in Therapie, litt ebenfalls unter fragmentiertem Körperbild. Der Therapeut wusste, dass er sehr gerne Musik hörte und als Jugendlicher Gitarre gespielt hatte. Er bat ihn deshalb: „Wir werden uns mit Ihrem Körper beschäftigen, aber auf eine besondere Art und Weise. Ich schlage vor, dass Sie nächstes Mal eine Musik mitbringen, auf CD oder Kassette, die Sie auf irgendeine Art und Weise mit Ihren Füßen verbinden. Vielleicht ist das eine Musik, bei der Sie mit Ihren Füßen zucken, wenn Sie sie hören, oder ein Lied, das vom Gehen, Marschieren, Wandern erzählt oder die Füße besingt – ganz gleich, was Ihnen einfällt, bringen Sie es mit." Der Klient brachte einen aktuellen Hit mit, er spielte ihn vor und ließ dabei seine Füße zucken, die des Therapeuten zuckten mit und gemeinsam tanzten sie dazu. Schließlich griff der Klient auf Vorschlag des Therapeuten nach einer Gitarre und begleitete diesen Hit und seine Füße mit einigen Gitarrenrhythmen. Diese Arbeitsweise behielten sie auch für die anderen Körperteile bei. Der Klient brachte jeweils Musikstücke mit, die für ihn irgendeinen Bezug zu einem Teil seines Körpers hatten. Klient und Therapeut spielten dazu, musizierten, bewegten sich usw. In diesem therapeutischen Prozess wurde nicht gemalt, sondern ausschließlich musiziert und getanzt. Man konnte so auch nicht an einem Bild feststellen, dass sich das Körperbild des Klienten im Zuge der Arbeit wieder zusammengefügt hatte. Und doch waren sich Klient und Therapeut darin sicher. Der Klient beschrieb es selbst so: „Ich fühle mich wieder mehr in meinem Körper zu Hause." Und er bewegte sich entsprechend durchlässiger und zusammenhängender.

- Auch eine ältere Frau brachte zu jedem Teil ihres Körpers Musikaufnahmen aus ihrem großen Repertoire mit, die dann von Klientin und Therapeutin gemeinsam angehört wurden. Erinnerungen wurden in der Klientin wach und mitgeteilt und besprochen. Am Ende der Beschäftigung mit jedem Körperteil malte die Klientin auf einem Notenblatt ein kleines Bild dieses Körperteils, meist nur skizziert, um „festzuhalten, was wichtig ist". Irgendwann bat die Therapeutin die Klientin, die verschiedenen bemalten Notenblätter zusammenzulegen. Die Klientin legte sie kreisförmig zusammen, als Symbol dafür, dass sich in ihrem Körpererleben wieder etwas geschlossen hatte.

- Eine andere Klientin mit fragmentiertem Körpererleben war nicht in der Lage, einzelne Körperteile musikalisch auszudrücken bzw. zu gestalten. Zu einem Körperteil sagte sie: „Wie das klingt, weiß ich nicht und ich traue mich auch nicht, es zu probieren. Ein Bild habe ich auch nicht. Aber wenn Sie schon darauf bestehen, dass ich einem Einfall vertraue, wie Sie immer sagen, dann könnte es ein Gong sein. Warum ich darauf komme, weiß ich auch nicht." Dabei zeigte sie auf den Gong, der bei den Musikinstrumenten hing. Ihn ertönen zu lassen, traute sie sich nicht, so fremd war ihr ihr Körper, aber sie war damit einverstanden, dass die Therapeutin diesen Gong spielte und sie zuhörte. „Was Sie spielen, ist egal, spielen Sie irgendetwas und ich höre Ihnen zu." Die Therapeutin spielte den Gong und die Klientin hörte zu. Beim nächsten Körperteil, den Füßen, spielte die Therapeutin auf den Einfall der Klientin hin die Trommel und die Klientin hörte zu. Beim Herz spielte die Therapeutin Klavier und die Klientin hörte zu. Die Klientin hatte sich ihres Körpererlebens so weit ent-äußert, dass die Körperklänge ihr gleichsam von außen mit Hilfe der Therapeutin, wieder nahe kommen konnten und sollten. Auf diesem Weg wurden kindliche Erfahrungen sexueller Gewalt, die verdrängt worden waren, lebendig, deren weitere therapeutische Bearbeitung für die Klientin neue Zugänge zum Körpererleben eröffnete.

10.3 Gesundheit – Krankheit – Psychosomatik

Mit Bildern und Klängen des Körpers arbeiten wir immer auch dann, wenn KlientInnen sich mit Krankheiten und deren leiblichen Zusammenhängen beschäftigen wollen. Das kann durchaus mit Methoden und Anregungen aus der so genannten systematischen Körperbild- und Körperklangarbeit sein (s. Kap. I 10.2.1), nur eben diesmal fokussiert auf den erkrankten Körperbereich oder das erkrankte Organ, das kranke Herz, die juckende Haut, den schmerzenden Magen.

„Schließe für einen Moment die Augen und stelle dir", so könnte z. B. der Vorschlag sowohl in der musiktherapeutischen Gruppenarbeit als auch in der Einzeltherapie lauten „deinen schmerzenden Magen vor. Ganz gleich, was dir dabei in den Sinn kommt, welche Farbe, welche Formen, welche Gegenstände, welche Menschen, nimm die Bilder ernst, nimm das Bild ernst, das entsteht ... Male es ... Musiziere es."

Die folgenden beiden Beispiele beschreiben einzeltherapeutische Prozesse mit fokussierender Körperbild- und Körperklangarbeit:

Eine Klientin, die nach über einjähriger tiefer Depression, ausgelöst durch die Trennung vom Ehemann, in der Therapie langsam wieder „auftaucht", weiß zu Beginn der Stunde (wie eigentlich immer im letzten Jahr) nicht, wie es ihr geht. Sie könne nichts dazu sagen. Sie sei immer noch verstummt, wie seit langer Zeit. Es dringe immer noch nichts nach außen. Was drinnen los sei, wisse sie auch nicht. Die Therapeutin fragt sie nach ihrem Körperempfinden. Das einzige, was im Vordergrund stehe, sei ein „ziehender Schmerz" im rechten Schulter-Oberarmbereich. Den kenne sie schon ewig lange; das sei einer ihrer Achilles-Versen; aber in den letzten Tagen und Nächten sei er fast unerträglich geworden. Er komme immer wieder in heftigen Schüben.

Die Therapeutin bittet die Klientin um Aufmerksamkeit: „Du sagtest, es sei ein ziehender Schmerz. Wie genau zieht der Schmerz? Wenn es so wäre, dass dir jemand den Schmerz zufügt: Wie würde das passieren? Welches Bild, welche Vorstellung hast du dazu?"

„Das fühlt sich an wie Nadelstiche. So, als steche jemand ganz kräftig und überfallartig hier oben in meine Schulter." Dabei macht die Klientin mit ihrer linken Hand und vor allem ihrem linken Zeigefinger stechende Bewegungen auf Oberarm und Schultergelenk zu.

Die Therapeutin, die noch im Ohr hat, dass die Klientin sich selbst als verstummt bezeichnet hat, und sie so auch seit langer Zeit erlebt, schlägt vor: „Bitte, suche dir ein Instrument, auf dem du diese Nadelstiche spielen kannst. Lass mich hören, wie du den Schmerz und die Nadelstiche spürst."

Erst einmal antwortet die Klientin: „Das kann ich nicht. Ich weiß nicht, was ich machen soll."

„Was hältst du vielleicht von einer Trommel? Oder einer Flöte?"

Die Klientin entscheidet sich für eine kleine Trommel, setzt sich mit ihr auf dem Schoß hin und guckt die Therapeutin ein wenig hilflos und fragend an. „Und was soll ich jetzt machen?"

„Ich schlage dir vor, wenn du die Nadelstiche spürst, sie gleich so, wie sie kommen vom Schultergelenk weiter durch den Arm, die Hand und die Finger bis auf die Trommel zu leiten – mal hören, was passiert."

Es dauert nicht mal einen Atemzug und schon kratzt die Klientin mit den Fingernägeln auf der Trommel – ein Klang, wie man ihn kennt, wenn z.B. ein Messer auf einem Teller kratzt oder der Zahnarzt den Bohrer an den Zahn ansetzt. Die Therapeutin verzieht unwillkürlich ihr Gesicht: „Ohhhhh, das Geräusch geht ja durch Mark und Bein."

„Ja, findest du? Es ist aber eigentlich noch schrecklicher." Und sie kratzt noch stärker auf der Trommel. „Hältst du das aus?"

„Ja, ich halte das aus. Mach weiter, auch wenn ich mein Gesicht zusammenziehe. Schließlich will ich ja wissen und hören, wie schlimm dein Schmerz ist."

Die Klientin wird immer „perfekter" im Kratzen: es scheint fast lustvoll, zumindest aber eine große Erleichterung zu sein, Ausdruck und Resonanz in der Qual zu finden.

Die Therapeutin: „Ehrlich gesagt ist mir zum Schreien!"

„Genau, so ist mir auch. Ich könnte ständig schreien. Ich hab' so ne Riesen-Wut in mir. Ich könnte ihm die Augen auskratzen dafür, dass er mich verlassen hat." Die Kratzerei auf der Trommel wird noch stärker.

„Genau, mach das auf der Trommel. Und schrei', wenn du kannst."

„Kann ich nicht; konnte ich noch nie."

„Gut, dann atme wenigstens laut, während du weiter kratzt."

Irgendwann geht das Kratzen in Schlagen über, wird zunehmend rhythmischer und endet mit einem deutlichen Schlusston. „Schluss jetzt. Das hat gut getan. Ich fühle mich viel besser." – In der nächsten Therapiestunde erzählt sie, dass aus den Nadelstichen ein Pochen geworden ist, das sie nicht mehr als Schmerz empfindet. Sie deutet es für sich als Signal, dass

„etwas anklopft", um ihre Aufmerksamkeit zu wecken, um auf etwas in sich zu hören, was sie sonst überhören würde, dass es ansteht, „etwas aus- und anzusprechen".

Schmerz enthält Erleben. Musizieren kann diesem Erleben zum Ausdruck verhelfen und Veränderungen einleiten. Wenn KlientInnen ein körperliches Leiden musiktherapeutisch bearbeiten, beginnt die Arbeit fast immer mit den Körperklängen. Das heißt, das Erleben des Schmerzes oder der Krankheit wird musikalisch ausgedrückt, Verbindungen werden hergestellt usw. Doch in den meisten Fällen erweitert sich die musiktherapeutische Arbeit auf andere Methoden: Es entstehen therapeutische Dialoge (s. Kap. I 12), Symbole werden aktiv geschaffen, z. B. Schmerzfresser (s. Kap. I 14), Befindlichkeiten verraumt (s. Kap. I 7) und dergleichen mehr.

Im folgenden zweiten Beispiel entwickelt sich aus dem fokussierten Körperklang eine Weiterarbeit mit Erregungskonturen (s. Kap. I 6) und Leibbewegungen (s. Kap. I 3).

Eine junge Frau spielt die Schmerzen, die sie in ihrer Migräne empfindet. Als sie aufhört, fragt der Therapeut: „Was haben Sie gehört? Wie haben Sie Ihr Spiel erlebt?"

„Es war eigentlich eher mein Zorn über die Migräne als die Migräne selbst."

Auf Nachfragen des Therapeuten erzählt sie, dass sie mit sich unzufrieden ist, weil sie meint, es müsse ihr doch gelingen, ihre Migräne zu verhindern. Sie ist zornig. Dass ihr Zorn so deutlich hörbar ist, überrascht sie. Sie möchte noch einmal spielen.

Sie spielt wieder und wieder fragt der Therapeut nach ihrem Erleben jetzt, denn der musikalische Ausdruck eines Themas wiederholt sich nicht einfach, sondern verändert sich jedes Mal, wenn das Thema noch einmal gespielt wird.

„Der Zorn war noch stärker als vorher, aber am Ende ist er irgendwie verlaufen." Ihr Musizieren klang wie eine aufsteigende Erregungskurve. Als sie ein bestimmtes Niveau der Erregung erreicht hatte, wurde der weitere Verlauf gebremst, die Kurve verlief wie ein Aktienkurs in einer Seitwärtsbewegung: Es gab zwar Zacken nach oben und unten, aber innerhalb einer bestimmten Bandbreite, an die sich die Erregung statisch hielt.

Die Klientin wollte probieren, diesen Verlauf ihrer Erregung zu verändern. Sie sagte, sie fühle sich „gebremst", „unvollständig", und meinte, „da fehlt noch was". Sie trommelte länger und lauter, sie trommelte sitzend und herumgehend und versuchte, so mehr aus sich „herauszubringen". Dabei war eine Widersprüchlichkeit zu beobachten: Je mehr sich ihre Erregung steigerte, desto mehr ging sie in ihrer ganzen leiblichen Erscheinung und Orientierung nach innen. Ihr Kopf senkte sich, sie schaute den Therapeuten nicht mehr an und wandte sich mit ihrem Körper von ihm ab.

Das Erleben jeder Erkrankung hat eine soziale Dimension, die im Erlebnis öffnenden Musizieren zu Tage treten kann. Repräsentant des sozialen Feldes im therapeutischen Setting ist der Therapeut oder die Therapeutin, die deshalb aufgefordert sind, die soziale Dimension zu beachten und gegebenenfalls aufzugreifen.

Der Therapeut spiegelte ihr ihre Veränderung.

Sie antwortete: „Ja, das stimmt. Irgendwie weiche ich Ihnen aus."

Der Therapeut bot sich als Gegenüber an: „Ich stelle mich hierhin und schlage Ihnen vor, in meine Richtung zu trommeln. Versuchen Sie, mich zwischendurch anzuschauen. Nehmen Sie wahr, was dabei passiert."

Die Klientin versuchte dies, wich in eine Entfernung von drei Metern aus, trommelte, blickte immer wieder zum Therapeuten hin, wechselte schließlich die Trommel von der linken Hand in die rechte Hand und die Schlaghand von rechts nach links.

„Der rechte Arm ist so komisch. Da spüre ich soviel Spannung, obwohl die Migräne immer auf der linken Seite ist. Es ist ganz seltsam."

„Was will der rechte Arm?"

„Ich glaube schlagen."

Der Therapeut forderte die Klientin auf, ihm die Trommel zu übergeben und bat sie, mit der rechten Hand auf die Trommel zu schlagen. Sie trommelte, die Klangstärke und der Ausdruck wurden intensiver und prägnanter. Das Thema Erregungsverlauf war zum Thema Ausdruck und Kontakt und Interaktion geworden, zum Teil des Themas einer sozialen Beziehung.

„Was fühlen Sie, wenn Sie mit rechts schlagen?", fragte der Therapeut.

„Zorn! Da ist er wieder, Zorn!"

„Auf wen?"

„Auf meinen Freund."

Nun hatte sich der Zorn in seiner Richtung von der Migräne abgewandt und dem Freund zugewandt, einem verheirateten Mann, der sich nicht zwischen Ehefrau und Freundin entscheiden konnte oder wollte. Der Klientin wurde beim Trommeln und Erzählen klar, wie viel Zorn sie in den letzten Wochen zurückgehalten hatte. Der Therapeut fragte nun die Klientin: „Was ist jetzt mit Ihrem linken Arm?"

Die Klientin zögerte, probierte mit dem linken Arm aus, auf die Trommel, die der Therapeut hielt, zu schlagen. Weitere Experimente zu den Leibbewegungen rechts-links folgten: Der Therapeut stellte sich erst rechts von ihr hin, dann links von ihr. Sie probierten Verschiedenes aus.

Schließlich sagte die Klientin: „Wenn ich links spiele, fühle ich mich schuldig. Ich bin schuld, dass ich immer Migräne bekomme. Ich bin ja auch schuldig, dass ich das mit meinem Freund mitmache, diese Dreierbeziehung. Ich bin schuldig, dass ich mich nicht traue, ihn vor die Alternative zu stellen: Entscheide dich für mich oder geh …"

Der Klientin wurde deutlich, wie viel emotionale Erregung in ihr getobt hatte. Sie war immer wieder „hochgestiegen", aber dann im Seitwärtskanal gebunden geblieben. „Wahrscheinlich hat sich meine Erregung dann in der Migräne ausgetobt." Und im weiteren Prozess widmeten sich Klientin und Therapeut dem Thema Schuld mit all seinen erregenden und bremsenden sozialen und biografischen Facetten und seinen Klängen.

Körperbild- und Körperklangarbeit ist in der musiktherapeutischen Arbeit zu Gesundheits- und Krankheitsthemen ein zentraler Bestandteil unseres Vorgehens. Sie ist meist, wie die Beispiele gezeigt haben, eingebettet in den therapeutischen Prozess mit Leibbewegungen (s. Kap. I 3), Erregungskonturen (s. Kap. I 6), musikalischer Identifikation (s. Kap. 8.1) und musikalischem Dialog (s. Kap. I 12).

Eine typische und häufige und uns selbst überraschende Erfahrung, die wir immer wieder in der Gesundheits- und Krankheitsarbeit machen, ist die, dass die Haltung zu Krankheit und Gesundheit oft gewichtiger und bedeutungsvoller ist und nachhaltigere Folgen hat als die unmittelbare Beschäftigung mit dem erkrankten Organ oder Körperteil selbst. Oft erfahren wir von KlientInnen, welch gewaltige Kraft die soziale Dimension der Krankheit hat, das Erleben, wie mit dem Körper, mit Krankheit und Gesundheit in Kindheit und Familie umgegangen wurde und wird. Oft muss man sich daher in der Musiktherapie und auch in der Körperbild- und Körperklangarbeit erst mit diesem Thema beschäftigen, um überhaupt zum Thema der Erkrankung oder zur Entdeckung von gesundheitlichen Ressourcen vordringen zu können.

Eine Einheit für eine Gruppe zum Thema „Herz und Kreislauf", die es ermöglicht, das Erleben für all die angesprochenen Aspekte und Dimensionen zu öffnen, sei an den Schluss dieses Kapitels gestellt:
- Die GruppenteilnehmerInnen werden gebeten, mit einem oder mehreren Seilen gemeinsam auf dem Boden des Raums ein Herz zu legen. Die unterschiedlichen inneren Bilder und Vorstellungen, die jedes Gruppenmitglied hat, werden dabei deutlich und finden dennoch ihren Niederschlag in einem Gruppen-Herz.
- „Suchen Sie sich einen Platz im Raum und stellen Sie sich vor, Sie sind ein Blutkörperchen. Lassen Sie in diesem Moment, mit dem nächsten Atemzug, einen Ton entstehen. Wie klingt er? ... Und nun setzen Sie sich in Bewegung und bleiben dabei beim Tönen. Der ganze Raum ist ein Körper, ein Klangkörper, durch den Sie sich als klingendes und tönendes Blutkörperchen bewegen, ganz wie Sie mögen, mal zum Herzen hin, mal vom Herzen weg oder durch das Herz hindurch. Machen Sie dabei die ganze Zeit Töne, Geräusche, nutzen Sie Ihre Stimme, hören Sie sich zu und achten Sie darauf, was Sie erleben ... Und nun stellen Sie sich vor, dass Sie sich als Blutkörperchen in sehr engen Klangbahnen bewegen. Wie klingen Sie dann? Wie, wenn Sie dabei auf andere treffen? ... Und nun bewegen Sie sich in sehr weiten Klangbahnen ... Und wie klingen Sie, wenn Sie ein sehr schlaffes, müdes Blutkörperchen sind? ... Und wie, wenn Sie ein sehr druckvolles sind? ... (Und ein ängstliches, ein mutiges, angestrengtes oder zähes Blutkörperchen, je nach dem, welche Herzensthemen und Qualitäten den TeilnehmerInnen dienlich sein könnten.) Wie hören Sie die anderen? Welche Einwirkungen hat das auf Sie? ... Lassen Sie Ihre Bewegungen an einem Platz, der Ihnen jetzt passt, innerhalb oder außerhalb des Herzens, ausklingen. Hören Sie nun nach innen, hören Sie auf Ihr Herz, lauschen Sie und lassen

Sie das, was Sie hören, erklingen ... Welchen Wunsch oder welche Wünsche hat Ihr Herz? Erhören Sie diesen Wunsch oder diese Wünsche und lassen Sie sie mit Ihrer Stimme und Ihren Tönen nach außen dringen."

11

Ständchen

Wer das Wort „Ständchen" hört, denkt zumeist an ein Geburtstagsständchen oder ein Liebes-, Hochzeits- oder Jubiläumsständchen, also an ein Musizieren, mit dem zu einem bestimmten Anlass bestimmte Personen beschenkt werden. Man möchte ihnen damit gratulieren oder ihnen Ehre erweisen. Vielfach wird mit einem Ständchen etwas sehr Frohes oder Lustiges verbunden.

In der Musiktherapie verwenden wir den Begriff „Ständchen" ähnlich, aber anders. Das musiktherapeutische Ständchen ist ein *gerichtetes Musizieren*. Seine Bedeutung liegt in dieser Gerichtetheit, nicht in der Heiterkeit oder in einem feierlichen Anlass.

Eine Klientin, die 12 Jahre alt war, als ihre Oma über ein halbes Jahr lang mit ihrer Krebserkrankung im Sterben lag, durfte mit niemanden darüber reden, durfte nicht Abschied nehmen. In der Familie war zwar prinzipiell viel von Krankheiten die Rede, nur nicht, als es ernst wurde, als es um Tod und Abschied ging. Da waren diese Themen und Gefühle tabu.

Die Klientin lässt in der Therapiestunde ihre Gefühle erklingen, ihre Trauer, ihren Abschiedsschmerz. Der Therapeut fragt danach, was das 12-jährige Mädchen gebraucht hätte. Der Klientin fallen Szenen ein und sie beschreibt, dass sie sich Trost gewünscht hätte und die Möglichkeit, der Oma etwas zu sagen. Der Therapeut setzt sich schließlich in ihren Rücken, sie wiegen ihre Rücken aneinander. „Was möchtest du der Oma sagen?" „Ich möchte der Oma sagen, dass ich sie immer lieb gehabt habe." „Sag es ihr oder spiel es ihr." Die Klientin nimmt eine Flöte und spielt der Oma ein Liebes- und Abschiedsständchen – sich selbst zum Trost.

In der Musiktherapie verwenden wir Ständchen in unterschiedlicher Weise. Wie in dem Beispiel kann es sich an eine verstorbene Person richten, aber eine Frau kann auch ihrem abwesenden Mann ein Ständchen spielen oder dem sie terrorisierenden Chef. Die selbstbewusste Agnes kann der schüchternen Agnes ein Ständchen spielen oder der erwachsene Mann Olaf dem kleinen 8-jährigen Olaf, der geschlagen und erniedrigt wurde. Man kann seinem schmerzenden Magen ein Ständchen spielen, ebenso wie seinem Herzen.

Wir möchten die Arbeit mit dem musiktherapeutischen Ständchen an einem zweiten Beispiel illustrieren:

Eine Klientin kommt in die Therapiestunde und erzählt: „In der letzten Zeit ging es mir sehr gut. Wenn ich mir etwas vorgenommen habe, habe ich das Gefühl gehabt, dass ich das auch schaffe, dass ich die Kraft dazu habe, das zu erreichen. Doch dann habe ich gemerkt, dass sich etwas dazwischen schob und dass meine Selbstsicherheit allmählich wieder wegging. Ich bin viel unsicherer geworden und wusste gar nicht mehr, was ich kann, was ich will, ja, wer ich bin. Und mir kam dann der Verdacht, dass das was mit meinem Vater zu tun hat."

Der Therapeut bittet sie, ein bisschen über den Vater und über ihre Beziehung zu ihm zu erzählen. Sie sei nicht an ihn „herangekommen", der Kontakt zu ihm sei in seinem letzten Lebensjahren nur selten gelungen und wenn, dann nur unter der Bedingung, dass sie sich „auf den einen Kanal" einließ, den er ihr zugestand. Nie sei es ihr auf ihren eigenen Kanälen gelungen. Sie fühlte sich nicht wahrgenommen, nicht gesehen, nicht geachtet.

Der Therapeut bittet: „Nimm ein Musikinstrument, das deinen Vater repräsentiert, und gib ihm einen Platz hier irgendwo im Raum." Sie nimmt die größte Trommel, stellt sie mitten in den Raum und sagt: „So, das ist er, da steht er." Der Therapeut: „Und nun bitte ich dich, deinem Vater ein Ständchen zu spielen. Mach Musik, die sich an deinen Vater richtet, lass dabei entstehen, was jetzt entstehen möchte." Sie wird unsicher, überlegt erst: „Da brauche ich aber mehrere Instrumente." Sie greift zu einem Metallofon sowie zur Holz-Schlitztrommel, legt sie zwei Meter vor der Vatertrommel auf den Boden, setzt sich und beginnt auf der Holz-Schlitztrommel zu spielen. „Jetzt komme ich mir ganz klein vor." Sie spielt ein bisschen, die Töne verlieren sich, ersterben, sie fängt wieder an und wieder gehen die Töne verloren.

Der Therapeut: „Versuch weiter zu spielen, deinem Vater ein Ständchen zu bringen. Ich werde irgendwann zur Vatertrommel gehen und versuchen, eine Haltung einzunehmen und Töne erklingen zu lassen, die in mir entstehen, wenn ich mich mit deinem Vater identifiziere." Die Überlegung, aus dem Ständchen, das versickerte und erstarb, einen Dialog werden zu lassen, um der Klientin ein Gegenüber anzubieten, gründete in der Hoffnung, dass sie im Kontakt mit diesem Gegenüber einen anderen Weg als den fände, ihre eigenen Klänge zu verlieren. Die Klientin stimmt dem Vorschlag zu. Sie beginnt wieder auf der Holz-Schlitztrommel mit leisen, rhythmischen Klängen zu spielen. Der Therapeut steht nach einer Weile auf, stellt sich mit dem Rücken zur Klientin vor die Trommel, ergreift einen Schlägel und schlägt aus seiner momentanen Identifikation heraus in einem langsamen stetigen Rhythmus dumpfe Töne. Die Klientin spielt erst weiter, wird dann aber immer langsamer. Wieder erstarren die Klänge, wieder „verliert sie sich", wie sie später sagt. Dem Vater ein Ständchen zu bringen, geht ins Leere. Sie sagt danach: „Als ich deinen breiten Rücken da vor mir gesehen habe, wurde ich noch kleiner. Das stimmte ganz genau, das passte. Ich wurde immer kleiner, bis ich mich fast auflöste. Mit meinen Tönen konnte ich machen, was ich wollte. Ich kam an dich nicht heran. Du hast deinen Rhythmus da durchgezogen, unbeirrt und unbeirrbar." Sie steht auf und geht mit ihrer Holz-Schlitztrommel auf den „Vater" zu, probiert in ihrer Not etwas Neues. Sie läuft um den Therapeuten und die Trommel herum, stellt sich neben ihn, weiter ihren Rhythmus spielend. Allmählich passt sich ihr Rhythmus an den des Vaters/Therapeuten an, so dass eine kurze Zeit Gleichklang entsteht. Der Gleichklang löst sich wieder auf, ist nicht stabil, hat keinen inneren Boden. Die Klientin sagt: „Ich kann nicht mal hingucken, so weit weg bist du. Nur wenn ich mich auf deinen Rhythmus einlasse, kann ich Kontakt mit dir aufnehmen, wie bei meinem Vater!"

Auf die Frage der Klientin teilt der Therapeut mit, was er erlebt hat: „Du kamst mir, als du zu Beginn dort am Boden saßest und spieltest, so einsam vor und der Vater, die große Trommel, so unnahbar. Deswegen habe ich mich, als ich in die Szene reingegangen bin, mit dem Rücken zu dir hingestellt. Das passte von meinem Erleben her dazu. Als ich dann spielte, war ich einsam und eingekapselt. Du hattest keine Chance, an mich heranzukommen. Du warst irgendwie da, aber es hätte genauso gut jemand anders da sein können oder keiner. Nur später, als du dann zu mir kamst und dich auf den gleichen Rhythmus wie meinen einstelltest, da habe ich einen Moment Resonanz gespürt. Vor allem habe ich meine eigene Einsamkeit wahrgenommen und auch einen Anflug von Traurigkeit darüber, dass das so ist, wie es ist. Meine Einsamkeit als Vater ist schon, meinem Gefühl in dieser Szene nach, sehr viel älter als die Begegnung mit dir. Sie hat mit dir gar nichts zu tun. Sie ist einfach da und speist sich aus anderen Quellen, die ich nicht kenne und über die ich auch nicht spekulieren möchte. Sie wird nicht von dir genährt, auch wenn du sehr davon betroffen bist."

Aus diesem Ständchen entstand ein musikalischer Dialog zwischen der Klientin und dem Therapeuten/Vater, in dem ein bestimmter Aspekt der Beziehung zwischen Tochter und Vater lebendig wurde (s. a. Kap. II 6.1). Die Klientin hatte sehr positive Erinnerungen an die Resonanz und das Spielen mit ihrem Vater in ihren ersten Lebensjahren, bis ungefähr zum Beginn der Grundschulzeit. Dann brach der Kontakt ab. Sie versuchte immer wieder, mit ihm in Kontakt zu kommen und die alten Erinnerungen und positiven Erfahrungen aufleben zu lassen, aber vergeblich.

In ihrem Ständchen hatte sie vor allem versucht, dem Vater ihre Sehnsucht mitzuteilen. Herausgekommen waren hilflose Kontaktversuche, die, wie sie nun auf den Punkt bringen konnte, zu einem Ersterben ihrer Lebendigkeit geführt hatten. Dieses Ersterben ihrer Lebendigkeit begegnete ihr immer wieder, auch in den eingangs beschriebenen Szenen. Gerade immer dann, wenn sie sich gut fühlte, wenn sie ihre Kraft spürte, holte es sie ein. Während sie darüber mit dem Therapeuten spricht, stehen beide um die Trommel herum, die Klientin hat die Holz-Schlitztrommel weggelegt. Während sie von den vergeblichen Versuchen, mit ihrem Vater in Kontakt zu kommen, erzählt, beginnt sie immer stärker mit den Fingern der rechten Hand zu zucken und mit der Hand gegen ihr Bein zu schlagen. „Ich komme da nicht weiter." Der Therapeut bittet: „Nimm wahr, was deine rechte Hand macht. Vielleicht hat die rechte Hand einen Impuls, wie es weitergehen kann." Die Klientin ist erstaunt, schaut auf die rechte Hand, registriert die Bewegung und lässt sie dann stärker werden. Ihr Blick geht nach innen, fragend, aufmerksam, dann schlägt sie mit der ganzen Hand gegen ihren rechten Oberschenkel und plötzlich auf die vor ihr stehende Trommel. Sie schlägt wieder und wieder, immer heftiger werdend. Der Therapeut beginnt, als sie ihn fragend oder auffordernd anschaut, ebenfalls auf die Trommel zu schlagen. Ein Dialog wird daraus, bei dem die Klientin dem Therapeuten erstmals auch in die Augen schauen kann. Der Therapeut hört

daraufhin mit seinem Trommeln auf und fordert sie auf: „Ja, gib deinem Vater ein Ständchen."
Und sie spielt ihm ein Ständchen der Wut, ein Ständchen der Aufforderung, ein Ständchen des Forderns und Verlangens, bei dem sie ihre Kraft wiederentdeckt, die Kraft des Zorns, die Kraft des Wollens, die Kraft des „Ich-bin-da-und-verschwinde-nicht".

Nachdem der Weg der Klientin zu ihrem Vater frei geräumt war, konnte sie nun das, was in ihrem Inneren in Bezug auf ihren Vater jahrelang zu kurz gekommen war, an ihren Vater richten.

Hier steht das Ständchen am Anfang und am Ende einer therapeutischen Arbeit. Es eröffnet einen Abschnitt des therapeutischen Prozesses und schließt ihn ab. Genauso gut kann ein Ständchen in jeder anderen Phase eines therapeutischen Prozesses seinen Platz haben. Auch die Personen, an die ein Ständchen gerichtet wird, können äußerst verschieden sein, das Spektrum reicht und von der verstorbenen Oma über die heimliche Liebe bis zum inneren Kind, das man verloren zu haben glaubt. Auch Nicht-Personen können Richtungsobjekt eines Ständchens sein, wie z. B. die Fußsohlen, wie wir es bei der Körperbildarbeit (s. Kap. I 10.2.1) beschrieben haben oder die Erotik, die Angst oder das nicht-gelebte Leben.

Vier Indikatoren sprechen dafür, ein musiktherapeutisches Ständchen vorzuschlagen:

Der erste Indikator ist, wenn KlientInnen zumindest kurzfristig oder über einen längeren Zeitraum nicht in der Lage sind, ihrem Erleben Richtungen zuzuweisen: Ihr Erleben ist ungerichtet (vgl. Kap. I 3.2: Raum- und Richtungs-Leibbewegungen). In abgeschwächter Weise kennen dies alle Menschen, manchmal weiß die Wut nicht, wohin sie sich wenden will, manchmal weiß die Angst nicht, wovor sie Angst hat. Wenn KlientInnen darunter leiden, schlagen wir vor:

„Nimm ein Musikinstrument und spiele es in verschiedene Richtungen, nach rechts, nach links, nach vorne, nach hinten, nach oben, nach unten, schräg und krumm, ganz wie du möchtest. Finde heraus, in welche Richtung das Instrument gespielt werden möchte, in welche Richtung deine Klänge zielen." Fast immer sieht und hört man bereits während des Experimentes, dass sich das Musizieren in eine bestimmte Richtung entwickelt, so dass wir dazu auffordern können: „Musiziere weiter und spiele in diese Richtung." Fast immer wird daraus ein Ständchen, das sich an bestimmte Personen oder Gegebenheiten des Lebens richtet.

Der zweite Indikator besteht darin, wenn zwar die Richtung klar ist, die Klientin oder der Klient aber nicht weiß, was sie oder ihn in diese Richtung treibt.

„Meine neue Kollegin geht mir furchtbar auf den Geist. Sie hat keine Chance, alles was sie macht, regt mich auf. Ich weiß gar nicht, was das soll. Mir wäre es viel lieber, sie wäre mir egal. Aber das ist sie nicht." Wir schlagen dann vor: „Spiele deiner Kollegin ein Ständchen." Fast immer klärt sich während des Ständchens, was „in der Luft liegt".

Der dritte Indikator bezieht sich wie der erste auf die Bewegungen des Erlebens, diesmal spezifisch auf die Leibbewegung hinein – hinaus (s. Kap. I 3.2.3). In beiden in diesem Kapitel aufgeführten Beispielen war *in* der Klientin viel, das in die Richtung ihres Vaters bzw. ihrer

Oma *hinaus* wollte, aber nicht konnte. Nach einigen vorbereitenden Schritten fanden sie im Ständchen einen Weg von innen nach außen. Ein Ständchen gibt eine Richtung vor und lässt inneres Erleben nach außen erklingen, aber nicht ziellos in den Raum hinein, sondern auf eine bestimmte Person hin.

Der vierte Indikator knüpft an der Qualität an, die dem Ständchen per se zugeschrieben wird: nämlich zu *Ehren* einer Person oder eines Anlasses zu erklingen. Auch wenn ein musiktherapeutisches Ständchen sich auf einen Aspekt der Lebendigkeit richtet, der nicht mit einer Person verbunden ist, bietet sich der Gebrauch eines Ständchens an. Wer seiner Erotik oder dem ungelebten Leben ein Ständchen spielt, ehrt und würdigt es damit, weist ihm einen gebührenden Platz zu. Auch hier richtet sich das Musizieren, auch hier strömt im Musizieren Erleben von innen nach außen, bekommt es Form und Inhalt.

Zu unterscheiden ist das Ständchen von der musikalischen Identifikation (s. Kap. I 8.1). Fordert man zur Identifikation auf, indem man sagt: „Spielen Sie Ihre Angst", so ist die Klientin oder der Klient „mittendrin". Schlägt man vor: „Spielen Sie Ihrer Angst ein Ständchen", ist die Angst weiter weg. Ausgedrückt wird nicht die Angst direkt, sondern die Haltung gegenüber der Angst. Obwohl die Angst gleichsam an ihrem Platz bleibt, rückt das Erleben des Klienten oder der Klientin mit dem Ständchen näher an die Angst heran, diese findet *Anklang*.

12

Musikalische Dialoge

12.1 Musikalischer Dialog im therapeutischen Prozess

Jede Therapie ist Dialog: Dialog der Worte, Dialog der Blicke, Dialog der Bewegungen, Dialog der Stimmen und der Klänge. Der wesentliche Inhalt eines jeden therapeutischen Prozesses besteht nicht nur darin, dass Menschen etwas über sich erfahren und für sich entdecken, sondern dass sie in diesem Prozess auch üben, in lebendigen Kontakt mit anderen Menschen zu treten. Viele Störungen und Probleme, die Menschen dazu bewegen, sich in eine Sozio- oder Psychotherapie zu begeben, sind Probleme des Kontaktes und der Kommunikation. Im Austausch mit der Therapeutin, dem Therapeuten, haben die KlientInnen die Möglichkeit, diese Probleme lebendig werden zu lassen und neue Wege der Lösung zu erproben.

Wird in einem Dialog nicht nur und nicht vor allem die verbale, sondern insbesondere die Sprache des Musizierens verwendet, so wird dies als musikalischer Dialog bezeichnet.

Wenn wir Menschen kennen lernen wollen, laden wir sie gern zu einem musikalischen Dialog ein. Jeder musikalische Dialog ist sowohl eine Kontaktaufnahme als auch eine Kontaktentwicklung. Der musikalische Dialog bietet die Gelegenheit, sich anzunähern. Dabei treten Muster auf, wiederholen sich Wege der Kontaktaufnahme, welche auch aus anderen Lebenssituationen bekannt sind. Erste Schritte der Diagnostik, der Einsicht in Kommunikationsmuster und damit verbundenes Kontaktverhalten werden möglich. KlientInnen äußern vielleicht nach dem ersten musikalischen Dialog, nach der ersten musizierenden Kontaktaufnahme die Furcht, zu laut (oder zu leise) gewesen zu sein, oder sie schämen sich, nicht gut genug musizieren zu können, oder sind sehr erfreut, endlich einmal gehört worden zu sein. Das, was gerade zwischen den Beteiligten ist, wird hörbar, Erwartungen, Wünsche und Befürchtungen klingen und schwingen mit. Der musikalische Dialog als Kontaktaufnahme ist ein wunderbarer Einstieg in den weiteren therapeutischen Prozess.

Was können über den Wunsch, sich gegenseitig kennen zu lernen, hinaus Indikationen sein, einen musikalischen Dialog vorzuschlagen? Wir initiieren musikalische Dialoge immer dann, wenn sich ein Beziehungs- und im weitesten Sinne Interaktionsthema im Raum befindet. Dieses Thema kann nur vage angedeutet sein und sich im Sharing des Therapeuten oder der Therapeutin äußern, der oder die spürt: „Irgendwie bin ich beteiligt.", „Damit bin ich auch gemeint." oder „Das macht sich an mir fest, was die KlientIn gerade erlebt." Auch eine konkrete Übertragungssituation oder Beziehungsstörung zwischen KlientInnen und TherapeutInnen wird in musikalischen Dialogen hörbar und veränderbar. Nicht immer muss sich der Beziehungsaspekt unmittelbar an der Therapeutin, dem Therapeuten festmachen. KlientInnen bringen Beziehungsthemen mit anderen Menschen in die Therapie hinein, erzählen von Störungen mit Freunden oder Freundinnen, Problemen mit den Kindern, Ärger mit Arbeitskollegen und Vorgesetzten und dergleichen mehr. Wir regen dann häufig an: „Sie haben jetzt einiges über Ihr Problem mit XY erzählt. Ich schlage Ihnen vor, dass wir gemeinsam in einen musikalischen Dialog gehen. Sie musizieren, ich musiziere und wir schauen mal, was dabei herauskommt. Ich vermute, dass etwas, was Ihnen in der Beziehung mit XY wichtig ist oder was Sie als wichtig erleben, in diesem Dialog auch hörbar wird. Wenn nicht, dann versuchen wir etwas anderes. Probieren wir es mal." Fast immer werden Elemente der Beziehung der Klientin bzw. des Klienten mit der anderen Person im musikalischen Dialog lebendig. Manchmal probiert die Klientin, der Klient schon im Dialog etwas Neues: „Ich habe, als Sie etwas lauter geworden sind, wieder meine Angst gespürt, wie bei meinem Chef. Eigentlich wollte ich aufhören und weglaufen. Aber diesmal habe ich weiter gemacht ..." Manchmal ist es wichtig, dass die Therapeutin oder der Therapeut ein Sharing gibt („Sie sind so leise geworden, dass ich mich anstrengen musste, um mit Ihnen in Verbindung zu bleiben.") oder im Feedback mitteilt, was sie am Musizieren der Klientin oder des Klienten wahrgenommen haben („Immer, wenn wir musikalisch eine Harmonie hergestellt haben, sind Sie abrupt ausgebrochen und haben die Tonart oder den Rhythmus gewechselt."). Fast immer werden dabei den KlientInnen Verhaltensweisen deutlich, die sie auch aus ihren Interaktionen mit PartnerInnen, Kindern, KollegInnen und anderen kennen. Nach dem Gespräch darüber beginnt oft eine zweite Phase des musikalischen Dialoges, in der sie dann etwas Neues ausprobieren.

Gelegentlich bieten wir an, in die Rolle des betreffenden Gegenübers musikalisch zu schlüpfen. „Sie haben Ihren Chef, mit dem Sie Probleme haben, beschrieben. Welches Instrument wäre er, wie klingt er, wenn Sie oder ich ihn hier darstellen sollten?" Der Klient wählt drei verschiedene Instrumente aus und sagt: „Er ist nie eindeutig, mal klingt er so, mal so. Das ist das Entscheidende, was mich zur Weißglut treibt und hilflos macht." Der Therapeut kann nun versuchen, mit dieser Vorgabe den Chef zu spielen – eventuell nachdem der Klient vorgespielt hat, wie der Chef klingt – und der Klient kann mit dem Chef/Therapeuten (s. Kap. II 6.1) in einen musikalischen Dialog treten.

Und ein weiteres Beispiel für die Entwicklung eines Themas aus musikalischen Identifikationen heraus hin zum musikalischen Dialog wollen wir schildern:

Eine Klientin berichtet, dass ihre 16-jährige Tochter für ein Jahr nach England gegangen ist (was ihr sehnlichster Wunsch war). Nun ginge es ihr dort aber gar nicht gut. Jeden Tag würde sie anrufen. Viele Probleme, wie den Wechsel zu einer anderen Gastfamilie, hätte sie schon gelöst; sie habe ihrer Tochter, so gut es ging, telefonisch zur Seite gestanden und geholfen. Aber nun würde ihr das zuviel, das ständige Telefonieren, sie könne das Jammern nicht mehr hören. Sie wisse nicht genau, was sie so regelrecht fertig machen würde, schließlich liebe sie ihre Tochter ja innig. Sie sei ihr auch ganz nah und habe sie nicht leichten Herzen ziehen lassen. Aber dieses Gejammer! Sie kenne es auch von Telefongesprächen mit einer lieben Freundin, dass sie das kaum aushalten würde, wenn diese jammere. Sie sei dann total genervt.

Die Therapeutin: „Ich schlage dir vor: Suche ein Instrument, das so jammern kann wie deine Tochter und deine Freundin." Zielgerichtet greift die Klientin zu der kleinen Concertina, erkundigt sich, wie man dieses Instrument hält und spielt, probiert höchstens zwei bis drei Töne und wiederholt dann einen ziemlich hohen Ton mehrmals hintereinander – immer mit Pausen dazwischen, sehr leise. In den Ohren der Therapeutin klingt das ganz kläglich, ganz zart. Die Klientin senkt den Kopf und schluchzt leise, aber herzzerreißend, während sie weiter den Ton spielt.

Die Therapeutin: „An was oder an wen erinnert dich das?" „An mich", schluchzt sie, mit flehendem Augenaufschlag.

„Wie alt bist du jetzt gerade?"

„Ganz klein. Höchstens zwei oder drei." Mehr braucht die Klientin nicht zu sagen, damit die Therapeutin und sie sich verstehen. Die Therapeutin kennt vieles aus dem Leben und dem Erleben der Klientin: ihre Einsamkeit und Verlorenheit, ihre Schutzlosigkeit und ihr Ausgeliefertsein gegenüber der Gewalt des Vaters und dem Desinteresse und der Verachtung ihrer Mutter. Die Therapeutin versucht mit ihrer Stimme und dem Satz: „Ja, ich weiß", ein wenig zu trösten. Nach einiger Zeit hebt die Klientin den Kopf, hört auf zu spielen und schaut die Therapeutin direkt an: „Das ist *mein* Jammern. Zu *dem* Jammern hat meine Tochter keinen Anlass. Ihr Jammern muss ein anderes sein."

„Probiere doch mal, ob du es spielen kannst."

Die Klientin spielt, mit dem gleichen Instrument und zwei bis drei weiteren Tönen ein neues Jammern, kräftiger und fordernder. „Ja, so stimmt das. Aber was mache ich jetzt damit? Was kann ich denn tun, wenn sie mich wieder am Telefon so volljammert? Ich mag's auch so nicht wieder hören. Ich will, dass sie ihre Probleme anpackt. Dass sie mit ihnen selbstständiger klar kommt. Sie kann das nämlich."

Die Therapeutin: „Was hältst du davon, wenn ich mal das Jammern spiele, sozusagen deine Tochter auf dem Instrument bin? Gib mir doch die Concertina und suche du dir ein Instrument, auf dem du ‚Ich kann's nicht mehr hören. Pack endlich dein Leben, deine Probleme an' spielen kannst."

Die Klientin wählt eine große (flache) Trommel. Beide stellen sich einander gegenüber. Die Therapeutin „jammert", die Klientin reagiert mehr und mehr ungehalten, irgendwann schließlich mit einem Schlag „Schluss jetzt, ich lege jetzt auf." Die Klientin ist unzufrieden: „So ist das keine Lösung. Sie tut mir doch auch Leid. Ich möchte ihr doch gut helfen."

Die Therapeutin gibt ein Sharing: „Du hast mich als deine Tochter zwar zum Schweigen gebracht und auch dazu, trotzig zu sein, aber gewünscht hätte ich mir, dass du mich irgendwie in den Arm nimmst, mich ein bisschen bedauerst. Ich wollte gar keine Lösung von dir, aber bedauert werden … Was hältst du davon, wenn du ausprobierst, ein bisschen ‚du tust mir Leid' zu spielen und ‚ich nehme dich in den Arm'?"

„Find ich gut. Aber, in den Arm nehmen ist nichts für meine Tochter, eher ‚ich streiche dir über die Schulter'. Genau, ich versuch mal das zu spielen und so auf dein Jammern zu reagieren." Klientin und Therapeutin begeben sich in einen lebendigen Dialog, in dem beide zur Erleichterung und Zufriedenheit der Klientin diesen Weg anspielen. Klientin und Therapeutin sind gespannt darauf, wie sich diese veränderte innere Haltung beim nächsten Telefongespräch auswirken wird.

Auch hier war ein Beziehungsproblem Thema der therapeutischen Arbeit. Ein Aspekt der Beziehung zwischen Mutter und Tochter stand im Vordergrund, das Gejammer. Als die Klientin sich damit identifizierte (s. Kap. I 8.1) und dazu improvisierte, gelang es ihr, dem Jammern neue Aspekte abzugewinnen und Verbindungen zur eigenen Biografie zu erschließen. Ihre Haltung zum Jammern veränderte sich. Nun galt es, diese Veränderung wieder in Beziehung zu bringen, was im musikalischen Dialog mit der Therapeutin geschah.

Die zahlreichsten Anlässe für musikalische Dialoge ergeben sich aus einer Solo-Improvisation oder anderen musikalischen Gestaltungen der Klientin oder des Klienten. Jedes Musizieren hat eine soziale Dimension. Wenn diese hörbar wird, gilt es, sie aufzugreifen und in einem musikalischen Dialog lebendig werden zu lassen.

In einem weiteren Beispiel wollen wir illustrieren, wie sich ein musikalischer Dialog aus einer Einzelimprovisation ergibt. Hier bestimmt kein Beziehungsthema den Anfang. Aber die soziale Dimension ist als Ausschluss aus dem Sozialen, als Rückzug unter eine „Glasglocke" schon angedeutet. Der Therapeut vertraut auf diesem Hintergrund seinem Sharing (s. Kap. II 6.3) und bietet sich, während die Klientin erst allein musiziert, als musikalischer Partner an. Aber nun von Anfang an:

Die TeilnehmerInnen einer musiktherapeutischen Fortbildungsgruppe haben in Kleingruppenarbeiten miteinander an ihrer musikalischen Biografie gearbeitet. Am nächsten Morgen berichten sie in der Gesamtgruppe, was sie am vorherigen Tag erlebt haben, was sie als Nachklang wahrnehmen, was jetzt noch Bedeutung hat. Eine Teilnehmerin erzählt, sie hätte in der Kleingruppenarbeit die Gewissheit gespürt, dass ihr Musizieren sie in bestimmten Phasen ihres Lebens „gerettet" hätte. Sie sei so glücklich gewesen über dieses Erleben, aber jetzt, in der Runde, würde sie sich gänzlich unverbunden fühlen. Sie würde merken, dass von diesem Gefühl der Unverbundenheit auch gestern etwas da gewesen sei, das sie aber nicht hätte wahrnehmen wollen. Sie schildert, ihr Erleben im Moment sei so, als wäre eine Glasglocke um sie herum. Die Worte der anderen, auch die des Therapeuten, erreichten sie nicht wirklich; sie könne auch nicht überprüfen oder wahrnehmen, ob ihre Worte nach außen dringen würden. Sie sitzt in sich zusammengesunken, dennoch sehr angestrengt und lächelnd da. Sie wirkt irgendwie sehr verloren.

Wenn sie von der Glasglocke spricht, formen ihre Arme und Hände diese Glasglocke um sie herum. Der Therapeut bittet sie, mit ihren Händen gegen diese Glasglocke zu klopfen oder sie abzutasten, irgendetwas zu tun, womit sie innerlich oder äußerlich hören könne, wie diese

Glasglocke klingt. Die Teilnehmerin denkt einen Moment lang nach, klopft dann mit den Fingerspitzen auf den Boden, springt plötzlich auf und sagt: „Dazu brauche ich meine Klarinette." Sie packt ihre Klarinette aus, und der Therapeut bittet sie, sich den passenden Ort und die passende Haltung zu suchen, um diese Glasglocke zum Klingen zu bringen. Die Teilnehmerin stellt sich in seine Nähe und beginnt zu spielen.

In den Ohren des Therapeuten (und denen der anderen Teilnehmenden, so sagen sie später) sind es sehr wohlklingende Töne: beherrscht und zarte, gut gespielte Töne. Die Teilnehmerin schaut während der ganzen Zeit auf den Boden und dreht sich beim Spielen im viertel bis halben Kreis mal nach rechts, mal nach links.

Der Therapeut schwingt sich ein wenig im Wiegen auf die Töne der Teilnehmerin ein und beginnt irgendwann mitzusummen. Er muss und will dabei seine Scheu überwinden, die einmal darin liegt zu singen und zum anderen darin, dass er das Risiko eingeht zu „stören", weil die Teilnehmerin sich klanglich perfekt in ihrer einsamen Welt eingerichtet hat. Der Therapeut summt und singt zunehmend mutiger – in Resonanz und gleichzeitig eigenwillig – mit. Ganz plötzlich dringt er mit seiner Stimme offensichtlich zu der Teilnehmerin durch. Diese hebt die Augen, schaut den Therapeuten an, wirkt erst fassungslos, stockt in ihrem Spiel und spielt gleichzeitig weiter und hört und guckt und spielt und reagiert, beginnt mit weit offenen Augen, die auf den Therapeuten blicken, zu weinen und spielt dabei weiter auf ihrer Klarinette, während der Therapeut weiter singt. Dann verändert sich das Spiel der Teilnehmerin derartig, dass die anderen TeilnehmerInnen und der Therapeut es kaum fassen können: Es wird lebendiger, die Töne binden sich an ihren Atem, werden eins mit ihrem Atem, gehen von ihrem Inneren aus nach außen und sie spielt so, dass bei allen, die ihn kennen, die Assoziation zu Giona Feidmann aufkommt, zu seinem Klarinettenspiel, zu seinem „dance of joy". Dies ist für alle, die daran teilhaben und sie mögen, ein Herz-öffnender Moment. Die Teilnehmerin sagt später, dass der Moment, als sie den Therapeuten gehört hat, als sie mitbekommen hat, dass sie gehört wurde und dass jemand auf sie reagierte, ein bedeutsamer Moment gewesen sei. Ihr Kindheitsleben lang habe sie sich das gewünscht – und jetzt sei es passiert, wenigstens einen Moment lang. So wie die anderen GruppenteilnehmerInnen ihr eine neue Qualität des Spiels zurückgemeldet hätten, so vermute sie, dass eine neue Qualität in ihr Leben Einzug halten könne.

12.2 Tridentität

12.2.1 Offenheit und therapeutische Absicht

In der Ausbildung angehender TherapeutInnen stellten wir oft fest, dass Worte fehlen, um das zu beschreiben, was im musikalischen Dialog geschieht. Musikalisch kann vieles beschrieben werden, Harmonien und Disharmonien, Rhythmen usw., gesucht wird aber nach

Worten, die die Qualität der Begegnung, die Interaktionen des Erlebens, beschreiben und damit den musikalischen Dialog nicht ausschließlich der Intuition überlassen. Da kann es hilfreich sein, ein theoretisches Modell zu nutzen, das genau aus diesem Bedürfnis heraus entstanden ist und die Interaktionen zwischen Menschen qualitativ zu differenzieren versucht. Dieses Modell, das wir in den 90er-Jahren entwickelt und seitdem erprobt haben, nennen wir Tridentitätsmodell (s. Kap. II 6.2 und Baer 1996a und b, 1999). Jeder Mensch braucht andere Menschen für seine Identitätsentwicklung und wir gehen davon aus, dass dazu drei Qualitäten von Beziehungen mit anderen Menschen notwendig sind: Menschen brauchen Nährende, Menschen brauchen Spiegelnde und Menschen brauchen andere Menschen, die ihnen Gegenüber sind. Was es mit diesen Bezeichnungen auf sich hat, werden wir im Folgenden genauer erläutern (s. a. Kap. II 6.2). Dieses Modell birgt in sich die Möglichkeit, generell Beziehungen der KlientInnen diagnostisch zu erfassen. Dazu gehört auch die therapeutische Beziehung (s. Kap. II 6). In jeder Art der therapeutischen Beziehung, nicht nur im musikalischen Dialog, können mit Hilfe dieses Modells TherapeutInnen erkennen, ob sie eher Nährende, Spiegelnde oder Gegenüber sind bzw. ob sie als solche von den KlientInnen gefordert werden. Und sie können entscheiden, ob sie sich eher als Nährende, Spiegelnde oder als Gegenüber in der konkreten Situation oder über einen längeren therapeutischen Prozess anbieten wollen.

Wir gehen in diesem Teil des Buches auf das Tridentitätsmodell ausführlich im Zusammenhang mit dem musikalischen Dialog ein, weil wir seit langem die Erfahrung machen, dass mit seiner Hilfe viele musikalische Dialoge verstanden und gestaltet werden können. Selbstverständlich muss dies nicht für alle musikalischen Dialoge gelten. In etlichen spielt das Modell keine Rolle, aber für viele Dialoge kann man damit, wie gesagt, Worte finden, um zu beschreiben, was geschehen ist. Und vor allem können TherapeutInnen mit Hilfe dieses Modells bestimmen, welche Absichten sie im musikalischen Dialog verfolgen. Sich als TherapeutInnen im musikalischen Dialog den KlientInnen zur Verfügung zu stellen, bedeutet, den Mut zu haben, „persönlich" zu sein – deutlicher noch als in anderen Phasen des therapeutischen Prozesses. In diesem Gefordert-Sein gibt das Tridentitätsmodell so etwas wie einen professionellen Schutz, eine professionelle Orientierung. Doch werden wir konkreter, beginnen wir mit dem nährenden Dialog.

12.2.2 Nährender Dialog

Wir Menschen brauchen andere Menschen, die für uns nährend sind. „Nährend ist für mich, wenn ich andere Menschen zum Anschauen und Anfassen habe. Nährend ist für mich, wenn ich verschiedene Gegenstände berühren darf. Nährend ist für mich, wenn andere Menschen mich lieben. Nährend ist für mich, wenn ich die Gefühle anderer Menschen wahrnehmen darf. Nährend ist für mich Kultur, sind Musik und Literatur, sind Gedanken und Farben. Nährend ist für mich das Erleben von Natur und nährend sind Atmosphären des Zutrauens.

Nährend ist der Rhythmus von Spannung und Entspannung. Nährend sind die anderen Menschen, die dies verkörpern, die mir dies geben, so dass ich auswählen kann, was ich als Nahrung möchte. Wesentlich ist, dass die anderen mir ihre Nahrung und sich selbst als Nährende auf dem Boden des Wohlwollens und Respekts anbieten." So klingen einige Äußerungen.

Mit dem Tridentitätsaspekt der Nahrung in Verbindung stehend treten drei Hauptstörungen auf, wobei jede Störung in Verbindung oder Vermischung mit anderen Störungen erscheinen kann:
– *Generelle Unterernährung.* Es gibt KlientInnen, deren Identität generell unterernährt ist. In der Therapie suchen sie Nahrung. Sie sind hungrig nach nährendem Kontakt, nach Wärme, nach Wissen, nach guter Atmosphäre. Manchmal sind sie gefährdet, Sekten oder sektenartigen Gemeinschaften zu folgen, die ihnen nährende Lebensweisen versprechen. Hier ist von therapeutischem Interesse, dass jemand nicht genügend ernährt wurde.
– *Unbekömmliche Ernährung.* Es gibt KlientInnen, die sind von anderen genährt worden, aber nicht mit Bekömmlichkeiten, sondern mit „Gift". Ob dieses Gift absichtlich oder unbeabsichtigt, bewusst oder unbewusst verabreicht wurde, ist unwesentlich. Was zählt, ist, dass es für die KlientInnen Gift war und ist, das nicht assimiliert (verdaut) werden konnte und kann. Ein Hinweis darauf sind Ekelreaktionen. In der Therapie suchen die KlientInnen u. a. Möglichkeiten, das Fremde, das Hineingestopfte als Fremdes zu identifizieren und auszuspeien. Hier ist von therapeutischen Interesse, womit sie genährt wurden.
– *Wahlverbot.* Es ist nicht nur wesentlich, ob und was als Nahrung angeboten wird, sondern auch wie das geschieht. Es gibt KlientInnen, die nährende Andere erlebt haben, die aber nicht wählen durften, was sie annehmen wollten und was nicht, die voll gestopft wurden mit dem, was andere für sie wollten. Viele KlientInnen können folglich nicht unterscheiden, was für sie Nahrung und was Gift ist, welche Nahrung sie zu sich nehmen möchten und welche nicht. Viele müssen dies in therapeutischen Prozessen neu lernen und dabei den inneren Ort des Bewertens entfalten oder gar neu entdecken und nutzen lernen.

Viele KlientInnen vereinen verschiedene Störungen, z. B. Unterernährung und unbekömmliche Nahrung. Sie sind zum Beispiel unterernährt im Hinblick auf Gefühle und fühlende Andere und gleichzeitig überernährt und voll gestopft mit bestimmten „Du sollst" -Gedanken und -Leitsätzen.

Wenn Menschen generell unernährt sind, suchen sie in der Musiktherapie Nahrung. Für sie ist es oft allein schon nährend, dass sie von anderen gehört werden oder dass der Therapeut bzw. die Therapeutin mit ihnen in einen musikalischen Dialog geht. Jedes Nachfragen der TherapeutInnen zeigt Interesse, auch dies ist eine Nahrung, die viele KlientInnen nicht oder unzureichend erhalten haben. TherapeutInnen können in musikalische Dialoge mit der

Absicht hineingehen, nährend zu wirken. Wer nun eine Auflistung nährender Musik erwartet, wird enttäuscht werden. Es gibt keine Musik, die aus sich heraus nährend ist. Eine Melodie, die für eine Klientin nährend wirkt, kann von einer anderen als belanglos und von einer dritten als unbekömmlich oder gar giftig erlebt werden. Die Kategorie „nährend" ist – wie die Kategorien „spiegelnd" und „Gegenüber" ebenfalls – keine, die Eigenschaften beschreibt, sondern ein Interaktionsbegriff, ein Begriff, der Wechselwirkungen innerhalb der Beziehungen zweier Menschen beschreibt. Was musikalisch oder in anderer Hinsicht für einen Klienten, eine Klientin nährend ist, muss von diesem, von dieser erfahren oder gemeinsam ausprobiert werden.

Wenn wir TherapeutInnen wissen, dass eine Klientin oder ein Klient generell im Sinne der Tridentität unterernährt ist, werden wir uns bemühen, immer wieder Nährendes anzubieten. Wir wissen, dass wir die Unterernährung in Kindheit, Jugend oder Phasen des Erwachsenseins nicht ungeschehen machen können, aber wir können KlientInnen all das anbieten, was wir zu bieten haben, und ihnen dabei vor allem ermöglichen, Wege kennen zu lernen und auszuprobieren, auch in anderen alltäglichen Situationen außerhalb der Therapie nach Nahrung zu suchen und diese anzunehmen. Wer das Hungern kennt, hat oft das Essen verlernt und ist vor allen Dingen häufig resigniert darin, überhaupt Nahrung zu erwünschen, geschweige denn nach ihr zu greifen.

Neben dem musikalischen Dialog können viele Methoden musiktherapeutischer Arbeit, die wir in diesem Buch vorstellen, nährend wirken, von der Atemarbeit über das Ständchen bis zum aktiven Symbolisieren. Auch rezeptive Musiktherapie kann nähren (s. Kap. I 16). Viele KlientInnen nutzen auch außerhalb der Musiktherapie Musik, um das zu bekommen, was sie von anderen Menschen nicht erhalten haben.

KlientInnen, die vor allem unbekömmliche Nahrung und Wahlverbote erfahren haben, brauchen besondere Achtsamkeit dafür, dass und wie sie Wahlmöglichkeiten wahrnehmen, auch im musikalischen Dialog. Hier ist es sehr wesentlich, dass immer gefragt wird, ob der musikalische Dialog gewünscht wird oder nicht, hier bemühen wir uns immer, von den KlientInnen möglichst genaue Vorgaben zu bekommen, wenn sie einem musikalischen Dialog zustimmen: „Welches Instrument soll ich wählen?", „Wo soll ich stehen?", „Soll ich Sie anschauen beim Musizieren?" usw. Häufig steht in der Arbeit mit diesen KlientInnen der musikalische Dialog nicht am Anfang des therapeutischen Prozesses, sondern ist erst dann sinnvoll einzusetzen, wenn die KlientInnen ihren inneren Ort der Bewertung wieder entdeckt und gefestigt haben, wenn sie in der Lage sind, das, was ihnen bekömmlich ist oder nicht, zu unterscheiden. Wenn dafür ein Boden geschaffen ist, sind musikalische Dialoge wiederum sehr notwendig, da die KlientInnen dazu neigen, das, was sie „für sich" entwickelt haben, im Kontakt mit anderen wieder zu verlieren. Im musikalischen Dialog können sie ihre Haltung festigen und üben, Eigensinn und Wahlmöglichkeit zu bewahren und auszuagieren.

12.2.3 Spiegelnder Dialog

Wir Menschen brauchen ferner andere, die uns *spiegeln*, damit wir uns selbst sehen und wahrnehmen. „Untrennbar mit diesem Seh-Spiegel verbunden ist jedoch unser Hör-Spiegel." (Decker-Voigt 1999, S. 17) Spiegeln ist, wenn die Eltern wiederholen, was das Kind sagt, als Zeichen, dass sie es gehört haben. „Spiegeln ist, wenn mein Lachen wiederholt wird, wenn ich mein Lachen in deinen Augen wieder finde. Gespiegelt werde ich, wenn du mir sagst, wie ich aussehe und wie ich mich verhalte. Du spiegelst mich, wenn du mir in die Augen schaust. Du spiegelst mich, wenn du mein Gefühl teilst. Du spiegelst mich, wenn du mir Feedback gibst.", so eine Äußerung zu diesem Aspekt.

Das Spiegeln unterstützt nur dann die Identitätsentwicklung, wenn es wohlwollend und respektierend ist.

Bezüglich des Tridentitätsaspektes Spiegeln begegnen wir vor allem drei Hauptstörungen:
- *Genereller Spiegelungsmangel.* Es gibt KlientInnen, die Mangel leiden an diesem Aspekt der Identitätsbildung. Sie wissen nicht, wer sie sind, sie suchen nach Spiegeln. Ein Grundsymptom ist die generelle Lebensverunsicherung. Ihnen fehlt der innere Ort der Selbstsicherheit, des Selbstwissens, des Selbstbewusstseins. Stattdessen orientieren sie sich hilflos an allen anderen oder bauen zwanghaft Regeln auf, um nicht aufzufallen oder nicht anzuecken. Sie suchen und bedürfen in der Therapie der Grunderfahrung, angesehen und gespiegelt zu werden.
- *Zerrspiegel.* Manche KlientInnen wurden nicht gespiegelt, wie sie *sind*, sondern ihnen wurde ein Zerrspiegel vorgehalten, in dem sie sahen, wie sie sein *sollten*. Infolgedessen sind sie sich ihres eigenen Bildes nicht sicher. Ihr Bild von sich ist überlagert und verzerrt durch Bilder anderer Menschen. Manche haben gar ausschließlich Fremdbilder zu ihren eigenen gemacht. Grundsymptome sind Misstrauen gegenüber Lob und Wohlwollen sowie Abhängigkeit davon, wie andere sie und die Welt sehen. Solche KlientInnen lernen in der Therapie, sich selbst im Spiegel der wohlwollenden Anderen zu sehen und nicht die konkurrierenden, unterdrückenden, korrigierenden und vorschreibenden Muss-Bilder der Menschen, die sie benutzen.
- *Fragmentierte Spiegelungen.* Für manche Menschen war (oder ist) der Spiegel, der ihnen vorgehalten wurde, zersprungen. Er liefert kein zusammenhängendes Bild, sondern fragmentierte, häufig in sich widersprüchliche Teile. Manche KlientInnen wurden von verschiedenen ihnen wichtigen Personen sehr unterschiedlich gespiegelt, z. B. von Vater und Mutter. Bei anderen lag das Widersprüchliche in der Spiegelung selbst: die Worte klangen zum Beispiel nett und wohlwollend, die Körpersprache aber war verachtend. Oder es gab Zeiten liebevoller Spiegelungen, die plötzlich umschlugen in Rückzug oder in Zynismus und Niedermachen. Grundsymptome sind hier generelles Misstrauen gegenüber anderen Menschen und die existenziell bedeutsame Suche nach Sinn, nach Verbindungen und Erklärungen.

In der Arbeit mit musikalischen Dialogen tritt das Spiegelungsproblem zahlreicher KlientInnen als Spiegelungswunsch auf: „Wie war ich? Wie bin ich? Wie habe ich musiziert? Wie habe ich mich angehört?" Diese KlientInnen sind bedürftig nach Rückmeldungen. Es bedarf nach jedem musikalischen Dialog eines genauen Feedbacks, aber auch darüber hinaus zieht sich die Notwendigkeit zahlreicher und genauer Feedbacks durch die musiktherapeutische Arbeit. Wenn ein Mensch nicht weiß, wer er ist, dann ist es schon ein großer Schritt, seine Unsicherheit nicht in sich zu begraben, sondern sie zu äußern und andere Menschen um Rückmeldungen zu bitten. Dieser Schritt erfordert Mut, weil die KlientInnen damit das Risiko eingehen, abgelehnt und abgewertet zu werden und vor allem das Risiko, keine Antwort zu bekommen. Wagen sie es, sich diesem Risiko im geschützten Rahmen der therapeutischen Beziehungen zu stellen, schaffen sie einen Boden dafür, dies auch mit anderen Menschen zu riskieren. Wir TherapeutInnen müssen die KlientInnen darauf hinweisen, dass solche Bemühungen notwendig sind, sie ermuntern und begleiten.

Wird im therapeutischen Prozess von Seiten der TherapeutInnen gespiegelt, greifen sie Elemente des Rhythmus, der Dynamik, der Melodien der KlientInnen auf und führen sie fort, dann ist die wichtigste Wirkung die Förderung des Vertrauens. KlientInnen sind immer wieder überrascht darüber, dass TherapeutInnen sie hören und das, was sie von ihnen hören, für Wert erachten aufzugreifen. Diese Art des Spiegelns, die keineswegs musikalisch perfekt, aber aufrichtig sein muss, schafft vertrauensvolle Verbindungen. Insofern sind kurze Phasen des Spiegelns Bestandteil vieler musikalischer Dialoge, da sie dazu beitragen, dass die Therapeutin oder der Therapeut den Kontakt mit der Klientin oder dem Klienten intensivieren und eine Resonanz aufbauen kann.

Eine häufige Wirkung von Zerrspiegelerfahrungen bzw. Erfahrungen mit fragmentierten Spiegelungen ist Misstrauen. KlientInnen werden dieses Misstrauen auch gegenüber TherapeutInnen zeigen. Letztere müssen damit leben. Wenn sie wissen, dass die Quellen dieses Misstrauens in Spiegelungserfahrungen liegen, dann lässt sich in der Regel persönlich leichter damit umgehen. Wir sagen solchen KlientInnen oft: „Ihr Misstrauen ist gut und nützlich. Sie haben lange Jahre Erfahrungen damit gemacht, dass Sie nicht wirklich so gespiegelt worden sind, wie sie waren. Nun hat Ihr Leib, Ihr Gehirn gelernt, dass das, was Ihnen gespiegelt wird, nicht wahr sein muss. Sie können diesen Zweifel in sich tragen, dann bleibt er und wächst und gedeiht und kann Sie schließlich zum Rückzug vor anderen Menschen treiben. Oder Sie können diesen Zweifel überprüfen, indem Sie Ihr Misstrauen aussprechen oder musikalisch ausdrücken und es zum Klingen bringen. Das können Sie hier mit mir probieren, also fragen Sie nach, überprüfen Sie, gehen Sie mit Ihrem Zweifel in einen musikalischen Dialog mit mir."

Hilfreich ist auch, mit den KlientInnen gemeinsam auf die Suche danach zu gehen, woran sie Ehrlichkeit und Wahrhaftigkeit von Spiegelungen überprüfen können. Bei manchen KlientInnen ist dies der Blick, manche merken das an Körperhaltungen oder an bestimmten

Klangfarben der Stimme, andere haben keine solcher Anzeichen, sondern müssen schlicht und einfach nachfragen – und dann lernen genau hinzuhören und ihre Wahrnehmungen ernst zu nehmen.

12.2.4 Dialog im Gegenüber

Wir Menschen brauchen zur Identitätsentwicklung auch andere, die für uns die Bedeutung eines *Gegenübers* haben. Gegenüber ist jemand, der anders ist als ich und mir mit offenen Ohren zuhört. Gegenüber ist jemand, für den nicht alles positiv ist, was ich sage oder tue, sondern der differenziert, der mir seine ehrliche Meinung sagt. Gegenüber sind für mich Menschen mit eigenen Maßstäben und Werten, an denen ich mich auch reiben kann. Gegenüber sind auch Menschen, die andere Gefühle haben als ich und die mir mein Gefühl lassen können, wenn sie ein anderes haben. Gegenüber sind für mich Persönlichkeiten mit Ecken und Kanten. Gegenüber sind Menschen, die Grenzen setzen und dabei meine Grenzen respektieren.

Wohlwollender Respekt ist auch die Voraussetzung, damit die anderen als Gegenüber die Identitätsentwicklung unterstützen und ihr nicht schaden.

Hauptstörungen im Hinblick auf den Gegenüber-Aspekt sind folgende:
– *Gegenüber-Leere.* Es gibt viele KlientInnen, die anderen gleichgültig waren. Sie gingen mit ihren Impulsen ins Leere, erleben sich heute als haltlos und umherirrend, denn „sie konnten machen, was sie wollten." Es fehlte ihnen, in Auseinandersetzungen mit anderen herauszubekommen, was sie wollten und wollen. Manchmal orientieren sich solche KlientInnen an übergroßen normativen Ansprüchen oder fallen dem ersten besten „starken Mann" oder einer „starken Frau" in die Arme. In der Therapie werden die TherapeutInnen oft als Gegenüber genutzt, mit denen Vergötterung und Kampf durchlebt werden.
– *Zerstörungs-Gegenüber.* Oft haben KlientInnen nicht wohlwollende andere Menschen als Gegenüber, sondern zerstörerische Gegenüber erlebt. Hier bestand das Gegenüber darin, dass ihnen Gewalt angetan wurde, dass Grenzen nicht respektiert, sondern die eigene Existenz und Persönlichkeit missachtet wurden. Diese KlientInnen sind oft voll von Misstrauen und grundlegender Unsicherheit. Erleben sie andere als wohlwollende Gegenüber, so bedarf es, auch in der Therapie, oft langer Erfahrung, um sich des Wohlwollens zu vergewissern.
– *Erpressungs-Gegenüber.* Manche KlientInnen haben andere Menschen wie zum Beispiel die Eltern nur oder vorwiegend als erpresserisches Gegenüber erlebt: „Ich bin nur nett zur dir, wenn du so und so bist …" „Wenn du dies oder jenes tust, werde ich krank …" Solche Erpressungen können sich in Worten, aber auch in Gesten und Atmosphären äußern. Scheinbar haben die KlientInnen ein Gegenüber, aber es ist nicht wohlwollend und respektierend, sondern erpresserisch. Letzten Endes handelt es sich auch um eine Form

des Zerstörungs-Gegenübers, da die Grenzen und die Lebendigkeit der KlientInnen nicht respektiert werden. Diese haben dann große Schwierigkeiten, anderen Menschen zu trauen, und erleben die meisten Kontaktversuche anderer als Druck, gegen den sie sich automatisch wehren müssen.

Viele Kinder, mit denen wir arbeiten, brauchen Gegenüber, an denen sie sich reiben können, an denen sie in ihrem Anderssein wachsen können. Aber auch viele Erwachsene haben die Erfahrung gemacht und machen sie immer noch, dass sie mit ihren Impulsen ins Leere gehen. Wenn wir TherapeutInnen als Gegenüber gesucht werden, ob im musikalischen Dialog oder in anderen Situationen, äußert sich die Haltung des Gegenübers vor allem in vier Qualitäten:

- Wir betonen im musikalischen Dialog das andere. Das heißt, wir orientieren uns nicht darauf, KlientInnen zu nähren oder etwas von ihnen aufzugreifen, sondern wir folgen eigenen Impulsen, die sich von denen der KlientInnen unterscheiden. Wir wechseln den Rhythmus oder die Melodie, das Tempo, die Lautstärke, vielleicht das Instrument oder den Ort – wir betonen das andere, das Anderssein. KlientInnen haben so die Möglichkeit, die Erfahrung zu machen, dass sie Anderssein zumindest aushalten können. Menschen, die zuwenig Gegenüber erfahren haben oder ein Zerstörungs-Gegenüber kennen, tendieren dazu, Angst vor dem Anderssein zu haben, und fürchten, dass sie, wenn andere Menschen ihr Anderssein betonen und hörbar machen, verstummen, ja manchmal, dass sie sich auflösen. Die Haltung des Gegenübers bietet im musikalischen Dialog die Möglichkeit, spielerisch Anderssein zu testen.
- Wird im musikalischen Dialog das Anderssein erfahren, erleben die KlientInnen, dass das Anderssein des Therapeuten oder der Therapeutin auch ihnen ein Recht gibt, ja sie dazu einlädt, *ihr* Anderssein erklingen zu lassen. Dieses Recht ist ein Recht auf Eigensinn. Die Haltung des Gegenübers hat immer auch den Bestandteil, eigensinnig zu sein. Das gilt für die TherapeutInnen, die ihrem Sharing, ihren Impulsen nachgehen. Es gibt häufig musikalische Dialoge, in denen TherapeutInnen in den Sog der Klientin oder des Klienten geraten. Wenn ein Therapeut dagegen einen inneren Widerstand spürt, ist es wichtig und häufig äußerst fruchtbar, in die Haltung eines Gegenübers zu gehen und eigensinnig eigene Motive einzubringen. Musikalische Dialoge, die Eigensinnigkeit erlauben und in denen beide Beteiligten eigensinnig spielen, machen irgendwann allen Beteiligten großen Spaß. Eigensinniges Musizieren bedeutet nicht, dass Resonanz und Verständigung verloren gehen, wie viele befürchten und stattdessen nur nach Harmonie streben. Herrliche Wechselspiele können entstehen, wenn Menschen einerseits eigensinnig sind und sich gleichzeitig *dabei* aufeinander beziehen.
- Im Gegenüber ist auch Reibung. Kinder rangeln gern mit Erwachsenen, suchen Gelegenheiten zu „Kämpfchen". Wer sich reibt, spürt sich selbst in der Auseinandersetzung. Mit der Kraft der anderen wächst die eigene Kraft und wird erfahrbar. Und: Reibung schafft Wärme. Manchmal entwickeln sich musikalische Dialoge aus sich heraus zu Wettkämpfen. Wenn KlientInnen Angst vor Reibungen haben und bereit sind, diesbezüglich erste

Schritte zu wagen, laden wir sie zu einem „musikalischen Kämpfchen-Dialog" ein ...
– KlientInnen, die erpresserische Gegenüber erfahren haben, brauchen in der Regel viel Vertrauen, um sich auf musikalische Dialoge einzulassen. Wir haben auch erlebt, dass solche KlientInnen mit einem Vertrauensvorschuss in einen musikalischen Dialog gegangen sind und dann im Dialog die Erfahrung gemacht haben, dass sie große Schwierigkeiten hatten, dem Therapeuten oder der Therapeutin zu trauen. Der musikalische Dialog hört sich dann häufig wie eine Flucht an, wie ein Versuch, im musikalischen Dialog zu bleiben und sich gleichzeitig aus ihm zurückzuziehen. Solche Erfahrungen sind diagnostisch sehr wertvoll. Auf der Grundlage solcher Einsichten kann man entsprechend weiterarbeiten.

12.2.5 Fallen im musikalischen Dialog

Der musikalische Dialog ist, wenn die Schwelle überschritten ist, sich auf ihn einzulassen, ein relativ leicht erlernbarer und handhabbarer Weg der Musiktherapie. Im Rahmen unserer eigenen therapeutischen Erfahrungen, der Fortbildung und der Supervision mit MusiktherapeutInnen sind uns einige Fallen aufgefallen, die häufiger auftreten und die Heilungswirkungen des musikalischen Dialoges einschränken. Einige dieser Fallen wollen wir hier kurz erörtern:

1. Zu zielorientiert arbeiten

Der musikalische Dialog ist ein offener Prozess mit vielen Windungen und Wendungen, mit Überraschungen und anderen Veränderungen. In Kapitel 2.7 des zweiten Teils dieses Buches erläutern wir, dass wir zwischen Absichten und Zielen in der musiktherapeutischen Arbeit unterscheiden. Diese Unterscheidung ist im musikalischen Dialog besonders wichtig. Wir können die Absicht haben, in einem therapeutischen Dialog eine KlientIn zu nähren. Ob das, was wir ihr bieten, schließlich als Nahrung ankommt oder nicht, ist für diese Entscheidung zunächst einmal unerheblich. Im Moment geht es uns gerade einmal nicht um die Prozesse, die die Klientin oder den Klienten bewegen, sondern um die Haltung, die die Therapeutin oder der Therapeut einschlagen. Wir können immer und müssen manchmal in musikalischen Dialogen innerlich Absichten formulieren oder solche Absichten, die in uns entstanden sind, registrieren. Wir müssen aber gleichzeitig offen sein, diese Absichten, wenn der musikalische Dialog etwas anderes ergibt oder eine andere Richtung einschlägt, wieder über Bord zu werfen. Wenn die Therapeutin oder der Therapeut allerdings an einem Ziel festhalten will, also an einem Ergebnis, das es unbedingt zu erreichen gilt, dann wird der offene Charakter des musikalischen Dialoges verneint und so seine therapeutische Qualität gefährdet. Die Äußerung einer Zielsetzung könnte z. B. folgendermaßen lauten: „Ich möchte, dass du im musikalischen Dialog einen Weg findest, mit mir Harmonie und Nähe zu erfahren." Die Verfolgung eines solchen Ziels engt viel zu sehr ein. Wenn die Klientin Sehnsucht nach Nähe hat und nach einem Weg sucht, Nähe zu erfahren, würden wir deswegen immer formulieren: „Ich schlage dir vor, dass du mit mir in einem musikalischen Dialog spielst. Vielleicht findest du dabei deinen Weg, mit mir Nähe herzustellen. Vielleicht begegnest du den Schwierigkeiten auf diesem Weg. Beides kann hilfreich sein, lassen wir uns überraschen."

Jeder musikalische Dialog ist grundsätzlich ein offener Prozess, in den wir von der Grundhaltung her ganz offen hereingehen. Die grundsätzliche Absicht besteht darin: „Lassen wir uns überraschen, was passiert." Diese Einladung bedeutet, dass jeder musikalische Dialog ein Experiment mit offenem Ausgang ist. Das bedeutet jedoch keineswegs Wahllosigkeit oder Interesselosigkeit an bestimmten Mustern der KlientInnen und deren gewünschter Veränderung, sondern selbstverständlich Augenmerk auf und Wunsch nach Erkenntnis. Auch wenn wir konkretere Absichten im Dialog verfolgen, gilt es also, zwei parallele Haltungen zu haben. Auf der einen Seite haben wir unsere Absicht im Kopf, auf der anderen Seite sind wir offen und absichtslos (s. Kap. II 2.7). Die Absichtslosigkeit ist der Boden. Sie ist schwer zu erlernen und schwierig zu bewahren, dazu bedarf es guter Ausbildung und Übung. Aber sich um diese Absichtslosigkeit zu bemühen, ist lohnenswert. Sie schafft den Boden für kreative Entdeckungen und Entwicklungen.

Und auf der anderen Seite sind die Absichten nicht gering zu schätzen. TherapeutInnen haben Absichten und dürfen nicht so tun, als hätten sie keine. Es ist wichtig, dass man sich ihrer klar wird und sie gegebenenfalls auch ausspricht. Immer wieder mit der Einschränkung, dass es anders kommen kann, als man glaubt.

2. Verwirrung und Unsicherheit nicht aushalten

Immer wieder treten im musikalischen Dialog Momente und Phasen auf, in denen nicht nur die KlientInnen, sondern auch die TherapeutInnen unsicher oder verwirrt sind. Gerade AnfängerInnen neigen verständlicherweise dazu, diese Phase möglichst abzukürzen, um den KlientInnen etwas zu „bieten". Doch unserer Meinung nach sind Verwirrung und Unsicherheit wichtig und kostbar. Sie auszuhalten und durch sie hindurchzugehen, eröffnet die Chance, dass aus ihnen heraus etwas Neues entsteht. Deswegen ist es uns wichtig, nicht nach Abkürzungen zu suchen, sondern Verwirrung und Unsicherheit in den musikalischen Dialog hinein zu nehmen. Wenn man beim Musizieren nicht weiter weiß, dann musiziert man, dass man nicht weiter weiß. Manchmal helfen auch kleine Pausen und manchmal ist es hilfreich, die Haltung ein wenig zu verändern und zum Beispiel den Abstand zur Klientin oder zum Klienten zu vergrößern.

3. Scham und Angst „ersparen" wollen

Im musikalischen Dialog entsteht etwas Neues und Ungewohntes und damit erhöht sich das Risiko, unsicheres Terrain zu betreten, Wege zu beschreiten, die noch nicht beschritten wurden. Das kann Angst machen, sowohl den KlientInnen als auch den TherapeutInnen, denn im musikalischen Dialog öffnen sich alle Beteiligten ihrem Partner oder ihrer Partnerin. Es kann Scham hervorrufen, wenn Intimes hörbar und somit öffentlich wird und darüber hinaus an Beschämungserfahrungen erinnert. Auch hier gilt: Da muss man hindurch! Der musikalische Dialog bietet wunderbare Gelegenheiten, Scham und Angst erklingen zu lassen und so einen Weg durch Scham und Angst hindurch zu finden und zu entdecken, was jenseits der Angst, was jenseits der Scham liegt. Wenn TherapeutInnen den KlientInnen (und damit auch sich selbst) Scham und Angst „ersparen" wollen, nehmen sie sich und ihren KlientInnen diese Chance.

4. Das Setting missachten

Wenn wir einen musikalischen Dialog beginnen, achten wir immer möglichst genau auf das Setting, also auf die Konstellation, in der der musikalische Dialog beginnt. Manchmal registrieren wir nur, wie sich das Setting „ergibt", und überprüfen innerlich, ob es uns stimmig erscheint. Häufig bitten wir die KlientInnen, das Setting zu bestimmen, also zu sagen, an welchem Platz sie oder er musizieren will, wo der Therapeut oder die Therapeutin beim Musizieren stehen oder sitzen soll und dergleichen mehr. Die Auswahl der Instrumente ist wichtig und wesentlich sind ebenfalls die Art des Blickkontaktes, die Haltung etc. Häufig erleben wir in Supervisionen, wenn z. B. eine Therapeutin erzählt, dass dieser oder jener musikalische Dialog einen „schalen Nachgeschmack" hatte oder bei ihr etwas „diffus" blieb, dass der Anfang nicht stimmte oder am Anfang ein komisches Gefühl vorhanden war, das nicht weiter beachtet wurde. Auf den Anfang und damit auf das Setting zu achten, lohnt sich, es schafft den Boden für den weiteren Prozess.

Wir haben in dem vorherigen Kapitel das Tridentitätskonzept vor allen Dingen aus der Richtung des Therapeuten oder der Therapeutin betrachtet und behandelt. Da dieses Buch vor allem für Fachleute geschrieben ist, haben wir diese Herangehensweise gewählt. Es ist aber auch wichtig zu wissen, dass das Tridentitätskonzept in zwei Richtungen wirkt. Ein Mensch braucht andere Menschen, die für ihn nährend, spiegelnd und Gegenüber sind und gleichzeitig ist er auch für anderen Menschen Nahrung, Spiegel und Gegenüber. Im musikalischen Dialog wird dies häufig hörbar. Eine Klientin beginnt, ihre Therapeutin zu bemuttern, ein anderer Klient, sich dem Therapeuten als gutes Gegenüber anzubieten, und eine dritte Klientin greift wiederholt Motive und andere musikalischen Themen oder Aussagen des Therapeuten auf und spiegelt ihn. Oft sind gerade AnfängerInnen unter den MusiktherapeutInnen, die noch nicht über die Gelassenheit und Sicherheit verfügen, die viel Erfahrung mit sich bringt, so sehr damit beschäftigt, auf ihre eigene Haltung zu achten, dass sie solche Bemühungen der KlientInnen überhören. Aber auch das Gegenteil kann der Fall sein. Manche KollegInnen bemühen sich, alles, was bei den KlientInnen geschieht, so sehr mitzubekommen, dass sie sich selbst überhören. Therapie ist, wie wir wiederholt sagen, sich ernst nehmen, die KlientInnen ernst nehmen und damit in Kontakt bleiben. Beide Seiten sind wichtig, auch und gerade im musikalischen Dialog.

12.3 Mit Resonanzen spielen

12.3.1 Kontakt und Resonanz

Der Kontaktbegriff ist sehr weit und allumfassend. Kontakt ist, wenn ein Mensch Brötchen bei der Bäckersfrau kauft. Kontakt hat man mit dem Stift, mit dem man schreibt. Mit Kontakt wird jeder Austausch, jede Berührung, jede Wechselbeziehung zwischen einem Menschen und seiner Lebenswelt bezeichnet. Der Begriff stammt aus dem Lateinischen („contagio") und bedeutet dort Berührung, Einwirkung und Verbindung. Er sagt noch nichts über die Qualität, das Ausmaß, die Intensität von Berührungen und Verbindungen aus.

Der Mensch ist ein soziales Wesen. Auf die Wechselbeziehung zwischen dem Menschen und seiner Lebenswelt aufmerksam gemacht und den Kontaktbegriff betont und verbreitet zu haben, ist der Verdienst von Friedrich S. Perls, dem Begründer der Gestalttherapie (s. a. Kap. II 5 und II 7), der den Menschen als Summe seiner Kontakte beschrieben hat und betonte, „der Mensch könne ohne seine Umgebung nicht gedacht werden. (…) Wir wollen Kontaktnahme, das heißt Gewahrsein und motorische Reaktionen, im weitesten Sinne verstehen (...) – als jede Art von lebendiger Beziehung, die sich an der Grenze in der Interaktion von Organismus und Umwelt ereignet." (Perls u.a. 1981, S. 11 f.) Die Verbindung Mensch – Umgebung wurde von Perls in Anknüpfung an C. Lewin als „Feld" bezeichnet, andere reden von „Kontext", „Lebensraum" oder von, was wir immer noch am treffendsten finden, „Lebenswelt". Der Mensch ist immer in Kontakt mit seiner Lebenswelt, mit der Luft, die er atmet, mit dem Boden, auf dem er steht, mit der geliebten Person, an die er denkt und nach der er sich sehnt, mit der Nahrung, die er zu sich nimmt.

Doch gerade weil der Kontaktbegriff so umfassend ist, wird er in der Therapie einerseits häufig benutzt und schillert andererseits in verschiedenen Bedeutungen. Das gilt nicht nur für die Gestalttherapie. Wir wollen diesen so wichtigen Begriff und seine Verwendung in der Therapie ein wenig am Beispiel seiner Benutzung bei Fritz Perls beleuchten.

Wenn jeder Austausch zwischen Personen und Lebenswelt unter „Kontakt" firmiert, wie soll dann zwischen dem Kontakt beim Kauf eines Brötchens und dem Kontakt, nach dem eine einsame Klientin sich sehnt, unterschieden werden? Deshalb spricht auch Perls trotz weitem Kontaktbegriff von „gutem Kontakt" (a.a.O., S. 45) und führt „Kriterien für guten Kontakt" auf wie z.B. „Anmut und Kraft der Bewegung, Spontaneität und Stärke des Gefühls" oder „das Fehlen von Widersprüchen innerhalb der verschiedenen Bedeutungen und Ziele" (a.a.O., S.45). Aus der gestalttherapeutischen Arbeit sind dann Abwertungen bekannt wie der Vorwurf: „Du bist nicht in gutem Kontakt", wenn das Gefühl nicht stark genug oder die Bewegung nicht anmutig genug ist. Auch Perls redet von „Abweichungen von der Norm des ‚guten Kontaktes'" (a.a.O., S.45). Hier wird der Kontakt bzw. der gute Kontakt zu einem Wertungsbegriff, zu einer Kategorie der Bewertung und Abwertung.

Weitere Bewertungen schließen sich an: „Nicht jeder Kontakt ist also gesund" (Perls 1980, S.39). Oder es ist von „wirklichem Kontakt" (Perls 1980, S. 122) oder von „echtem Kontakt"

(a. a. O., S. 55) die Rede. In der gestalttherapeutischen Arbeit liegt in diesen Begrifflichkeiten von ungesundem, krankhaftem Kontakt, von nicht-wirklichem Kontakt, von unechtem Kontakt die Gefahr der TherapeutInnenkeule gegen die KlientInnen: „Du bist unecht" oder „nicht authentisch", wenn z. B. jemand ängstlich oder verschlossen ist, zumindest verschlossener, als es der Gestalttherapeut oder die Gestalttherapeutin erwartet oder haben will.

Und noch ein anderes Problem ist mit dem Kontaktbegriff verbunden. So verdienstvoll seine Betonung durch die Gestalttherapie war, so bedauerlich ist, dass in ihr (und darüber hinaus) der Kontaktbegriff völlig unterschiedlich gebraucht wurde und wird. Da wird – nicht nur umgangssprachlich – z. B. davon geredet, dass man „mit sich in Kontakt" ist. Was bedeutet das? Das hat mit dem wechselseitigen Austausch zwischen einer Person und ihrem Umfeld bzw., in den Begriffen von Perls gesprochen, zwischen Organismus und Welt nichts mehr zu tun, eher damit, ob man sich spürt und wahrnimmt oder nicht. Diesen „Kontakt mit sich" sollte man zumindest in der Fachsprache unserer Meinung nach eher mit Achtsamkeit oder Selbstgewahrsein bezeichnen. Perls nennt unter dem Stichwort „Kontakt mit sich" sogar das folgende Phänomen: „Es gibt Leute, die sich unter dem Zwang fühlen, mit ihren fixen Ideen Kontakt zu halten..." (Perls 1980, S. 39). Da wird ferner von „Kontaktgrenzen" geredet und als eine solche z. B. die fühlende Haut (Perls u. a. 1981, S. 11) bezeichnet, während an anderer Stelle die Kontaktgrenze zu einer imaginären Grenze um die Person herum wird, die Menschen auch fehlen oder abhanden kommen kann. Oder man hört den Vorwurf: „Du warst nicht in Kontakt mit mir" – im Alltag genauso wie in der Therapie.

Auch wenn sich zwei TeilnehmerInnen einer Gruppe über die Erfahrungen in einem musikalischen Dialog austauschen, hören wir gelegentlich: „Du warst nicht im Kontakt mit mir." Meistens wird noch das Wörtchen „wirklich" eingefügt: „Du warst nicht wirklich im Kontakt mit mir." Selbstverständlich waren im weitesten Sinne des Wortes die beiden TeilnehmerInnen im Kontakt. Sie haben miteinander musiziert, sie haben versucht, sich aufeinander zu beziehen – und doch fehlte ihnen eine bestimmte Art des Kontaktes, eine bestimmte Qualität des Kontaktes: offenkundig gibt es einen als „gut" erlebten wie einen als „schlecht" erlebten Kontakt, gibt es den als „tief" und den als „oberflächlich" erlebten Kontakt, gibt es den als „unecht" neben dem als „wahr" oder „echt" erlebten Kontakt. Es gibt folglich unterschiedliche Qualitäten der Begegnung zweier Menschen. Man kann hundert Mal einem anderen Menschen begegnen, aber es springt kein Funke über. Und man kann eine Person erstmalig treffen und es kommt sofort etwas in Bewegung. Für dieses Phänomen wählen wir den Begriff Resonanz.

Der lateinische Wortstamm „sonare" bedeutet „klingen", „schwingen", „tönen", „erschallen". Re-sonare heißt „hin- und her schwingen", „mit Schall erfüllen", „widerhallen". In der Resonanz schwingt etwas hin und her, klingt etwas an. Resonanz ist die besondere Qualität des Kontaktes mindestens zweier Menschen, deren Schwingungen sich beeinflussen. In der Alltagssprache reden wir davon, dass „ein Vorschlag keine Resonanz gefunden hat". Wir sagen auch, dass zwischen Menschen „etwas hin- und her schwingt", dass es „knistert" oder „etwas in Bewegung gerät". Resonanz ist also auch ein Begriff des Alltags, den wir als Fachbegriff gebrauchen.

In der Therapie geht es nicht nur um Kontakt, es geht in erster Linie um Resonanz: Zwischen TherapeutInnen und KlientInnen schwingt etwas hin und her, gerät etwas in Bewegung. „Wo nichts schwingt, da ist auch kein Schall wahrzunehmen" (Borucki 1989, S. 13), heißt es in der Physik. Für die Therapie können wir ergänzen: Wo nichts schwingt, kann nichts in Bewegung geraten. MusiktherapeutInnen verfügen über ein besonderes Handwerkszeug für die Resonanz: das Musizieren. Musik, Töne, Klänge sind Schwingungen, im Musizieren entstehen Schwingungen des Erlebens. Jede Therapie wirkt heilend auf der Grundlage, dass zwischen TherapeutIn und KlientIn Resonanz entsteht. In der Musiktherapie und insbesondere im musikalischen Dialog wird diese Resonanz hörbar.

12.3.2 Resonanzen im musikalischen Dialog

Um ein Verständnis für Resonanz zu gewinnen, schlagen wir gern ein kleines Experiment vor, das wir von unserem Kollegen Martin Lenz übernommen haben: Man nehme einen dünnen Bindfaden und schneide ihn ungefähr auf eine Körperlänge für sich zurecht. Das eine Ende stellt man unter seinen Fuß, das andere Ende wird zwei, drei Mal um einen Finger gewickelt. Die Kuppe dieses Fingers wird auf das Ohrinnere gelegt, dabei der Faden gespannt. Wird nun mit den Fingern der anderen Hand wie auf einer Bassseite auf diesen Faden gezupft, gestrichen, geschlagen oder getupft, hört man diese Klänge im Ohr. Die Schwingungen des Fadens übertragen sich als Echo über das Ohr in den Kopf des Menschen. (Es geht übrigens auch zu dritt mit zwei Fäden oder mit vielen Fäden, die eine Gruppe verbinden.)

Nun mag es ja auch Spaß machen und häufig auch sogar wichtig sein, den eigenen Schwingungen zu lauschen, sie ernst zu nehmen und ihnen zuzuhören, der Resonanzbegriff geht darüber hinaus. Er ist ein Begriff der Interaktion, der Wechselbeziehung zwischen mindestens zwei Personen. Deswegen erweitern wir im zweiten Schritt das Experiment. Nun stehen sich zwei Menschen gegenüber. Jede Person wickelt sich wie vorhin das Ende eines gemeinsamen Fadens um einen Finger, legt die Fingerkuppe auf das Ohrinnere und nun kann auf dem zwischen den beiden Personen gespannten Faden wieder gezupft etc. werden. Hier beginnt es, hin und her zu schwingen, hier entstehen gemeinsame Schwingungen mit unterschiedlichen Impulsen. Viele Qualitäten der Resonanz, auf die wir noch zurückkommen werden, können hier sinnlich erfahren werden.

Der Resonanzbegriff enthält drei Bedeutungen. Die erste ist eine physikalische, denn Resonanz ist auch ein physikalischer Begriff. Die Schwingungen sind nach Ausschlag (Amplituden) und Häufigkeit (Frequenz) messbar. „Schwingende Systeme können unter geeigneten Bedingungen miteinander in Resonanz treten." (Cramer 1998, S. 9) Der Naturwissenschaftler

Friedrich Cramer weist in seiner „Symphonie des Lebendigen" nach, dass Resonanz über die Akustik hinaus von Bedeutung ist: „Resonanz ist eine Form der Wechselwirkung, ja es ist die Form der Wechselwirkung schlechthin, über die alle raumzeitlichen Strukturen miteinander in Beziehung treten können." (a. a. O, S. 14) „Resonanz ist es, die die Welt im Innersten zusammenhält." (a. a. O, S. 223) Zweitens ist Resonanz ein musikalischer Begriff. Jede Musik ist ein Schwingen, jeder musikalische Klang ist physikalisch messbar, aber physikalisch nicht zu erfassen. Der Zauber des Violin-Konzertes von Mendelsohn-Bartholdy ist nicht durch die Messungen der Amplituden oder Frequenzen zu beschreiben oder gar zu erklären. Musikalische Schwingungen, musikalische Resonanz enthält die Physik, geht aber darüber hinaus. Der dritte Bestandteil des Resonanzbegriffes ist das Erleben. So wenig wie die Schwingungen eines Kammer- oder eines Rolling-Stones-Konzertes nur durch Physik oder ihre Noten zu erfassen sind, so wenig gilt dies für die Resonanz zweier Liebender. Wir sind TherapeutInnen, keine Physiker, wir nutzen den Resonanzbegriff für die leiborientierte Musiktherapie. Wenn wir von Schwingungen und Resonanz reden, verwenden wir die physikalischen Bedeutungen dieser Begriffe ausschließlich als Metapher. „Schwingungen", „Echos" oder ähnliche Begriffe beziehen sich in unserem Zusammenhang ausschließlich auf Erlebnisqualitäten, die nicht naturwissenschaftlich definierbar sind, wohl aber differenziert leibphänomenologisch beschreibbar.

Wenn zwei Menschen musikalisch improvisieren, verfolgt anfangs vielleicht jeder seinen eigenen Weg, geht den eigenen Impulsen nach. Allmählich (oder von Anfang an) beziehen sich beide aufeinander, antworten auf Klänge des anderen, nehmen vielleicht Impulse auf, bis schließlich ein aufeinander bezogenes Klingen entsteht. Dieses muss nicht unbedingt harmonisch oder wohlklingend sein, aber es ist ein gemeinsames Musizieren, das in seiner Gemeinsamkeit etwas ganz Eigenes ist. Zwei oder mehrere Menschen können aber auch aneinander vorbei spielen, so dass sich kein gemeinsamer Bezug entwickelt.

Auch in der tänzerischen Improvisation entsteht häufig ein gemeinsames Schwingen in der Resonanz. Den Dialog zwischen Säugling und Mutter beschreiben Säuglingsforscher deshalb auch als „Tanz zwischen Mutter und Säugling". Mit Hilfe von Video und Super-Zeitlupe haben sie die Resonanzen zwischen Säuglingen und Müttern beobachtet und festgestellt, dass während eines innigen Kontaktes, also eines solchen Tanzes nur Bruchteile von Sekunden zwischen den Aktionen der Mutter und denen des Säuglings lagen, also zeitliche Abstände, die gar keine Unterscheidungen zwischen Impuls und Reaktion mehr möglich machten. Sie stellten fest, dass der Tanz zwischen Säugling und Mutter eine bestimmte Form der Resonanz ist (wir würden sagen: eine harmonische Resonanz). Diese Resonanz wird von Stern (Stern 1992) als Kernstück der „affektiven Abstimmung" bezeichnet, deren Gelingen für eine gesunde menschliche Entwicklung notwendig ist (s. Kap. I 6, Kap. II 2.1).

Kommen wir zurück auf den musikalischen Dialog. Jeder musikalische Dialog ist ein Resonanzprozess und kann als solcher beschrieben und verstanden werden. Selbst wenn Resonanz nicht hergestellt, sondern blockiert wird, ist dies eine Qualität des musikalischen Dialoges, die nur auf der Grundlage eines Verständnisses von Resonanz erfasst werden kann. Fünf Eigenschaften der Resonanz sind uns besonders hervorhebenswert, um ihre Bedeutung im musikalischen Dialog zu erfassen:

1. Die erste Eigenschaft haben wir schon erwähnt, nämlich, dass Resonanz im musikalischen Dialog gleichzeitig musikalische Resonanz und Resonanz des Erlebens ist. Im Idealfall sind beide Beteiligten des musikalischen Dialoges in der Lage, das, was sie erleben, musikalisch auszudrücken, dabei miteinander zu schwingen und sich gegenseitig zu beeinflussen. Es existiert eine Wechselbeziehung zwischen der musikalisch erklingenden und der erlebten Resonanz. Zumeist kann man sogar nicht mehr von einer Wechselbeziehung reden, da dies etwas Getrenntes voraussetzt. Der Prozess ist ein gemeinsamer, gemeinsames Schwingen im Musizieren und Erleben fließen ineinander ein. Doch der Idealfall tritt nicht immer ein, erst recht nicht in der Therapie. Manchmal ist dieses Miteinander-Schwingen im Erleben blockiert, aber gleichzeitig wird auf der musikalischen Ebene so getan „als ob", als beziehe man sich aufeinander. Dann trennen sich die Ebene des Musizierens und die Ebene des Erlebens. Die Ebenen werden widersprüchlich, verhaken sich vielleicht wieder, beziehen sich wieder aufeinander oder gehen auseinander und folgen verschiedenen Spuren. Uns ist wichtig, dass MusiktherapeutInnen nicht den Idealfall voraussetzen und aus einem Sich-aufeinander-Beziehen im Musizieren schließen oder gar unterstellen, dass es ein Miteinander-Schwingen im Erleben einschließt oder voraussetzt. Hier gilt es, achtsam zu sein und sich selbst nicht nur auf der musikalischen Ebene zu orientieren, sondern die eigenen gesamtleiblichen Resonanzen, die körperlichen Schwingungen, die Atmosphären, die sonstigen Regungen der Gefühle, der inneren Bilder und dergleichen mehr ernst zu nehmen. Hilfreich für diese Achtsamkeit ist das Modell der Resonanzebenen (s. Kap. I 12.3.5).

Zweitens besteht neben der Wechselbeziehung zwischen der Resonanz des Musizierens und der des Erlebens eine Dialektik von Gleichzeitigkeit und Ungleichzeitigkeit im Resonanzdialog. Wenn sich zwei Menschen schwingend aufeinander beziehen, besteht immer Gleichzeitigkeit. Melodien können sich angleichen, Rhythmen ähneln oder angleichen, eine gemeinsame Atmosphäre, ein schwingender Raum der Begegnung kann entstehen. *Und*: Es gibt eine Wechselbeziehung zwischen zwei PartnerInnen, in die jede oder jeder Beteiligte Eigenes einbringt und in der er bzw. sie Eigenes akzentuiert. In manchen Dialogen steht eher die Gleichzeitigkeit im Vordergrund, bei anderen eher das Eigenständige. Dies gilt sowohl für musikalische Dialoge als auch für andere Dialoge, in denen Resonanz stattfindet. Wenn wir musikalischen Dialogen zuhören oder als Beteiligte versuchen, sie wahrzunehmen und differenziert zu erfassen, kann dieser Gesichtspunkt hilfreich sein. Bei manchen Dialogen steht eher der Moment der Gleichzeitigkeit im Vordergrund, im Sinne von Einklang und Harmonie (auch Harmonie im Unharmonisch-Sein). Andere betonen das Eigenständige im Dialog. Interessant sind auch Dialoge, in denen ein Partner oder eine Partnerin das Eigene akzentuiert, während der oder die andere PartnerIn, die auf Harmonie oder Gleichzeitigkeit aus ist,

Eigenständigkeit vermeidet, aus welchen Gründen auch immer. Hier entstehen Machtverhältnisse, die in unterschiedlicher Weise ausgetragen werden.

3. In jedem musikalischen Dialog entstehen drittens Impulse. TherapeutInnen stehen in einem musikalischen Dialog immer wieder vor Entscheidungen: Soll ich den Rhythmus des Klienten begleiten oder meinen eigenen rhythmischen Impulsen folgen? Soll ich lauter oder leiser spielen? Soll ich die entstehende Melodie meiner PartnerIn unterstützen oder will ich ihr ein klares Gegenüber sein? usw. Auch die KlientInnen stehen immer wieder vor solchen Entscheidungen. Sie entscheiden sich, indem sie Impulsen folgen und Impulse ausdrücken und damit musikalisch dem Gegenüber neue Impulse anbieten. Mit Impulsen meinen wir Impulse des Erlebens. Gefällt mir der Rhythmus meiner PartnerIn und zieht mich an, habe ich den Impuls, ihn zu begleiten? Oder verspüre ich den Impuls, diesem Rhythmus meinen eigenen anderen entgegenzusetzen. Ein solcher Impuls entspringt nicht aus der musikalischen Form oder dem musikalischen Angebot, sondern aus dem Erleben. Er wird oft nicht wahrgenommen, bleibt manchmal unbewusst oder halbbewusst. Häufig gibt es widerstreitende Impulse und man ist hin und her gerissen, welchem man folgen will. Manchmal merkt man erst im Nachhinein, welchem Impuls man gefolgt ist.

„Dem Impuls folgen" bedeutet im musikalischen Dialog, ihm einen klanglichen Ausdruck zu verleihen. Dann wird dieser Impuls hörbar, er ist eine Mitteilung, ein Signal und gleichzeitig ein Angebot an die Partnerin oder den Partner: Spiele mit oder nicht, beziehe dich darauf oder setze etwas dagegen ... Wenn wir einen musikalischen Dialog klanglich erfassen, hören wir solche Akzente, solche Impulse heraus. Uns interessiert, welchen Erlebnisimpulsen diese klanglichen Impulse entsprungen sind bzw. welche Folgen für den Dialog sich aus ihnen ergeben. Der Impulsbegriff ist in jedem Fall fruchtbar, auch in der Nachbesprechung. Eine Klientin sagte z. B. „An der Stelle, als wir beide kurz aufgehört haben zu trommeln, war ich mir unsicher, ob es weitergeht oder nicht." Die Therapeutin fragte: „Welchen Impuls hatten Sie da?" Die Antwort: „Eigentlich hat es mir gereicht, eigentlich wollte ich aufhören. Aber ich habe mich nicht getraut und deswegen weitergespielt." Im musikalischen Dialog können KlientInnen (und TherapeutInnen) Erfahrungen damit machen, auf ihre Impulse zu horchen und ihnen zu folgen oder sie zu übergehen. Insofern ist der musikalische Dialog auch ein Übungsfeld, Impulsen im Alltagsleben oder in anderen resonanzträchtigen Beziehungen zu folgen.

4. Als vierter Aspekt ist uns wichtig, dass die Resonanz ein zentrales Bedürfnis der Menschen ist. Menschen brauchen Echos, Menschen brauchen Resonanzen, so, wie sie Essen und Trinken brauchen. Wenn Menschen keine Resonanz erhalten, leiden sie. Wenn Schwingungen ins Leere gehen, macht das krank. Einsamkeit macht krank.

Menschen brauchen Echos (unter Echos verstehen wir ein antwortendes Zurückschwingen, nicht ein bloßes Wiederholen) und Therapie kann ein Weg sein, diese Echos zu erhalten sowie Wege zu entdecken, damit man auch im Alltag diese Echos erhält. Menschen brauchen aber nicht nur irgendwelche Echos, sondern Echos, die sich auf die verschiedenen Aspekte der Leiblichkeit beziehen und nicht bestimmte Aspekte aussparen (zumindest nicht auf Dauer). Menschen brauchen vielfältige Echos des Erlebens. Sie brauchen körperliche Echos, vielleicht ein gemeinsames Schwingen in der Sexualität, vielleicht eine Resonanz der Blicke. Ein Händedruck kann formell und beiläufig sein oder einen körperlichen Widerhall beinhalten. Menschen brauchen emotionale Echos. „Wenn ich traurig bin", so der Wunsch, „möchte ich in meiner Trauer zumindest gesehen und ernst genommen werden. In meiner Wut will ich nicht ins Leere gehen, sondern auf ein Gegenüber treffen, das sich stellt. Und mein Herz möchte Echos (das nennt man dann Liebe). Auch mein Denken und Handeln sucht nach Resonanz. Ich suche Antworten auf meine Fragen und Echos auf meine Einsichten. Mein Handeln möchte zumindest bemerkt werden, möglichst Wirkungen hervorrufen."

Wie groß die Sehnsucht der Menschen nach Resonanz ist, spüren wir in der Therapie. Manche KlientInnen sind ausgehungert und gieren nach Resonanz und suchen naheliegender Weise die Resonanz der TherapeutInnen. Hungrig und durstig nach Resonanz sind nicht nur einsame oder allein lebende Menschen. Auch der Familienvater, der offensichtlich gut mit Arbeit, Frau und Kindern lebt, kann in Resonanzlosigkeit verkümmert sein. Die tüchtige Mutter kann in tausend Aktivitäten tausende Kontakte haben, findet aber für das, was ihr wirklich wichtig ist, niemanden, der ihr zuhört und antwortet.

Viele KlientInnen sind dankbar und überrascht, dass sie bei der Therapeutin oder dem Therapeuten Echos und Antworten finden. „Ich wusste gar nicht, dass es das noch gibt. Dass mir jemand zuhört und mich versteht." Das ist nicht alles, was Therapie ausmacht, aber es ist ein Anfang im Heilungsprozess und eine Grundvoraussetzung.

Und schließlich der fünfte Aspekt: Therapie ist Resonanz. TherapeutInnen schwingen mit. Manchmal mehr, als sie wollen. Manchmal anders, als sie erwarten. Manchmal klingen Themen oder eigene Erfahrungen an, die schmerzlich sind. Aber das ist ihr Berufsrisiko, das einzugehen sie sich entschieden haben, und damit umzugehen und daran zu lernen sie bereit sein sollten. TherapeutInnen schwingen mit - das ist gut so und notwendig für die KlientInnen. Würden TherapeutInnen sich der Resonanz verweigern (was in aller Konsequenz nur mit Hilfe einer Persönlichkeitsstörung geht) oder, was großer Anstrengung bedarf, ihr Mitschwingen hinter einem Pokerface und ständigen Gegenfragen zu verstecken, würde sich für viele KlientInnen nur wiederholen, was sie kennen und was sie oft krank gemacht hat: die fehlende Resonanz. Viele KlientInnen kennen Pokerface und Abprallen und die Unmöglichkeit, ihr Gegenüber zu erreichen, von ihrer Frau oder ihrem Mann, ihrem Vater oder ihrer Mutter und dies müssen sie nicht auch noch von TherapeutInnen erfahren. Viele KlientInnen sind mit ihren Resonanzbedürfnissen während ihrer ganzen Kindheit in die Leere gegangen. Um das zu wiederholen, brauchen sie keine Therapie.

KlientInnen brauchen Resonanz. Dazu müssen TherapeutInnen schwingungsfähig sein und in der Lage sein, den „Eigenton" der Klientin, des Klienten zu treffen: „Unter Resonanz verstehe ich in einem physikalisch-akustischen Sinn das Mitschwingen eines Körpers beim

Erklingen seines Eigentons. Resonanz, verstanden als emotionale Resonanz, ist ein Beziehungsphänomen und meint das Mitansprechen von Gefühlen bzw. den Widerhall, den Gefühle, Gedanken, Äußerungen anderer Menschen bei mir auslösen." (Gindl 2002, S. 30)

Musik ist hörbare Resonanz, musikalischer Dialog ist ein Angebot und Übungsfeld der Resonanz. Insofern hat der musikalische Dialog im therapeutischen Prozess eine besondere Bedeutung. Viele KlientInnen gieren danach, andere fürchten ihn, sind scheu, wagen kaum noch, auf Resonanz zu hoffen, haben schlechte Erfahrungen gemacht, sind zu oft enttäuscht worden. Zu den schlechten Erfahrungen gehört die erpresserische Resonanz. Viele Menschen haben die Erfahrung erpresserischer Resonanz machen müssen: Sie fanden zwar Resonanz, aber nur unter bestimmten Bedingungen, nur bei Wohlverhalten. Wenn sie angeblich „böse" oder irgendwie „falsch" waren, wurden sie mit Nicht-Beachtung bestraft. Eine Frau fand bei ihren Eltern nur Resonanz, wenn sie „klar" war. Und sie lernte klar zu sein, zu wissen, was sie wollte und entschieden ihre Wünsche zu formulieren. Irgendwann brach sie zusammen, ihre Klarheit verflüchtigte sich zu Nebel, sie wusste nicht mehr, was sie wollte und konnte keine Entscheidungen treffen. Eine Therapeutin lehnte nach der vierten Probestunde die Therapie mit dieser Frau ab. Begründung: Die Frau wisse nicht, was sie wolle. Die Frau fand eine andere Therapeutin, die in der Lage und Willens war, die Hilflosigkeit und Verwirrung der Klientin zu akzeptieren und mit ihrer Diffusität mitzuschwingen, ohne sich darin zu verlieren, und der Klientin zu helfen, ihre eigenen Wege der Klarheit zu finden.

Noch einmal: Menschen brauchen Resonanz - Menschen brauchen Echos. „Als eine *gefühlte* Resonanzerfahrung umfasst es die *innere* Gewissheit, gehört und wahrgenommen zu werden, als wertvoll erachtet zu werden und für den eigenen Wert Bestätigung zu erhalten (…) Anklang zu fühlen macht die eigene Daseinsberechtigung für uns fühlbar und konkret erlebbar." (Gindl 2002, S. 15) Für viele Menschen ist es eine existenzielle Frage, ob sie Resonanz erhalten oder nicht. Bei rund 12000 Menschen, die sich jährlich in Deutschland selbst töten, liegt zumindest die Vermutung nahe, dass es ihnen nicht gelang, in wesentlichen Fragen ihres Lebens in Resonanz zu treten und Resonanz zu finden.

12.3.3 Resonanzbereitschaft und Schwingungsfähigkeit

Wer rastet, rostet. Wer lange Jahre nicht schwingen durfte und keine Resonanz erfahren hat, dessen Resonanzbereitschaft ist reduziert, muss „heruntergefahren" worden sein. Viele Menschen erleben ihre Resonanzbereitschaft widersprüchlich. Die KlientInnen sehnen sich sehr nach Resonanz und gleichzeitig wissen sie oft gar nicht mehr, wie das geht mit der Resonanz. Erfahren sie in der Therapie die Resonanz, die sie sich wünschen, treten Unsicherheit, Scham oder Angst auf: Da reagiert jemand auf mich! Ich werde gesehen! Ich werde ernst genommen! Ich löse etwas aus – was habe ich angerichtet? Der therapeutische Resonanzprozess ist oft ein

Prozess, in dem Schwingungsfähigkeit überhaupt wieder geübt und damit die Resonanzbereitschaft erhöht werden kann, ein Prozess, in dem sich KlientInnen auf die dabei entstehenden Unsicherheiten einlassen, durch die Scham hindurchgehen (Baer/Frick-Baer 2000) und die Angst in Interesse oder andere Gefühle umwandeln. Aber nicht jede niedrige Resonanzbereitschaft ist Teil des Leidens von KlientInnen. Ein Klient erzählte, dass ihm sein Freund oft vorwarf, er „habe immer die Ruhe weg", würde „innerlich zu wenig mitgehen", so dass er (der Freund) sich oft mit seiner Aufregung „allein gelassen fühlen" würde. Bei diesem Klienten stellte sich heraus, dass er durchaus fähig und willens war mitzuschwingen, aber meistens das Bedürfnis dazu gar nicht hatte. Seine Kindheit und Jugend hatte er in einer Atmosphäre höchster Spannung und Erregung erlebt, die in ihm ständig intensive Resonanzen hervorrief. Als Reaktion darauf hatte er sich eine Hülle geschaffen, die Schwingungen dämpfte. Die niedrige Resonanzbereitschaft war zu einem Teil seiner Persönlichkeit geworden, mit der er gut leben konnte.

Es gilt also immer, gemeinsam mit den KlientInnen die konkrete Geschichte und die konkreten Eigenschaften der Resonanzbereitschaft und Schwingungsfähigkeit herauszufinden, um Wege der Veränderungen zu finden. Die individuellen Besonderheiten der Resonanzbereitschaft und Schwingungsfähigkeit herauszuarbeiten, sind wichtiger Bestandteil des diagnostischen Prozesses.

Auch partielle Resonanzlosigkeit kann die Fähigkeit zur Resonanz einschränken. Eine Klientin z. B. kannte in ihrer frühen Lebensgeschichte keine körperliche Resonanz. „Berührungen waren in meiner Familie tabu." Als junge Erwachsene erlebte sie sexuelle Kontakte zwiespältig. Sie „rührten etwas an", vielleicht die vage Ahnung, dass sich in sexuellen Schwingungen das resonanzhafte Körpererleben erfüllen kann. Und gleichzeitig – körperliche Resonanz war ihr ja fremd – erfuhr sie Sexualität als „etwas von außen", das „mit ihr geschah". In der Therapie konnte sie vor allem über kreative Dialoge Wege finden, Schwingungen ihres Körpers zuzulassen und so auch die körperliche Resonanzfähigkeit zu entwickeln.

Partielle Resonanzlosigkeit erstreckt sich besonders häufig auf die Gefühle und hat dann Konsequenzen auf die emotionale Resonanzfähigkeit. Eine Frau lernt einen Mann kennen. Sie verabreden sich. Danach fragt die Freundin: „Wie war's?" „Wir haben uns gut verstanden, viel unterhalten. Ein interessanter Mann - aber unsere Herzen haben sich nicht berührt." Die Frau, die das erzählt, weiß, dass es Schwingungen des Herzens gibt und dass sie ihr wichtig sind, und kann sie damit auch zum Maßstab ihres Erlebens machen. Bei anderen Menschen aber hat das Herz aufgehört zu schwingen oder sie wissen nicht mehr, wie sie seine Schwingungen wahrnehmen können. Vielleicht wurden ihre Gefühle nie ernst genommen, verachtet („Heulsuse!") oder abgewertet („Du mit deiner Empfindlichkeit!"). Wenn sie in der Therapie erfahren, dass ihre Empfindsamkeit etwas Kostbares ist und geschätzt wird, können sich neue Wege der emotionalen Schwingungsfähigkeit eröffnen.

Wir unterscheiden also, wie die Beispiele zeigen, zwischen einer generellen und einer spezifischen Resonanzbereitschaft bzw. -einschränkung.

Ebenso wie unter eingeschränkter Resonanzfähigkeit bzw. -bereitschaft leiden manche Menschen unter erhöhter Resonanzbereitschaft. Eine Klientin erzählte: „Wenn ich in einem Straßencafé sitze und eine wildfremde Frau mit Liebeskummer vorbei geht, bekomme ich das irgendwie mit und werde traurig. Ich finde das furchtbar. Ich will das nicht mehr." Von ihrem Vater, einem Alkoholiker, drohten ihr in ihrer Kindheit jederzeit Gewaltausbrüche „aus heiterem Himmel". Sie war ständig in innerer Hab-Acht-Stellung und immer bereit, auf jedes Vorzeichen zu lauschen. Die Kombination von Hochspannung und Angst sensibilisierte sie für feinste Schwingungen anderer Menschen. Ihr gelang es in der Therapie, für ihre Resonanz-Begabung Verständnis zu erlangen, ihre Angst zu verringern bzw. sie teilweise umzuwandeln und vor allem ihre chronische Anspannung zu reduzieren. Eine hohe Wahrnehmungsfähigkeit von Schwingungen blieb ihr, doch sie lernte, ihre Wahrnehmungen zu differenzieren und dadurch ihre eigene Schwingungsbereitschaft zu verringern.

Andere KlientInnen haben eine erhöhte Resonanzbereitschaft und -fähigkeit entwickelt, weil sie zu wenig Resonanz erhalten haben. Sie waren auf Ahnungen angewiesen und sind dann perfekt darin geworden, die nicht oder kaum vorhandenen Schwingungen zu verstärken. Bei wieder anderen KlientInnen führen besondere, meist sehr schmerzliche Erfahrungen zu einer erhöhten spezifischen Resonanzbereitschaft. KlientInnen, die sexuelle Gewalt erfahren haben, wissen oft, dass sie andere Menschen mit ähnlichen Erfahrungen „blind erkennen". Sie erahnen zumindest, dass diese ein ähnliches Schicksal mit ihnen teilen. Ein Klient, der in seiner Kindheit seine Heimat verloren hatte, konnte in jeder Gruppe mit fast hundertprozentiger Trefferquote die Menschen mit einer ähnlichen Geschichte erspüren, indem er sich ihnen besonders verbunden fühlte.

Für TherapeutInnen ist es wichtig, auch die eigene Resonanzbereitschaft bzw. -einschränkungen in bestimmten Bereichen zu kennen. Auch hier gilt, dass TherapeutInnen darum wissen müssen, mit welchen Themen, mit welchen Bereichen, mit welchen Erfahrungen sie eine besondere Schwingungsbereitschaft haben. Denn diese wird in therapeutischen Prozessen auftreten und dann gilt es, diese als eigene zu erkennen und nicht unhinterfragt als solche der KlientInnen zu unterstellen.

Die Resonanzfähigkeit der Menschen mit psychiatrischen Erkrankungen ist in besonderer Weise eingeschränkt, erhöht oder anderweitig beeinträchtigt. Wir werden an anderer Stelle auf die Folgen für die musiktherapeutische Arbeit eingehen (s. Kap. I 18.4). Zum Verständnis der besonderen Resonanzcharakteristika wollen wir auf den anfangs erwähnten Fadendialog zurückkommen. Dieser kann die unterschiedliche Schwingungsbereitschaft hör- und fühlbar machen. Wenn sich zu wenig Spannung im Faden befindet, wenn das Aufeinander-bezogen-Sein – im wörtlichen Sinn – zwischen zwei Menschen daran deutlich wird, dass der Faden durchhängt, dann wird zwischen ihnen auch nichts schwingen, zumindest nichts Hörbares. Ist der Faden andererseits „zum Zerreißen gespannt", wird sich kaum jemand trauen, ihn in Schwingungen zu versetzen, da die Gefahr besteht, dass er reißt und damit der Verlust droht, die Verbindung zum Anderen, zur Umwelt zu verlieren. Zum Zerreißen gespannt sind Menschen oft in einer Krise. Hier gilt es, die Hochspannung zu verringern, um überhaupt Voraussetzungen zu schaffen, dass Menschen wieder miteinander schwingen können. Ähnliches trifft auf die Unterspannung zu. Hier muss zwischen zwei Menschen zuerst einmal eine Grundspannung aufgebaut und die Schwingungsfähigkeit wieder hergestellt werden.

Die Resonanzbereitschaft eines jeden Menschen zeigt sich unter anderem im musikalischen Dialog. Nicht in einem einmaligen gemeinsamen Musizieren, wohl aber wenn TherapeutIn und KlientIn mehrmals miteinander musizieren, werden die Schwingungsfähigkeit und ihre Einschränkungen hörbar. Der musikalische Dialog ist gleichzeitig Übungsfeld, die Resonanzbereitschaft zu erhöhen oder zu verringern, mit den Resonanzen zu spielen, wenn dies von den KlientInnen gewünscht wird. Voraussetzung dafür ist nicht nur, dass die TherapeutInnen sich selbst in Bezug auf ihre Resonanz gut kennen, sondern auch, dass sie über ein breites Spektrum an Schwingungsfähigkeiten (und selbstverständlich auch an musikalischer Ausdrucksfähigkeit) verfügen. Nur dann können sie ihren KlientInnen im musikalischen Dialog verschiedene Resonanzintensitäten anbieten.

12.3.4 Resonanzverläufe und Resonanzmuster

Resonanzen zweier Menschen können einen bestimmten Verlauf nehmen. Die Schwingungen zwischen ihnen entwickeln sich auf eine bestimmte Art und Weise, werden zu einem *Resonanzverlauf*.

In den Resonanzverläufen zweier Menschen sind auch Erregungsverläufe des Einzelnen enthalten. Mit Erregungsverläufen bezeichnen wir die spezifische Entwicklung der Erregung eines Menschen: aufsteigend, absinkend, stetig, abrupt, flüchtig, explosiv, flach, hoch (s. Kap. I 6). Diese Erregungsverläufe sind als Aktivierungskonturen schon bei Säuglingen zu beobachten und sowohl Kern der ersten Interaktionen zwischen Säuglingen und Bezugspersonen als auch der frühesten Musterbildung (s. a. Stern 1992). Verfestigen sich Erregungsverläufe, nennen wir sie Erregungskonturen (s. Kap. 6.2). Wenn der Prozess der Erregungsentwicklung in Wechselwirkung mit einer anderen Person geschieht, so dass sich die Schwingungen im Austausch mit dem jeweils anderen entfalten, dann reden wir von Resonanzverläufen. Wenn sich bestimmte Resonanzverläufe so verfestigen, dass sie sich wie in einem Automatismus wiederholen, reden wir von *Resonanzmustern*: „Meine Frau sagt immer, ich soll doch mal sagen, was ich will. Wenn ich das tue, gibt es Streit. Der verläuft immer nach dem gleichen Muster. Wir schaukeln uns hoch, werden immer aufgeregter und lauter, bis einer die Tür knallend abhaut."

Auch andere Verläufe wird jede und jeder aus seinen persönlichen Erfahrungen kennen. Vielleicht wird eine Person immer aufgeregter und die andere währenddessen immer ruhiger, was wiederum die erste zur Weißglut bringt. Vielleicht bewegt sich ein Partner stetig auf einem hohen Erregungsniveau, während der andere aber mit flachen Erregungswellen lebt, die allenfalls flüchtig hochschnellen. Jeder Mensch, der längere Zeit in einer Partnerschaft lebt, weiß, dass sich individuelle Erregungsverläufe aufeinander einschwingen und zu besonderen Resonanzverläufen werden.

Manche Menschen verfügen aufgrund ihrer biografischen Resonanzerfahrungen über eine solch spezifische Resonanzbereitschaft und Schwingungsfähigkeit, dass sie mit unterschiedlichen Menschen immer ähnliche oder gar gleiche Resonanzverläufe entwickeln. Egal, auf wen sie sich einlassen, die Resonanzmuster wiederholen sich. Oder: sie lassen sich immer nur mit denen ein, mit denen sich die Resonanzmuster wiederholen.

Wir wollen einige Resonanz- bzw. Schwingungsverläufe, so, wie sie sich für uns als therapeutisch relevant herauskristallisiert haben, genauer betrachten und beschreiben.

Dass Schwingungen *gedämpft* verlaufen können, haben wir schon bei der generellen bzw. partiellen Resonanzbereitschaft erwähnt. Wenn Schwingungen gedämpft sind, kann das unterschiedliche Resonanzverläufe bzw. -muster hervorrufen. In der Physik verlieren sich gedämpfte Schwingungen nach einiger Zeit. Ein Metallofon verliert seinen Nachklang, wenn man die Schlägel nicht sofort von den Klangstäben nimmt. Auch im sozialen Miteinander kann sich das gemeinsame Schwingen verlieren, gedämpft durch Angst und Scham, durch Leitsätze wie „Man darf nicht ..." oder „Man muss doch ..." und in Resignation münden.

Wichtig ist, dass gedämpfte Schwingungen nicht per se gut oder schlecht sind. Es kommt darauf an, wie KlientInnen sich damit erleben und ob und wie sie etwas ändern wollen. Gedämpfte Schwingungen können – wie für den Mann, der sich von seinem Freund den Vorwurf gefallen lassen musste, „innerlich zu wenig mitzugehen" – Resultat eines Selbstschutzes gegen Überforderung und Überbeanspruchung sein, so dass sich ein Mensch darin eingerichtet hat und sie zu seinem Naturell macht. Auch wenn manch einer nicht mit einem „gedämpften" Menschen zurecht kommen mag, wird es andere Menschen geben, denen dieses Naturell sehr angenehm und passend ist, so dass ein entsprechender Klient gar kein Bedürfnis haben mag, daran etwas zu ändern. Bei anderen KlientInnen haben sich deren gedämpfte Schwingungen im Kontakt mit anderen zu *gedämpften Resonanzmustern* verfestigt, weil ihre Schwingungen immer wieder ins Leere gingen. Da sie diese wiederholte Erfahrung nicht aushalten konnten, haben sie sich darin eingerichtet, gar nicht erst größere Schwingungen zuzulassen. Sie leiden oft darunter und haben große Sehnsucht, Wege zu finden, mit anderen Menschen intensivere und heftigere Resonanzverläufe zu entwickeln. Hier gilt es, in der Musiktherapie neue Resonanzverläufe zu suchen und zu erproben. Der erste Schritt besteht immer darin, die Resonanzmuster hörbar werden zu lassen. Wenn ein Klient mit gedämpfter Resonanz mit einer Therapeutin gemeinsam musiziert, wird dieses Muster hörbar werden. Manchmal bitten wir vor einem musikalischen Dialog die KlientInnen auch um „Regieanweisungen": „Lassen Sie uns doch einmal versuchen, so zusammen zu musizieren, wie das zwischen Ihnen und Ihrer Freundin immer abläuft. Wie muss ich spielen, damit ich so wie ihre Freundin bin?" Und wie immer wird der Doppelcharakter des musikalischen Dialoges deutlich: Ein Resonanzmuster wird hörbar und es entstehen Impulse, das Muster zu verändern.

Häufig erleben wir im therapeutischen Prozess *blockierte Schwingungen*. Ein Klient z. B. erzählt, dass er in der gemeinsamen Wohnung mit seiner Freundin keinen eigenen Raum hat und auch sonst kaum Platz für Eigenes findet. Der Therapeut weiß von früheren Stunden, dass der Klient auch in seiner Kindheit in extremem Ausmaß erleben musste, dass kein Platz für Eigenes existieren durfte. Genaueres über die schrecklichen Kindheitserfahrungen wollte der Klient aber nicht mitteilen. Während der Klient von dem fehlenden eigenen Raum in der Wohnung erzählt, wird sein Rücken immer fester und steifer, die Gesichtsmuskeln spannen sich an und die Augen füllen sich mit Tränen. Auf die Frage des Therapeuten, was er denn gerade fühle, antwortet der Klient: „Alles o.k. Mir geht es gut, nichts Besonderes los." Der Therapeut spürt Traurigkeit, sieht auch Anzeichen dafür beim Klienten, die kindliche hohe Stimme und die glänzenden Augen, aber offenkundig sind die Schwingungen des Klienten blockiert. Manches ist in Ansätzen körperlich sichtbar (Schwingungen lassen sich nur selten ganz unterdrücken), doch die Schwingungen dürfen keinen Ausdruck finden und nicht Teil der Resonanz zwischen Klient und Therapeut werden. In den meisten Alltagssituationen wäre hiermit auch die Resonanzentwicklung abgebrochen. (Der Klient berichtet und beklagt auch, dass er nur wenige Freunde und Freundinnen hat und er mit den meisten Menschen bzw. sie mit ihm „wenig anfangen können".) Blockierte Schwingungen führen zumeist zu blockierter Resonanz. In diesem Fall entsteht eine *gespaltene Resonanz*, eine Resonanz auf zwei Ebenen: Auf der einen Seite rufen Traurigkeit, Einsamkeit und Isoliertheit des Klienten entsprechende Echos im Therapeuten hervor, vor allem ebenfalls Gefühle von Traurigkeit und Mitgefühl. Auf der anderen Seite spürt und hört er die klare Ablehnung, weiter mit diesem Thema in Resonanz gehen zu dürfen. Seine Resonanz darauf ist Verwunderung, ein kurzer Moment des Ärgers, der Hilflosigkeit und schließlich Akzeptanz. Für ihn gilt es, beide Ebenen der Resonanz ernst zu nehmen und sich zu entscheiden, auf welcher Ebene er vorrangig weiterarbeitet. Als der Therapeut vorschlägt, „zu musizieren, was ist", wird die Blockade hörbar und es erklingt danach der Klang des Schmerzes, der zu der Blockade geführt hat.

Blockierte Schwingungen können aus vielerlei Gründen entstehen und zu Mustern geworden sein. Wenn ein Elend zu groß wird, betäuben Menschen sich und blockieren damit die Schwingung. Oft blockieren Menschen das Schwingen ihrer Sehnsucht. Sie sind darin so oft enttäuscht worden, dass ihnen, wenn ihre Sehnsucht Resonanz finden könnte, die existenzielle Angst, wieder enttäuscht zu werden, droht ihrer Scham zu begegnen, der Scham, sich überhaupt zu sehnen. Eine Klientin, die damit groß geworden ist, dass sie auf ihr Gesprächsbedürfnis und andere Resonanzversuche immer nur Schweigen erntete, erlebte, dass alle Impulse, etwas anderes zu erwarten, in ihr blockiert waren. Als in der Therapie diese Blockade gelöst wurde und sie Antworten erhielt und Resonanz erfuhr, erlebte sie Phasen existenzieller Angst: Etwas völlig Ungewohntes war in ihr Leben getreten, mit dem sie nicht umgehen konnte. Im musikalischen Dialog erfuhr sie Resonanz – und musste mehrmals angstvoll abbrechen, da sie mit dieser neuen Erfahrung – zuerst einmal – nicht umgehen konnte. Ähnlich erging es einer anderen Klientin, die paradoxe, zweideutige Resonanzen gewohnt war. Sie hörte Böses im neutralen Ton. Wenn sie z. B. von der Schule kam und der Mutter mitteilte, dass sie einen neuen Zeichenblock brauchte, sagte die Mutter ganz sachlich: „Hier hast du Geld, kaufe dir den Block, wenn du das Geld bis dahin nicht verloren hast, damit du wieder ein paar Blätter hast für das Geschmiere, das du für Bilder hältst." Sie hatte eine Antwort, hatte Geld bekommen, um einen Block zu kaufen; diese Antwort war aber verknüpft mit einer abwertenden, ja vernichtenden Aussage. Als sie in der Therapie von ihrer Therapeutin Resonanzen erhielt, lag es nahe, dass sie immer wieder auf Zwischen- und Nebentöne hörte, immer wieder überprüfte, ob nicht noch doch Ablehnung mitschwang. Um Resonanzen zuzulassen, um zu lernen, Resonanzen zu erleben, musste sie ihr Misstrauen erleben und lernen, durch das Misstrauen hindurchzugehen.

Auch Gewalterfahrungen führen zu blockierten Schwingungen und damit zu partieller Resonanzlosigkeit bzw. Resonanzeinschränkung. Viele KlientInnen, die geprügelt, vergewaltigt oder missbraucht worden sind, haben sich oft geschworen: „So, wie der Täter oder die Täterin, will ich nie werden!" Wenn sie nun aggressive Schwingungen spüren oder in der Resonanz mit einer anderen Person ein aggressiver Klang, ein aggressives Thema, eine aggressive Stimmung entsteht, wird diese Schwingung schnell blockiert, die Resonanz abgebrochen.

Bei anderen KlientInnen äußert sich die Schwingungsblockade im Diffusen. Eine Klientin sagte immer wieder, dass sie nicht wisse, was sie wolle. Dieser Zustand prägte ihr gesamtes Erleben. Sie spürte Spannungen im Bauch, ihr war schwindelig, oft war sie hektisch. Wenn sie auf ihren Schwindel und ihr Inneres achtete, wurde ihr übel usw. Diese gespannte Unsicherheit blockierte alle Resonanzen. In ihr schwang etwas, aber löste sich nach kurzer Zeit im diffus Unsicheren auf. Hintergrund waren Erfahrungen von existenzieller Leere.

Andere KlientInnen leiden unter einer sich *verstärkenden* Resonanz. Physikalisch ist die Resonanzverstärkung einfach: Ein Schall trifft auf ein schwingungsfähiges Gebilde, z. B. den Holzkörper einer Geige oder einen Schwingkörper im Lautsprecher; dieses schwingt nach kurzer Zeit auch. Stimmt die Eigenfrequenz überein, verstärkt sich die Amplitude, also die Intensität der Schwingung, und der Ton, die Resonanz, wird lauter. Schwierig wird dies für manche KlientInnen, wenn sie immer wieder als Resonanzmuster erleben, dass sie mit anderen Menschen in solche sich verstärkende Schwingungen geraten, ohne zu wissen, warum. Dann gilt es, in der Therapie vor allem auf den Anfang zu achten und auf das, was im Hintergrund ist, also auf das, was – um den physikalischen Bezug noch einmal zu nutzen – die Anfangsschallwellen sind. Eine Klientin litt darunter, dass sie mit allen möglichen Leuten Konflikte begann, die sich selbst verstärkten und zu Dauerfehden oder zum Kontaktabbruch führten. Sie probierte einige Wege aus, diese Konflikte zu lösen bzw. sie weniger intensiv „hoch zu fahren". Aber sie geriet immer wieder in diese sich verstärkende Konfliktresonanz, mit scheinbar völlig unterschiedlichen Menschen und aus scheinbar völlig unterschiedlichen Anlässen. In der Musiktherapie spielte sie mit ihrem Therapeuten dieses Resonanzmuster. Als sie es hörte, sagte sie: „Genauso ist es, schrecklich. Ich hasse das und ich will nicht immer wieder da hinein geraten." Der Therapeut bat sie zu spielen, wie es ihr ging, bevor dieses Prozess in Gang kam. Schnell fand sie heraus, dass am Anfang immer ihre eigene Hilflosigkeit stand, die durch bestimmte Verhaltensweisen anderer ausgelöst wurde. Diese Hilflosigkeit war ihr seit ihrer Kindheit und Jugend als existenziell erlebte Bedrohung vertraut. Als sie in der Therapie die Möglichkeit fand, sich mit dieser Hilflosigkeit auseinander zu setzen und diese schließlich nicht mehr als existenziell bedrohlich zu erleben, änderten sich die Resonanzerfahrungen.

Ein anderer Klient erfuhr sich *verstärkende* Resonanz als Wellen der Hilfsbereitschaft. Er begegnete immer wieder Menschen, die seinem Erleben nach seine Hilfe brauchten, die sich auch darüber freuten und sie von ihm annahmen. Oft konnte er allerdings mit dem Helfen nicht aufhören, so dass es dann anderen Menschen zu viel wurde. Vor allem aber verlor er bei seinem ständigen Helfen das Gefühl für sich selbst, für seine eigenen Bedürfnisse, seinen Eigen-Sinn. Auch hier war es in der Therapie wichtig, auf den Anfang zu schauen: Sein Ausgangspunkt, von dem aus er versuchte, über Hilfsangebote in Resonanz zu kommen, war das Gefühl der Einsamkeit. Er fand im therapeutischen Prozess andere Wege, mit seiner Einsamkeit umzugehen bzw. aus ihr herauszukommen, als über seine tätige Hilfsbereitschaft, wie es seinem bisherigen Muster entsprochen hätte.

Bei *harmonischer Resonanz* denken sicher viele Menschen an Harmonien der Schwingungen, der Klänge. In der Physik ist eine harmonische Schwingung z.B. die Drehung des Rades, das von immer gleicher Kraft angestoßen wird und entsprechend in Bewegung bleibt. Doch was passiert nun, wenn zwei harmonische Schwingungen aufeinander treffen und Resonanz eingehen? Das ist es doch, wonach wir Menschen uns sehnen! In der Physik gilt: Treffen zwei Wellen gleicher Schwingungsrichtung, gleicher Frequenz und gleicher Amplitude aufeinander, so „löschen sie sich gegenseitig aus" (Borucki, 1989, S.65). Nun nutzen wir physikalische Prozesse nur als Metapher, aber die *erlöschende* Resonanz kennen wir auch aus der therapeutischen Arbeit. Bei vielen Paaren schwang anfangs viel, auch viel Gemeinsames, sie waren, wie man umgangssprachlich sagt, „auf gleicher Wellenlänge". Doch dann wurden die Schwingungen immer kleiner. Irgendwann wussten sie nicht mehr weiter, hatten sich nichts mehr zu sagen, fehlte ihnen der erotische Reiz, die Anziehungskraft. Es gab keinen Streit, es gab keinen Anlass für ein Auseinandergehen, die Liebe, die gemeinsamen Schwingungen, die Resonanz erloschen allmählich, erst unsichtbar, doch dann nicht mehr zu übersehen. Vielleicht ist das physikalische Beispiel ganz lehrreich: Wenn bei zwei Schwingungen nur die Frequenzen übereinstimmen, aber alles andere unterschiedlich ist, verstärken sich die Amplituden, verstärkt sich die Resonanz. Wenn alles übereinstimmt, wenn alles harmonisch ist, erlöschen die Schwingungen, erlöscht die Resonanz. Unsere Erfahrung in der Therapie zeigt immer wieder, dass es gemeinsamer Schwingungen bedarf, damit zwei Menschen miteinander glücklich werden können, dass Harmonie aber nicht ausreicht. Es bedarf auch der Unterschiede, es braucht auch Reibung, damit eine Liebesbeziehung lebendig bleiben oder immer wieder lebendig werden kann. Das Phänomen der erlöschenden Resonanz gilt übrigens physikalisch nicht nur, wenn beide Schwingungsverläufe gleich oder von gleicher

Qualität sind, sondern auch, wenn die Wellen jeweils genau entgegengesetzt verlaufen (Borucki 1989, S. 65). Dass das auch für Menschen zutrifft, zeigen uns die Alltagserfahrungen und Erfahrungen in therapeutischen Prozessen.

Sehr häufig begegnen wir in der Therapie der *erzwungenen* Resonanz. Eltern oder PartnerInnen können nicht aushalten, dass andere Menschen ihre eigenen Schwingungen leben, sondern fordern bestimmte Arten von Schwingungen, bestimmte Arten von Gefühlen, Körpererleben, von Verhalten, von Resonanz. Sie erzwingen Echos: „Du darfst nur lieb sein", „Du musst alles selbständig können", „Wenn du frech bist, wenn du eigene Gedanken hast, wenn du einen eigenen Freund hast oder eine eigene Freundin, bestrafe ich dich mit Liebesentzug", „Du musst dich unterwerfen" usw.

Wir haben vorhin erwähnt, wie viele Menschen sich nach Harmonie sehnen, doch auch Harmonie kann eine erzwungene Resonanz sein. Eine Klientin erzählte von der alltäglichen Situation, dass, wenn der Vater von der Arbeit nach Hause kam, in ihrer Familie immer Ruhe und Harmonie herrschen musste. Egal, was vorher war, egal welchen Streit, welche Verletzungen, welche Kränkungen, welche Not, ja welche Krankheiten es gab, vor dem Vater musste immer die gute harmonische Familie gespielt werden. Sie spielte diese Harmonie, der Therapeutin schauderte. Als anschließend die Therapeutin die soeben gehörte erzwungene Harmonie so spielte, wie die Klientin sich ausdrückt hatte, und die Klientin nun die Gelegenheit hatte, musizierend ihre Antwort zu finden, ertönten Klänge, die die Klientin viele Jahre lang in sich geahnt, aber noch nie hörbar gemacht hatte.

Viele andere KlientInnen sind in zerrütteten Familien mit Alkohol, Gewalt und Verwahrlosung groß geworden, aber nach außen hin musste „alles stimmen". Vor den Nachbarn, vor Freunden wurde die intakte Familie gespielt, auch wenn die Mutter Tabletten nahm, der Vater soff und fremd ging und die Kinder geschlagen wurden. Dazu wurde ein bestimmtes „So-Sein" erzwungen: „Jetzt hast du harmonisch zu sein!" Andere KlientInnen berichten von Erfahrungen, dass sie Gefühle anderer immer teilen mussten, ob sie wollten oder nicht. Wenn die Mutter traurig war, mussten auch die Kinder traurig sein, wenn jemand fröhlich war, wurde auch die Fröhlichkeit der anderen erzwungen.

Erzwungene Resonanzen führen dazu, dass die eigenen Schwingungen abgeschnürt werden, dass die Menschen sich durcheinander fühlen, oft voller Ekel sind, weil sie etwas „schlucken", was nicht zu ihnen gehört. Auch in der Physik kennen wir erzwungene Schwingungen. „Wird ein schwingungsfähiges Gebilde (...) durch eine periodisch (...) wirkende äußere Kraft erregt, so nimmt die erzwungene Schwingung nach kurzer Zeit die Frequenz (...) der äußeren Kraft an. Ihre Eigenfrequenz (...) wird dann gänzlich unterdrückt." (Borucki 1989, S. 44) Dies gilt nicht nur physikalisch: Auch im Erleben der Menschen wird durch erzwungene Resonanz die Eigenfrequenz unterdrückt, das eigene Schwingen, das eigene Fühlen, das eigene Lautwerden. Den Eigensinn gilt es in der Therapie wieder zu entdecken und ihm zu seinem Lebensrecht zu verhelfen.

Auf einen weiteren Resonanzverlauf wollen wir noch eingehen, den wir *verquere* Resonanz nennen. Es ist schwierig, sie präzise zu definieren, Wir meinen damit eine Resonanz, bei der es keine Gleichschwingung gibt, sondern eher eine Gegenschwingung, kein Mitschwingen, sondern ein Schräg-Schwingen, bei der etwas quer geht oder quer verläuft. Ein Beispiel: Eine Klientin mit vielen Erfahrungen erzwungener Resonanzen arbeitete intensiv an diesem Thema. Es gelang ihr, mit Hilfe der Resonanz der Therapeutin, ihren Eigensinn, ihre eigenen Schwingungen zu entdecken. Doch dann begann eine Phase, in der die Klientin gleichsam „übereigensinnig" der Therapeutin aufzwingen wollte, was diese zu empfinden habe. Dies geschah erst nahezu unmerklich, die Therapeutin spürte irgendwann Ohnmacht, Müdigkeit und ihre Abwehr gegen die Versuche der Klientin, Resonanz zu erzwingen. Bei der Klientin wiederholte sich das Resonanzmuster, das sie geprägt hatte, diesmal nur mit vertauschten Rollen. Dem auf die Spur kamen Therapeutin und Klientin dadurch, dass die Therapeutin die *verquere* Resonanz wahrnahm, die durch den Therapieverlauf zuerst einmal nicht erklärbar war. Auch bei der Arbeit mit den Opfern traumatischer Gewalt durchlaufen diese oft Phasen, in denen sie zuerst einmal lernen zu wagen, den Schmerz zu äußern, den sie oft früher nicht äußern konnten. Der Schmerz ist da, aber die Trauer und die Wut kann noch nicht gespürt, geschweige denn geäußert werden. Auch hier kann als Durchgangssyndrom der zumeist unbewusste Wunsch der KlientInnen auftreten, sich für die erlebten Schmerzen rächen zu wollen und Macht auszuüben. Die Wut und die damit verbundene Trauer kann sich noch nicht gegen die Täter richten, sie findet ihr Objekt in der Therapeutin oder in dem Therapeuten, die darauf in der Resonanz reagieren.

Solche schrägen Resonanzen, solche Verschiebungen, Umpolungen usw. bezeichnen wir mit dem Sammelbegriff verquere Resonanz, da sie zumeist als verquer erlebt werden. Es ist für TherapeutInnen wichtig, um sie zu wissen, damit sie die entsprechenden Gefühle nicht nur persönlich nehmen oder ihnen hilflos gegenüber stehen und sie eher gekränkt ausagieren. Fast immer handelt es sich um Durchgangsphasen, die die KlientInnen brauchen. Zu gewalttätig war oft die Erfahrung, zu vieles war zu lange festgefroren im hilflosen Erleben, als dass es sich einfach lösen und ins Schwingen geraten kann.

Da Resonanz im musikalischen Dialog lebendig wird, da jedes Musizieren auch ein gemeinsames oder aufeinander bezogenes Schwingen ist, eröffnet das gemeinsame Musizieren wunderbare Möglichkeiten, solche Resonanzverläufe und Resonanzmuster erklingen zu lassen, wie wir schon erwähnt haben. Wir geben in Gruppen schon einmal Aufgaben wie: „Spielen Sie hochschaukelnde Resonanz." Oder in einer Einzeltherapie, wenn eine Klientin davon erzählt, wie in ihrer Ehe, die Resonanz erstirbt, schlagen wir vor: „Lassen Sie uns beide einmal diese sterbende Resonanz spielen." Auch der anfangs genannte Fadendialog gibt vielseitige Möglichkeiten, z. B. harmonisch mit einem Faden zu schwingen oder verquer oder Schwingungen zu blockieren etc. Manchmal ergibt es sich, dass, während das Resonanzmuster musizierend ausgedrückt wird, schon einige „abweichende" Töne hörbar werden, dass im Ausdrücken zugleich das Verändern beginnt. Oft ist dies als ausdrücklich benannter zweiter Schritt notwendig: „Wir haben nur gespielt, in welches Resonanzmuster Sie wiederholt geraten. Lassen

Sie uns noch einmal genauso oder ähnlich beginnen. Doch dann probieren Sie etwas Neues aus. Versuchen Sie kleine oder größere musikalische Veränderungen und achten Sie darauf, was geschieht."

12.3.5 Resonanzebenen

Wir haben vorhin schon in einem Beispiel eine Form der gespaltenen Resonanz erwähnt, auf die es sich lohnt noch genauer einzugehen. Resonanz vollzieht sich häufig auf zwei Ebenen. Ein Beispiel: Einer unserer Freunde war mit seiner Familie vier Tage bei einer anderen Familie zu Besuch; es war sehr schön, sie haben zusammen gegessen, sich gut unterhalten, sind viel spazieren gegangen, haben ein Fest gefeiert, waren freundlich, nett und lieb miteinander. Der Freund bekam während dieser Zeit Magenschmerzen, träumte nachts von Kämpfen, von Verletzungen, wurde nervös und traurig, schließlich ängstlich und ärgerlich. Der Freund – auch Therapeut - schob es auf alte Erfahrungen, die er gemacht hatte. Eine Stunde, bevor er mit seiner Familie den Besuch beendete, erzählte ihm das Gastehepaar, dass es sich vor einigen Tagen getrennt und scheiden lassen wolle, dass man es aber noch nicht erzählt habe, weil es die Kinder noch nicht wüssten. Nun fiel es ihm wie Schuppen von den Augen: Sein Magen, seine Träume, sein Empfinden, sein Erleben hatte auf das, was im Schatten des Offensichtlichen war, reagiert.

Diese Schatten-Resonanz ist eine Ebene der Resonanz, der wir häufig begegnen. Beim Beispiel des Freundes traf es nicht zu, dass die eine Resonanz, das nette und gesellige Beisammensein, „falsch" oder „unwahr" war - nur gab es noch eine andere Resonanz, in der sich Spannungen, Konflikte, Streit, Trennung und Tabus äußerten. Wir nennen die eine Ebene *Response-Resonanz* und die andere *Synchron-Resonanz*. In der Response-Resonanz, zumeist der offenkundigen Ebene, antworten wir mit unseren Schwingungen auf andere Menschen. In der Synchron-Resonanz schwingt etwas gemeinsam, schwingen wir auf einer anderen Ebene gemeinsam mit anderen. Diese Ebene wird oft als „tiefer" erlebt und entsteht meistens zunächst einmal unbewusst, im Schatten, im Verborgenen, im Geheimen. In der therapeutischen Arbeit mit Paaren ist diese Unterscheidung von enormer Bedeutung. Auf der Ebene der Response-Resonanz agieren und reagieren Menschen aufeinander, manchmal gibt es nur noch Streit und Widerwillen, Enttäuscht-Sein und Ablehnung, so dass für beide eigentlich Trennung ansteht. Auf der Ebene der Synchron-Resonanz schwingt aber etwas gemeinsam, das sie nicht voneinander loslassen lässt, vielleicht eine gemeinsame Erfahrung, vielleicht gleiche Gefühle, vielleicht tiefe Einsamkeit, vielleicht ähnlich erlebte Atmosphären, die möglicherweise in der Kindheit ihre Wurzeln haben. Diese Synchron-Resonanz bindet und verbindet. Zwei Menschen wollen auseinander gehen, können sich aber nicht trennen. Eine häufige Situation in der Paartherapie, die nur über das Unterscheiden der verschiedenen Resonanzebenen angegangen werden kann.

Ein anderes Beispiel: Eine Klientin erzählte einmal, dass sie seit Jahren mit zwei anderen Frauen eng befreundet ist, die sie zufällig in einer Gruppe fremder Menschen kennen gelernt hatte. Sie wunderten sich alle drei darüber, dass ihre Freundschaft so gut gelang, obwohl sie doch so sehr verschieden sind und auch oft sehr unterschiedliche Interessen verfolgen. Als sie schließlich gemeinsam an einem Selbsterfahrungsseminar teilnahmen, stellten sie fest, dass sie alle drei sehr frühe Erfahrungen existenziellen Verlorenseins hatten. Diese Gemeinsamkeit schuf anscheinend eine Synchron-Resonanz, auf deren Boden immer wieder unterschiedliche Response-Resonanzen blühen konnten.

Häufig bleibt die Synchron-Resonanz in Alltagsbeziehungen unbewusst. TherapeutInnen sollten geschult sein, beide Ebenen der Resonanz bewusst zu spüren. Das Spüren von Response-Resonanzen kann für sie ein Hinweis auf eine Übertragung sein, da Resonanzen aus einer Übertragungssituation zumeist auf dieser Ebene entstehen, selten als Synchron-Resonanz.

Für TherapeutInnen ist es vor allem von großer Bedeutung, die Widersprüchlichkeit der eigenen Resonanzen, die sie spüren, zu akzeptieren und zu versuchen, sie differenziert zu erkennen und ernst zu nehmen. Das Modell der Resonanzebenen kann dabei behilflich sein zu verstehen, in welcher Weise und worin man als Therapeutin oder Therapeut in seiner Resonanz auf den Klienten oder die Klientin antwortet und auf welchen vielleicht tiefen Ebenen man mit ihnen etwas teilt.

Wir haben im Kapitel I 12.3.2 bei der Beschreibung der therapeutisch relevanten Qualitäten der Resonanz bzw. des musikalischen Dialoges erwähnt, dass die Resonanz des Erlebens und die Resonanz des Musizierens auseinander klaffen können. Mit den Ebenen der Resonanz, der Response-Resonanz und der Synchron-Resonanz, existiert eine Möglichkeit, dieses Auseinanderklaffen zu beschreiben. Auf einer oberflächlichen Ebene kann im Musizieren Bezug aufeinander genommen werden, es kann „super" klingen, während „unten drunter", auf der Ebene des Erlebens, eine Resonanz vermieden wird oder innerhalb der Resonanz z. B. ein Gefühl, eine Trauer, ein Ärger, Verlorensein ausgespart wird. Wenn wir den Eindruck haben, dass dies der Fall ist, und KlientInnen einen solchen Eindruck bestätigen, zumindest die Vermutung teilen, schlagen wir oft vor, einen erneuten musikalischen Dialog zu beginnen, diesmal mit der Aufforderung: „Lassen Sie uns einen Dialog des Ungesagten beginnen." Oder: „Ich schlage Ihnen einen Dialog des Herzens vor." Für Letzteren ist es sehr hilfreich, wenn KlientInnen und TherapeutInnen jeweils eine Hand auf ihr Herz legen und mit einem möglichst einhändig zu spielenden Musikinstrument mit der anderen Hand musizieren. Immer haben wir erlebt, dass die Synchron-Resonanz nun hörbar wurde.

13

Die Klänge des Atems

13.1 Atem erleben – Atem-Achtsamkeit

Dem Atem kommt in der Musiktherapie eine besondere Bedeutung zu. Viele KlientInnen begegnen in der Musiktherapie Themen, die ihnen Angst machen. Angst engt ein, auch den Atem. Auch Erregung jeder Art beeinflusst den Atem, lässt ihn stocken oder tief fließen. Blasinstrumente werden mit dem Atem „gespielt". Und, last not least, wird in der Musiktherapie vielfach mit der Stimme gearbeitet. Stimme ist schließlich nichts anderes als tönender Atem.

Um das Spiel eines Musikinstrumentes zu erlernen, bedarf es manchmal des Erlernens einer dafür richtigen Atemtechnik. In der Musiktherapie, wie wir sie verstehen, spielt das technisch richtige oder falsche Atmen keine Rolle. Unsere Musiktherapie ist leiborientiert, folglich interessiert uns das Atemerleben. Was erlebt eine Klientin, wenn sie auf ihren Atem achtet? Welche Gefühle treten auf, wenn sie fünf Minuten lang ihrem Atem lauscht? Welche Klänge und Bilder entstehen, wenn sie auf die Pause zwischen den Atemzügen fokussiert? Wie beeinflusst der Atem den Kontakt, die Resonanz zwischen verschiedenen Menschen? Wie spiegelt sich in der Nähe bzw. Entfernung zu anderen Menschen der Atem wieder? Solche und viele ähnliche Fragen interessieren uns und die KlientInnen. Solchen Fragen gehen wir nach.

Wir arbeiten in erster Linie mit der Achtsamkeit für den Atem. Auf den Atem zu achten, ihm zu lauschen, ohne ihn verändern zu wollen, lässt uns und die KlientInnen drei Qualitäten des Atmens erfahren:
- Der Atem ist ein treuer Begleiter. Unermüdlich atmen wir Menschen von der ersten Lebenssekunde an „bis zum letzten Atemzug". Solange wir leben, atmen wir, ob wir das wollen oder nicht, ob wir darauf achten oder nicht – der Atem begleitet uns Menschen, verlässlich und treu. Durch die Achtsamkeit für den Atem können wir diese Unterstützung sinnlich erfahren.
- Der Atem ist weise. Je nachdem, wie wir uns verhalten und bewegen, ob wir joggen oder ruhig auf dem Sofa sitzen, ob wir innerlich aufgewühlt sind oder Ruhe und Frieden spüren, der Atem passt sich flexibel an. Dazu müssen wir dem Atem keine Anweisungen geben, der Atem reguliert sich weise von allein. Nur im Schock oder schockartigen Er-

krankungen wie Asthma ist die Flexibilität außer Kraft gesetzt und damit auch die Fähigkeit der Selbstregulation.

Die Achtsamkeit für den Atem verhilft uns dazu, dass wir uns seiner Weisheit bewusst werden und dass wir zu einer Haltung angeregt werden, dem Atem Spielräume für diese Weisheit zu lassen und die Weisheit des Atems als Hinweis für das zu nutzen, was in uns als innere und äußere Bewegtheit vorhandenist.

– Der Atem ist dankbar. Wenn wir Menschen unserem Atem Achtsamkeit schenken, verändert sich der Atem in Dankbarkeit, zumeist wird er ruhiger, manchmal auch aufgeregter, häufig weiter oder tiefer. Die Achtsamkeit für den Atem schafft diesem den Raum, so zu sein, wie es seiner Weisheit angemessen ist. Der Atem bedankt sich für die Aufmerksamkeit, indem er sich auf unser jeweils aktuelles Erleben einstellt.

Übungen zur Atem-Achtsamkeit gibt es sehr viele, wir werden einige aus der Gruppenarbeit exemplarisch vorstellen, die sich genauso gut für die Arbeit mit einzelnen KlientInnen eignen. Einige dieser Einheiten beinhalten die Möglichkeit des Körperkontaktes. Dazu als grundsätzliche Anmerkung: Wir sind in Bezug auf körperliche Berührungen vorsichtig und behutsam, schließen sie aber nicht grundsätzlich aus. Bei manchen KlientInnen verbieten sie sich generell oder in bestimmten Phasen der Therapie. Bei anderen auf Berührungen zu verzichten, würde kränken und therapeutische Möglichkeiten außen vor lassen. *Immer* fragen wir, ob die Berührung gewünscht bzw. akzeptiert wird, und bieten Alternativen an.

„Sucht euch einen Platz, auf dem ihr bequem einige Minuten stehen könnt ...

Nehmt euren Atem wahr ...

Nehmt wahr, wie ihr einatmet, wie ihr ausatmet und wie ihr eine vielleicht kleine, vielleicht größere Pause zwischen den Atemzügen macht ...

Wenn ihr einatmet, begleitet euch innerlich mit den Worten ‚ich atme ein', wenn ihr ausatmet, begleitet euch innerlich mit den Worten ‚ich atme aus' ...

Wenn ihr einatmet, begleitet euch innerlich mit dem Wort ‚ein', wenn ihr ausatmet, begleitet euch innerlich mit dem Wort ‚aus' ...

Wenn ihr einatmet, sagt ihr euch ‚ein', wenn ihr ausatmet, sagt ihr euch ‚ich begrüße mich' ...

Die Idee, den Atem innerlich mit den Worten „ich atme ein" und „ich atme aus" zu begleiten, stammt von dem vietnamesischen Buddhisten Thich Nhat Hanh (1996, 1997, 1998). Dieser arbeitet viel mit der Atem-Achtsamkeit und hat diese meditationsfördernde Arbeit in seinen Büchern beschrieben. Häufig gibt er beim Ausatmen Bilder und Qualitäten in den Erlebensprozess hinein, z. B. „Frische". Wir arbeiten eher mit Begrüßungen, beispielsweise:

„... Wenn du einatmest, sage dir innerlich ‚ein', wenn du ausatmest sage dir ‚guten Morgen' (oder: guten Abend, guten Tag) ..."

Oder:

„... Wenn du einatmest, sage dir innerlich ‚ein' und wenn du ausatmest begrüße dein Herz ..."

Sehr schön finden wir:

„... Wenn du einatmest, sage dir innerlich ‚ein', wenn du ausatmest, schenke dir ein Lächeln ..."

Oder wir fragen nach dem Erleben:

„... Wenn du einatmest, sage dir innerlich ‚ein', wenn du ausatmest, nimm wahr, was du erlebst ..."

Eine Übung der Atem-Achtsamkeit, die vor allem dem erlebten Atemraum Aufmerksamkeit schenkt, ist folgende:

„Sucht euch einen Platz im Raum, an dem ihr es euch gemütlich machen könnt. Nehmt euch Decken oder Matratzen und legt euch bequem auf den Boden ...

Nehmt wahr, wie ihr ein- und ausatmet ...

Nehmt die Pausen und den Fluss eures Atems wahr ...

Nehmt wahr, wie sich euer Brustkorb beim Atmen bewegt. Legt eine Hand oder beide Hände dorthin und spürt, wie euer Atem die Hand oder die Hände bewegt ...

Nehmt nun wahr, wie sich euer Bauch beim Atmen bewegt, legt die Hand oder die Hände dorthin und nehmt wahr, wie der Atem die Hände berührt ...

Geht nun zu der Region unterhalb des Bauchnabels, legt auch dort die Hände hin und nehmt wahr, ob und wie der Atem euch bewegt, beeinflusst, berührt. Wenn ihr keine Bewegung der Hände wahrnehmt, ist auch dies kein Makel, seid nur achtsam und nehmt wahr, was ist, registriert, spürt hin ...

Legt nun eure Hände rechts und links seitlich, etwa in die Gegend der Nieren. Und nehmt auch dort wahr, ob und wie euer Atem die Hände bewegt, berührt ...

Führt nun die rechte Hand unter die linke Achsel, berührt die obere linke Rippengegend. Nehmt auch dort die Atembewegung wahr ...

Führt nun die linke Hand unter die rechte Achsel und berührt die rechte Rippengegend ...

Legt nun eine Hand oder beide Hände auf den Hals und den Bereich des Schlüsselbeins und spürt auch dort die Atembewegungen ...

Geht nun mit euren Händen auf eine Entdeckungsreise im Kopfbereich, legt sie hierhin und dorthin und spürt nach, ob und gegebenenfalls wie ihr etwas von euren Atembewegungen wahrnehmt ...

Legt nun die Hände dorthin, wo ihr sie gern liegen haben wollt, und lasst den Atem fließen ...

Nehmt nun den ganzen Raum wahr, den der Atem in euch ausfüllt. Es geht nicht um Anatomie, sondern darum, welchen Raum ihr erlebt, welchen Atemraum in eurem Körper ...

Nehmt wahr, wie der Atem in diesen Raum hineinfließt und wie er wieder hinausfließt ...

Nehmt wahr, wie euer Atem für euch sorgt, indem er Altes hinausnimmt und Neues, Frisches in euch hineinbringt, wie er dies tut, ohne dass ihr etwas dafür leisten müsst, wie er es immer für euch tut ...

Nehmt auch wahr, wie der Atem dankbar ist für die Achtsamkeit, die ihr ihm schenkt, vielleicht hat er sich etwas verändert gegenüber dem Atem, den ihr am Anfang dieser Einheit wahrgenommen hat. Nehmt ihn wahr, wie er jetzt ist, auch die Veränderungen ...

Nehmt wahr, wie es euch jetzt geht, wie ihr euch erlebt ...

Und gebt nun zum Ausklang eurem Atem ein Wort, einen Begriff, vielleicht auch einen Satz oder stellt ihm eine Frage, ganz allein für euch, ganz privat ...

Und nun bereitet euch wieder darauf vor, die Augen zu öffnen, wenn ihr sie geschlossen habt, und mit der Aufmerksamkeit wieder in den Raum und in die Gruppe zurückzukehren. Der Atem wird weiter für euch sorgen, dankbar, dass ihr ihm Achtsamkeit geschenkt habt ... Und kehrt nun mit der Aufmerksamkeit in den Raum zurück."

Solche Übungen kann man unendlich variieren. Aus ihnen können Bilder entstehen, Klänge und vieles andere mehr. Die Atem-Achtsamkeit kann auch dialogisch in Partnerübungen erfahren werden. Dazu ein Beispiel:

„Sucht euch eine Partnerin oder einen Partner eures Vertrauens ...

Eine oder einer von euch legt sich bequem auf eine Decke, die andere Person setzt sich auch möglichst bequem daneben. Die liegende Person achtet nur auf ihren Atem, nimmt wahr, wie sie einatmet und ausatmet ...

Die sitzende Person achtet ebenfalls auf den eigenen Atem und, so gut es geht, gleichzeitig auf den Atem der Partnerin oder des Partners ...

Ihr Sitzenden, spürt nun einem Impuls nach, wo ihr euren liegenden Partner oder eure liegende Partnerin berühren wollt, wo eine Berührung eurer Hand seinem bzw. ihrem Atmen gut tun würde. Vielleicht fällt euch eine Stelle ein, indem ihr den Atem eurer Partnerin oder eures Partners beobachtet, vielleicht entspringt der Impuls aus eurer Resonanz zur Partnerin oder zum Partner ...

Wenn ihr einen solchen Impuls habt, fragt die Partnerin oder den Partner, ob ihr dort die Hand auflegen könnt oder ob ihr lieber die Hand einen Zentimeter über diese Stelle halten sollt. Und dann tut dies ...

Ihr könnt nach einiger Zeit eine weitere Stelle ausprobieren oder aber bei dieser einen Stelle bleiben. Seid frei in euren Impulsen. Auch wenn ihr den Impuls verspürt, z. B. die Füße zu berühren, also Körperregionen, die der Atem anatomisch nicht erreichen kann, folgt ihm. Geht euren Impulsen nach, nehmt sie ernst, nehmt euch ernst, nehmt eure Partnerin oder euren Partner ernst ...

Zum Abschluss probiert noch eine Berührung, die ihr euch noch nicht getraut habt oder die ihr gerne zum Ausklang dieser Partnerarbeit eurer Kollegin oder eurem Kollegen gönnen wollt. Wenn ihr unsicher seid, ob ihr das dürft, fragt eure Partnerin oder euren Partner ...

Löst nun eure Hand langsam in Zeitlupe von der Partnerin oder dem Partner ab ...
Die liegende Person lässt die Berührung nachwirken ...
Die liegende Person kommt nun, mit der Aufmerksamkeit wieder in den Raum zurück. Die Sitzenden streifen ihre Hände ab und tauschen sich mit ihrer Partnerin oder ihrem Partner über die Erfahrungen, die sie gemacht haben, aus.

Diese Einheit benötigt mindestens 20 Minuten Zeit und eine Stimmung der Muße. Es empfiehlt sich, anschließend einen Rollenwechsel zwischen den PartnerInnen vorzunehmen.

13.2 Vom Atem in die Stimme

Wir haben anfangs schon gesagt, dass die Stimme tönender Atem ist, Atem mit Klang. Doch auch das Atmen selbst ist hörbar und oft ist es sinnvoll, KlientInnen darauf aufmerksam zu machen:

„Sucht euch einen Platz zum Stehen oder Sitzen und schenkt eurem Atem Aufmerksamkeit ...
Lauscht eurem Atem, hört auf ihn ...
Vielleicht hört ihr Geräusche, vielleicht erahnt ihr nur die Klänge eures Atmens, lauscht ihnen ...
Wenn ihr mit dem Mund geatmet habt, atmet nun durch die Nase und lauscht; wenn ihr durch die Nase geatmet habt, atmet nun durch den Mund und lauscht ...
Was empfindet ihr, wenn ihr euren Atem hört, euer Einatmen und euer Ausatmen?"

Viele Menschen sind überrascht von den Klängen ihres Atems, manche angerührt, viele bezeichnen das, was sie hören, mit bestimmten Qualitäten wie z.B. zart, fordernd, gelassen, friedlich usw. Manche KlientInnen erinnern sich an störende Klänge ihres Atmens, z.B. beim Einschlafen oder wenn sie in der Nacht durch eigene Schnarchgeräusche erwachen. Und andere können ihren Atem nicht oder kaum hören, weil z.B. der Magen grummelt oder – am häufigsten – das eigene Herz plötzlich so laut wahrnehmbar ist, dass es die Atemgeräusche übertönt. Häufig spüren die KlientInnen, dass in der Achtsamkeit des Atemhörens auch hier eine Weisheit liegt, z.B. die Weisheit, dass das Herz sehr beschäftigt ist, sehr laut ist und gehört werden möchte.

Aus dem Lauschen der Atemgeräusche kann sich ein Spiel ergeben, in dem wir auffordern, diese Geräusche lauter werden zu lassen und variantenreicher:

„Spielt nun mit den Atemgeräuschen, die ihr hört, probiert Varianten. Lasst sie lauter oder leiser werden, lauscht der Klangpalette eures Atems ...
Probiert nun Geräusche, indem ihr durch die Nase ausatmet ...
Probiert nun Geräusche, indem ihr durch die Nase einatmet ...
Probiert nun Geräusche, indem ihr durch den Mund ausatmet ...

Probiert nun Geräusche, indem ihr durch den Mund einatmet ...
Probiert nun Geräusche aller Art, egal ob durch den Mund oder durch die Nase, egal ob beim Einatmen oder Ausatmen, probiert Tiergeräusche, probiert anständige und unanständige Geräusche, verliebte und zornige, lasst euren Atem auf unterschiedliche Weise erklingen."

Zumeist entsteht in Gruppen eine lebhafte Atmosphäre. Manchmal tritt auch Scham neben spielerischer Lust auf, Kindheitserinnerungen können wach werden, verbunden mit unterschiedlichen Gefühlen oder Stimmungen.

In der Einzeltherapie ergibt sich die Arbeit in der Verbindung von Atem und Stimme aus den Themen, die die KlientInnen mitbringen. Eine Klientin hatte darüber geklagt, dass in ihr „viel los" sei, dass sie aber nicht wisse, was. Auf hier nicht näher zu beschreibenden Wegen war sie dahinter gekommen, dass sie einen Spiegel für ihr Herz suchte. Sie bekam von anderen Menschen häufig Rückmeldungen bezüglich ihres Verstandes, aber nicht bzw. zu selten zu dem, was ihr Herz bewegte. Und wenn sie eine Rückmeldung bekam, verschloss sich ihr Hals, sie fühlte sich leer und taub. Sie suchte nach einer Verbindung zwischen Innen und Außen, zwischen ihrem Herzen und anderen Menschen. Der Therapeut schlug ihr ein Experiment vor:

„Ich schlage ihnen einen Weg vor, wie Sie aus Ihrem Herzen über Ihren Atem einen Klang entstehen lassen können. Was für ein Klang das sein wird, weiß ich nicht. Lassen Sie sich von Ihrem Atem und von Ihrem Herzen überraschen."

Die Klientin stimmte zu. Der Therapeut bat sie, aufzustehen und auf ihren Atem zu achten. Die Klientin tat dies.

„Legen Sie nun eine Hand oder beide Hände auf Ihr Herz und lauschen Sie weiter Ihrem Atem."

Die Klientin legte ihre rechte Hand auf ihr Herz und atmete weiter. Der Atem war sehr aufgeregt, stockte immer wieder und floss dann weiter. Der Therapeut stand ca. zwei Meter von ihr entfernt und fragte die Klientin:

„Stehe ich hier richtig oder möchten Sie mich an einem anderen Platz?"

„Da sind Sie zu weit weg. Kommen Sie bitte näher an mich heran. Hier so neben mich, ein bisschen hinter mich."

Der Therapeut stellte sich an den gewünschten Platz. Er begleitete mit seinem Atem den Atem der Klientin und versuchte sich auf ihren Atem einzustellen, der nun allmählich ruhiger wurde.

„Nun bitte ich Sie, sich auf Ihr Ausatmen zu konzentrieren. Nehmen Sie wahr, wie Ihr Ausatmen beginnt, wie es sich weiterentwickelt, wie es endet ... Sie brauchen nichts zu verändern, es gibt kein Richtig und kein Falsch, nehmen Sie nur wahr, seien Sie achtsam für Ihr Ausatmen ..."

Und nach einiger Zeit:

„Begleiten Sie nun Ihr Ausatmen mit einem Summen. Lassen Sie sich überraschen, welcher Klang entsteht, welche Töne kommen. Sie halten eine Hand auf Ihr Herz, Ihr Atem berührt Ihr Herz, Ihr Atem fließt aus Ihnen heraus und so fließt auch etwas aus Ihrem Herzen heraus, lassen Sie es hörbar werden, indem Sie Ihr Ausatmen mit einem Summen begleiten."

Die Klientin begann zu summen, erst verhalten, dann immer hörbarer und deutlicher. Nach einigen Ausatemzügen bat der Therapeut:

„Und nun bitte ich Sie während des Ausatmens und des Summens allmählich den Mund zu öffnen und daraus einen Atemklang entstehen zu lassen. Lassen Sie sich auch hier überraschen, welcher Klang entstehen möchte, vertrauen Sie auf Ihren Atem, vertrauen Sie auf Ihr Herz, vertrauen Sie auf die Klänge, die in Ihnen sind."

Die Klientin folgte diesem Wunsch. Es entstanden hauchzarte Töne, die auf den Therapeuten und die Klientin, wie sie später sagte, scheu und kindlich wirkten. Die Klientin musste weinen, als sie diese Klänge hörte. Irgendwann stockte ihr der Atem und sie folgte ihrem alten Muster, in die Starre und die Leere zu gehen. Doch der Therapeut, der neben ihr stand, ermutigte sie mit seinem Atem und den Worten:

„Atmen Sie bitte weiter, lassen Sie erklingen, was erklingen möchte."

Das Herz, das wenig gespiegelt worden war, das Herz, das wenig sprechen konnte, das Herz, das wenig Ermunterung erfahren hatte, wurde hörbar. Es fand über den Atem seine Stimme, eine zarte und scheue Stimme, ungewohnt, sich in die Welt hinaus tastend.

Auf solche Weise kann der Weg vom Atem in die Stimme zu einem Weg vom Herzen in die Stimme werden. Jedes Mal, wenn dieser Weg in der Einzeltherapie beschritten wird, ertönt Wahrheit. Wie immer in der Atemarbeit führt die Achtsamkeit für den Atem und dessen Klänge zu dem Wesentlichen, zu dem, was vielleicht verborgen war, zu dem, was zu kurz gekommen ist, zu dem, was als wahrhaftes Erleben hörbar und sichtbar werden möchte. Dabei können die KlientInnen unterschiedliche Qualitäten ihres Atems wahrnehmen und diese über sein Stimmhaft-Werden hören. Mit diesem Aspekt kann in der Einzel- und Gruppenarbeit auch gesondert gearbeitet werden, teilweise spielerisch. Ein Beispiel aus der Gruppenarbeit:

„Ich bitte euch ein Experiment zu wagen, mit eurem Atem und eurer Stimme. Wenn Menschen atmen und ihrem Atem lauschen und ihren Atem hörbar werden lassen, ertönen immer unterschiedliche Qualitäten des Erlebens. Ich werde euch nun solche Qualitäten als Themen vorgeben und bitte euch auszuwählen, welches Thema euch hier und jetzt interessiert."

Der Gruppenleiter oder die Gruppenleiterin hängt Zettel in unterschiedliche Ecken des Raumes mit Themen, von denen sie oder er vermutet, dass sie in der Gruppe gerade von Interesse sind. Zum Beispiel: „Der Atem der Leidenschaftlichkeit", „Der Atem der Zärtlichkeit", „Der Atem des gerechten Kampfes", „Der Atem der Lust und Fülle", „Der Atem der Gelassenheit", „Der Atem des Eigensinns" oder „Der Atem der Unverschämtheit". Die GruppenteilnehmerInnen treffen sich in der Nähe des Zettels mit dem Thema, das sie gerade besonders neugierig macht, und bilden somit Kleingruppen.

„Ihr habt nun in der kleinen Gruppe jeweils eine halbe Stunde Zeit, euch mit diesem Thema zu beschäftigen. Beginnt damit, dass ihr, jede und jeder für sich, euren Atem der jeweiligen Qualität ausprobiert und anschließend dazu den anderen aus der Gruppe etwas mitteilt. Versucht dann als zweiten Schritt, diesen Atem z.B. der Leidenschaft hörbar werden zu lassen, nutzt dazu eure Stimme oder ein Instrument. Sucht dann als dritten Schritt eine Form oder legt den Einstieg in eine Improvisation fest, mit der ihr diese Klänge gemeinsam in irgendeiner Art und Weise den anderen mitteilen könnt."

Anschließend werden „Sessions" von den jeweiligen Gruppen für die anderen dargeboten.

13.3 Atem-Rhythmen

Der Herzrhythmus und der Atemrhythmus sind zwei Rhythmen, die jedem Menschen körperlich eigen sind. Der Atemrhythmus ist jedem Menschen zugänglich, jede Atem-Achtsamkeit schenkt auch dem Atemrhythmus Aufmerksamkeit. Musikalisch kann der Atemrhythmus in zweierlei Weise betont werden:

„Achtet auf euren Atem, nehmt das Einatmen wahr und das Ausatmen ...
Lauscht dem Rhythmus eures Atmens ...
Achtet besonders auf den Wendepunkt zwischen dem Ausatmen und dem Wieder-Einatmen, macht dort vielleicht eine kleine Pause – vielleicht habt ihr das Bild, dass euer Atem in ein Tal fließt und von dort aus sich wieder erhebt – ganz gleich, welche Vorstellung ihr habt, ganz gleich, wie ihr diesen Wendepunkt wahrnehmt, schenkt ihm eure Aufmerksamkeit ...
Macht nun jeweils am Wendepunkt zwischen dem Ausatmen und dem Wiedereinatmen ein Geräusch, einen Klang, indem ihr z.B. mit euren Händen klatscht oder auf euren Körper oder auf den Boden trommelt oder ihn mit einem Instrument erzeugt ...
Lauscht diesem Klang, dem Klang eures Atemrhythmus ..."

Die andere Möglichkeit, diese Einheit anzuleiten, beginnt genauso und fährt dann fort:

„Lauscht nun den beiden Wendepunkten eures Atmens, dem zwischen dem Einatmen und dem Ausatmen und dem zwischen dem Ausatmen und dem Einatmen ...
Gebt diesen beiden Wendepunkten einen Ton, indem ihr mit den Händen klatscht oder trommelt oder mit einem Musikinstrument einen Ton erzeugt ...
Lauscht dem Rhythmus eures Atems ..."
Bei dieser Möglichkeit haben meistens die beiden Töne unterschiedliche Klangfarben und Dynamik. An dieser Stelle liegen die Fragen nahe:

„Wie erlebst du deinen Atemrhythmus? Welche Bilder, welche Assoziationen ruft er bei dir hervor?"
„Was hat dieser Rhythmus mit dem Rhythmus deines Lebens zu tun? Ist er Teil deines Lebens oder gehört er eher zur Wunschseite?"

In der Einzeltherapie führt die Arbeit mit dem Atemrhythmus zumeist zu einer Zentrierung, zu einer Achtsamkeit nach Innen. Rhythmen bestimmen unser Leben, werden zum Teil unseres Lebens. Auch der Atemrhythmus, der ja nicht statisch ist und sich je nach Lebensbedingungen verändert, ist Teil der Lebensrhythmen und regt an, über die verschiedenen Rhythmen nachzudenken, Probleme zu erkunden, Wünsche wahrzunehmen und dergleichen mehr.

Der eigene Atemrhythmus einer Klientin oder eines Klienten kann auch Auftakt für einen musikalischen Dialog zwischen Therapeut/Therapeutin und Klient/Klientin werden. In der beschriebenen Weise lässt die Klientin oder der Klient den eigenen Atemrhythmus ertönen. Der Therapeut bzw. die Therapeutin lässt dies auf sich wirken, spielt Töne dazu, „klingt sich ein". Die Klientin oder der Klient kann das zum Anlass nehmen, ihre Töne zu variieren, die wiederum Resonanz bei der Therapeutin oder dem Therapeuten finden, so dass eine gemeinsame Improvisation entsteht.

In der Gruppe ist es für viele Menschen eine besondere Erfahrung, wenn der eigene Atemrhythmus Grundlage einer gemeinsamen Gruppenimprovisation wird, wenn andere Menschen sich (musikalisch) auf den eigenen Atemrhythmus einstellen, ihn ernst nehmen, ihn zum Ausgangspunkt ihrer eigenen Klänge machen:

„Eine oder einer von euch lässt den eigenen Atemrhythmus erklingen ...

Fahre damit fort, während die anderen diesen Atemrhythmus auf sich wirken lassen und darauf achten, welche Resonanzen er in ihnen hervorruft. Lasst nun aus diesen Resonanzen und aus den Wirkungen des Atemrhythmus, den ihr hört, Impulse entstehen, musikalische Impulse, und lasst diese erklingen ...

Nun lasst daraus eine gemeinsame Improvisation entstehen, diejenige oder derjenige von euch, die mit ihrem oder seinem Atemrhythmus den Anfang gemacht hat, kann seinen oder ihren Rhythmus beibehalten, kann aber auch freier spielen und dem folgen, was nun entstehen möchte, unabhängig davon, ob dies noch mit dem Rhythmus des Atems etwas zu tun hat. Der Atemrhythmus ist indirekt Grundlage des gesamten Spiels. Improvisiert ..."

14

Aktives Symbolisieren

14.1 Symbole und Symbolisieren in der Musiktherapie

Symbole sind Zeichen, Gegenstände oder Sinnbilder, die ihre Bedeutung über den Moment und über die konkrete Situation hinaus innehaben. Zumeist sind es Kennzeichnen oder Erkennungszeichen wie z.B. das Kreuz des Christentums. In unserer Zivilisation werden aus Symbolen häufig Markenzeichen, der Stern von Bethlehem ist mittlerweile vielleicht weniger bekannt als der Mercedes-Stern als Statussymbol für Wohlstand und Erfolg. Viele Gegenstände können Symbole sein, z.B. der Ehering als Zeichen der Verbundenheit zweier Menschen, die sie sich zumindest einmal versprochen haben.

Auch in der Musik gibt es Symbole. Das ta-ta-ta-taaa eröffnet nicht nur eine Sinfonie, sondern steht für Beethoven, ja für Klassik. Oder denken wir an die Erkennungsmelodien von „Bonanza", von „Spiel mir das Lied vom Tod", des „Tatorts", der „Tagesschau", der Eurovision oder an die Nationalhymne: Alle bislang genannten musikalischen und anderen Symbole, vom Ehering bis zur Nationalhymne, haben gemeinsam, dass sie Bedeutung für viele Personen, ja für ganze Kulturen haben. Welche konkrete Bedeutung der einzelne Mensch ihnen gibt, ist unterschiedlich. Der Ehering kann für den einen Glück und Liebe symbolisieren, für den anderen Unterdrückung und Gefängnis. Die Erkennungsmelodie von „Bonanza" symbolisiert für viele Menschen Kindheit und 60er-Jahre. „Spiel mir das Lied vom Tod" mag ein Symbol sein für tiefes Entsetzen oder verliebtes Händchenhalten im Kino, die Erkennungsmelodie des „Tatorts" für einen gemütlichen Sonntagabend oder die Einsamkeit. Die Nationalhymne kann Stolz oder Heimatgefühle oder Ekel und Schuldgefühle hervorrufen oder belanglos sein. Wenn solche Symbole in der therapeutischen Arbeit auftauchen, gilt es, die individuelle Bedeutung herauszufinden, die das jeweilige Symbol für die Klientin oder den Klienten hat. Dies möchten wir an dieser Stelle ausdrücklich betonen, denn uns scheint besonders bei der Beschäftigung mit Symbolen, die einen hohen Verbreitungsgrad haben, die Gefahr zu lauern, dass Menschen mit großer Selbstverständlichkeit davon ausgehen, dass sie das Gleiche meinen, hören und empfinden wie andere bzw. dass andere das Gleiche meinen, hören und empfinden wie sie selbst.

Es gibt auch Symbole, die von vorneherein und ganz deutlich nur für eine bestimmte Person Bedeutung haben können und sollen. So der Talisman der Freundin, den man in der Tasche trägt, oder das Schmuckstück, das man vom Geliebten erhalten hat. Im Kapitel „Die musikalische Biografie" (s. Kap. I 2) sind mehrere Beispiele aufgeführt, welche Bedeutungen Musikstücke oder Lieder für Menschen haben können. Auch in der Arbeit mit traumatisierten Menschen erfahren wir oft, dass bestimmte Klänge oder Geräusche Symbole für Bedrohung, Todesangst, Ohnmacht o. Ä. sind und Auslöser von Flashbacks, erlebten Wiederholungen traumatischer Erfahrungen, sein können. Werden musikalische Symbole eines Klienten oder einer Klientin im therapeutischen Prozess hörbar, heißt es, sie ernst zu nehmen und näher zu erkunden. Häufig weist die Existenz eines musikalischen Symbols auf einen bedeutenden Lebensabschnitt oder auf Szenen im Leben der Klientin oder des Klienten hin, die nachhaltig wirken und Leiden hervorrufen oder verstärken. Hier ist es notwendig, den Kontext zu erkunden, das Feld, in dem das Symbol entstanden ist, wieder lebendig werden zu lassen und aus diesem Erleben heraus Veränderungen des Erlebens und Handelns zu suchen.

In der musikalischen Improvisation hören TherapeutInnen und manchmal auch KlientInnen, dass sich bestimmte Themen oder andere Klangfolgen wiederholen (s. Kap. II 5.1). Ein solches Thema kann auf vieles verweisen, es kann auch ein musikalisches Symbol sein. Ein Klient spielte in seinen Improvisationen, die er gerne am Klavier vornahm, häufig die Tonfolge c d e g g. Ihm selbst fiel es nicht auf. Als der Therapeut ihm dieses Motiv spiegelte, meinte er: „Ja, das kenne ich, das ist mir vertraut." Der Therapeut bat ihn, nur dieses Motiv zu spielen, es mehrmals zu wiederholen, vielleicht verschiedene Rhythmen, Phrasen, Oktavensprünge und Tempi auszuprobieren. Er spielte, er probierte und blieb schließlich dabei, mit der rechten Hand diese Tonfolge zu wiederholen, wieder und immer wieder, wie in Trance. Dabei veränderte sich sein Gesichtsausdruck, er wurde blasser, die Augen schauten ins Leere. Der Therapeut vermutete, dass im Klienten eine andere Zeit seines Lebens lebendig geworden war und fragte: „Wie alt sind Sie jetzt?" Der Klient sagte: „Sieben Jahre, acht Jahre, elf Jahre, vielleicht auch jünger, fünf Jahre, drei Jahre …", und er spielte sein Tonfolge weiter.

Plötzlich unterbrach er, klappte den Klavierdeckel zu und trommelte mit seinen Fingern den gleichen Rhythmus, in dem er eben seine Tonfolge gespielt hatte. Zeigefinger c, Mittelfinger d, Ringfinger e – dann mit dem Zeigefinger zwei mal g. Und wieder und wieder und wieder.

Er schaute auf und sagte: „Jetzt weiß ich es. So habe ich immer mit den Fingern getrommelt, wenn ich mich als Kind beruhigen wollte. Ich war sehr unruhig und habe mich aufgeregt und bekam dafür ständig eins auf den Kopf. Allen Menschen fiel ich auf den Wecker, also riss ich mich zusammen. Die Unruhe blieb in den Fingern, blieb in der rechten Hand." Die Tonfolge war Symbol für diese Zeit, war Ausdruck seiner Unruhe, symbolisierte seine Bemühungen, diese Unruhe bzw. die Folgen dieser Unruhe zu bewältigen.

Wir beschäftigen uns nicht nur mit Symbolen, die in der Musiktherapie auftauchen, sondern unterstützen KlientInnen darin, ihre eigenen Symbole zu schaffen. Symbole sind nicht natürlich vorgegeben, sind nicht genetisch angelegt, sondern von Menschen geschaffen worden,

um Bedeutsamkeiten ihres Lebens zu ordnen. Also können Menschen ihre eigenen Symbole schaffen. Sie tun dies im Alltag, warum nicht auch in der Therapie. Einige Beispiele:
– Eine Klientin schuf einen „Angstverscheucher". Sie spannte die Lippen so an, dass der Mund nur noch leicht geöffnet war und stieß zwischen den Lippen einen Ton hervor, der zwischen einem Fauchen und einem Pfeifen lag. Sie entdeckte diesen Ton, als sie danach suchte, was ihr gegen ihre Angst helfen könne, nicht nur in der Therapie, sondern auch im Alltag. Später erzählte sie: „Den Angstverscheucher benutze ich überall. Ich kann ihn sehr laut für mich machen und ich kann ihn im Supermarkt, wenn mir jemand begegnet, vor dem ich Angst habe, so leise von mir geben, dass ihn außer mir niemand hört."
– Eine andere Klientin „vergaß" immer wieder ihre Sehnsucht. Die Therapeutin bat sie, ein Lied oder ein Musikstück herauszusuchen, das sie an ihre Sehnsucht erinnern könne, und dies zur nächsten Therapiestunde mitzubringen. Zur nächsten Sitzung erschien sie mit einem Lied („Fallin" von Alicia Keys), das zum Symbol ihrer Sehnsucht wurde. Sie hatte es auf Kassette im Auto immer dabei, in der Wohnung lag es neben ihrem CD-Player.
– Ein Klient hatte auf dem Klavier in einem langen musiktherapeutischen Prozess seinen eigensinnigen Ton herausgefunden, der zwischen dem hohen Ton, Symbol für seine Mutter, und dem tiefen Ton, Symbol für seinen Vater, lag. Um sich diesen eigenen Ton symbolisch zu sichern, um nicht wieder im Alltag innerlich zwischen den Tönen seiner Eltern unterzugehen, wählte er sorgfältigen einen Stein aus unserem Angebot aus, um ihn mitzunehmen und bei sich zu tragen. Er schwor „Stein auf Bein", dass diesem Stein sein Ton innewohnte.
– Schutzengel haben unserer Erfahrung nach eine hohe symbolische und therapeutische Kraft. KlientInnen nutzen ein schier unerschöpfliches Potenzial, um sie zum Klingen zu bringen. Nicht nur Kalimba, Rainmaker, Trillerpfeifen, Tanzrasseln und Fußschellen, Saiteninstrumente, Barchimas und Glockenspiele werden gewählt. Über alle Arten von Instrumenten und über die eigene Stimme hinaus regt dieses Sinnbild viele dazu an, Materialien mit bestimmten Klangqualitäten auszusuchen oder sich Klangkörper selbst zu basteln: knisterndes Papier unterschiedlicher Art und Stärke, Stoffe, die aneinander gerieben oder an der Wand entlang gezogen werden, Wasser, das in Schwingungen gebracht wird. Körperklänge sind sehr beliebt, weil man sie jederzeit „bei sich hat", so wie man den Schutzengel jederzeit bei sich haben möchte, z.B. den Körperklang, der zu hören ist, wenn man mit den Füßen über den Boden gleitet oder aufstampft, wenn man sich mit der Hand fest über den Nacken streift oder die Hand vor den Mund hält und kräftig dagegen atmet.
– Sehr gerne nutzen wir das Sinnbild der Zauberflöte (s. a. Kap. II 3.2.8). Sie wurde Mozarts Opernhelden geschenkt, um ihn zu begleiten und zu unterstützen. Wenn wir KlientInnen fragen, was *ihre* Zauberflöte sein könne, greifen sie nur selten zur Flöte, meistens zu anderen Instrumenten, oft nutzen sie auch die Stimme. Immer regen wir an, einen eigenen Klang, eine eigene Melodie zu finden, die sie persönlich und individuell unterstützen und bei den Herausforderungen, die vor ihnen stehen, begleiten kann.

14.2 Heilgesänge und -lieder

Eine besondere Form aktiven Symbolisierens in der Musiktherapie sind Heilgesänge. Gesänge, die auf eine heilende Wirkung abzielen, gibt es vermutlich schon so lange, wie Menschen singen. Es gibt eine jahrhunderte-, vielleicht jahrtausendelange reichhaltige Tradition indianischer, schamanischer und sakraler Heilgesänge, deren Überreste sich in den Liturgien des Christentums und anderer Religionen wieder finden.

Der Kern des Heilgesangs besteht in dem Bemühen, manchmal auch Versprechen, über das Singen bestimmter Melodien und Texte konkrete heilende Wirkungen hervorzurufen. Die Form des Singens ist unterschiedlich. Sehr verbreitet sind gemeinsame Gesänge, daneben gibt es Sologesänge von Heilern, weniger verbreitet auch von Kranken. Es gibt ferner die Tradition des Besingens, in der gerichtet auf eine Person, die der Heilung bedarf, gesungen wird. Häufig wird die heilende Wirkung des Gesanges über die Anrufung höherer Mächte angestrebt.

Heilgesänge als Methode des aktiven Symbolisierens, so wie wir sie im Folgenden vorstellen wollen, sind nicht religiös. Religiöse Auffassungen der TherapeutInnen, die gebunden sind an eine bestimmte Glaubensgemeinschaft, dürfen unserer Meinung nach nicht Gegenstand und Inhalt musiktherapeutischen Handelns sein. Selbstverständlich aber können und sollen, manchmal sogar müssen religiöse und spirituelle Themen Gegenstand und Inhalt der therapeutischen Prozesse sein, wenn KlientInnen sie einbringen, sei es als Faktor des Leidens oder als Ressource, die Heilung unterstützen kann. Insofern sind die Heilgesänge, von denen wir hier sprechen, nicht religiös, können aber individuell religiös bzw. spirituell gefüllt werden. Heilgesänge in unserem Sinne haben auch nichts gemein mit einer therapeutischen Hausapotheke: Man nehme diesen Gesang gegen Bulimie und jenen gegen Angststörungen ... Heilgesänge sind ein Weg, auf dem KlientInnen klangliche Ausdrucksformen finden und entwickeln können, die sie über den therapeutischen Rahmen hinaus nutzen und die nachhaltige heilende Effekte bewirken können.

Aus der Vielfalt der Möglichkeiten, Heilgesänge musiktherapeutisch einzusetzen, wollen wir fünf kurz vorstellen:
– Eine Klientin leidet an chronischen Schmerzen vor allem in den Schultergelenken. Sie hat Wege der Atementspannung ausprobiert, die ihr gut tun und schmerzreduzierend wirken. Sie liegt auf dem Rücken und entspannt mit jedem Ausatemzug ihre Körpergelenke nacheinander ein wenig mehr. Zur Vertiefung lässt sie ab und zu einen Heilgesang entstehen. Dazu horcht sie während des Entspannungsprozesses nach innen und versucht, ihren besonderen Ort der Kraft, wie sie ihn bezeichnet, zu erkennen. (Manche nennen ihn auch den Ort der Heilung oder finden ähnliche für sie passende Begriffe. Manche nehmen ihn unmittelbar als Klangquelle wahr, andere eher als Bild.) Aus diesem Ort lässt sie nun einen Klang entstehen und wiederholt ihn immer wieder und wieder langsam im Rhythmus des

Atmens. Nun entwickelt sich aus diesem Ton ein Wort oder ein Satz, den die Frau wiederholt singt.

Hier entsteht ein Heilgesang aus der Körperentspannung und Körperwahrnehmung. KlientInnen, die diesen Weg wählen, finden nach zweimaligem oder dreimaligem Durchgang zumeist einige eigene Schlüsselworte oder Schlüsselsätze, auf die sie bei späteren Heilgesängen zurückgreifen können.

– Fast jeder Mensch hat in seiner musikalischen Biografie Lieder gehört, die auf ihn heilend und zumindest lindernd gewirkt haben. Vielleicht hat die Mutter zur Linderung und zum Trost das Kinderlied „Heile, heile Gänschen" vorgesungen oder das gemeinsam gesungene Kirchenlied „Eine feste Burg ist unser Gott" gab Kraft und Zuversicht. In der musikbiografischen Arbeit können solche Ressourcen erschlossen werden und teilweise wiederentdeckt werden. Zahlreiche KlientInnen sind von den nachhaltigen Wirkungen überrascht, wenn solche Lieder durch den Therapeuten oder die Therapeutin gesungen werden oder wenn sie selbst solche verschütteten musikalische Erinnerungen wiederbeleben.

– Der dritte Weg des Heilgesangs besteht darin, Helfer zu schaffen, die musizieren. Ein Beispiel aus einer Gruppenarbeit:

„Stellt euch vor, ihr habt einen persönlichen Helfer oder eine Helferin. Ich z. B. denke an den kleinen Helfer von Daniel Düsentrieb. Vielleicht kennen einige von euch diese Micky-Mouse-Figuren? Daniel Düsentrieb war jedenfalls Ingenieur und sein kleiner Helfer versuchte, seine Pannen und Verrücktheiten im Zaum zu halten oder zu reparieren. Wie eure Helferfigur aussieht und wofür ihr sie braucht, könnt nur ihr wissen: Vielleicht ist sie groß oder klein …, vielleicht liegt sie, geht sie, kniet sie …, vielleicht ist sie ein Mensch, ein Tier oder eine Fantasiefigur …

Stellt sie euch vor, malt sie euch innerlich aus …

Dann horcht auf diese Helferfigur, wie sie Musik macht, wie sie für euch musiziert. Vielleicht singt sie, vielleicht spielt sie auf einem Instrument, vielleicht beides …

Horcht so gut hin, dass ihr das, was sie singt oder musiziert, erfassen könnt und in euch aufnehmt …

Sucht euch nun einen Ort, an dem ihr selbst die Klänge eurer Helferfigur erklingen lasst …"

Anschließend kann man eine andere Person aus der Gruppe bitten – oder sich in der Einzeltherapie als Therapeut oder Therapeutin selbst anbieten – die Klänge der Helferfigur dann für die oder den anderen singend zu spiegeln und damit eine konkrete Helferfigur zu sein. Die Wirkung dieser Heilgesänge liegt dann in ihrem Hörbar- und Erhörtwerden, in der heilenden Resonanz zweier Menschen.

– Ein Klient litt unter großen Ängsten, die ihn beunruhigten und in denen er sich über längere Zeiträume verfing. Er begann zu singen: „Ich brauche keine Angst zu haben." Später änderte er den Satz in: „Ich bin groß und kräftig." Diesen Satz sang er vor sich hin, so, wie Kinder im Wald pfeifen, um die Angst zu vertreiben. Er sang ihn nicht einmal, sondern mehrmals und er erzählte: „Wenn ich das mindestens zehn Minuten lang singe, dann helfe ich mir, dann geht meine Angst weg. Zumindest verzieht sie sich in den Hintergrund und ich kann mich wieder orientieren und ausatmen und schauen, was ich brauche und was mir gut tut."

Ein solches Vertrauen in die Wirkungskraft seines gesungenen Satzes erinnert an Mantras, also bestimmte tibetanische Liedzeilen, die wiederholt gesungen werden. Hier ist es nicht so sehr der Text (der nicht unwichtig ist, dem aber an dieser Stelle keine mystische Bedeutung zukommt), sondern die Wiederholung und der Trost, der im laut werdenden Wiederholen enthalten ist.

- Die letzte wichtige und häufige Form sind Reinigungsgesänge. Sie sind in der Musiktherapie besonders dann notwendig, wenn Menschen sich z. B. durch Erfahrungen des Missbraucht-Werdens (nicht nur körperlich, sondern auch emotional oder geistig) und der sexuellen Gewalt, des Ausgeliefertseins und der Fremdbestimmung verunreinigt, beschmutzt oder vergiftet fühlen. „Singe für dich und vor dich hin und reinige und wasche dich mit deinem Gesang.", oder: „Dusche dich mit deiner Stimme.", sind Aufforderungen, die vielleicht zunächst etwas absurd oder verrückt klingen, aber die erstaunlichsten Klänge und Wirkungen der Selbsthilfe hervorrufen.

Wenn die Not nicht so groß ist und eher die Lust am Sich-Reinigen im Vordergrund steht oder KlientInnen etwas Altes abstreifen, sich wie eine Schlange „häuten" wollen, damit etwas Neues entstehen kann, dann birgt die folgende Variante des Reinigungsrituals und -gesangs gute Chancen:

Man kann sich selbst oder die Körperperipherie abstreifen, abrubbeln, abkribbeln, abreiben oder andere TeilnehmerInnen einer Gruppe – so wenig oder so viel, wie man möchte – bitten, das zu tun. Entscheidend ist, dass die andere Person oder die anderen Personen währenddessen singen.

15

Wort und Klang

15.1 Der Klang der Sprache

Nehmen Sie, wenn Sie mögen, Ihr Lieblingsgedicht und lesen Sie es sich laut vor. Lauschen Sie dem Klang der Sprache. Ihnen wird vermutlich auffallen, dass diesem Text ein eigener Klang, vielleicht eine Melodie, ein Rhythmus innewohnt. Lyrik ist in unseren Ohren klingende Sprache. Lyrik spielt mit den Wortbedeutungen, mit grammatikalischen Sinnzusammenhängen, spielt aber auch mit den klanglichen Qualitäten der Wörter und Wortzusammenhänge – kurz: Lyrik komponiert Sprache.

Wer dies überprüfen möchte, kann für sich selbst oder mit TeilnehmerInnen einer Gruppe folgendes Experiment durchführen:

„Suchen Sie ein Gedicht oder eine Gedichtzeile aus, die Ihnen etwas Besonderes bedeutet. Vielleicht weist dieses Gedicht auf ein Gefühl hin, das für Sie gerade wichtig ist, oder auf eine Lebenserfahrung, die in Ihnen nachhallt.

Lesen Sie dieses Gedicht mehrmals laut vor und lauschen Sie dem Klang des Vorgelesenen …

Und begleiten Sie jetzt den Text mit einem Rhythmusinstrument …

Nun versuchen Sie, diesen Text zu singen, ihm eine Melodie zu geben …

Spielen Sie mit diesem Text musikalisch, versuchen Sie ihn musikalisch auszudrücken, ganz gleich, ob sie dabei die Worte begleiten oder mittlerweile den Text hinter sich lassen und nur das Klangbild, die klangliche Essenz des Gedichtes oder der Gedichtzeile vertonen."

In der Therapie bilden weniger Gedichtzeilen oder andere lyrische Texte den Ausgangspunkt eines ähnlichen Experimentes, sondern eher ein eigener Text bzw. Bedeutungssätze einer Klientin oder eines Klienten. Unter Bedeutungssätzen verstehen wir, wie die Bezeichnung sagt, Sätze, die im Gespräch eines Klienten oder einer Klientin als bedeutungsvoll hervorstechen. Häufig sind das das Leben grundsätzlich bestimmende Sätze wie z. B.: „Immer komme ich zu kurz.", „Ich habe ja nie eine Chance.", oder „Immer ich. Ich bin immer schuld." Oder es handelt sich um Sätze der Selbstabwertung wie: „Immer mache ich alles falsch", „Ich bin im Grunde ein Versager.", oder „… eine Mogelpackung" oder „… eine Zumutung" oder „wäre besser gar nicht geboren". Diese Sätze zu verklanglichen und damit hervorzuheben, herauszuheben aus ihrer selbstverständlichen und unüberprüften Existenz, ist oft ein Anfang, ihnen an Bedeutungskraft zu nehmen oder sie zumindest zu relativieren. Oft reicht es nicht, wenn KlientInnen bestimmte Aussagen für sich als falsch erkennen, es braucht das Gegenteil, die Gegenformulierung. Deshalb arbeiten wir häufig damit, dass wir die KlientInnen bitten, zu solchen Sätzen Gegen-Sätze zu bilden, individuelle Sätze, die auf diese negativen Bedeutungssätze antworten. Solche Gegenteilsätze können z.B. sein: „Ich habe das Recht geliebt zu werden.", „Ich bin daran schuld, dass …, aber ich bin nicht daran schuld, dass …" oder „Ich habe Mut." Einen solchen Gegenteilsatz zu formulieren, fällt vielen KlientInnen schwer. Noch schwerer fällt es ihnen, diesen Satz auch laut auszusprechen. Ist diese Hürde erst einmal genommen, hilft es häufig, diesen Satz auch durchzukauen, ihn zu singen, ihn zu rhythmisieren, ihn in verschiedenen Tonhöhen und Lautstärken auszusprechen etc. Dadurch wird der Satz angeeignet, erhält er eine eigene Färbung.

Der Klang der Sprache kann von großer Bedeutung für den therapeutischen Prozess sein, auch ohne dass Sätze oder Textbestandteile Ausgangspunkt sind. „Jede Stimme ist einzigartig in ihrer Zusammensetzung und Nutzung der musikalischen Bausteine:
- Der Rhythmus, in dem eine Stimme spricht, das Pausieren oder Fließen der Stimme, ihre Abruptheit und ihre großen Bögen.
- Die Dynamik, mit der eine Stimme spricht, die Zurückgenommenheit oder Vordergründigkeit der Stimme, ihr Poltern, Bellen, Lärmen oder ihr Wispern, ihre Verhaltenheit, ihre Zärtlichkeit.
- Der Klang, die Fülle oder Enge, Dichte oder Dünnheit, mit der eine Stimme immer auch Nähe oder Distanziertheit ausdrückt, ihre Dumpfheit oder Helligkeit, ihre Belegtheit oder Klarheit.
- Ihre Melodie, zwischen monotoner Rezitationsstimme oder in großen, dramatischen Melodiebögen sich entwickelnd, zwischen winzigen Ausschlägen nach oben und unten, in Höhen und Tiefen schwankend, zwischen Schlichtheit oder verzierender Überladenheit, dem ‚Pathos' einer Stimme." (Decker-Voigt 1999, S. 159)

Wenn wir KlientInnen zuhören, vernehmen wir nicht nur die Worte, sondern lauschen auch dem Klang ihrer Sprache und lassen ihn auf uns wirken. Die Unterschiede der Sprachklänge können frappierend sein. Auffallen kann z.B.:
- Ein Klient erzählt monoton im immer gleich bleibenden Rhythmus, ganz gleich ob es sich um eher belanglose Ereignisse handelt oder aufregende Dinge – im Klangbild der Sprache wird keine Gewichtung vorgenommen.
- Manche KlientInnen singen ihr gesprochenes Wort. Wenn man ihnen mit geschlossenen Augen lauscht, hört man Melodien unterschiedlichen Charakters, die differenzierte Reaktionen hervorrufen.
- Ein Klient nutzte die Lautstärke seiner Stimme als Barometer seines inneren Erlebens. Je aufregender es wurde, je mehr seine Erregung in die Höhe stieg, je mehr sein Herz betroffen wurde, desto leiser wurde er.
- Eine Klientin erzählte und erzählte, die Therapeutin vernahm vor allen Dingen die Kraft-

losigkeit im Klang ihrer Sprache. Diese rief stärkere Resonanzen in ihr hervor als die Wortaussagen. Als sie ihre Resonanz mitteilte und fragte: „Kann es sein, dass Sie keine Kraft mehr haben?", stimmte die Klientin zu. Ihre Hauptaussage bestand nicht in den Worten, sondern im Klang ihres Erzählens.
– Häufig fallen Diskrepanzen zwischen einem dramatischen Inhalt und einem monotonen, sachlichen Klangbild auf oder umgekehrt, zwischen relativ beiläufigen Geschehnissen, von denen erzählt wird, und einem Klangbild des Erzählens, das einer dramatischen Verdi-Oper entspricht.

Solche und viele andere Wahrnehmungen lassen nie konkrete Schlüsse in Bezug auf die KlientInnen zu, sie gehören aber zu den leiblichen Phänomenen, die seitens der MusiktherapeutInnen Beachtung finden sollten. Musiktherapie beginnt nicht erst, wenn Instrumente erklingen oder gesungen wird. Musiktherapie beginnt, wenn einer Sprache und ihren Klängen gelauscht wird und gleichzeitig den Resonanzen, die sich aus diesem Lauschen ergeben, Respekt erwiesen wird.

15.2 Vom Gespräch zum Musizieren

Bestandteil der Musiktherapie ist auch das Sprechen. Musiktherapie ist besonders geeignet, das Unsagbare hörbar werden zu lassen und das Unerhörte zu hören. Musiktherapie kann insbesondere Menschen erreichen, die sich sprachlich nicht oder nur beschränkt ausdrücken können. Und gleichzeitig ist es für die meisten KlientInnen wichtig, für das musizierend Erlebte auch Worte zu finden. Rosemarie Tüpker sagt deshalb zu Sprache und Musik: „Die musiktherapeutische Behandlung bedarf des Austausches von Musik und Sprache. (…) Musiktherapie ist daher kein ‚non-verbales Verfahren'." (Tüpker 1996, S. 228f) Und sie fügt hinzu, dass dies natürlich nur für die Arbeit mit den Menschen gilt, die nicht auf sprachliche Artikulation verzichten müssen.

Vor einigen Jahren haben wir von frisch ausgebildeten MusiktherapeutInnen die Klage gehört: „Wir kennen uns ganz gut damit aus, wie wir mit Klientinnen und Klienten Musik machen. Wir können uns auch mit Klientinnen und Klienten unterhalten. Aber an den Übergängen hapert es. Wie kommt man aus dem Gespräch ins Musizieren? Und wie redet man anschließend über das Musizierte?" Diese Klage hat uns deutlich gemacht, dass solche Übergänge nicht selbstverständlich sind, sondern der besonderen Beachtung und Übung bedürfen. Wir haben in diesem Buch an verschiedenen Stellen versucht, dem Rechnung zu tragen, und hoffen, sowohl in methodischer Hinsicht als auch in den Praxisbeispielen etliche Anregungen gegeben zu haben. Dennoch wollen wir hier einige zentrale Gesichtspunkte dieser Übergänge zusammenfassend darstellen. Ausdrücklich weisen wir hier noch einmal darauf hin, dass dem Gespräch, wie im vorherigen Kapitel beschrieben, schon Aspekte des Musizierens innewohnen, dass man Gesprächen auch klanglich lauschen kann, der eigenen Stimme und denen der anderen, dass also die Kluft zwischen dem Sprechen und dem Musizieren oft gar nicht so groß ist, wie angenommen wird.

Grob zusammengefasst praktizieren wir vier Hauptwege, um aus dem Gespräch ins Musizieren zu gelangen:
– Der erste Weg ist einfach: kein Gespräch, nur die Aufforderung oder Absprache zu musizieren. Mit manchen KlientInnen ist keine Möglichkeit der Verständigung gegeben, außer, dass man, wenn man sich begegnet, zu Musikinstrumenten greift und improvisiert. Mit anderen gibt es Vereinbarungen oder sind Rituale entstanden, etwa dass zu Beginn einer jeden therapeutischen Einheit gemeinsam musiziert wird und sich aus diesem gemeinsamen Musizieren Themen, Fragestellungen, Begegnungen etc. ergeben.
Häufig gibt es für die Aufforderung zur Improvisation, allein oder gemeinsam, einen Anlass. Ein Anlass muss noch kein Thema sein, ein Thema kann sich daraus ergeben. Ein Anlass kann sein: „Ich möchte, dass wir uns kennen lernen. Vielleicht machen wir dies, indem wir gemeinsam musizieren." In vielen Gruppen- oder Einzeltherapien ist die Improvisation der KlientInnen oder das gemeinsame Musizieren der KlientInnen und TherapeutInnen der gegebene Einstieg.
– Der zweite Weg ist der Weg über ein Thema (s. a. Kap. I 16.3). Ein Thema kann im musikalischen Ausdruck lebendig, erlebbar und veränderbar werden. Manchmal bringen KlientInnen ein Thema mit: „Ich habe mich tierisch über meinen Freund geärgert ..." – „Haben Sie Lust, diesen Ärger zu musizieren?" Oder ein Thema ergibt sich im Gespräch: ein Beziehungsproblem zur Therapeutin oder zum Therapeuten, ein altes Muster, ein verborgenes Gefühl, das hörbar werden möchte, usw. Fast alle methodischen Darlegungen in diesem Buch enthalten solche Beispiele. Ob dann eine freie Improvisation angeboten wird oder eine differenzierte Methode wie musikalisches Verraumen (s. Kap. I 7), ein musikalischer Dialog (s. Kap. I 12), ein Ständchen (s. Kap. 11), hängt vom Thema und dem konkreten Stellenwert innerhalb des therapeutischen Prozesses ab. Auch „kein Thema" kann ein musiktherapeutisches Thema sein. Eine Klientin kommt z. B. mürrisch in die Therapie. Auf die Frage, wie es ihr geht, zuckt sie mit den Schultern. Auf die Frage, ob sie ein Thema mitgebracht hat, schüttelt sie den Kopf. Auf die Frage, ob sie Lust hat zu musizieren, verneint sie. Die Therapeutin schlägt vor: „Gehen Sie zu den Musikinstrumenten und spielen Sie: Ich habe kein Thema und möchte gar nicht hier sein." Dieser Vorschlag ist für die Klientin so absurd und offensichtlich gleichzeitig so passend, dass sie lächeln muss, zur Concertina greift und loslegt.
– Der dritte Weg: Im Gespräch tauchen häufig Schattenthemen oder Themenschatten auf, auf die die TherapeutInnen hören und die sie ernst nehmen sollten. Werden sie von den KlientInnen musikalisch ausgedrückt und damit hörbar, stecken in ihnen wichtige Erlebnisqualitäten. Zum Beispiel reden KlientInnen manchmal davon, dass ihnen etwas „komisch" vorkommt oder dass etwas „in der Luft hängt". Oder die TherapeutInnen spüren eine Atmosphäre, eine nicht greifbare Stimmung. All solche vagen, zunächst nicht

konkretisierbaren leiblichen Regungen rufen für uns nach musikalischem Ausdruck. Das gilt auch für therapeutische Prozesse, in denen wir nur am Rande musiktherapeutisch und eher gestaltungs- oder tanztherapeutisch arbeiten. Auch dann ist die Musik, das Musizieren in den meisten Fällen das geeignete Mittel, die Stimmung, die Atmosphäre, die therapeutische Beziehung, das, was „komisch" ist, das „Nebelige" und „Diffuse" hörbar werden zu lassen. In diesem Prozess des Hörbar-Werdens konkretisiert es sich, verdichtet es sich zu Themen, zu Wünschen, zu Problemen, zu Beziehungsaspekten usw. Dann, wenn es konkretisiert ist, kann es auch in Zusammenhänge gestellt und verändernd angegangen werden.

– Der vierte Weg besteht im Aufgreifen von musikbezogenen Gesprächsfetzen. Unsere Sprache ist teilweise auditiv ausgerichtet. KlientInnen erwähnen: „Ich glaube, ich höre nicht richtig", oder erzählen, dass die Stimme der Mutter „bedrohlich" klang. Hier „haken" wir gerne ein und sagen: „Dann lassen Sie doch bitte einmal diesen Klang hörbar werden, wie klang die Stimme der Mutter?" Wenn ein Klient erzählt, er fühle sich „durchgeschüttelt", können wir ihn bitten, dieses Schütteln mit einem Schüttelinstrument erklingen zu lassen.

Der Boden für alle Wege, für alle Übergänge vom Gespräch ins musiktherapeutische Arbeiten, ist und bleibt, glauben wir, Interesse und Präsenz und der Leitspruch: Die Klientin/den Klienten ernst nehmen und sich selbst ernst nehmen, Mut zu unkonventionellen Wegen, zum Suchen und Ausprobieren, Vertrauen in die Resonanz und in die KlientInnenkompetenz – und Übung, Übung, Übung.

15.3 Vom Musizieren zum Reden

Die Anzahl der Möglichkeiten, von der Erfahrung eines Musizierens ausgehend ein Gespräch zu führen, sind so unendlich wie die Menschen und die Vielfalt ihrer klanglichen Ausdrucksmöglichkeiten. Auf manches, was uns innerhalb dieser Vielfalt wesentlich ist, haben wir in anderen Zusammenhängen hingewiesen. Es zieht sich als therapeutische Haltung und damit verbundener Gesprächsmethodik durch all unsere Beschreibungen. An dieser Stelle wollen wir uns vor allem dem Fragen widmen. Selbstverständlich muss keine Frage am Anfang stehen. Der erste Satz des Therapeuten oder der Therapeutin kann ebenso aus einem Sharing bestehen („Ich habe Sehnsucht gespürt, als ich Ihnen zugehört habe.") oder einem Feedback („Es gab sehr laute und sehr leise Phasen in Ihrem musikalischen Spiel.") (s. Kap. II 6.3). Dennoch: Fragen eignen sich für den Übergang vom Musizieren ins Gespräch eigentlich immer. Welche Frage stelle ich als erste? In dieser Unsicherheit können gerade MusiktherapeutInnen mit wenig Erfahrung offensichtlich Unterstützung brauchen. Deswegen wollen wir hier einige unserer Erfahrungen vorstellen und kommentieren:

- „Was ist jetzt?" Diese Frage zielt auf den Nachklang, auf die Wirkung des Musizierens ab. Wir stellen sie gern, wenn wir einen solchen Nachklang hören und zum Beispiel am Gesichtsausdruck der KlientInnen beobachten und den Eindruck haben, dass das Musizieren eine Überraschung oder eine Veränderung im Erleben des Klienten oder der Klientin hervorgerufen hat. Wir verwenden diese Frage ebenfalls gern bei KlientInnen, die dazu neigen, ein Erleben schnell wegzuanalysieren, also über das, was war, zu reden und darüber Distanz zu gewinnen. Manchmal brauchen das die KlientInnen, um ihre Erregung zu verkraften und zu ordnen. Dann respektieren wir dies selbstverständlich. Oft leiden KlientInnen aber darunter, dass sie zu schnell etwas „wegreden". Dann helfen wir mit dieser Frage, die Aufmerksamkeit auf den Nachklang und das unmittelbare Erleben nach dem Musizieren hier und jetzt zu richten.

  Abgesehen von all diesen Indikationen ist diese Frage, wenn sie ernst gemeint ist und man ihr und den damit verbundenen Leibregungen auf der Spur bleibt, universell: Sie kann im therapeutischen Prozess nicht falsch sein, hilft über Stockungen und Sackgassen – auch die der TherapeutInnen – professionell hinweg und lässt den Prozess weitergehen.

- „Was haben Sie erlebt?" Diese klassische Frage fordert auf, so gut es geht, das, was im Musizieren als Erlebens- und auch Veränderungsprozess erfahren wurde, in Worte zu fassen. Häufig wünschen und brauchen KlientInnen solche Verbalisierung. Sie sehnen sich danach, das auszusprechen und zu verstehen, was in ihnen geschieht und zwischen ihnen und den TherapeutInnen. Ein solches Gespräch dient der Verdauung und der Integration.

- „Was haben Sie gehört?" Diese Frage schieben wir manchmal vor die Frage „Was haben Sie erlebt?". Sie ermöglicht, die Aufmerksamkeit zuerst einmal auf Klangbild, Melodie, Rhythmen, musikalische Themen, Veränderungen usw. zu richten. Diese Frage kann helfen, von außen nach innen zu gehen, vom Gehörten zum Erlebten, und somit einen kleinschrittigen Weg der Verarbeitung einleiten. Manche KlientInnen vermitteln allerdings mit ihrer Antwort, dass sie die Frage: „Was haben Sie gehört?" unmittelbar synonym setzen mit der Frage: „Was haben Sie erlebt?" Und das ist dann ja auch gut so.

- „Was haben Sie gemacht?" Diese Frage richtet sich auf die Wahrnehmung des eigenen Tuns.

- „Was haben Sie gedacht?" Diese Frage ist wichtig für Menschen, deren Gedanken kreisen und die glauben, darauf keinen Einfluss mehr zu haben.

- „Was für eine Atmosphäre haben wir eben in den Raum gezaubert?" Dass Klänge häufig Atmosphären hervorrufen, haben wir schon betont.

- „Was hätte ein kleines Mäuschen dort in der Ecke eben bei unserem Spiel erlebt, gehört, gedacht usw.?" Oft brauchen KlientInnen helfende Beobachter. TherapeutIn und KlientIn können sich auch gemeinsam vorstellen, ein Spaziergänger wäre am Raum vorbeigegangen, hätte erstaunt innegehalten und gedacht: „Das klingt ja wie …"

- „Woran erinnert Sie das?" Manchmal wird in den ersten Sätzen eines Klienten oder einer Klientin nach einer musikalischen Improvisation oder einem anderen musikalischen

Agieren deutlich, dass ein Lebensthema oder Zusammenhang zu alten Mustern angeklungen ist. Dieser Frage sollte eine der oben genannten Fragen vorhergehen, damit zuerst einmal dem unmittelbaren konkreten Erleben Raum gegeben werden kann. Wenn das Besondere der klanglichen Strukturen, wenn das Besondere des klanglichen Erlebens im Musizieren deutlich geworden ist, kann man fragen, in welchen Zusammenhängen des Lebens solche Strukturen, solche Erlebnisqualitäten noch bekannt sind, und damit in Richtung Mustererkennung und Musterveränderung weiterarbeiten.

Oft reicht die Frage einfach so, wie sie oben gestellt ist, und oft müssen TherapeutInnen die KlientInnen dabei unterstützen, Einfälle zuzulassen und ihnen zu vertrauen. Die inneren spontanen Antworten werden manchmal zunächst als zusammenhanglos, absurd oder vollkommen unverständlich erlebt und „weg gesteckt". Hilfreich sind neben ein wenig Hartnäckigkeit wahlweise folgende Anregungen: „An welche Situation oder Situationen erinnert Sie das? An welches Alter? An welche Lebensphase? An welche Atmosphäre oder Atmosphären? An welche Farben? An welche anderen Geräusche, Klänge, Stimmen? An welche Menschen?"

— Nach einem musikalischen Dialog reicht es oft nicht, die Klientin oder den Klienten nur nach dem persönlichen Erleben zu fragen. Es ist meist notwendig, sich speziell danach zu erkundigen, wie die Klientin/der Klient die musikalische Interaktion erlebt hat, z. B.: „Wie war der Kontakt mit mir?", „Wie ist jetzt der Kontakt mit mir?", „Was hat sich zwischen uns verändert?", „Was hat gut getan, was hat beruhigt oder beunruhigt, was hat gestört?", „Was haben Sie, was haben wir beide Ihrem Eindruck nach vermieden?" KlientInnen haben häufig eine Scheu, ihr Erleben in Bezug zum Therapeuten oder zur Therapeutin zu setzen. Deswegen bedarf es in dieser Hinsicht der besonderen Ermunterung.

Es ist sicher auch günstig, dass die TherapeutInnen an irgendeiner Stelle des Gesprächs nach einem musikalischen Dialog von sich aus diese Fragen beantworten, ein Feedback und ein Sharing geben und erzählen, wie sie die Beziehung erlebt haben.

— „Was brauchen Sie jetzt?" Diese Frage liegt uns sehr am Herzen. Manchmal kann diese Frage, die häufig im späteren Gesprächsverlauf ihren Platz hat, sogar unmittelbar am Anfang nach einem Musizieren gestellt werden, wenn die KlientInnen sichtbar und hörbar aufgeführt und aufgewühlt sind und spürbar ist, dass sie irgendeine Art von Unterstützung oder Veränderung brauchen. Falls im Musizieren eine Unterbrechung eintritt, die entweder nach Aussage der KlientInnen („Ich weiß nicht weiter.") oder atmosphärisch bzw. in der Resonanz der TherapeutInnen nach einer Fortsetzung verlangt, könnte diese Frage heißen: „Welchen Impuls haben Sie jetzt?" Die meisten KlientInnen wissen zu ihrer eigenen Überraschung genau Bescheid: „mich neben Sie zu setzen", „mich hinzulegen", „Ich möchte mich an das Fenster stellen", „Ich möchte das Instrument wechseln."

— Unser beliebtester erster Satz nach einem Musizieren besteht darin, gar keinen Satz zu sprechen, also mit einer Pause zu beginnen, eine Pause zuzulassen. Oft fühlen sich gerade angehende, engagiert und ernsthaft arbeitende MusiktherapeutInnen unter Druck, nach dem Musizieren eine „schlaue", zumindest aber „hundertprozentig" treffende Frage

zu stellen, und geraten dabei so in Eifer und unter Druck, dass sie sich selbst nicht die Zeit nehmen, das Gehörte zu verarbeiten und nachklingen zu lassen. Auch die Klientin/der Klient, braucht diese Zeit, braucht Stille, braucht Schweigen.
- Wir erinnern uns auch an musikalische Begebenheiten mit KlientInnen nach denen wir nichts gesagt haben. Sie sprachen für sich, jedes Wort hätte ein Erleben zerstört oder zerredet. Nach einer angemessenen Pause hören wir uns in der Erinnerung in solchen Situationen sagen: „Geht es Ihnen auch so, dass Sie am liebsten nicht weiter darüber sprechen mögen? Ich fand dieses musikalische Erlebnis so reich und so kostbar, dass wir es nicht zerreden sollten. Oder? Vielleicht später, vielleicht ein andermal."

15.4 Wort + Musik = Lied

„Das Lied ist die fleischlichste und zugleich die geistigste aller Realitäten. Es beschäftigt Zwerchfell und Seele. Schon mit seinen ersten Noten kann es den Zuhörer in Verzweiflung stürzen oder ihn in Ekstase versetzen. Die singende Stimme kann in einer Kadenz die Seele zerbrechen oder heilen. Organisch rückt uns das menschliche Lied in größere Nähe zur Tierhaftigkeit als jede andere Manifestation.", schreibt George Steiner (1999, S. 91).

Lieder begleiten jeden Menschen durchs Leben. Nahezu alle KlientInnen erinnern sich an Lieder, die ihnen in verschiedenen Etappen ihres Lebens wichtig waren. Auch ohne dass die Biografie ausdrücklich Thema ist, können Lieder an jeder Stelle des therapeutischen Prozesses lebendig werden. Manche Lieder sind ständige Wegbegleiter, andere können über Jahre an Bedeutung verlieren und verschwinden, um dann plötzlich wieder aufzutauchen.

Liedern wohnt eine besondere Qualität im Musikerleben und in der Musiktherapie inne. Vier Faktoren sind uns dabei vor allem wichtig:
- Lieder spielen, wie schon erwähnt, in der musikalischen Biografie eine wichtige Rolle (s. Kap. I 2). Das gilt nicht nur für die Lieder der Pubertät und Jugend, mit denen sich junge Menschen identifizieren und an denen sie sich „festhalten", um diese schwierigen Übergangsjahre zu überstehen. Manche borgen sich ihre Identität aus Liedern, der wohl kulturell bedeutsamsten musikalischen Form des 20. Jahrhunderts. „Paint it black", „Let it be" oder „Oops … I did it again" sind da nicht nur Songs, die man gerne hört, sondern werden Ausdruck der eigenen Lebensphilosophie, der eigenen Identität. Doch auch vorher schon sind Kinderlieder jeder Art Wegbegleiter der Kindheit. Das gemeinsame Singen von Liedern schafft Verbindungen in der Familie, im Kindergarten und in der Schule. Allein oder mit mehreren auf der Elternfeier oder dem Schulfest ein Lied vorzusingen, kann in Beschämung münden oder den eigenen Stolz festigen und als Erfahrung Bestandteil der Identität werden. In den meisten Liedern, die für KlientInnen in irgendeiner Weise Bedeutung haben, wird gleichzeitig biografisches Erleben transportiert.
- Jedes Lied verbindet Text und Ton. Damit sind beim Hören wie beim Singen zwei Ebenen der Resonanz angesprochen: Die Poesie als Sprache des Erlebens und die Musik. Viel-

leicht ist das der Grund, warum zahlreiche Lieder bei so viele Menschen eine so hohe Resonanzwirkung hervorrufen oder warum so vielen Menschen gerade auf Lieder mit besonders großer Resonanzbereitschaft reagieren (s. Kap. I 12.3 u. v.a. 12.3.3 und Kap. II 6.1).
– In einem Lied spricht die Stimme des Sängers oder der Sängerin. Viele fremdsprachige Lieder wirken allein über die Stimme. Diese erzählt Geschichten, auch wenn der Text nicht in der eigenen Sprache und dadurch unverständlich ist. Eine Stimme in einem Lied zu hören, hat die Wirkung: Jemand spricht zu mir. Die Wirkung der Stimme ist ein Angebot, eine Beziehung zu stiften. Nicht selten begegnen wir in der Therapie erwachsenen KlientInnen, die eine beziehungsähnliche Verbindung zu einzelnen LiedermacherInnen oder SängerInnen eingegangen sind. Sie identifizieren sich nicht unbedingt mit dem Liedermacher oder der Sängerin, wie oben in Bezug auf die Pubertät und Jugendzeit erwähnt, sondern fühlen sich von ihm oder ihr verstanden. Jede neue CD wird mit Spannung erwartet, hoffend, ja wissend, dass die neuen Lieder wieder ganz speziell sie als die ZuhörerInnen ansprechen werden.
– Lieder beruhen auf dem Prinzip der Wiederholung. Die feste Strophenform, der zumeist eindeutige Reim und die Wiederholung des Wesentlichen im Refrain bieten einen sicheren Rückgriff, geben der Musik wie dem Text einen Rahmen und damit einen Halt. Die Wiederholung fördert, dass Texte und Melodien im Gedächtnis bleiben, und spricht vor allem die zahlreichen Menschen unter unseren KlientInnen an, die existenziell verunsichert sind und denen die Liedform Halt gibt. All dies macht ein Lied attraktiv zur Wiedererkennung und bietet die Möglichkeit eines sicheren Rückgriffs.

Die Bandbreite des Einsatzes von Liedern in der Musiktherapie ist sehr groß. Da werden in der biografischen Arbeit alte, schon vergessen geglaubte Lieder hervorgekramt, angehört und als Zugangsmöglichkeit zu verschüttetem Erleben genutzt. Da werden in der therapeutischen Gruppenarbeit von den TeilnehmerInnen Lieder angestimmt, um einem Gruppenmitglied Unterstützung zu signalisieren, Mut zuzusprechen oder Trost zu spenden. Da werden Lieder gesungen, um dem eigenen Erleben Ausdruck zu geben und diesen mit anderen Menschen zu teilen. In seinem Roman „Mister Aufziehvogel" lässt Haruki Murakami einen Mann folgende Worte, die genau das illustrieren, „mit leiser, aber durchdringender Stimme" (Murakami 2000, S.308) sprechen: „Wie Ihnen selbstverständlich allen bekannt ist', (…) erleiden wir im Laufe unseres Lebens vielfältige Schmerzen. Körperliche Schmerzen und seelische Schmerzen. Ich weiß, dass ich in meinem Leben Schmerz in vielen verschiedenen Erscheinungsformen erlitten habe, und ich bin sicher, das Gleiche gilt für Sie. Ebenso sicher bin ich aber, dass es Ihnen in den meisten Fällen sehr schwer gefallen sein dürfte, einem anderen Menschen die Realität dieses Schmerzes zu vermitteln: ihn mit Worten auszudrücken. Man sagt, verstehen könne jeder nur den Schmerz, den er selbst empfindet. Aber ist das wirklich wahr? Ich zumindest glaube nicht, dass das zutrifft. Wenn wir jemanden sehen, mit eigenen Augen sehen, der wirklich leidet, erleben wir seinen Schmerz manchmal durchaus als den unsrigen.

Das ist die Kraft des Einfühlungsvermögens. Drücke ich mich klar aus?'

Er unterbrach sich und sah sich noch einmal im Raum um.

‚Der Grund, warum Leute für andere Lieder singen, ist deren Wunsch, das Einfühlungsvermögen der anderen wachzurufen, aus der engen Hülse des eigenen Ich auszubrechen und ihren Schmerz und ihre Freude mit anderen zu teilen.'" (a.a.O.)

Der Kollege und Musiktherapeut Martin Lenz komponiert und textet Lieder für Feiern in der psychiatrischen Klinik, in der er tätig ist. Zu Weihnachten schrieb er uns: „Ich hatte mir für dieses Jahr geschworen, kein Lied zu schreiben. Zu viele Verabschiedungssongs mussten in den letzten Wochen aus meinen humor-lyrischen Gehirnzellen gezeugt werden. Da wollte ich mal pausieren. Aber die KollegInnen hatten sich in meiner Abwesenheit für das Thema ‚Frieden' für die Weihnachtsfeier entschieden und ich sollte ‚nur' wieder die Lieder ‚zusammenstellen'. Hol's der Teufel! Mir fielen nur Lieder wie ‚Für den Frieden der Welt steht die Menschheit auf Wacht' oder ‚Kleine weiße Friedenstaube' aus der Kampf- und Pionierliederkiste vergangener Tage oder christliche Friedenslieder sehr unterschiedlicher Qualität ein; vom wunderschönen „Dona nobis pacem" bis zu eher frömmlichen Liedlein. Nichts passte für eine PatientInnen-Weihnachtsfeier in einer psychiatrischen Klinik. Da musste ich wieder ran …

Lasst euch recht herzlich grüßen von einem, dem es besser geht, wenn er sich morgens im Spiegel anlächelt." Und er schickte uns beiliegend folgendes Lied:

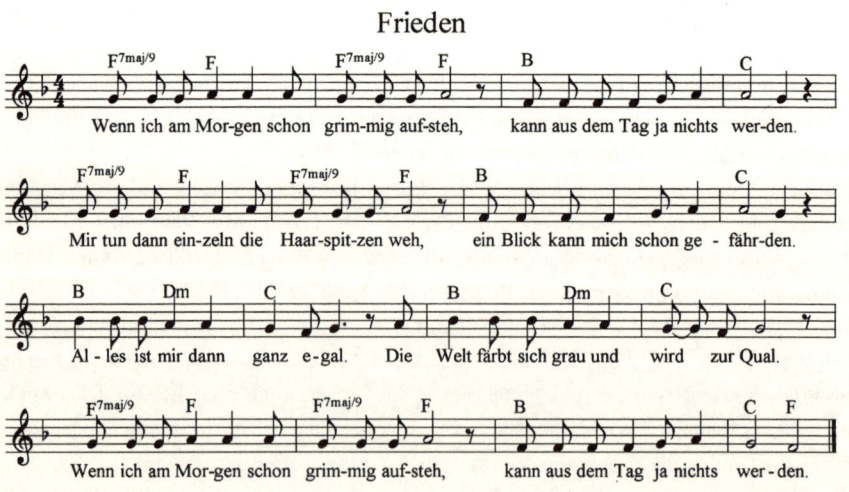

1. Wenn ich am Morgen schon grimmig aufsteh,
kann aus dem Tag ja nichts werden.
Mir tun dann einzeln die Haarspitzen weh,
ein Blick kann mich schon gefährden.
Alles ist mir dann ganz egal.
Die Welt färbt sich grau und wird zur Qual.
Wenn ich am Morgen schon grimmig aufsteh,
kann aus dem Tag ja nichts werden.

2. Mach ich am Abend die Tagesschau an,
seh ich den Krieg aus der Nähe.
Wieder einmal packt die Angst mich dann an
weil ich doch glaub, was ich sehe.
Alles scheint schrecklich aussichtslos.
Die Welt wird sehr klein, die Ohnmacht groß.
Mach ich am Abend die Tagesschau an,
seh ich den Krieg aus der Nähe.

3. Wenn ich am Morgen ein Lächeln mir zeig,
kann aus dem Tag wohl was werden.
Ich bin nur so für die Hoffnung bereit
ein Wort kann mich nicht gefährden.
Vieles wird heute leicht und licht,
die Welt zeigt mir nun ihr wahres Gesicht.
Wenn ich am Morgen ein Lächeln mir zeig,
kann aus dem Frieden was werden.

Text u. Melodie: Martin Lenz 2003

Ein anderer Kollege, Lutz Debus, arbeitet mit KlientInnen daran, eigene Lieder zu entwickeln (Debus 2002, S. 47 ff. und: Debus 2001).

Er bittet die KlientInnen, auf einem selbst gewählten Instrument ihre aktuelle Stimmung zu suchen und ausdrücken. In einem zweiten Schritt soll der erzeugte Klang notiert werden. Dabei wird keine Notenschrift benutzt, sondern Buchstaben, die comicartig und lautmalerisch die Klänge beschreiben. Damit wird eine erste Brücke zwischen Klang und Text geschaffen. „Ausgehend von der Verklanglichung des vorherrschenden Gefühls füllten die Teilnehmenden einige Seiten mit Assoziationen, Geschichtsfetzen, Bilder, erste Dialoge. Nach der Verdichtung, der Dichtung des Gefühls, folgte also die Dehnung, die Weitung, die Raum schuf für kreative Gestaltung. Die so entstandenen Texte wurden größtenteils vorgelesen. Im nächsten Schritt ging es um Schritte. Schreitend konnten die Teilnehmenden auf dem Hintergrund ihrer bereits verfassten Texte dichten. Zunächst wählte jede/r eine Schrittfolge. Jemand trippelte durch den Raum, eine Teilnehmerin stampfte, eine schlich. Nach einigen Schritten hielten die Teilnehmenden inne, notierten eine Zeile, schritten weiter. So entstanden unweigerlich Rhythmus durchtränkte Texte. Nun mussten die fast fertigen Lieder nur noch mit Melodien und Harmonien versorgt werden." (Debus 2002, S. 58)

Auch andere Wege zum eigenen Lied sind praktikabel. Der Ausgangspunkt kann eine Melodie sein oder ein Klang. KlientInnen können damit beginnen, Gedanken niederzuschreiben, die sie beschäftigen, Sätze, die für sie Bedeutung haben (s. a. Kap. I 15.1) und daraus einen Liedtext produzieren, der irgendwann musikalisch begleitet wird. Ganz gleich, auf welchem Weg ein eigenes Lied entsteht, Hauptsache, es ist ein eigenes – damit ist der Entstehungsprozess ein Vorgang intensiven Erlebens mit Scham und Scheu, Stolz und Freude, eine Entdeckungsreise von außen nach innen und von innen nach außen. Ein Kollege, Ralf Hollnack, der musiktherapeutisch in der Forensik arbeitet, berichtet von einem solchen, auch ihn überraschenden Prozess:

„Ein 24 Jahre alter Patient kommt zum ersten Mal in die Musiktherapie. Er sitzt mit gebeugtem Rücken, die Hände und Füße sind ständig in Bewegung. Er möchte Rap singen – Freestyle Rap. Ich frage ihn, wie das denn geht. Er erklärt mir, dass er spontan Texte improvisieren will, aber einfach nicht in den Rhythmus hineinkommt. Ich bitte ihn, doch einen Rhythmus zu klatschen, der ihm gefällt. Er beginnt, ich übernehme den Rhythmus, er beginnt zu sprechen. Er wirkt sehr angestrengt, deshalb biete ich ihm an, sich dazu zu bewegen. Er beginnt, auf und ab zu gehen, ich klopfe den Rhythmus weiter auf dem Gitarrenkorpus, improvisiere dann eine Basslinie über diesem Rhythmus. Jetzt sprudeln die Worte aus ihm heraus. Ohne Punkt und Komma in einem durch. Er spricht sehr schnell, ich kann nur Bruchstücke aufschnappen. Es geht um Musik, um Träume, um Drogen, ums Getriebensein, darum, sich wie eine Maschine zu fühlen. Zwischendurch nimmt er immer wieder Bezug zu mir, zu dem Rhythmus, zu der Gitarre. Das Zusammenspiel wird immer dichter. Ich reagiere mit meiner Gitarre auf seine Stimme, er nimmt jede Veränderung meines Spieles sofort auf. Zwanzig Minuten spricht er ohne Pause weiter und tanzt dazu. Ich wandle den harten Beat langsam in einen weicheren Reggae-Rhythmus um, er spricht langsamer, Sehnsucht ist jetzt das Thema und Enttäuschung. (Ich erfahre später, dass er in der Klinik ist, weil er seine Freundin aus Eifersucht bedroht hat). Ich werde leiser, er reagiert sofort, spricht immer leiser und flüstert schließlich über meinem letzten Ton:

‚Vielleicht wäre es gut, einfach mal ganz ruhig zu sein.'

Wir sehen uns kurz an, lassen die Stille noch etwas wirken. Sein Rücken beugt sich langsam wieder nach vorne, aber er wirkt nicht mehr so gespannt, wie noch zu Anfang der Stunde. Er sagt, dass er so etwas noch nicht erlebt hat, sich selbst noch nie so deutlich gespürt hat."

16

Rezeptive, aktive und themenzentrierte Musiktherapie

16.1 Rezeptive Musiktherapie und leibliches Hören

Wenn ein Mensch Klänge hört, dann ruft das in ihm eine innere Regung hervor. Wenn wir dem Rauschen des Meeres lauschen oder beim Schreien eines Babys aufmerken, wirken diese Klänge in uns, beeinflussen unser Erleben und Verhalten. Viele Menschen nutzen dies, sie hören eine bestimmte Musik, um in Schwung zu kommen oder aus einer schlechten Laune wieder aufzutauchen oder auch, z. B. wenn sie traurig sind, dieser Trauer einen Rahmen zu geben. Dass Klänge das Erleben und Verhalten von Menschen beeinflussen, ist altbekannt und wurzelt in frühen Zeiten. Schon unsere Vorfahren wussten, dass, wenn sie Vogelstimmen hörten, der Frühling nahte und die Not des Winters sich ihrem Ende zuneigte. Sie hörten die Geräusche der Tiere und wappneten sich zur Verteidigung oder zur Jagd. Fischer hören, auch wenn sie abends im dunklen Zimmer sitzen, am Geräusch des Windes, wie sich das Wetter verändert.

Geräusche beeinflussen das Erleben. Sie zu hören, heißt nicht nur, Informationen aufzunehmen und sie wie eine Datei im Computer abzuspeichern. Sie können wichtige, ja existenzielle Bedeutung für den Menschen haben. Der sich verändernde Klang des Windes kann darüber entscheiden, ob ein Schiff in Seenot gerät oder nicht. Das Zwitschern eines Frühlingsvogels kann die Hoffnung erwecken, dass die Zeit des Hungers und des knappen Überlebens im Winter zu Ende geht. Das Kreischen der Bremsen ruft Angst und Schrecken und vorsichtiges Verhalten hervor. Das Wimmern eines Babys bewirkt Impulse, zu helfen und sich zu kümmern. Klänge beeinflussen das Erleben der Menschen und diesem Erleben entspringen Regungen, die in Verhalten, Stimmungen, in Gefühle und anderes mehr münden können.

Menschen setzen Klänge gezielt ein: der Klang der Kirchenglocken soll Menschen bewegen in die Kirche zu kommen, die Kaufhausmusik soll bewirken, dass die Kunden mehr kaufen. Manchmal gelingt dies, manchmal nicht.

Die Klänge und die Wirkungen der Klänge auf das Erleben der Menschen therapeutisch einzusetzen, um Krankheiten zu heilen oder zu lindern, ist die älteste Form der Musiktherapie. Menschen nehmen Musik und ihre Wirkung auf, deswegen wird diese Musiktherapie *rezeptive Musiktherapie* genannt. Wir achten darauf, dass diese Art der Musiktherapie von Seiten der KlientInnen nicht nur passiv wahrgenommen wird, sondern dass sie eingebettet wird in den Dialog mit der Therapeutin oder dem Therapeuten und dass die KlientInnen Möglichkeiten finden, die Wirkungen des Erlebens in irgendeiner Weise auch zum Ausdruck zu bringen, z.B. durch Worte, durch Schreiben, durch Malen, durch musikalische Impulse.

Rezeptive Musiktherapie hat oft reaktualisierende Wirkung, knüpft an biografische Wurzeln an oder schafft erlebte Verbindungen zur Biografie (s. a. Kap. I 2). „Mir begegnet es immer wieder in der Arbeit,“ so zitieren wir hier den Musiktherapeuten Ralf Hollnack, „dass Klienten, die ansonsten eher unbeteiligt von Ereignissen aus ihrer Vergangenheit berichten, ganz anders im Erleben sind, wenn sie eine Musik mitbringen, die sie in dieser Zeit gehört haben. Hören sie sie jetzt wieder, werden viele Kleinigkeiten erinnert, die plötzlich sehr wichtig sind, und viele sinnliche Wahrnehmungen aktiviert. Besonders aus der Geriatrie und aus der Psychiatrie berichten mir KollegInnen oft über erstaunliche Wirkungen, wenn die PatientInnen eine Musik hören, die vor ihrer Erkrankung eine wichtige Bedeutung für sie hatte. Manchmal taucht urplötzlich ganz viel Lebendigkeit und längst verloren Geglaubtes als Potenzial wieder auf. Ich habe bei meinen PatientInnen festgestellt, dass die Musik, die sie zurzeit hören, viel weniger ergiebig ist als die Musik, die sie früher gehört haben.“

Als Klient oder Klientin rezeptive Musiktherapie zu erfahren, bedeutet nicht, sich einfach „berieseln“ zu lassen. Sicher ist das Aktivitätsniveau anders, also viel niedriger als bei anderen Formen der Musiktherapie. Sicher ist der Musiktherapeut bzw. die Musiktherapeutin in der offensichtlich aktiveren Rolle, weil er oder sie musiziert oder singt bzw. die Musik auswählt, die vorgespielt wird, und die Klientin, den Klienten bittet, sich der Musik hinzugeben und ihrer Wirkung zu folgen. Auf der Seite der KlientInnen ist dennoch immer sowohl Passivität als auch Aktivität gefordert.

Beginnen wir mit der passiven Seite. Wir haben die Erfahrung gemacht, dass in manchen Einheiten rezeptiver Musiktherapie sogar die konkrete Wirkung konkreter Musik hinter die Erfahrung zurücktritt, dass da ein Mensch ist, der für einen anderen Musik spielt. Allein dieser Vorgang wirkt nährend – Therapeut oder Therapeutin könnten relativ wahllos eine CD auswählen oder irgendwie musizieren, der Effekt bliebe ähnlich.

Auch bei anderen KlientInnen besteht ebenfalls relativ unabhängig von der konkreten Musik die Herausforderung im Zuhören. Das Interesse liegt darin, wie die Art und Weise des Zuhörens wahrgenommen wird:

– „Kann ich mich entspannen?“
– „Kann ich zuhören?“
– „Oder schweife ich ab?“
– „Komme ich, wenn ich abschweife, wieder zurück?“
– „Kann ich mich auf die Musik einlassen bzw. kann ich die Musik in mich hineinlassen?“
– „Kann ich meine Resonanz, mein Mitschwingen zulassen?“
– „Was kann ich zulassen, was nicht?“

Solche und ähnliche Fragen beschäftigen KlientInnen. Das Zuhören, das Rezipieren ist ein Prozess komplexer Erfahrung, den differenziert zu betrachten sich lohnt. In der Gruppenarbeit laden wir die einzelnen TeilnehmerInnen öfter ausdrücklich zu dem Experiment ein, einer Musik zuzuhören und sich selbst wahrzunehmen, wie sie mit ihrer Passivität, mit dem Zulassen umgehen. Wir stellen, während KlientInnen einer Musik lauschen, solche Fragen, mit denen wir versuchen, die Achtsamkeit auf den Prozess rezipierenden Erlebens zu lenken.

Rezeptive Musiktherapie ist ein Prozess des Erlebens – Hören ist in unserem therapeutischen Zusammenhang immer leibliches Hören. Wenn Menschen zuhören, entstehen und verändern sich Schwingungen, Gefühle, Gedanken und Bilder und es treten körperliche Reaktionen auf. Wir laden in der rezeptiven Musiktherapie dazu ein, auf eine Art und Weise zu hören, die den entstehenden Resonanzen Achtsamkeit schenkt und auf unterschiedliche Weise Ausdruck verleiht.

Einige Möglichkeiten:
- „Hören Sie der Musik zu, die ich Ihnen vorspiele, und achten Sie währenddessen besonders auf Ihre körperlichen Reaktionen: Wo spüren Sie Ihren Körper? Wie spüren Sie ihn? Wie verändert sich Ihr Atem? Welche Impulse haben Sie …?"
- „Ich werde Ihnen drei verschiedene Musikstücke spielen. Bitte nehmen Sie sich drei Blatt Papier sowie einen Stift. Unterteilen Sie jedes Blatt in drei Spalten, eine für Ihre körperliche Reaktion, eine für Ihre emotionalen Resonanzen und eine für Ihre geistigen, bildhaften Assoziationen. Während Sie das erste Musikstück hören, notieren Sie bitte Ihre Reaktion in die jeweilige Spalte. Nach dem ersten Musikstück legen Sie das Blatt weg und greifen zum nächsten und machen das Gleiche."
- „Ich werde Ihnen nun ein Musikstück vorspielen und bitte Sie, beim Zuhören Ihren inneren Bildern zu folgen. Nehmen Sie sich ein großes Blatt Papier und Stifte oder Farben und malen Sie, während Sie zuhören, die inneren Bilder, die Ihnen als Reaktion auf die Musik entstehen." Man kann auch sagen: „Lassen Sie die Musik durch ihr Ohr, Ihren Arm, Ihre Hand, Ihre Farbstifte auf das Papier fließen."
Diese Einheit verhilft besonders dann zu Einsichten, wenn man Zeit und Muße lässt mehrere Musikstücke nacheinander zu hören. Die Musikstücke sollten mindestens acht bis zehn Minuten lang sein, damit die KlientInnen in die Musik eintauchen und sich ihre inneren Bilder entfalten können. Manchmal ist der Hinweis notwendig, dass die KlientInnen nicht versuchen sollten, die Musik „abzumalen", also den Rhythmus oder sonstige formale Aspekte der Musik wiederzugeben oder abzubilden, sondern dass es einzig und allein darauf ankommt, den inneren Bildern, die als Resonanz auf die Musik in ihnen hervorgerufen werden, einen gestalterischen Ausdruck zu verleihen.
- „Ich teile diesen Raum in zwei Räume. Der eine Raum heißt Eng, der andere Raum heißt Weit. Bitte hören Sie der Musik zu, die ich Ihnen nun vorspiele. Es sind drei kleinere Stücke, die etwas unterschiedlich sind. Folgen Sie Ihren Impulsen. Wo ruft die Musik eher

Enge, wo eher Weite hervor? Begeben Sie sich je nach Ihren Impulsen in diesen Raum hinein oder in jenen. Folgen Sie der Musik und Ihren körperlichen Impulsen und bewegen Sie sich jeweils in die Räume."

Hier wird rezeptive Musiktherapie mit Verraumen kombiniert (s. Kap. I 7). Welche Räume angeboten werden, hängt von den Themen und den Bedürfnissen der KlientInnen bzw. einer Gruppe ab. Vor allem die konstitutiven Leibbewegungen (s. Kap. I 3.3) bieten sich an.

– „Bitte lauschen Sie der Musik, die ich Ihnen vorspiele. Nehmen Sie Ihre Reaktionen wahr und vor allem Ihre Impulse, die als Antwort auf diese Musik entstehen. Wenn die Musik verklungen ist, greifen Sie zu einem Instrument oder nutzen Sie Ihre Stimme und antworten Sie mit eigenen Klängen auf das, was Sie gehört haben."

Hier ist es oft sinnvoll, die Spielregel einer Pause zwischen dem Hören und der Antwort einzurichten, z. B: „Machen Sie, bevor Sie musizierend antworten, eine Pause von drei Atemzügen". Häufig braucht es Zeit und Muße, dass aus dem Gehörten Eigenes entstehen und nach außen dringen kann.

In vielen KlientInnen ist der „innere Ort der Bewertung", wie ihn Carl Rogers genannt hat, unterentwickelt. Manchmal wurde er durch Missachtung, Beschämung und Gewalt geschädigt, die Bewertungskriterien und -möglichkeiten gebrochen, so dass es in der Therapie von Bedeutung ist, diesem inneren Ort der Bewertung Aufmerksamkeit zu schenken, ihn zu hegen und zu pflegen. Manche Menschen haben so intensive Erfahrungen damit, dass ihre Bewertungen nicht „zählen", dass sie sich abgewöhnt haben, überhaupt Bewertungen vorzunehmen. Auch psychische Krisen oder chronifizierte psychische Erkrankungen führen zu einer existenziellen Verunsicherung, die in vielen Fällen Bewertungen reduziert oder gar verunmöglicht. Die rezeptive Musiktherapie kann wunderbare Möglichkeiten bieten, Bewertungen wiederzubeleben bzw. neu zu entwickeln.

Um diesem Anliegen gerecht zu werden bedarf es in der Regel keiner methodischen Finesse, sondern der schlichten und einfachen Frage: „Wie gefällt Ihnen die Musik, die ich Ihnen jetzt spiele?" Allmählich kann differenzierter und konkreter nachgefragt werden: „Was gefällt Ihnen und was nicht?"

Entscheidend sind hier nicht die konkreten Antworten, sondern die Tatsache, dass der Wertmaßstab einer Klientin oder eines Klienten überhaupt gefragt ist und ernst genommen wird. Über Geschmack kann man bekanntlich streiten, darüber, dass jeder Mensch ein Recht auf einen eigenen Geschmack hat, nicht.

Aus einer solchen Arbeit, die sich in der Regel über einen längeren Zeitraum erstrecken sollte, kann eine eigene musikalische Hausapotheke entstehen, also eine Musiksammlung, die dem einzelnen Menschen für verschiedene Situationen gut tut, die ihm in jedem Fall gefällt. „Peters Top Ten" nannte dies einmal ein Klient. Eine solche Hausapotheke ist nicht zu verwechseln mit einer von anderen, z. B. von den TherapeutInnen, vorgegebenen musikalischen Hausapotheke, die Wenn-dann-Vorgaben konstruiert im Sinne von: „Man nehme diese

Musik und erreiche jene Wirkung, jene Stimmung, jenes Gefühl." Den *eigenen* Ort der Bewertung der KlientInnen zu stärken und zu entwickeln und in der musikalischen Auswahl zu konkretisieren, muss Ziel unserer Bemühungen im therapeutischen Prozess sein.

TherapeutInnen brauchen für ihre musiktherapeutische Arbeit differenzierte Angebote. Die Kriterien Gefallen oder Nicht-Gefallen spielen dabei eine eher seltene, untergeordnete Rolle, wichtiger sind Kriterien wie:
– Welche Musik halte ich für welche Stimmung(en) für geeignet? Welche Musik öffnet nach meinem Erleben (und meinen Erfahrungen mit KlientInnen) für welche Stimmung? Welche Musik empfinde ich als Boden oder als Rahmen gebend für welche Stimmung(en)?
– Welche Musik löst bei mir welche konstitutive Leibbewegung (s. Kap. I 3.3) aus oder entspringt ihr? Welche Musik lässt nach meinem Empfinden den gegenteiligen Pol oder den Spielraum zwischen den Polen erklingen?
– Im autonomen Nervensystem arbeiten der Sympathikusnerv, der vor allem anregend und aktivierend tätig ist, und der Vagusnerv, der entspannend und beruhigend wirkt. Je nachdem, welcher Nerv vor allem angesprochen wird, wirkt Musik unterschiedlich: „Musik im Alltag und in der Kunst werden wir (…) entweder als aktivierend oder als beruhigend wahrnehmen." (Decker-Voigt 1999, S. 35)

TherapeutInnen brauchen Orientierungen bei der Auswahl von Musik, wenn sie sie für KlientInnen spielen – sowohl, wenn sie selbst für sie musizieren, als auch, wenn sie für sie CDs auflegen. Im Laufe von jahrelanger Erfahrung wird das sicherlich als intuitiv erlebt, aber Intuition will gelernt sein, braucht Boden, braucht Wissen, geschulte Wahrnehmung und Bewusstheit, viel Selbstkenntnis, Resonanzbereitschaft und -fähigkeit und Übung. Als hilfreich in Praxis und Ausbildung haben sich zwei Konzepte erwiesen, mit denen sich TherapeutInnen ihre musiktherapeutische CD-Hausapotheke erarbeiten können, die wir Ihnen hier vorstellen möchten: „Das Haus der Stimmungen" und „Das Rad des Musikerlebens". Beide sind auch in der therapeutischen Einzel- und Gruppenarbeit – von TherapeutInnen als Anleitungen für KlientInnen – einsetzbar.

16.1.1 Das Haus der Stimmungen

Das Konzept „Haus der Stimmungen" hat unsere Kollegin Waltraut Barnowski-Geiser entwickelt. Sie bittet die KlientInnen vorab, eine Musik, die ihnen gut tut, und eine, die sie irritiert, mitzubringen, und leitet etwa wie folgt an:
„Wir wollen uns heute ein ungewöhnliches Haus ansehen, das Haus der Stimmungen. Ich bitte dich, auf das vor dir liegende Blatt ein Haus mit Sockel und Dach zu zeichnen und dieses in acht unterschiedlich große Räume zu unterteilen, das Dach und den Sockel nicht mitgerechnet. Zeichne nur Umrisse der Räume, gestalte sie noch nicht mit Fenstern, Türen

oder Farben in den Räumen. Lass ein wenig Platz für die Umgebung um das Haus herum. Ich werde nun sechs verschiedene Musiktitel anspielen. Musik kann bekanntlich Stimmungen und Atmosphären erzeugen. Ich bitte dich, die bei dir erzeugte Stimmung, wenn es geht, in einen passenden Raum zu schreiben, ihr eine oder mehrere Farben zu geben, ein Bild entstehen zu lassen und die Nummer des gespielten Musiktitels hinzuzufügen. (Dies ist nötig, um die Titel nachher wieder anspielen zu können.) Wenn ein Musikstück auf dich neutral wirkt, nimm bitte keine Eintragung vor, es sei denn, es reizt dich herauszufinden, welche Klangfarben du als neutral erlebst. Höre dir den Musiktitel in Ruhe an, ich werde die Musik dann ausstellen, damit du in Ruhe und sorgfältig deinen Stimmungsraum auf deinem Blatt gestalten kannst …

Zwei Räume müssten nun mindestens noch frei sein. Du hast zwei Musikstücke mitgebracht. Welche Stimmungen erzeugen sie in dir? Gestalte auch diese Räume …

Schau dir nun dein Haus der Stimmungen an. Ist es so passend für hier und heute?

Vermutlich hat jeder Mensch eine Grundstimmung. Wie ist das bei dir, gibt es z. B. eine Häufung von einer oder mehreren bestimmten Farben in deinem Haus? … Gibt es vielleicht eine Grundstimmung, die du für dich passend im Sockel einzeichnen könntest? Wenn ja, tu es bitte …

Schau nun noch einmal auf dein Bild. Im Dach ist noch Platz für eine Stimmung, die dir vielleicht in deinem Haus der Stimmungen noch fehlt, für eine Wunschstimmung." (Barnowski-Geiser 2004)

Waltraut Barnowski-Geisers musiktherapeutisches Konzept „Haus der Stimmungen" bildete die Grundlage einer musiktherapeutischen Arbeit ihrer Kollegin Christiane Hecker, die sie in der Zeitschrift *therapie kreativ* beschreibt. Diese lässt die LeserInnen an Ausschnitten ihres musiktherapeutischen Prozesses mit einer Klientin, mit der sie „Interesse und Leidenschaft für Musik, Leibtherapie und das Thema Stimmungen" (Hecker 2003, S. 38) gemeinsam hat, teilhaben (s. a. Kap. I 4.3).

„Meine Klientin und ich phantasieren gemeinsam – wir stellen uns fasziniert vor, wie diese Räume" gemeint sind die Räume, in denen die Stimmungen der Klientin „endlich Raum kriegen" (a.a. O., S. 49), „aussehen könnten: Sie sind in einem großen, alten, über mehrere Stockwerke angelegten, teilweise verwinkelten Gebäude untergebracht. Manche Zimmer sind leicht zugänglich, andere nur über Treppen oder sogar Stiegen zu erreichen, weil sie in den entlegensten Winkeln des Hauses liegen. Wieder andere sind versteckt, unauffindbar und es ist wenigstens ein Geheimzimmer vorhanden. Einige Zimmertüren sind geöffnet, an vielen steht ein Name, wieder andere sind verschlossen oder sogar verbarrikadiert. In den Räumen, die sich öffnen lassen und die häufig durch riesige Schiebetüren verbunden sind, mit deren Hilfe in kürzester Zeit tolle große Wohnlandschaften gebildet werden können, oder die direkt als Durchgangszimmer angelegt wurden, sind unterschiedliche Einrichtungen zu erkennen: ältere und neuere Möbel (manche sogar von Designern), abgenutzte Sessel, bequeme Sofas, blinde Lampenschirme mit diffusem Licht, helle Leuchter, Bilder, deren Alter und Herkunft kaum noch auszumachen sind, neue Photos, abgetretene und polierte Fußbodenbeläge, frisch angebrachte Tapeten und farbig gestrichene Wände, aber auch Risse im Beton und nachträglich zugeputzte Löcher.

Haben wir noch was vergessen? Na klar, die Fenster! Fast alle nach außen liegenden Zimmer haben Fenster, mal größer, mal kleiner, einfach, doppelt oder manchmal sogar dreifach verglast, damit entweder nicht so viel von außen zu hören ist oder nicht so viel von innen nach außen dringen kann, mit oder ohne Vorhänge, Jalousien oder Rollos. Bei den nach innen liegenden Räumen sind Fenster die Ausnahme; allerdings gibt es auch dort die bereits erwähnten Verbindungs- und Durchgangszimmer, die vom Tageslicht der angrenzenden Räume profitieren.

Aus fast jedem Zimmer ist Musik, ganz oft Gesang zu hören. Der Raum, aus dem die traurige Musik kommt, zieht die Klientin sofort magisch an, denn da fühlt sie sich zu Hause, der ist ihr sehr vertraut. Er liegt inmitten mehrerer Verbindungszimmer, die auch manchmal noch durch Stellwände unterteilt sind und die viele und oft ähnliche Bezeichnungen haben: niedergeschlagen, bedrückt, gedämpft, bekümmert, ernst, wehmütig, nachdenklich, verzagt, betrübt, mutlos, besorgt, ängstlich, schwermütig.

… Die Räume liegen an der Außenseite mit freiem Blick in die Landschaft, alle Zimmertüren mit den Bezeichnungen ‚ausgelassen', ‚fröhlich', ‚unbeschwert', ‚munter', die Fenster und auch die Nebenräume ‚prickelnd', ‚übermütig', ‚wild', ‚aufgekratzt', ‚euphorisch' sind weit geöffnet. (…) In einem leicht auffindbaren Trakt im Erdgeschoss befinden sich ‚aggressiv, gereizt, nervös, geladen, aufgeregt, angespannt, nervös'. Genau auf der gegenüber liegenden Seite, im ersten Stock und nicht sofort einsehbar, ist die Suite mit den Namen ‚entspannt - locker - munter - gelassen - heiter - friedlich - harmonisch(!)' angelegt. (…)

Zwischen Parterre und Keller, sozusagen auf halber Treppe, sind im Souterrain fünf weitere Zimmer angelegt, die ‚halbgar', ‚gelangweilt', ‚lustlos', ‚nicht Fisch, nicht Fleisch', ‚missmutig' heißen und im Keller selbst, ganz hinten in der Ecke existiert noch ein Gott sei Dank bis jetzt verschlossener Raum mit der Bezeichnung ‚depressiv', den ich nicht betrete, weil er mich handlungsunfähig macht und mich lähmt." (Hecker, S. 49 ff)

Die Erfahrungen zeigen, dass viele Räume in diesem Haus der Stimmungen nicht mit Stimmungen, sondern eher mit Gefühlen (s. Kap. I 4.4), Konstitutiven Leibbewegungen (s. Kap. I 3) u. Ä. gefüllt werden (s. Kap. I 4.1). Aber das ist eher ein akademisches Problem. Der Nützlichkeit dieses Konzeptes tut das keinen Abbruch.

16.1.2 Das Rad des Musikerlebens

Dieser Versuch einer Einordnung von Musikerleben basiert auf den Kriterien der Konstitutiven Leibbewegungen (s. Kap. I 3.3). Wir haben dazu zwei Formblätter entwickelt, die nicht hilfreich sind, wenn man sie brav ausfüllen will, wohl aber, wenn man sie als Anregung nimmt und im Laufe der Zeit auf sich persönlich „zuschneidet". Als weitere Materialien braucht man Öl- und Pastellkreiden und Kugelschreiber oder Bleistifte – und natürlich Musik-CDs. Formblatt I gilt als Begleiter für *ein* Musikstück.

Rad des Musikerlebens I:

Musiktitel:

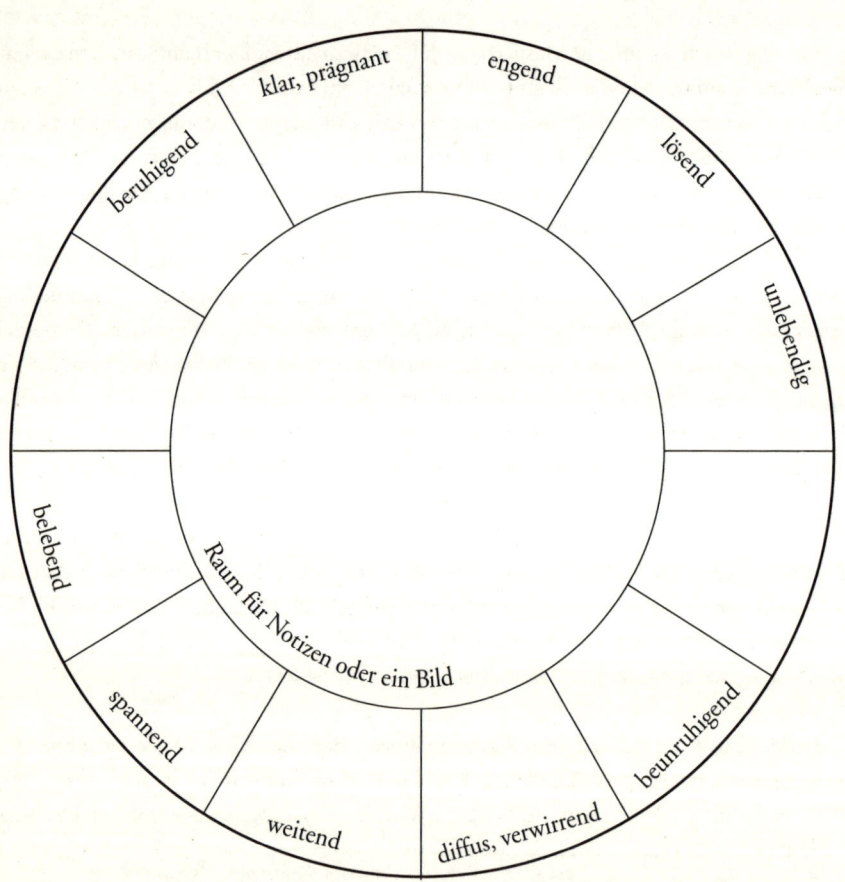

Dieses „Rad des Musikerlebens I" ist offen für experimentellen Umgang mit ihm je nach Vorliebe der TherapeutInnen, die mit ihm arbeiten: Man kann beim Lauschen eines Musikstückes die Mitte bemalen und vielleicht dieses Bild in die jeweiligen Felder hinein auslaufen lassen, man kann ebenso gut gleich das oder die jeweiligen Felder mit Bildern besetzen, man kann auch lediglich ein Kreuzchen in das oder die jeweiligen Felder machen und die Mitte für Verbindungslinien zwischen den Feldern oder für Ersteindrücke oder einen zusammenfassenden Kommentar nutzen …

Die freien Felder sind eine Aufforderung, den Leibbewegungen, die nicht genannt sind, aber persönliche Bedeutung für den/die Einzelne/n haben, Raum zu geben. Die Leibbewegung „unlebendig" ist in diesem Zusammenhang mit Musik wahrscheinlich die umstrittenste. Sie bedarf der individuellen Umformulierung, vielleicht in starr, monoton, melancholisch, gefühllos, gefällig u.v.m.

Rad des Musikerlebens II:

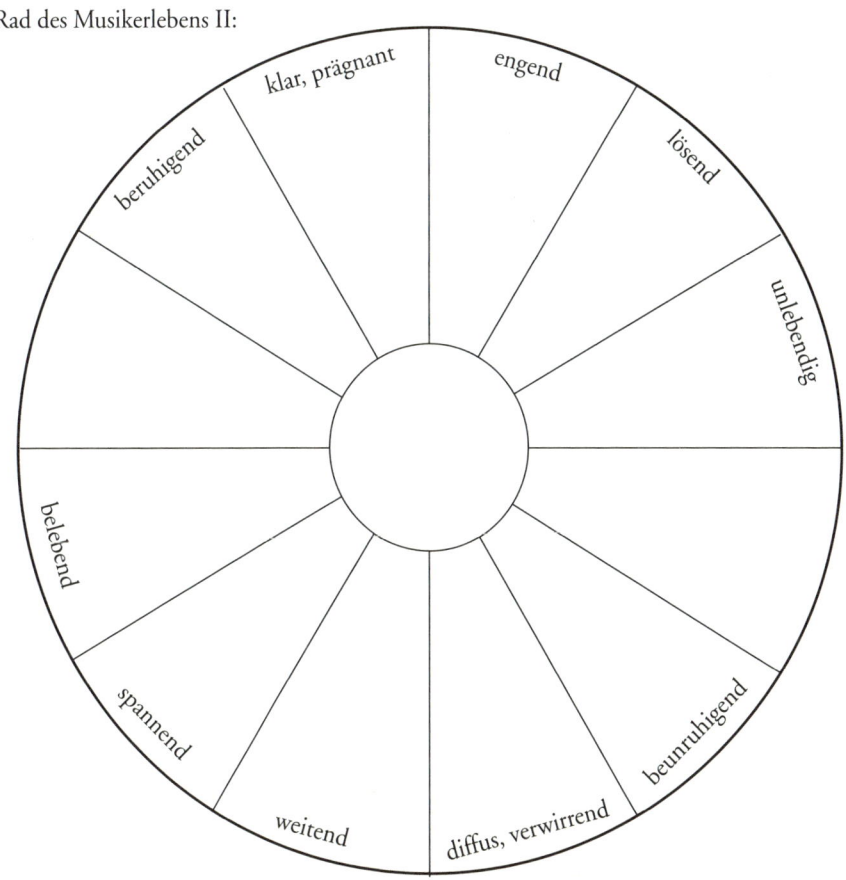

Das „Rad des Musikerlebens II" dient dazu, verschiedene Musikstücke, jeweils bestimmten Qualitäten des Befindens (Konstitutiven Leibbewegungen) zuzuordnen. In dieses Blatt werden die Titel in die Felder eingetragen, in die sie „passen". Wir sagen dazu:

„Benutzt auch dieses Formblatt als Anregung und ergänzt es so wie es persönlich stimmt. Vielen Musikstücken wohnen sicherlich mehrere Leibbewegungen inne. Entweder erscheint es euch richtig, sie je nach erlebtem Schwerpunkt einzuordnen, oder aber ihr tragt sie mit Verbindungslinien zu anderen Feldern ein."

Beide Formblätter – und das muss hier noch einmal betont werden – sind ausgefüllt Ausdruck radikal subjektiven Musikerlebens. Die Eintragungen entsprechen dem Erleben der TherapeutInnen und sie können auch nur mit dieser Haltung ihren KlientInnen angeboten werden: „Ich spiele Ihnen diese Stimmung so, wie sie in mir klingt." Oder: „Ich lege Ihnen die Musik auf, die für mich etwas mit Enge (z. B.) zu tun hat. Das muss für Sie nicht so klingen. – Vertrauen Sie dem, was *Sie* erleben ..." Die Musik ist ein Angebot der TherapeutInnen, um das Erleben der KlientInnen zu erweitern, sie für gewünschte Veränderungsprozesse zu öffnen.

16.2 Aktive Musiktherapie

Rezeptive Musiktherapie wirkt von außen nach innen (Richtungs-Leibbewegung, s. Kap. I 3.2). Genauso gut kennen Menschen im Alltag die umgekehrte Richtung, die von innen nach außen: Jede Sprache, jedes Wort, jeder Seufzer, jedes Stöhnen, jedes Summen ist ein Klang, der von innen nach außen führt. Oft sind uns der innere Ursprung, die innere Quelle, der innere Ausgangspunkt dieser Klänge nicht bewusst. Versuchen Sie bitte ein Experiment: Schließen Sie für 30 oder 60 Sekunden die Augen und hören Sie nach innen. Lauschen Sie dem, was in Ihnen ist. Welche Klänge, welche Töne, welche Geräusche, welche Worte, welche Melodien, welcher Rhythmus steigt in Ihnen auf? In den meisten Fällen werden Sie etwas hören. Wenn Sie nun versuchen, dem mit Hilfe eines Instrumentes oder mit Hilfe Ihrer Stimme einen Ausdruck zu geben, dann haben Sie inneres Erleben verklanglicht, sind Sie den Weg des Klanges von innen nach außen gegangen. In unserer therapeutischen Arbeit fördern und unterstützen wir diesen Weg, so oft und so gut wir können: „Finde für deine Stimmung einen Ton", „Spiele deinen Ärger auf einem Instrument", „Nimm das wahr, was jetzt ist. Wie klingt es?" Jedes Erleben kann auch klanglich seinen Ausdruck finden. Tönen ist eine Regung des Erlebens, eine Leibregung (s. Kap. II 2.1).

Diese Leibregung beginnt sehr früh. Von den ersten Minuten, ja manchmal Sekunden des Lebens an geben Säuglinge Töne von sich, erklingen, geben Signale, denen man ihr Erleben anhört, wenn man gewillt ist, zu lauschen und diese Töne ernst zu nehmen. Wir bezeichnen Tönen deshalb auch als primäre Leibbewegung (s. Kap. II 2.5), neben dem Greifen, Lehnen, Schauen und Drücken als eine der fünf frühesten und fünf therapeutisch wichtigsten Bewegungen des Erlebens. Diese primäre Leibbewegung kann aus verschiedenen Gründen Kindern, Jugendlichen und erwachsenen Menschen abhanden kommen. Sie verstummen, sie finden für das, was in ihnen klingt keinen Ausdruck mehr, sie finden keine Worte oder nur noch Worte, die dem Erleben nicht entsprechen. Gerade für das, was wichtig ist, was ihnen wirklich am Herzen liegt, können sie keinen Ausdruck finden.

Wir freuen uns immer wieder mitzubekommen, wie Menschen überrascht und begeistert sind und darüber staunen, dass sie Klänge finden, dass sie Töne für sich haben, dass sie über das Tönen einen Zugang finden zum großen Reichtum ihres Erlebens. Wenn sie achtsam für diese Leibbewegungen des Tönens sind, wenn sie sich Zeit, Ruhe und Aufmerksamkeit für das nehmen, was in ihnen klingt, dann finden sie ihnen gemäße Wege von innen nach außen. Dieser Weg der Musiktherapie, dieser zweite große Bereich der Musiktherapie wird *aktive Musiktherapie* genannt.

Der Begriff ist ein bisschen irreführend, denn, wie gesagt, auch etwas zu rezipieren, etwas in sich hinein zu lassen, ist ein aktiver Prozess. Der Begriff hat sich eingebürgert, also wollen wir ihn benutzen und damit nicht zu sehr hadern. Aktive Musiktherapie führt vom inneren Erleben über den Impuls zu einem Klang, zu einer Stimme, zu einer Äußerung des Tönens von innen nach außen. Mit diesem Klang kann dann gespielt werden, er kann sich entfalten, aus dem Impuls wird die Improvisation. Ein großer Teil musiktherapeutischen Handelns insbesondere in Kliniken besteht in der Improvisation.

Sowohl der Weg von außen nach innen als auch der Weg von innen nach außen kann gestört sein. Manchmal ist er einseitig, es kommt nur etwas von außen nach innen, aber nicht mehr von innen nach außen. Andere KlientInnen tönen und tönen und tönen, um ihren Platz in der Welt zu behaupten und lassen von außen nichts mehr an sich heran. Oder es gibt auf diesem Weg Barrieren, Trennungen, Abspaltungen; man nimmt etwas wahr, aber man gerät nicht selbst in Schwingungen. Oder das Herz verschließt sich, um diesen Vorgang eher poetisch zu bezeichnen, manchmal auch buchstäblich psychosomatisch. Oder umgekehrt: Das, was nach außen kommt, hat keine Wurzel, keine Quelle, keinen inneren Bezugspunkt, die Sprache ist „als ob" und die Musik ebenso. Die Sprache kann eine Sprache der Poesie sein, also eine Sprache des Erlebens, oder eine Sprache der Gebrauchsanweisungen und Dienstpläne, eine Sprache des Funktionellen und des Funktionierens. Ebenso kann die Musik, können auch die Stimme, der Gesang, das Musizieren funktionell sein und mit dem inneren Erleben nichts zu tun haben oder aber ein Ausdruck des inneren Klingens, ein Ausdruck des inneren Schwingens, ein Klang des Erlebens sein. Ist das Tönen oder Musizieren nicht mit dem inneren Erleben verbunden, kann Musiktherapie helfen, einen Weg von innen nach außen, soweit es geht und soweit die KlientInnen es wünschen, zu finden und wieder zu öffnen.

Neben dem Weg von innen nach außen ist ein großer und wichtiger Bereich der aktiven Musiktherapie der Weg vom Ich zum Du oder Ihr. Im improvisatorischen Spiel lernen Menschen ihre Muster kennen, wie sie auf andere zugehen oder weggehen, sie wahrnehmen oder übersehen usw. Und sie haben gleichzeitig die Möglichkeit, eingefrorene Muster der Kommunikation und Interaktion aufzutauen, neue Möglichkeiten zu entdecken und zu erproben, die ihr Leben bereichern. „In einer so verstandenen Musiktherapie setze ich nicht auf die Wirkung der Musik, sondern auf die Wirkung des Probehandelns für Lebensbewältigung. Das Produzieren von interessanten, spannenden, beruhigenden, tröstenden oder tragenden Klängen entwickelt allmählich den Glauben und die Gewissheit, selbst etwas bewirken zu können." (Lenz 2003, S. 8)

16.3 Themenzentrierte Musiktherapie

Es gibt noch ein drittes Feld der Musiktherapie, das ist die *themenzentrierte Musiktherapie* (s. a. Kap. I 15.2). Themen werden von KlientInnen zu Beginn einer Therapie benannt, zum Beispiel der Rückzug in die Einsamkeit oder die Angst, Nähe auszuhalten. Themen begegnen uns auf dem Weg von innen nach außen und von außen nach innen: der Ärger, den man nicht mehr los wird, die Erinnerung an einen Verlust, die Sehnsucht nach Freiheit und Wildheit. Themen können Familienkonstellationen sein, in denen man sich bewegt oder sich nicht mehr bewegen kann, in denen man eingeengt ist, von denen man sich lösen will oder die man verändern möchte, in denen man einen anderen Platz sucht (s. a. Kap. I 8). Auch die Suche nach innerer Ruhe, Arbeitskonflikte und materielle Sorgen können zum Thema werden. Jedem Thema können wir musikalisch und musizierend zu einem Ausdruck verhelfen: „Wie klingt der Ärger...", „Wie klingt es, wenn du dich zurückziehst.", „Gib jedem Familienmitglied symbolisiert durch ein Instrument einen Platz hier im Raum", „Such dir ein Instrument und lass die Sorgen erklingen", „Wie ist die Atmosphäre an deinem Arbeitsplatz, wie klingt sie, wie schwingt sie?" usw.

Häufig tauchen gerade zu Beginn genannte Themen während des therapeutischen Prozesses auf, verschwinden dann wieder, erscheinen umgewandelt, treten zu Gunsten eines anderen Themas zurück usw. In der Musik verhält es sich ähnlich, ein Thema verwandelt sich und erscheint in unterschiedlichen Formen und unterschiedlichen Kontexten. So vielfältig musikalische Themen sein können, so unterschiedlich sind auch die persönlichen Themen der KlientInnen. Von Trauer und Schmerz über Themen wie zum Beispiel: „Wie finde ich eine Frau, die nicht meiner Mutter gleicht?" bis hin zu Themen wie „Selbstvertrauen", „Hingabe" und „meine Kraft zulassen", reicht das Spektrum.

Die Ähnlichkeit zwischen den Erscheinungsformen der musikalischen und persönlichen Themen können wir uns in der Musiktherapie zu Nutze machen. So, wie jedes Thema zum Klingen gebracht werden kann, so können auch Klänge, das Musizieren, das Hören nach innen und außen den Anstoß und den musiktherapeutischen Weg zum persönlichen Thema und dessen Bearbeitung weisen. KlientInnen können musikalisch

– … ein Thema finden. Oft sind Themen bekannt und werden benannt, manchmal aber lauern Themen am Rande der Aufmerksamkeit, im Hintergrund des Erlebens. KlientInnen spüren: „Da ist etwas", nehmen vorrangig aber Unruhe, Unsicherheit wahr. „Legen

Sie eine Hand aufs Herz und lauschen Sie drei Atemzüge lang ihrem Herzen. Was nehmen Sie wahr?" Dieser einfache Zugang kann dazu führen, dass ein Thema in den Vordergrund tritt. Man kann die Unruhe musizieren, man kann die Unsicherheit verraumen und ihr eine Stimme oder einen Klang geben, man kann dem Atem lauschen. Viele Möglichkeiten, die wir in diesem Buch beschreiben, gibt es, ein Thema in den Vordergrund treten zu lassen. Der für die meisten KlientInnen einfachste und von uns meist gebrauchte Weg besteht in der Aufforderung, darauf los zu improvisieren, einfach die Hände spielen zu lassen. Sehr häufig wiederholen sich in einer Improvisation musikalische Strukturen, Rhythmen, Melodien, Erregungsverläufe, die mit einem Thema des Klienten oder der Klientin einhergehen. Manchmal fragen wir nach einer Improvisation: „Was war Ihr Thema?" oder nach einem musikalischen Dialog: „Was war unser gemeinsames Thema?" und hören auch zur Überraschung der KlientInnen spontan Antworten wie: „Mich trauen", „Verfolgungsjagd", „Vorsichtige Annäherung", „Angst und Mut", „Klänge in der Leere" usw. Während in der themenzentrierten Musiktherapie mit gegebenen Themen gearbeitet wird, sind die Wege, ein Thema zu finden, eher der aktiven Musiktherapie zuzuordnen. In der Praxis sind die Übergänge fließend.

- ... ein Thema veröffentlichen. Wird ein Thema hörbar, ist dies für viele KlientInnen ein großer Akt. Die Angst oder die Sehnsucht nicht nur innerlich zu spüren, sondern auch nach außen dem Therapeuten oder der Therapeutin oder gar der Gruppe hörbar zu machen, bedeutet: Ich stelle mich, ich präsentiere mich. Ein Thema erklingen zu lassen, ist immer auch ein Signal: „Ich bin" bzw. „Ich bin ich." Ein Thema hörbar werden zu lassen, setzt ein gewisses Maß an Eigensinn voraus. Eigensinn nicht in der – abwertenden – Bedeutung von Egoismus oder Egozentrik, sondern als Sinn für das Eigene. Viele KlientInnen verfügen nicht oder nur noch in beschränktem Maße über ihn. Wenn sie es mit Hilfe unserer therapeutischen Begleitung und unserer Anregungen schaffen, ein Thema erklingen zu lassen, dann stärkt das ihren Eigensinn und damit den Boden für den gesamten therapeutischen Prozess.
- ... ein Thema entfalten. Manchen KlientInnen reicht es, mit ihrem Thema hörbar geworden zu sein. Andere wollen es verändern. Wieder andere bemühen sich, es mit anderen Themen in Verbindung zu bringen, es auszubreiten. Wie auch immer, Themen drängen nach Veränderung.

Wenn ein Thema gefunden wurde und es hörbar geworden ist, kann daraus der Beginn einer weiteren Improvisation werden, diesmal aber nicht in der Absicht, ein Thema zu finden, sondern in der Absicht, Variationen auszuprobieren und mit dem Thema zu spielen. Anschließen kann sich ein musikalischer Dialog, in dem der Therapeut oder die Therapeutin das Thema der KlientIn aufgreift, kommentiert, mit eigenen Themen verbindet oder konfrontiert usw. Ein Thema zu entfalten, beinhaltet einen ernsthaften Prozess und ist gleichzeitig ein Spiel.

Die themenzentrierte Musiktherapie birgt in sich vielfältige Anwendungs- und Einsatzmöglichkeiten, auch im sozialen Feld, in Supervisionen, in heilpädagogischen und sonstigen Bereichen. In der Musik-Soziotherapie, in der wir ein besonderes Gewicht auf die Verknüpfung des Erlebens einzelner Menschen mit den Bedingungen ihres sozialen Feldes legen und besonders in sozialen, pädagogischen und Gesundheitsbereichen tätig sind, ergeben sich zahlreiche Möglichkeiten und Notwendigkeiten themenzentrierter musiktherapeutischer Arbeit. Die Kapitel dieses Buches beschreiben eine Fülle von Möglichkeiten, themenzentriert musiktherapeutisch zu arbeiten. Vom musikalischen Verraumen (s. Kap. I 7) über das Ständchen (s. Kap. I 11) bis zu den Leibbewegungsthemen (s. Kap. I 3) bietet sich ein breites Spektrum an.

Auch in der Zeitschrift *therapie kreativ* und anderen Veröffentlichungen finden sich zahlreiche Anregungen für themenzentrierte musiktherapeutische Arbeit z. B. in der Schule (Barnowski-Geiser 2001, 2002, 2003, Brettschneider 2000), mit psychisch Erkrankten (Brettschneider 2003, Daniel 1998, Debus 1997, 1999, 2001, Lenz 2003), mit wahrnehmungsgestörten Kindern (von Freeden 2001) und anderen Personengruppen.

Zum Ausklang dieses Kapitels über rezeptive, aktive und themenzentrierte Musiktherapie möchten wir von einem Ausschnitt aus einem therapeutischen Prozess berichten, der alle drei Felder beinhaltete:

Eine Klientin litt chronisch an Migräne. Sie malte ihren Schmerz und spürte während dieses Prozesses in Begleitung des Therapeutin ihre ohnmächtige Verzweiflung darüber, dass sie trotz aller Anstrengung immer wieder Opfer ihrer Migräneattacken wurde. Auf ihrem Bild „sah" sie hohe, schrille Töne, hohe, schrille Schreie. Der Therapeut forderte sie auf zu schreien und half ihr über die Hemmung hinweg, ihm diese Schreie nicht zumuten zu können. Die Klientin schrie ihre inneren hohen schrillen Töne heraus und beide arbeiteten eine ganze Weile weiter an den damit verbundenen Erinnerungen, an Leibregungen (s. Kap. I 3.1) und Menschen, die ihr dazu einfielen. Und dann stellte der Therapeut eine für ihren Umgang mit ihrer Krankheit entscheidende Frage: „Was brauchen Sie jetzt? Jetzt, nachdem Ihr Kopf von diesen Tönen geräumt ist, wie Sie sagen?" „Ich brauche gute Töne." „Sind diese guten Töne in Ihnen oder brauchen Sie sie von außen, von mir z. B.?" „Oh, bitte, von außen, von Ihnen … Bitte summen Sie mir etwas ins Ohr, ins linke Ohr, etwas ganz Einfaches, Unkompliziertes, Tiefes, ohne Worte." Und sie hielt dem Therapeuten ihr Ohr hin. In der nächsten Therapiestunde berichtete sie, dass sie mit ihrem Mann, der heilfroh gewesen sei, etwas Hilfreiches für sie tun zu können, ein Ritual vereinbart habe: Jeden Abend vor dem Einschlafen summe er ihr mit seiner relativ tiefen Stimme etwas Einfaches, Unkompliziertes ins linke Ohr.

17

Die Kunst des Niedrigschwelligen

17.1 Zwölf Wege zum Tönen und Musizieren

In zahlreichen Praxisbeispielen – wenn auch bei weitem nicht allen – haben wir KlientInnen in unterschiedlichen Zusammenhängen gebeten: „Suchen Sie sich ein Instrument aus und …" Dies ist ein Weg, einer von vielen, um ins Musizieren zu gelangen. Entscheidend für die Auswahl, welchen Weg wir beschreiten bzw. vorschlagen, ist immer, wie wir die Möglichkeiten der KlientInnen einschätzen. Zu Beginn einer Therapie kennen wir diese Möglichkeiten in den meisten Fällen nicht. Wir müssen von den KlientInnen lernen, was sie sich zutrauen, worin ihr angemessener und fruchtbarer Weg besteht. Auch sie brauchen dafür Erfahrungen und müssen ausprobieren. Welcher Weg schließlich eingeschlagen wird und ein Tönen oder wie auch immer geartetes Musizieren ermöglicht, zeigt sich nach praktischen Versuchen, auch Fehlversuchen. Dass solche Versuche notwendig sind, ist kein Mangel des Therapeuten oder der Therapeutin. In ihnen zeigt sich auch keine Unzulänglichkeit der KlientInnen, sondern sie sind ein notwendiger Bestandteil des therapeutischen Annäherungsprozesses und der therapeutischen Kunst.

Wir haben aus unserer Praxis die zwölf häufigsten Wege zum Tönen zusammengefasst und möchten sie hier – besonders unter dem Gesichtspunkt der Niedrigschwelligkeit – systematisch darstellen, auch wenn wir auf alle schon in anderen Zusammenhängen eingegangen sind.

1. Der erste Weg besteht darin, Instrumente auszuprobieren. Die Aufforderung „Suchen Sie ein Instrument aus" ist wörtlich gemeint und betont das „Suchen". In der Regel stehen im Raum eines Musiktherapeuten oder einer Musiktherapeutin etliche Instrumente, die „einfach so" schon Aufforderungscharakter haben. Auch TherapeutInnen, die nicht schwerpunktmäßig musiktherapeutisch arbeiten, stellen ihre Instrumente so hin, dass sie von den KlientInnen gesehen werden. Dies allein regt viele KlientInnen schon an, auf Entdeckungsreise zu gehen, die einzelnen Instrumente anzuschauen und die TherapeutInnen zu fragen: „Darf ich einmal …?" Ganz scheuen KlientInnen, die sich nicht trauen zuzupacken, hilft die Aufforderung: „Nehmen Sie sich doch das Instrument, auf das gerade jetzt ihr Blick fällt."

Gerade zu Beginn einer Therapie laden wir ausdrücklich dazu ein, verschiedene Instrumente spielerisch auszuprobieren. Dies nimmt die Scheu und unterstützt die Neugier: Wie klingt das? Und es fördert den inneren Ort der Bewertung: Erste Unterscheidungen werden getroffen, was der Klientin oder dem Klienten gefällt und was nicht. Auch die TherapeutInnen können dabei oftmals interessante Beobachtungen machen, auf die sie in der späteren Arbeit zurückgreifen können. Manchen KlientInnen entspricht dieser Probier- und Sucheinstieg so sehr, dass sie daraus ein Ritual machen, mit dem sie jede oder fast jede Therapiestunde beginnen. Sie betreten den Raum, gehen, oft ohne ein Wort zu sagen, zu den Instrumenten, probieren dieses oder jenes aus, haben sich manchmal schon auf der Herfahrt überlegt, nach welchen Instrument, welchen Klängen ihnen heute der Sinn steht, und beginnen zu spielen. Gelegentlich wird dieses Spiel dann mit dem Satz unterbrochen: „Nein, das ist es doch nicht." Dann greifen sie zu einem anderen Instrument, bis das passende gefunden ist.

Auch in späteren Einheiten des therapeutischen Prozesses sind solche Suchphasen immer wieder notwendig. KlientInnen bevorzugen im Laufe der Zeit manchmal bestimmte Musikinstrumente und merken dann bei neuen Themen oder neuen Abschnitten des therapeutischen Prozesses, dass „ihre" Instrumente nicht mehr passen. Also muss neu gesucht werden.

2. Wenn KlientInnen nicht in der Lage sind, zwischen Instrumenten zu wählen und sich für eines zu entscheiden, machen wir Vorschläge, gelegentlich auch Vorgaben. Alle Vorschläge versehen wir mit der Bemerkung: „Probieren Sie es aus. Wenn dieses Instrument nicht passt, dann wählen Sie ein anderes oder ich schlage Ihnen ein anderes vor." Eine ähnliche Herangehensweise gilt auch für Vorgaben. Vorgaben sind stärker bzw. noch gezielter als ein Vorschlag. Wir bitten z.B. darum, sich unter den Trommeln eine auszusuchen oder ans Klavier zu gehen. „Bitte, probieren Sie das von mir vorgeschlagene Instrument aus. Wenn sich herausstellt, dass ein Wechsel angesagt ist, können Sie selbstverständlich ein anderes Instrument wählen." Und es ist zumindest günstig, wenn nicht gar notwendig, dass wir unseren Vorschlag bzw. unsere Vorgabe begründen. Zum Beispiel: „Sie haben eben mit ihren Händen ein wenig gezuckt, es wirkte auf mich so, als ob sie ganz leicht mit ihren Händen auf ihre Oberschenkel schlagen würden. Ich bitte Sie, Ihren Händen zu folgen, sich eine Trommel zu wählen und sich davon überraschen zu lassen, was die Hände mit dieser Trommel machen."

Manche KlientInnen befinden sich so sehr in einer Krise oder sind durch eine psychische Erkrankung bzw. andere Leiden so gefangen oder verunsichert, dass ihre KlientInnenkompetenz (s. Kap. II 2.4), die Grundlage unserer Arbeit ist, sich nicht spontan und originär artikulieren kann. Sie zeigt sich erst, wenn vorgegebene Wege des Therapeuten oder der Therapeutin ausprobiert werden, wenn dadurch Sicherheit und Orientierung vermittelt wird. Die Haltung der KlientInnenkompetenz erweist sich dann darin, dass die Vorschläge und Vorgaben möglichst transparent gemacht werden und aus Beobachtungen der Äußerungen und Signale der KlientInnen abgeleitet werden. Sie zeigt sich ferner darin, dass eine offene Haltung vermittelt wird, also ein Klima geschaffen wird, in dem immer wieder deutlich wird, dass die Vorschläge und Vorgaben keine Dienstanweisungen oder Befehle sind, sondern Anregungen, die modifiziert werden können, je nachdem, welche Erfahrung die KlientInnen mit ihnen machen.

3. Hilfreich sind für viele KlientInnen musikalische Einschränkungen, die wir empfehlen oder sogar deutlich vorgeben. Solche Einschränkungen haben wir zum Beispiel in dem Kapitel über Rahmen in der Musiktherapie (s. Kap. I 5) erwähnt. Dazu gehört die Aufforderung, nur mit zwei oder drei Tönen zu spielen. Weitere Möglichkeiten sind: „Spielen Sie auf dem Klavier nur auf den schwarzen Tasten" (was den Vorteil hat, dass es immer harmonisch klingt). Oder: „Musizieren Sie auf einem Ton." Sehr gut bewährt haben sich auch bei KlientInnen mit großen Unsicherheiten und Hemmungen Anregungen, die auf den ersten Blick etwas obskur klingen. Nachfolgend einige Beispiele: „Spielen Sie auf dem Klavier, aber nur mit Ihren Ellbogen." „Nehmen Sie eine Trommel und musizieren Sie nur mit Ihren Fingernägeln/Handflächen/Daumen", oder bei RechtshänderInnen: „Musizieren Sie nur mit der linken Hand."
Als sehr hilfreich haben wir für KlientInnen, die gehemmt oder unsicher beim Musizieren sind, die Vielzahl von afrikanischen oder sonstigen Welt-Musikinstrumenten erfahren. Sie werden nicht mit dem klassischen Musizieren verknüpft, das man „können muss", sondern regen eher zu kindlich-spielerischem Ausprobieren an.

4. Vom Ton zum Tönen und Musizieren führt ein weiterer gut gehbarer Weg. Dadurch, dass in der deutschen Sprache das Wort Ton doppeldeutig ist und sowohl einen musikalischen Klang beschreibt, als auch ein Gestaltungsmaterial, schafft dies eine Verbindung im kreativ therapeutischen Prozess, die viele KlientInnen gut nutzen können. In Kapitel 3 über die Rechts-Links-Leibbewegung haben wir eine Arbeit beschrieben, in der KlientInnen lange Zeit mit Tonstücken in ihren Händen frei und spontan gestalten. Dann folgt die Aufforderung: „Schauen Sie sich an, was Ihre Hand bzw. Ihre Hände geschaffen haben ... Nun geben Sie Ihrem Tonstück einen Ton, tönen Sie." Die wörtliche Nähe zwischen Tongestaltungen und Tönen überrumpelt gleichsam die Hemmung vieler KlientInnen (natürlich nicht von allen) und sie beginnen Töne von sich zu geben, zumeist erst leise, dann in spielerisch unterschiedlichen Lautstärken und Qualitäten, bis sie ihr Tönen gefunden haben.
KlientInnen, die dazu neigen, viel zu erzählen und sich dabei manchmal „um Kopf und Kragen zu reden", leiden häufig unter diesem Muster. Sie nehmen sich etwas anderes vor, möchten anders sein, aber es gelingt ihnen nicht. Besonders in diesen Fällen hilft die Aufforderung: „Ich bitte Sie, ein Stück Ton in eine Hand zu nehmen oder in beide Hände und, während Sie erzählen, mit diesem Tonstück zu kneten. Bitte zielen Sie nicht darauf ab, etwas Bestimmtes herzustellen, sondern lassen Sie Ihre Hände machen und den Ton Ihr Erzählbegleiter sein. Lassen Sie sich nachher überraschen, was entstanden ist." Nach kurzer Zeit vergessen die KlientInnen in ihrem Redefluss, dass sie ein Stück Ton in der Hand haben. Da die KlientInnen aber fast unmerklich „handfester" werden, wird meistens

auch das Reden zentrierter und fließt gerichteter aus ihnen hinaus. An irgendeiner Stelle wird nun, wenn der Redefluss stockt oder von der Therapeutin bzw. dem Therapeuten unterbrochen wird oder zu Ende ist, die Aufmerksamkeit auf das Tongebilde gelenkt: „Bitte schauen Sie es sich an, ... bitte hören Sie mal daran .... Was ist entstanden?" Fast immer sind die KlientInnen überrascht, fast immer hat das, was entstanden ist, einen Bezug zu dem, was die KlientInnen innerlich bewegt und beinhaltet gleichzeitig einen Perspektivwechsel, der vorher unbekannte Erkenntnisse ermöglicht. Dann folgt der schon erwähnte nächste Schritt: dieses Produkt bzw. den Prozess, der zu diesem Produkt geführt hat, zu vertonen.

5. Ebenfalls schon mehrmals beschrieben haben wir den Weg vom Bild zum Tönen. Wenn KlientInnen mit ihren inneren Bildern in die Therapie kommen oder in der Therapie solche Imaginationen entstehen, gelingt es manchmal nicht, diese unmittelbar zu vertonen. Es bedarf eines niedrigschwelligeren Einstiegs oder einer Brücke vom inneren Bild zur Musik. Sinnvoll kann hier sein, das innere Bild gestalterisch festzuhalten. Dazu bedarf es keiner ausgeprägten Malerei. Es genügen kleine Skizzen, je nach den Möglichkeiten und Bedürfnissen der KlientInnen und je nach der Zeit, die zur Verfügung steht. „Legen Sie nun bitte das Bild vor sich hin oder hängen Sie es an die Wand und vertonen Sie es. Betrachten Sie das Bild als ein Notenblatt oder lassen Sie sich sonst wie anregen, daraus mit Ihrer Stimme oder mit Instrumenten Klänge entstehen zu lassen." Viele KlientInnen können dies, andere brauchen Zwischenschritte. Und manche KlientInnen können dies prinzipiell, aber nicht bei dem gerade entstandenen Bild oder Thema, und brauchen deshalb Zwischenschritte. Zwischenschritte können zum Beispiel Fragen sein wie: „Welche Farbe fällt Ihnen besonders auf?" Und dann: „Finden Sie für diese Farbe einen Ton, wie klingt sie?" Manchmal befinden sich Gegenstände, Flächen, gestalterische Kompositionen oder Szenen auf dem Bild, die konkret fokussiert werden können, um dann vertont bzw. Ausgangspunkt einer musikalischen Improvisation zu werden. Wir fragen dann z. B.: „Welcher Gegenstand auf dem Bild fällt Ihnen ins Auge?" Und dann: „Wenn dieser Krug (dieser Baum/dieser Tisch) klingen würde, wie würde er sich anhören?" Oder wir erkundigen uns, welche Person auf einem Bild sie besonders interessiert, und fragen dann weiter: „Wenn diese Person Musik machen würde, wie würde das klingen?" Gelegentlich erinnern Bilder auch an Szenen. Eine Szene spielt z. B. am Mittagstisch und wir fragen dann: „Was haben Sie an diesem Mittagstisch gehört ... Welche Atmosphäre war da und wie klang sie ...?"

Erleichtern können wir diesen Prozess vom Bild zum Tönen noch einmal dadurch, indem wir Notenpapier zum Malen anbieten. Wir kopieren Notenblätter in normaler Größe auf das gewünschte Format, z. B. auf DIN A 1, „hoch" und bitten KlientInnen, ohne weiter etwas dazu zu sagen, darauf zu malen statt auf weißem Papier. Die meisten KlientInnen nehmen das ganz selbstverständlich, sind kaum irritiert und erkennen es zu diesem Zeitpunkt noch nicht als Notenblatt, sondern erst dann, wenn wir sie bitten, die gemalten Bilder zu vertonen. Sofort scheinen die Bilder dann mehr zu klingen und fast allen

KlientInnen fällt es leichter, sie zu vertonen, als wenn sie ihr Bild auf einem weißen Papier gemalt hätten.

6. Auch die Verknüpfung mit Elementen der rezeptiven Musiktherapie kann es KlientInnen erleichtern, das Tönen zu wagen. Zwei Möglichkeiten vor allem haben sich bewährt. Die erste ist, mit dem eigenen Tönen auf ein zuvor angehörtes Musikstück zu antworten. Wir haben diese Möglichkeit in dem Kapitel „Rezeptive Musiktherapie und leibliches Hören" (Kap. I 16.1) beschrieben. Eine Klientin oder ein Klient lauscht einem Musikstück oder dem musikalischen Spiel des Therapeuten oder der Therapeutin. Die KlientInnen werden aufgefordert, auf ihre innere Beteiligung zu hören und genau darauf zu achten, welche Klänge in ihnen entstehen. Unmittelbar danach oder nach einer kleinen Pause werden die KlientInnen gebeten, in eigenen Tönen zu antworten.
Dieser Weg ist eine gute Einstimmung ins Hören und er regt die KlientInnen an, schon während des Hörens innerlich mitzumusizieren. Sie können so leichter den Schritt gehen, selbst Töne zu produzieren.
Die Variante besteht darin, dass KlientInnen ein Musikstück musizierend begleiten. Viele kennen dies aus ihrem Alltag: Sie singen bei Liedern mit, trommeln mit ihren Fingern mit, wippen mit den Füßen und schlagen den Takt mit. Dies greifen wir auf und bitten die KlientInnen, ein Musikstück mitzubringen, das sie gern haben oder das ihnen gerade wichtig ist oder das im Zusammenhang mit einem Thema von Interesse ist. Wir bitten sie, es in unserem Beisein anzuhören und dabei aktiv zu werden, mit den Fingern zu schnipsen, mit den Füßen zu stampfen, mitzusummen, mitzupfeifen, mitzusingen. Wenn die KlientInnen dazu nicht in der Lage sind, ist nichts verloren. Aber eigentlich haben wir das noch nie in aller Konsequenz erlebt, wenn wir in Resonanz mit der jeweiligen Klientin oder dem Klienten und der Musik unterstützende – manchmal auffordernde, manchmal selbstverständliche, manchmal schamvolle oder der Scham trotzende – Töne von uns geben. Meistens aber werden KlientInnen von sich aus aktiv, geben Geräusche und Töne von sich, bewegen sich dazu, so dass ein erster Schritt zum Tönen gemacht ist. Wenn irgendwie möglich, bitten wir auch darum, dass sie nach dem Ende des vorgespielten Musikstückes weitermachen mit ihrem Rhythmus, mit ihrem Fingerschnipsen, ihrem Singen oder sonstigen Tönen, dass sie daraus ihren eigenen Klang, ihre eigenen Töne, ihr eigenes Lied entstehen lassen. Für viele KlientInnen ist dies eine realistische Möglichkeit, zum Tönen zu gelangen, da dieser Weg an Mitsingerfahrungen anknüpft und die vorgespielte Musik oder das Tönen der TherapeutInnen zuerst einmal so etwas wie eine Art Schutzhülle bietet, innerhalb derer sie eigene Klänge wagen können.
In der Gruppenarbeit kann die Gruppe die Funktion einer solchen Schutzhülle übernehmen. Dazu ist es notwendig, klare Spielregeln zu vereinbaren. Die Gruppe stellt sich im Kreis auf, die Protagonistin oder der Protagonist stellt sich in die Mitte des Kreises oder ist ein Teil dieses Kreises, ganz nach Neigung und Belieben. Die Gruppe beginnt ein Lied zu singen oder zu summen, und das in einer Lautstärke, die es ermöglicht, dass sich die

jeweiligen ProtagonistInnen in dem gemeinsamen Klang einerseits verstecken können, andererseits aber auch die Möglichkeit haben, aus ihm hervorzutreten und hörbar zu werden. Die ProtagonistInnen werden gebeten, die Gruppe als Hintergrundchor zu hören und zu nutzen, als einen Chor, der sie trägt, einbettet, unterstützt und auf dessen Boden sie Eigenes ertönen lassen können. In der Regel singen die ProtagonistInnen mit, manche geben sich eine Weile dem Hören hin, bevor sie einstimmen. Manchmal entstehen zarte und schüchterne Klänge, die sich kaum vom Hintergrund abheben. Oft wachsen die Töne der ProtagonistInnen zu ungeahnter Klarheit und Prägnanz. Häufig regt dieses Szenario zu einem dialogischen Wechselspiel zwischen Chor und ProtagonistInnen an.

7. Atmen ist immer auch Tönen, Atmen produziert Geräusche, innere wie äußere. Über das Atmen zum Summen zu kommen und dann den Mund zu öffnen und die Stimme erklingen zu lassen und allmählich zu entfalten, ist ein Weg des Tönens, den wir im Kapitel „Vom Atem in die Stimme" (s. Kap. I 13.2) ausführlich und in verschiedenen Varianten beschrieben haben.

8. Der nächste Weg nutzt das Spielen. Nicht nur Kinder spielen, auch Erwachsene können dazu angestiftet werden. Im Spiel ist man freier, lauter, variabler, ungehemmter. In Kapitel I 3.4 zum Thema Leibbewegungen haben wir ein Indianerspiel vorgestellt, in dem sich Kinder mit Indianern identifizieren, ihre Pferde suchen, wiedergewinnen, jubeln, feiern, schlafen usw. und dabei jeweils Geräusche und Töne von sich geben. Dieser Weg der Identifikation ist eine wunderbare Möglichkeit, Menschen das Tönen zu ermöglichen, die sehr gehemmt oder scheu sind, denen aber kindliche, spielerische Wegen offen sind. Das sind in den seltensten Fällen Jugendliche, die eher großen Wert darauf legen, nicht „kindisch" zu sein. Aber für Kinder oder Erwachsene ist die Bitte, sich mit einem Tier zu identifizieren, ein leichter Einstieg: „Wenn Sie ein Tier wären, welches wären Sie?" oder: „Welches Tier wären Sie gerne?" oder: „Welches Tier hat etwas, das Sie auch gerne hätten, eine Eigenschaft, eine Fähigkeit, irgendetwas, wovon Sie sich eine Scheibe abschneiden möchten?" Wir bitten dann, dieses Tier in einer Haltung zu verkörpern, oder schaffen dafür einen Raum mit der Methode des Verraumens (s. Kap. I 7) und bitten beim Spielen, beim Tier-Sein, Geräusche von sich zu geben, die dieses Tier macht, ruhig auch mit Hilfe eines Instrumentes. Daraus entwickelt sich im Grunde ganz von selbst ein „eigenes Tier", mit eigenen Tönen, mit eigenen Klängen. Zu hören sind da die wilden spitzen, zum Tanz lockenden Rufe eines Affen, das ängstliche Piepsen eines Mäuschens, das zunehmend so tut und tönt, als sei es eine dicke, fette Ratte, das Brummen und Grollen eines respektheischenden Grizzlybärs, das bedrohliche Zischen einer Giftschlange, die zärtlichen Töne eines Elefanten, die witzige, neckende Stimme eines Präriehasen, der sich gut verstecken kann, oder die gehetzten und hetzenden Töne eines Geparden. Viele Möglichkeiten musiktherapeutischer Weiterarbeit können sich daraus ergeben. Besonders günstig und zum Tönen anregend ist es unserer Erfahrung nach, wenn Therapeutin oder Therapeut ins Spiel einsteigen, wenn sie ebenfalls zum Tier werden, so dass musikalische Dialoge entstehen. Ebenso gerne wie mit Tieridentifikationen arbeiten wir mit Märchen-

und Fantasiefiguren (s. z. B. Kap. I 10.2.1) im Grunde mit allem, was zum Identifizieren und Klingen anregt.
9. Lass die Puppen tanzen! Diesen Spruch kennt jede/r. Unsere Aufforderung heißt: Lass die Puppen musizieren. Ein Beispiel aus der Gruppenarbeit:
Wie bieten den TeilnehmerInnen eine durcheinander gewürfelte Vielfalt aus Handpuppen und ganz normalen Stofftieren an: „Sucht euch jede und jeder ein Tier, eine Puppe oder eine Figur aus, mit der ihr euch jetzt ein bisschen beschäftigen wollt." Die TeilnehmerInnen stürzen sich auf die Tiere und Puppen, suchen, wählen aus, finden zumeist schnell eine Figur, die ihnen zusagt. „Nun beschäftigt euch ein bisschen mit eurer Figur. Spielt mit ihr, redet mit ihr, bewegt sie, geht auf Entdeckungsreise, was ihr mit eurer Figur machen könnt und was eure Figur mit euch machen möchte." Fast immer legen alle TeilnehmerInnen spielerisch los, fast immer finden sich in dieser sehr „freien" Phase unaufgefordert mindestens zwei Menschen und zwei Puppen zusammen. Eine kindliche Atmosphäre füllt den Raum, es wird geschnattert und geblökt, geplappert und gekichert. Wir brauchen fast nie zum Tönen aufzufordern, die Puppen bergen in sich einen hohen Aufforderungscharakter zum Tönen, sie tönen sozusagen von allein. Irgendwann sagen wir: „Eure Puppen und Tiere oder sonstigen Figuren sind ja schon sehr ausdrucksstark und geben viele Töne von sich. Greift das auf und geht noch weiter: lasst eure Puppen singen, lasst sie mit eurer Stimme musizieren, summen, brummen, tönen, zwitschern, tönen." Viele Variationen der Weiterarbeit sind möglich. Wir bitten manchmal darum, dass die Puppen, Tiere etc. sich jeweils ein Instrument auswählen und musizieren und sich später Figuren-PartnerInnen suchen, um sich gegenseitig vorzuspielen und dann miteinander zu musizieren. Oder wir fordern die Figuren auf, ihren menschlichen BegleiterInnen etwas ins Ohr zu flüstern oder eine Frage zu stellen, ein Lied zu singen usw. Und wir bitten diejenigen, die ihre Puppen, Tiere oder anderen Figuren in der Hand haben, darauf zu antworten, so dass ein eigentlich innerer Dialog als nach außen hörbar wird.
Das Tridentitätsmodell (s. Kap. I 12.2 und Kap. II 6.2) und der Baum leiborientierter Musiktherapie (s. Kap. II 7) sind unserer Meinung nach hilfreiche Grundlagen für TherapeutInnen, um Ideen und Repertoire für die musiktherapeutische Gruppen- und Einzelarbeit mit Handpuppen zu entwickeln.
10. „Bitte bringen Sie zum nächsten Treffen drei Gegenstände aus Ihrem Haushalt mit, die klingen können. Es kann ein Kochtopf sein oder zwei Gabeln oder ein Glas, irgendetwas, was klingen kann." Wenn die KlientInnen solche Gegenstände mitbringen, dann geht es ans Musizieren. Der große Vorteil dieser Herangehensweise ist ihre Niedrigschwelligkeit. Es handelt sich zum einen „nur" um Alltagsgegenstände, nicht um die „geheiligten" Musikinstrumente. Zum anderen haben viele Menschen schon als Kinder versucht, so zu musizieren. Es knüpft also an Vertrautes an, auch wenn es meistens früher unterbunden wurde oder später verkümmerte. Greifen KlientInnen wieder auf diese Art des Musizierens zurück, wird etwas Kindliches mit der ganzen Palette an damit verbundenem Erleben in ihnen lebendig und kann erklingen. Dass Kinder, auch als KlientInnen, dies gerne

machen, braucht nicht extra betont zu werden, auch stille und verstummte Kinder können auf diese Weise ihren lebendigen Seiten Ausdruck und Klang verleihen.

Den TeilnehmerInnen von Gruppen geben wir manchmal die Gelegenheit, in der Umgebung des Therapieraumes, in der Küche, in anderen Zimmern oder auf der Straße Gegenstände zu suchen, die klingen können. Die Suche allein schon weitet den Blick, öffnet die Ohren und Herzen und lässt die meisten Menschen aufgekratzt und angeregt zurückkommen. Gelegentlich bereiten wir für eine Gruppe oder auch für EinzelklientInnen ein Alltagsklangbuffet vor, in dem wir alles, was irgendwie klingen kann, Steine, Hölzer, Muscheln, Gebrauchsgegenstände jeder Art, auf einer Decke ausbreiten und einladen zuzugreifen. Eine besondere Aufforderung, damit Klänge zu produzieren, braucht dann gar nicht mehr ergehen, schon das Angebot lädt dazu ein. Der bei der Arbeit mit dem Körperbild und dem Körperklang vorgestellte Weg der Körperklänge und -geräusche ist letzten Endes eine Variante dieses Vorgehens (s. Kap. I 10.2.2). Dort fordern wir dazu auf, zu erkunden, welche Geräusche und Töne erzeugt werden können, wenn der eigene Körper Klangkörper und Resonanzboden ist.

11. Wenn TherapeutInnen (wie wir es verstehen) konsequent musiktherapeutisch arbeiten, ist im Grund jeder in diesem Buch beschriebene Weg ins Tönen niedrigschwellig oder kann dazu gemacht werden. Leibliche Regungen (s. Kap. I 4.1, II 2.1) wie Körperempfinden, Gefühle, Einfälle, Leibbewegungen (s. Kap. I 3), Atmosphären (s. Kap. I 4), Situationen und die Sprache der KlientInnen (s. Kap. I 15) geben Hinweise zum Tönen, die es aufzugreifen gilt.

Bedeutsam in diesem Zusammenhang ist zum einen, dass sich die TherapeutInnen mit kleinen und kleinsten Schritten dem Tönen annähern, sich an das Tönen herantasten.

Ist die Klientin z. B. nicht in der Lage, ihr Befinden „als solches" im Tönen auszudrücken oder zu improvisieren, um ihr Befinden herauszubekommen, so äußert sie vielleicht, ihre Stimmung sei dunkel oder relativ düster und sie sehne sich danach, ein wenig aufgehellt zu werden. Vielleicht ist sie auch zu diesem verbalen Ausdruck nicht in der Lage, die Therapeutin erlebt aber die Klientin als dunkel und relativ düster. In beiden Fällen kann die Aufforderung der Therapeutin an die Klientin lauten, „das Dunkle" oder „das Düstere" klanglich auszudrücken.

Eine ältere, schwer depressive Patientin erwähnt, dass sie beim Einschlafen Stimmen höre, die flüstern und deren Worte sie nicht verstehen kann. Als der Therapeut sie bittet, dieses Flüstern hörbar werden zu lassen, fühlt sie sich außer Stande, dies mit ihrer Stimme zu tun. Der Therapeut macht einen ein klein wenig abgewandelten Vorschlag: „Hören Sie bitte noch einmal ganz gut hin. Welchen Geräuschen, die Sie kennen, ähnelt es?" Sie sagt: „Es klingt wie eine leise Rassel, wie das Klappern einer Klapperschlange." Und sie beginnt, mit der Rassel zu klappern, die Klänge konkretisieren sich, ihr Erleben auch.

Zum anderen ist in diesem Zusammenhang von Bedeutung, den Äußerungen in der Sprache der KlientInnen genau zuzuhören. Aussagen über Regungen des Körpers geben oft Hinweise auf das Tönen und können aufgegriffen werden. Da spricht ein Klient davon, dass es in seinem Bauch rumort, ein anderer davon, dass sein Herz wild schlägt, eine Klientin davon, dass ihr ganzer Körper in Aufruhr sei. Da bietet es sich an zu fragen: „Wie hört sich das Rumoren an? (Oder das wilde Herz oder der Aufruhr.) Lassen Sie es doch einmal erklingen."

Oder wir hören Situationen heraus, die Erleben verdeutlichen. Ein Kind erzählt zum Beispiel von der tollen Atmosphäre auf dem Jahrmarkt, auf dem es ihm so gut gegangen sei, und darüber, dass es sich so etwas häufiger wünscht. Der Therapeut bittet, die Jahrmarktatmosphäre erklingen zu lassen, spielt mit und beide gemeinsam inszenieren klanglich einen Jahrmarkt mit der Stimme des Losverkäufers, dem Gequietsche des Karussells usw. Und das Kind beginnt zu musizieren, wie es in der Therapie noch nie klanglich aus sich herausgekommen ist.

Wir haben mit zunehmenden Erfahrungen gelernt, dass die Sprache der KlientInnen ihnen und uns zahlreiche Hinweise auf auditive Vorgänge gibt, die wir als Anregungen zum Tönen nutzen können. Auch dieser Weg, den wir ein wenig ausführlicher in dem Kapitel: Aus dem Gespräch zum Musizieren (Kap. I 15.2) geschildert haben, ist ein niedrigschwelliger Weg, weil hier die Anregungen von den KlientInnen selbst ausgesprochen werden. Wir tragen nicht etwas an sie heran, sondern wir greifen etwas auf, was sie ursprünglich geäußert haben. Dies macht es leichter, das Tönen zu wagen.

12. Ein letzter Weg, die die Schwelle zum Musizieren niedrig macht, soll an dieser Stelle noch skizziert werden. Manchmal müssen oder dürfen TherapeutInnen stellvertretend für ihre KlientInnen musizieren, wenn „gar nichts mehr geht" in Bezug aufs Tönen und Musizieren, sei es aus Angst, aus Scham, aus Resignation, aus Fremdheit, aus dem Gefühl der Gefühllosigkeit oder aus was auch immer heraus. „Darf ich Ihnen auf meine Art und Weise vorspielen oder singen, wie es in mir klingt, wenn ich mich mit Ihnen identifiziere? ... Nicht, dass ich das genau wüsste, auf keinen Fall. Es kann gut sein, dass Sie sagen: ,Nein, so nicht.'" Eventuell muss man noch hinzufügen: „Das wird mich ganz bestimmt nicht kränken – so wie ich Sie auch ganz bestimmt nicht damit kränken möchte, falls meine Klänge nicht Ihrem Erleben entsprechen."

Die Chance liegt darin, dass die KlientInnen irgendwann ins Tönen einsteigen, weil sie sich verstanden fühlen und somit einen Anfang und einen Boden gefunden haben. Oder aber, weil sie zum Ausdruck bringen möchten, was anders bei ihnen ist, was ihnen eigen ist. (s. a. Kap. I 12).

17.2 Minimale Dialoge

Musikalische Dialoge (s. Kap. I 12) sind eine wunderbare Möglichkeit, erstarrte Muster ins Schwingen zu bringen und neue Wege des Erlebens und der Begegnung zu erproben. Musikalische Dialoge sind aufregend. Sie sind so aufregend, dass sie für manche KlientInnen nicht aushaltbar sind und dass KlientInnen, deren innerer Boden zu brüchig ist, sich nicht trauen, sich in einen solch offenen Prozess zu begeben. Wer in einen musikalischen Dialog eintritt, öffnet sich, macht sich hörbar, berührbar, senkt den Schutzschild und macht sich verletzlich. Viele KlientInnen, die ein offener musikalischer Dialog überfordern würde, können sich dennoch an musikalische Dialoge wagen, wenn diese niedrigschwelliger werden, also so gestaltet werden, dass sie im Erleben der KlientInnen nicht mehr so riskant erscheinen.

Musikalische Dialoge mit niedrigschwelligem Charakter nennen wir minimale Dialoge oder Mini-Dialoge. Allein schon, wenn wir diese Bezeichnung gegenüber den KlientInnen gebrauchen, nimmt dies etwas von der Übermacht des Begriffs Dialog und macht ihn zugänglicher und annehmbarer. Einige Formen der minimalen Dialoge, die sich in unserer Praxis bewährt haben, möchten wir vorstellen:

– Die Vielzahl der Klangmöglichkeiten macht manchen KlientInnen Angst. Sie fürchten, nicht ganz zu Unrecht, dass der Reichtum der Klangmöglichkeiten auch dem entspricht, was in ihnen anklingen könnte – was mehr sein kann, als sie verkraften oder verkraften zu können befürchten. Eine Reduzierung der Klangmöglichkeiten schafft deshalb einen Rahmen (s. a. Kap. I 5). Wir haben gute Erfahrungen mit Drei- oder Zwei-Ton-Dialogen gemacht. Hier haben sowohl TherapeutInnen als auch KlientInnen jeweils nur zwei oder drei Töne zur Verfügung, auf dem Klavier, auf dem Xylofon, dem Balofon, der Kalimba, der Flöte oder anderen Instrumenten. Selbst die Reduzierung auf nur einen Ton, z. B. auf einem Holzklangkörper oder irgendeinem anderen Instrument, kann spannende musikalische Begegnungen ermöglichen. Die Reduzierung auf ein, zwei oder drei Töne gibt Sicherheit und Halt und kann dadurch Begegnungen und Erfahrungen zulassen, die sonst zu sehr ängstigen würden.
– Ein besonderer Moment des musikalischen Dialoges ist die Gleichzeitigkeit. Dass KlientInnen und TherapeutInnen gleichzeitig musizieren, fördert und intensiviert die Resonanz und damit das Erleben aller Beteiligten. Wird die Gleichzeitigkeit aufgehoben oder zumindest für den Anfang des musikalischen Dialoges in Form einer Regel eingeschränkt, kann dies Angst und Druck nehmen und ein Weg sein, KlientInnen einen sanften Einstieg in einen musikalischen Dialog zu ermöglichen. Wir nennen dies Pingpong-Dialoge und sagen: „Tischtennis wird oft Pingpong genannt. Der Ball springt hin und her, von einer Seite der Tischplatte zur anderen. Lassen Sie uns versuchen, auf diese Art und Weise zu musizieren. Sie geben einen Ton von sich, ich gebe einen Ton von mir, dann wieder Sie, dann wieder ich, hin und her, Ping und Pong, wie der Ball auf der Tischtennisplatte." Dieser Weg ist für viele KlientInnen leicht zu beschreiben. Häufig entwickelt er sich dann zu einem offenen musikalischen Dialog. Die KlientInnen vergessen häufig nach einer Weile die Regel und spielen drauf los.
– Eine Anregung von Martin Lenz aufgreifend („Aus der Deckung") schlagen wir gelegentlich musikalische Mini-Dialoge „aus dem Versteck" vor. (Lenz 1995, S. 67f) Die Klientin oder der Klient baut sich aus Kissen, Matratzen und Ähnlichem ein Versteck, der Therapeut oder die Therapeutin ebenfalls. Beide holen sich ein oder mehrere Instrumente

in ihr Versteck und spielen und singen, geschützt durch ihre Wälle, Mauern und Schutzburgen. Dieses Szenario entspricht den Bedürfnissen vieler KlientInnen, sich schützen zu müssen bzw. sich verstecken zu wollen. Diesem Bedürfnis wird Rechnung getragen, eben indem ein Versteck gebaut wird, und gleichzeitig wird bei diesem musikalischen Kontakt ein Bezug zur Welt, hier zum Therapeuten oder zur Therapeutin, hergestellt.
– Eine weitere Variante nutzt die Kraft der Imagination und Identifikation. TherapeutInnen und KlientInnen nehmen jeweils die Rolle eines Tieres ein und musizieren in dieser Rolle darauf los (s.a. Kap. I 17.1, Punkt 8). Da begegnen sich Hase und Igel, Klapperschlange und Elefant, Katze und Maus usw. Nicht nur Kindern machen solche musikalischen Dialoge Spaß, auch Erwachsenen jeden Alters. Im Zuge der Therapie können sich Rollen und Rollenverhalten ändern. Ein sechsjähriger Junge, der das Sprechen aufgegeben hatte, ging mit dem Therapeuten mehrere Stunden lang auf solche Weise in einen musikalischen Dialog. Er selbst war jedes Mal der Tiger, der Therapeut ein Reh, das vor dem Tiger musikalisch weglief. Irgendwann begann der Junge, gelegentlich Sätze zu äußern. Einmal sagte er: „Heute bist du der Tiger." Der Therapeut fragte erstaunt zurück: „Und wer bist du?" „Ein Adler."
Der Tiger verfolgte musizierend den Adler, der Adler kletterte auf den Tisch und flog in die Lüfte und machte: „Platsch!!! – Ich kacke dir auf den Kopf."

17.3 Rituale

Auch Rituale geben Sicherheit und schaffen einen Rahmen, in dem Erleben gewagt werden kann. Welche Rituale in der Musiktherapie eingesetzt werden können und sich als sinnvoll erweisen, bedarf der Erprobung. Einige Beispiele wollen wir vorstellen, die als Anregung dienen können und auch bereits Bezug nehmen auf das nachfolgende Kapitel 18.
– Eine Gruppe mit an Demenz erkrankten älteren Menschen trifft sich wöchentlich unter Anleitung einer Musiktherapeutin. Zu Beginn wird jedes Mal ein Musikstück gespielt, das Vogelstimmen mit einer japanischen Flöte begleitet. Die älteren Menschen sind zu Beginn jeder Sitzung unruhig. Manche erkennen die Musiktherapeutin nicht wieder oder erahnen, dass sie sie kennen, wissen aber nicht, welche Person sie ist und in welcher Beziehung sie zu ihr stehen. Die meisten werden von Pflegenden gebracht. Doch sobald die erste Vogelstimme ertönt, ändert sich die Atmosphäre. Alle TeilnehmerInnen beziehen sich auf die Klänge. Man sieht an ihren Augen und ihren Körpergesten, dass sie sich erinnern, dass etwas Besonderes geschieht. Dieses Erinnern läuft bei den meisten wahrscheinlich nicht gedanklich ab und ist nicht in Sätzen zu formulieren, aber es ist ein Erinnern des Erlebens, ein Erinnern des Körpers, ein Erinnern der Aufmerksamkeit. Dieses immer zu Beginn eines jeden Treffens wiederkehrende Musikstück zentriert die Gruppe, setzt einen Anfang, wirkt als Ritual des Zusammenkommens und der Sicherheit. Nicht immer hat dieses Ritual für alle Beteiligten die gleichen Folgen. Manche befinden sich in

einem solchen Verwirrungsschub, dass es darüber hinaus individueller Gesten und individueller Klänge bedarf, um sie an das Hier und Jetzt heranzuführen. Aber für die meisten Beteiligten setzt das Ritual einen Anfang. Auch das Ende ist ritualisiert. Ein gemeinsam gesungenes Lied, das alle kennen, schließt jedes Mal die Stunde ab.
In der musiktherapeutischen Arbeit mit Dementen versuchen wir immer, Rituale einzusetzen, auch in der Einzelarbeit. Je unsicherer Menschen sind, je verwirrter, je krisenhafter sie sich und die Welt erleben, desto notwendiger sind Rituale, um Halt und Sicherheit zu geben (s. a. Kap. I 18.3).

– Auch eine musiktherapeutische Einzelarbeit in einer ambulanten Betreuungseinrichtung für schwer psychisch Kranke beginnt mit einem Ritual (s. a. Kap. I 18.4). Der Klient, an einer schweren Depression erkrankt, betritt den Raum und setzt sich auf den Stuhl, der hinter einer großen Trommel steht, spielt aber nicht. Diesen Teil des Rituals hat er „erfunden" und wiederholt ihn im immer gleichen Bewegungsablauf. In einer der ersten Stunden hatte der Therapeut ihm auf der Flöte anschließend eine kleine Melodie als Begrüßungsständchen gespielt. Nun besteht der Klient darauf, jedes Mal vom Therapeuten auf die gleiche Weise begrüßt zu werden. Als der Therapeut versucht, die Melodie zu variieren, protestiert der Klient sofort energisch, was sonst gar nicht zu seinen Lebensäußerungen zählt. Er ist erst zufrieden, als der Therapeut den „richtigen" Ton wieder findet. Dieser Beginn wird in der Folge zum Ritual am Anfang einer jeden Stunde. Eltern, die ihren Kindern Geschichten erzählen oder ein Lied zum Einschlafen spielen, werden wissen, wie wichtig solche Rituale sind. Auch Kinder neigen dazu, kleinste „Fehler" und Abweichungen vom Gewohnten zu verbessern. Jedes Komma, jedes Wort, jeder Ton muss stimmen, damit die Kinder sich sicher fühlen und das Ritual seine Wirkung entfalten kann (s. a. Kap. I 18.2).

– Eine Gruppe von vier hyperaktiven Kindern trifft sich regelmäßig mit einer Musiktherapeutin. Jedes Treffen beginnt mit dem gleichen Ritual: Am Anfang steht die Rasselphase, genannt nach der Rassel, die die Therapeutin laut und heftig schlägt. Alle Kinder dürfen sich austoben, hin und her rennen, dieses und jenes Musikinstrument probieren und laut sein. In der zweiten Phase greift die Therapeutin zur Trommel, nun beginnt die Trommelphase. Die Lautstärke verringert sich, die Kinder entscheiden sich für ein Instrument, die Klänge sind vor allem rhythmisch und orientieren sich an dem Rhythmus, den die Therapeutin vorgibt. Die dritte Phase ist die Flüsterphase. Jedes Kind und die Therapeutin wählen ein leises Instrument, gehen umher und flüstern dabei vor sich hin und flüstern dem anderen etwas ins Ohr, wie es ihnen geht, was ihnen wichtig ist oder auch Unsinn, der ihnen gerade in den Sinn kommt. Erst dann sagen sie sich guten Tag, erst dann beginnt das, was ansteht oder was die Musiktherapeutin vorschlägt. Diese Phase ist für die Therapeutin eine Eingangsphase, in der sie mitbekommen kann, wie die Kinder „drauf" sind. Manchmal können Kinder keinen Rhythmus spielen oder sich nicht alle auf einen Rhythmus einigen, manchmal gelingt die dritte Phase gar nicht und der Einstieg endet mit der zweiten Phase. Was soll's. Die Therapeutin hört, wie es den Kindern geht und kann sich auf sie einstellen. Die Kinder werden bei ihrer hohen Erregung abgeholt und können allmählich „herunterfahren" und Kontakt aufnehmen, wobei die Zeit, die sie in der jeweiligen Phase benötigen, unterschiedlich ist.

Andere ähnliche Rituale setzen wir vielfach in der Arbeit mit Kindern ein. Da treffen sich Kinder am Anfang z. B. immer als Elefantenherde, begrüßen sich als Elefanten, klingen als Elefanten, musizieren als Elefanten.

– Eine Selbsthilfe-Gruppe an Krebs erkrankter Frauen hat in den ersten Stunden unter der Anleitung einer Musiktherapeutin folgendes Ritual entwickelt: Alle stellen sich im Kreis auf, schließen für ein paar Atemzüge die Augen, um sich darauf zu konzentrieren, wie es ihnen geht. Sie schicken dann einen Ton ihres Befindens oder ihrer Stimmung von innen nach außen. Dabei beginnen sie sich an den Händen zu fassen, sich gegenseitig Blicke und Töne zu schicken und sich aufeinander einzustimmen. Dann lösen sie sich voneinander und begleiten dies ebenso wie ihre Platzsuche für den weiteren Verlauf des Abends mit Tönen, solange, bis alle sitzen. Das Abschlussritual ist ähnlich, nur dass es der Aufmerksamkeit für Veränderungen im Befinden und der Verabschiedung dient.

17.4 Gehe zurück auf ...

Gehe zurück auf Los – so lautet eine Spielkarte im Monopoly, die aufzudecken zumeist Bedauern hervorruft. In der Therapie kann der Versuch „Gehe zurück auf ..." ein Weg sein, blockierten KlientInnen musiktherapeutische Interaktionen zu ermöglichen.

Insbesondere Menschen mit schweren psychiatrischen Erkrankungen leiden darunter selten von Geburt an. Wenn die Erkrankung hohe Hürden hinsichtlich ihrer Fähigkeit schuf, ihr Erleben auszudrücken und in Beziehung zu anderen Menschen zu treten, so gibt es doch fast immer Phasen in ihrem Leben, zumindest in der Kindheit, in denen solche hohen Schwellen nicht vorhanden waren. Auch wenn bei manchen KlientInnen solche Phasen nicht mehr zugänglich sind, so lohnt es sich doch, nach ihnen zu suchen. Leibtherapie einschließlich der leiborientierten Musiktherapie ist grundsätzlich ressourcenorientiert. Wir hören mindestens so sehr wie auf das Leiden auch auf die Fähigkeiten und Potenziale der Menschen und bemühen uns, diese freizusetzen und wiederzubeleben, auch wenn das manchmal bedeutet, Glut unter dicken Schichten der Asche zu suchen. Gelingt es bei psychisch erkrankten Menschen, an Phasen anzuknüpfen, in denen die Wahrnehmung des Erlebens und die Kontaktmöglichkeiten noch nicht so eingeschränkt waren, so wird damit eine Ressource erschlossen, die musiktherapeutische Interaktionen manchmal überhaupt erst ermöglicht.

Wie solche Versuche methodisch angegangen werden können, wollen wir am Beispiel der Arbeit mit einer Klientin vorstellen. Die Frau ist Anfang 40 und hat eine 17-jährige Geschichte von Klinikaufenthalten, ambulanter Versorgung, Wohngruppen und wieder Klinikaufenthalten hinter sich. Sie leidet an einer affektiven Störung mit überwiegend depressivem Erscheinungsbild und episodischen Wahnsymptomen. Allein schon aufgrund der

Medikation, aber auch entsprechend ihres Krankheitsbildes wirkt sie in ihrer ganzen Ausstrahlung und Körperlichkeit eng, gebunden, in hoher Spannung gehalten. Ihre Stimmungslage ist schwankend. In „guten" Phasen kann man sich mit ihr unterhalten. Auf Angebote aktiver Musiktherapie reagiert sie kaum. Versuche mit Rhythmusinstrumenten enden nach maximal drei Tönen. Die Musiktherapeutin arbeitet überwiegend rezeptiv. Die Klientin mag sanfte Klänge, „die entspannen mich".

Die Musiktherapeutin startet einen ersten Versuch, Ressourcen aus der Zeit vor der Erkrankung ausfindig zu machen. Sie fragt die Klientin danach, was sie denn als Kind oder in ihrer Jugend gern gespielt hat, welche Musik sie gehört hat, was sie gerne unternommen hat und dergleichen mehr. Die Antworten sind spärlich. Lange Jahre der Kindheit und Jugend der Klientin sind unter dem Schleier des Vergessens verschwunden. Aber immerhin, die Klientin erzählt, dass sie in ihrer Grundschulzeit eine Lehrerin hatte, die sie gern mochte. Die Therapeutin erkundigt sich nach der Lehrerin und nach den Aktivitäten im Unterricht, insbesondere auch den musikalischen.

Die Klientin erzählt: „Das war ja damals noch DDR und die Schule hieß nicht Grundschule, sondern Polytechnische Oberschule Ernst Thälmann. Wir haben jeden Tag Lieder von den jungen Pionieren gesungen. Auch die Nationalhymne haben wir gelernt: Auferstanden aus Ruinen."

Zur nächsten Therapieeinheit bringt die Therapeutin eine Kassette und eine Schallplatte mit Liedern der Jungen Pioniere und der FDJ mit, die sie sich in der Zwischenzeit von KollegInnen besorgt hat. Sie fragt die Klientin, ob sie einige dieser Lieder spielen dürfe. Diese nickt interessiert. Während sie den alten Liedern zuhört, wird die Klientin wacher und wirkt immer lebendiger. Offenkundig eröffnen die Lieder ihrer ersten Schuljahre einen Zugang zu ihrer musikalischen Biografie und damit erste Verbindungen zu einer Zeit, in der sie noch nicht erkrankt war, in der sie noch, so ist zu vermuten, über etliche Ressourcen verfügte. Die Klientin beginnt, während sie den Liedern lauscht, von der Schulzeit zu erzählen, vom Fahnenappell, von den Noten, von Treffen außerhalb der Schule. Andere Lieder fallen ihr ein, auch Lieder zu den Jahreszeiten, sogar ein Weihnachtslied, das sie bei ihren Großeltern gelernt hat. Und siehe da: Sie singt dieses Weihnachtslied vor. Danach zeigt sie der Therapeutin, wie man beim Fahnenappell zu stehen und die Fahne zu grüßen hatte und wie sie als Kind in der Schule marschieren lernte.

Die Klientin ist anschließend sehr erschöpft und sinkt wieder in sich zusammen. Therapeutin und Klientin vereinbaren, dass die Therapeutin versuchen will, noch weitere Lieder, die die Klientin genannt hat, ausfindig zu machen.

Und so ging es in der Therapie weiter. Klientin und Therapeutin hatten einen Schatz gefunden, einen Schatz der Lebendigkeit, den sie nun nach und nach, Münze für Münze, Lied für Lied zu bergen begannen. Immer wieder gab es Rückfälle und es waren Pausen notwendig, aber das Musikhören und Singen aus den Grundschuljahren war ein Zugang zu einer verschütteten Lebendigkeit, mit der die Klientin eine wichtige Ressource für ihr Leben nutzbar machen konnte. In den musiktherapeutischen Stunden führte dies dazu, dass die Klientin oft

Lieder sang und erstaunt war, wie viele Texte und Melodien ihr allmählich wieder in den Sinn kamen. Schließlich begann sie, sich selbst instrumental zu begleiten, mit einfachen Schlaghölzern und ähnlichen Instrumenten …

Ähnliche Wege sind wir mit zahlreichen KlientInnen gegangen: „Gehe zurück auf … die Zeit und das Erleben vor deiner Krankheit, … vor deinem Unfall …, vor dem Tod deines Vaters, … vor deiner Gewalterfahrung." Häufig reichte es nicht aus, nur über sprachliches Nachfragen Ressourcen zu erschließen. Fast immer halfen Lieder oder Melodien aus der Kindheit, ob nun aus der Lebensphase Kindergarten, Schule, Pfadfindergruppe oder Kirchenchor. Der Weg: Gehe zurück auf … und die so gestaltete Arbeit an der musikalischen Biografie setzt in aller Regel Lebendigkeit frei.

18

Musiktherapeutische Arbeit mit bestimmten Personengruppen

18.1 Rahmenbedingungen

Die meisten angestellten MusiktherapeutInnen arbeiten mit Menschen, die in irgendeiner Weise in ihrer Lebendigkeit und Ausdrucksfähigkeit eingeschränkt sind: In psychiatrischen Einrichtungen oder Ambulanzen mit schwer psychische Erkrankten, mit geistig und/oder psychisch Behinderten, mit Kindern und Jugendlichen, die an Autismus und anderen Krankheiten und Störungen leiden. Zumeist findet diese Tätigkeit in Kliniken oder anderen Institutionen statt, seltener in freier Praxis. Die MusiktherapeutInnen, die mit diesen Personengruppen arbeiten, finden institutionelle und andere nicht personengebundene Rahmenbedingungen vor, die Konsequenzen für den Einsatz der bislang beschriebenen Methoden nach sich ziehen. Abgesehen von Einzelindikationen bzw. Kontraindikationen z. B. bei spezifischen psychiatrischen Krankheitsbildern wie akuten Wahnstörungen, sind wir der Auffassung, dass das bislang vorgestellte methodische Spektrum auch den genannten Personengruppen angeboten werden kann. In vielen Situationen und bei etlichen KlientInnen werden die MusiktherapeutInnen allerdings mit diesen methodischen Zugängen auf größere Schwierigkeiten stoßen. Bestimmte Methoden sind zu modifizieren oder zu reduzieren und es bedarf besonderer Ansätze.

Wir haben uns mit einigen Fragestellungen rund um den Themenbereich „Niedrigschwelliges" beschäftigt und wollen nun einige besondere Rahmenbedingungen für die musiktherapeutische Arbeit betrachten, bevor wir dann einige methodische Hinweise für die Musiktherapie mit den genannten Personengruppen geben und uns schließlich exemplarisch einigen Personengruppen widmen.

Eine wesentliche Rahmenbedingung besteht in der bei vielen Menschen reduzierten Erreichbarkeit. Wer in einer schweren psychischen Krise mit seinem (inneren) Überleben beschäftigt ist, wird weniger offen für die Impulse anderer Menschen sein als eine Person, die an gelegentlichen nächtlichen Angststörungen leidet. Die verringerte Erreichbarkeit lässt auf keinen Fall darauf schließen, dass das innere Erleben dieser KlientInnen flacher und ärmer ist, als das anderer Menschen. Das Gegenteil ist oft der Fall, aber nicht sichtbar. Die KlientInnen sind damit beschäftigt, sich selbst zusammenzuhalten. Die Barrieren zwischen innen und außen sind so stark, dass ihre Erreichbarkeit verringert ist.

Für TherapeutInnen ergibt sich als zentrale Konsequenz daraus, dass sie ihre Ansprüche auf Rückmeldungen verringern und dass sie mit kleinen Signalen, kleinen Wirkungen zufrieden sein müssen. Sie dürfen die geringere Erreichbarkeit ihrer KlientInnen nicht auf ihr eigenes methodisches Unvermögen beziehen, sondern müssen sie als Teil der durch das Krankheitsbild geschaffenen Rahmenbedingungen anerkennen. Im Gegensatz dazu steht die übermäßige Verletzlichkeit, Dünnhäutigkeit und Durchlässigkeit, die eine behutsame Musiktherapie im Sinne der seelischen Sicherung und des Schutzes erfordert. Mit der Bezeichnung Musik als Balsam für die Seele können diese Menschen viel anfangen. Dieser Balsam kann selbst angerührt (aktive Musiktherapie) oder von der TherapeutIn zusammengestellt (rezeptive Musiktherapie) sein. Auch das Musizieren der TherapeutInnen für die KlientInnen spielt dabei eine große Rolle. „Darf ich etwas für Ihre Trauer/für Ihren Schmerz/für Ihre Verzweiflung spielen?", heißt dann vielleicht das therapeutische Angebot. Und es wird etwas in Bewegung kommen.

Der zweite wichtige Moment, den viele Menschen mit schweren psychosozialen Einschränkungen gemeinsam haben, ist die reduzierte Ausdrucksfähigkeit. Eine Saite, die zum Zerreißen gespannt ist, kann wenig schwingen. Wenn der Kontakt mit der Umwelt, wenn jedes In-Bewegung-Geraten als lebensgefährlich und existenziell bedrohlich erlebt wird, ist die Fähigkeit zum musikalischen und sonstigen leiblichen Ausdruck beschränkt. Hinzu kommt, dass viele KlientInnen hinsichtlich ihrer sprachlichen Artikulation Einschränkungen haben und sich oft nur musizierend und/oder gestisch ausdrücken können.

Beides zusammengenommen, die geringere Erreichbarkeit, sowie die verringerte Ausdrucksfähigkeit haben Konsequenzen für die Fähigkeit, Resonanzen zu artikulieren. In Supervisionen und Teambesprechungen hören wir immer wieder: „Ich bin unsicher, ob das, was ich meiner Klientin anbiete, überhaupt ankommt." Oder: „Ich bekomme so wenig zurück und habe keinen Maßstab dafür, ob und wie ich die Klienten erreiche." Häufig sind Menschen nicht in der Lage, den TherapeutInnen eine Rückmeldung zu geben, ob das, was sie gemeinsam getan haben, für sie gut war oder nicht. Allenfalls gibt es indirekte Resonanzen: ein kleines Lächeln, der Umstand, dass eine Klientin wieder zur Musiktherapie kommt, dass ein behinderter junger Mann nicht, wie anfangs üblich, alle fünf Minuten den Raum verlässt, eine kleine Veränderung im Musizieren, der Wechsel eines Musikinstruments und dergleichen mehr. Häufig „genügen" MusiktherapeutInnen solche kleinen Signale nicht. Wir alle wollen mehr und genauere Rückkopplungen für unsere Angebote haben, um uns besser und genauer auf die KlientInnen einstellen zu können. Aber: Wenn Menschen an den genannten Einschränkungen leiden, müssen auch wir uns einschränken und die Kunst entwickeln, aus kleinen Hinweisen Schlussfolgerungen zu ziehen. Diese Schlussfolgerungen können uns nie hinreichende Sicherheit vermitteln, aber als Hypothesen in die weitere Arbeit einfließen.

Ein weiteres Faktum kommt hinzu: Die Medikation. Viele, sehr viele KlientInnen stehen in andauernder medikamentöser Behandlung. Die meisten dieser Medikamente wirken dämpfend und einschränkend und reduzieren die musikalische und sonstige erlebnismäßige Ausdrucks- und Resonanzfähigkeit noch mehr. Bei psychiatrischen Erkrankungen ist ferner die Unterscheidung zwischen der akuten Behandlung und der Rehabilitation sowie einer kontinuierlichen therapeutischen Begleitung wichtig, auf die wir im Zusammenhang mit diesem Krankheitsbild zurückkommen. Die Medikation sowie die generelle Belastung, die durch Behinderung, Krise und sonstige Erkrankungsumstände sowieso erhöht ist, führen dazu, dass MusiktherapeutInnen gehalten sind, in kleineren Einheiten zu arbeiten. Immer wieder bedarf es der Unterbrechung, immer wieder sind Pausen notwendig, da die Belastungsfähigkeit niedrig ist und um Zeit und Gelegenheit zu haben, den Fortgang des therapeutischen Prozesses zu überprüfen.

Oft ist in der Arbeit mit den genannten Personengruppen die Möglichkeit verbalen Austausches beschränkt. Dies mag als Einschränkung gesehen werden, ist aber gleichzeitig ein wunderbares Angebot: Gerade die Musiktherapie bietet ein breites Spektrum an Möglichkeiten, Menschen, die durch Worte nicht mehr zu erreichen sind, musizierend zu erreichen, mit KlientInnen, die sich verbal nicht oder nur unvollständig ausdrücken können, Klängen zu lauschen und Unterhaltungen ohne Worte führen zu können. Dazu bedarf es des Vertrauens in die erlebnisöffnenden Fähigkeiten des Musizierens und deswegen ist es uns so wichtig, diese Potenziale zu beschreiben (s. Kap II 3).

18.2 Kinder und Jugendliche

Wie bei jeder musiktherapeutischen Arbeit gilt für die Musiktherapie mit Kindern und Jugendlichen, dass man sie dort abholen muss, wo sie sich in ihrer aktuellen Lebensphase gerade befinden, bei ihren Neigungen und Abneigungen, bei ihren Möglichkeiten und all dem, was ihnen gerade unmöglich ist. Hier geht es nicht so sehr darum, ob die Schwelle zum Musizieren hoch oder niedrig liegt, sondern es ist eher wichtig, dass sie angemessen ist. Man muss Kinder und Jugendliche immer in ihrer Altersphase abholen, wichtiger aber noch ist, dass man sich auf sie individuell einstellt. Ein 14-jähriger Junge kann seiner inneren Entwicklung nach acht Jahre alt sein, der Musiktherapeut oder die Musiktherapeutin sollte ihm deshalb auch Herangehensweisen anbieten, die für einen Achtjährigen angemessen sind. Ein anderer 14-jähriger Junge wird, wenn er mit Angeboten konfrontiert wird, die sonst für Achtjährige gelten, dies als „kindisch" abtun und sich verweigern.

Kinder hören gern Geschichten, Kinder spielen gern Geschichten. Wenn wir mit Kindern arbeiten, versuchen wir viele unserer Angebote in Geschichten einzubauen, die fast immer auch eine Identifikation ermöglichen (s. a. das Beispiel im Kapitel I 3.3.4).

Manche Kinder spielen einfach gern mit der Therapeutin oder dem Therapeuten zusammen und musizieren drauf los, andere fragen wir: „Welches Tier möchtest du sein?" Das Mädchen entscheidet sich für ein Reh. Wir fragen weiter: „Welches Tier soll ich sein?" Das Mädchen schlägt vor: „Ein kleiner Hase." Reh und Hase musizieren. Und es erklingt eine Geschichte: Das Reh trifft den Hasen. Der Hase erschrickt und versteckt sich, schaut dann leise, vorsichtig, behutsam aus seinem Versteck hervor und nimmt mit zarten Klängen langsam Kontakt auf. Das Reh wartet ungeduldig, freut sich dann, dass es mit dem Hasen endlich einen Spielgefährten hat und nicht immer nur alleine ist … Oder wir erzählen Geschichten von Zauberern, von Räubern, von Helden und Prinzessinnen, von Königen und Hofnarren und Clowns. Alle machen Musik, alle laden ein zur Identifikation, alle regen an zu musizieren.

Alle Methoden, alle Wege, die wir in den bisherigen Kapiteln vorgestellt haben, können auch Kindern angeboten werden, allerdings nach Möglichkeit mit einer Einladung zur Identifikation und eingebettet in eine Geschichte. Hier ist der Fantasie der TherapeutInnen keine Grenze gesetzt. Wem Anregungen fehlen, der schaue in Grimms-Märchen oder in die zahlreichen Bücher mit Geschichten für Kinder. Je jünger Kinder sind, desto eher brauchen sie Geschichten, aber bis in ein Alter von zehn, elf Jahren, manchmal sogar später können und sollen Geschichten angeboten werden. Im höheren Alter werden sie eher als „kindisch" abgetan. Sind es für die Jüngsten noch Märchenfiguren oder Benjamin Blümchen, Rehe oder verzauberte Frösche, die die Geschichten bevölkern, so greifen wir im fortschreitenden Alter der Kinder gerne auf Figuren aus Comics oder Fernsehserien zurück. Diese Figuren sind den heutigen Kindern oft vertrauter als Märchenfiguren. Manchmal mixen wir auch, so dass Asterix den Power-Rangers begegnet und Winnitou gemeinsam mit Prinz Eisenherz trommelt. Falls wir uns mit den Fantasiewelten der Kinder, ihren Comics und Fernsehserien, Filmen und sonstigen Fantasiewelten nicht oder nicht genug auskennen – und das ist häufig der Fall –, fragen wir die Kinder und lassen uns einweihen.

Jugendliche oder Kinder, die sich für Jugendliche halten, werden sich weder mit Asterix noch gar mit Benjamin Blümchen identifizieren. Ihre HeldInnen sind Britney Spears und Daniel Küblböck, Rocky und die No Angels, Manga-Figuren oder Mario aus dem Computerspiel. Ein 15-jähriger Junge schwärmte für die Boxfilme mit Silvester Stallone und identifizierte sich mit Rocky. Aufgefordert, einmal wie Rocky zu sein und so Musik zu machen, wie Rocky Musik machen würde, fetzte er am Schlagzeug so kraftvoll los, wie er dem Therapeuten noch nie begegnet war. Dieser fragte ihn: „Wie war's?"
　„Geil. Das geht ab."
　„Was würdest du denn gern von Rocky haben?"
　„Na, dass der so cool ist und so stark und sich nichts gefallen lässt."
　„Und wofür könntest du das gebrauchen?"
　„Dann bräuchte ich mir von meinem Vater keine mehr runterhauen zu lassen. Und auf dem Schulhof, da hätten sie Respekt vor mir."

Über die Identifikation wird deutlich hörbar und fühlbar, was Jugendlichen fehlt und wonach sie sich sehnen.

In der musiktherapeutischen Arbeit mit Kindern und Jugendlichen ist es in besonderer Weise unerlässlich, auf die sozialen Bezüge dieser KlientInnen zu achten. Kinder oder Jugendliche, die sozial verwahrlost sind, brauchen zuerst einmal eine soziale Anbindung. Sie müssen Erfahrungen machen, wie sie mit anderen Menschen, ohne gewalttätig zu sein, in Beziehung treten können. Hier hilft gemeinsames Musizieren mit konkreten Vorgaben, die Sicherheit geben und Anleitung sind. Hier können musikpädagogische Elemente therapeutisch wirken. Gerade bei Jugendlichen kann die Musiktherapie eine Anfangshilfe sein, um aus der Therapie heraus zu beginnen, ein Instrument zu lernen oder in einem Chor zu singen. Solche Aktivitäten können ihr Selbstbewusstsein stärken, ja überhaupt erst ermöglichen.

Auch das Tridentitätskonzept (s. Kap. I 12.2 und II 6.2) ist sehr hilfreich, um musiktherapeutisch soziale Kernbedürfnisse von Kindern und Jugendlichen zu berücksichtigen. Manche Kinder sind unterernährt. Sie hungern nach Anregungen, nach Gesten und Klängen, nach Blicken und Liedern. Andere strahlen so viel Unsicherheit darin aus, wer sie sind und wie sie gesehen werden, dass sie dringend der Spiegelung bedürfen. Und wieder andere, viele und zu viele, brauchen Gegenüber. Oft mangelt es vor allem an väterlichen Gegenübern, mangelte es an Reibung, am Recht, anders zu sein, am Respekt vor dem Eigensinn. Solche Mängel bzw. solche Bedürfnisse werden in der Arbeit mit Kindern schnell deutlich und können so aufgegriffen werden, wie wir es in den Kapiteln über die Tridentität beschrieben haben, nur, wie schon betont, eingebettet in kindliche bzw. jugendliche Spielweisen, in Geschichten, in Identifikationsangebote.

Musiktherapie schafft oft die einzigen Möglichkeiten die Kinder zu erreichen, die verstummt sind oder in anderer Weise unerreichbar geworden sind. Dass MusiktherapeutInnen häufig auch Eltern, ErzieherInnen und LehrerInnen einbeziehen, ist selbstverständlich. Darauf genauer einzugehen, würde aber den Rahmen dieses Buches sprengen.

18.3 Demenziell erkrankte Menschen

An Demenz erkrankte Menschen sind in der Regel alt. Daher müssen in der musiktherapeutischen Arbeit mit ihnen die Bedingungen berücksichtigt werden, die häufig mit dem Alter einhergehen: Die Konzentrationsfähigkeit ist eingeschränkt, d.h. es bedarf kleinerer Gruppen und häufigere Pausen als bei jüngeren Menschen. Es sind die Instrumente empfehlenswert, die wenig Kraft und Koordinationsaufwand erfordern und unter Umständen auch mit einer Hand gespielt werden können. Xylofone, Trommeln, Triangeln und ähnliche Instrumente bieten sich an, aber je nach Beweglichkeit und vor allen Dingen nach musikalischen Vorerfahrungen können auch Gitarren und das Klavier oder andere anspruchsvollere Instrumente älteren KlientInnen angeboten werden.

Entscheidend für die musiktherapeutische Arbeit mit demenziell erkrankten Menschen ist aber, dass wir die Demenz nicht nur als eine Störung des Gedächtnisses und der Orientierung ansehen. Die Demenz ist ein tief greifender Prozess, der alle Aspekte des Erlebens eines Menschen betrifft. Leibphänomenologische Untersuchungen an Demenz erkrankter Menschen zeigen, dass Demenz ein Prozess ist, in dem sich die Art und Weise verändert, wie die Erkrankten sich und ihre Welt erleben (s. a. Fuchs 2002 sowie noch unveröffentlichte Untersuchungen von Udo Baer zum Erleben der Demenz). Wir wollen Ihnen einige Aspekt des Erlebens der Demenz erläutern und daraus Schlussfolgerungen für die Musiktherapie ableiten.

Erstens: Demenz ist eine Krise und mobilisiert frühere Krisenerfahrungen, macht sie wieder aktuell und lebendig. Dass Demenz eine Krise ist, kann man leicht nachvollziehen, wenn man sich in das Erleben von Menschen, die an Demenz erkrankt sind, hineinversetzt. Nicht mehr zu wissen, wer man ist, nicht mehr zu wissen, in welcher Welt, in welchem Raum, unter welchen Menschen man sich befindet, ist ein krisenhaftes Erleben und führt dazu, sich für existenziell gefährdet zu halten. Im Unterschied zu anderen psychischen Erkrankungen, die auch als Krise erlebt werden, kommt hinzu, dass der spezifische Krankheitsverlauf der Demenz frühere Krisenerfahrungen aktuell in den Vordergrund des Erlebens schiebt. Um dies zu erläutern, bedarf es eines kurzen Ausflugs in die moderne Gehirnforschung. Früher meinte man, dass in der Demenz Schicht um Schicht, Jahrgang um Jahrgang das Gedächtnis rückwirkend von der Gegenwart an ausgelöscht wird, bis nur noch die frühesten Phasen des Langzeitgedächtnisses zugänglich sind. Durch modernere und vor allem genauere Forschungsmethoden weiß man mittlerweile genauer, was im Gedächtnis vorgeht (und hat deswegen auch u. a. den Begriff des Langzeitgedächtnisses abgeschafft). All unsere Wahrnehmungen werden vom Gehirn nach den Kriterien „neu" und „wichtig" gefiltert. Nur ein Bruchteil dessen, was sinnlich wahrgenommen wird, gelangt in das Gehirn und dort zuerst in einen Arbeitsspeicher. Das, was im Laufe des Tages erlebt und erfahren wird, wird im Arbeitsspeicher festgehalten, wenn es neu und/oder wichtig ist. Von dort aus gelangt es, um dauerhaft gespeichert zu werden, in eine Art Festplatte, also in andere corticale Systeme des Gehirns. Dieser Vorgang erfolgt nachts. Während des Schlafes wird der Arbeitsspeicher reaktiviert und das, was am Tag als neu und/oder wichtig erlebt wurde, noch einmal durchlebt und gleichzeitig in den Festplattensystemen des Gehirns aktiviert. Durch diesen Vorgang wird das, was im Arbeitsspeicher wichtig war, in das Festplattensystem des Gehirns übertragen. Die Begriffe Arbeitsspeicher und Festplatte sind vereinfachende Bilder aus der Computerwelt, die wir als Metapher nutzen.

Mit der beginnenden Demenz wird offenkundig zuerst die Fähigkeit des Arbeitsspeichers angegriffen und ebenfalls die Fähigkeit, aus dem Arbeitsspeicher Wichtiges in die Festplattensysteme zu übertragen. Danach werden auch die neuronalen Repräsentationen, also das, was in der Festplatte gespeichert ist, nach und nach beschädigt, verzerrt, zerstört. Man muss sich die Präsentationen im Gehirn so vorstellen, als gäbe es Verbindungsspuren, die breit und stark sind, so wie Autobahnen auf einer Landkarte. Daneben gibt es dünnere Verbindungen, Bundesstraßen, schließlich Landstraßen, Seitenstraßen, Seitenwege, Nebenwege und kleine Verästelungen. Die Verbindungen im Gehirn, in denen sich vor allem die neuronale Speicherung vollzieht, verringern sich oder sterben ab. Es bleiben als letztes die „Autobahnen", in denen das gespeichert wurde, was für das Gehirn am wichtigsten ist. Dies kann besonders Altes und besonders früh Erfahrenes sein, muss sich aber nicht darauf beschränken. Der Tod des Mannes vor drei Jahren oder die Operation vor vier Monaten können genauso einschneidend und wichtig sein wie kindliche Erfahrungen oder die Schrecken des Krieges.

Um zu erfassen, was als wichtig gespeichert wird, muss man verstehen, nach welchen Kriterien das Gehirn auswählt was wichtig ist und was nicht wichtig ist. Um diese Auswahl zu treffen, bedient sich das Gehirn der Emotionen. Schon die Auswahl, was von den sinnlichen Eindrücken in den Arbeitsspeicher kommt, geschieht mit Hilfe des Limbischen Systems und der Teile der Cortex, in denen emotionale Erfahrungen gespeichert werden. Dabei unterscheidet das Gehirn zwei getrennte Systeme, die die Emotionen betreffen. Das eine System sind die emotionalen Erfahrungen, die ein Mensch gemacht hat. Sie werden abgefragt und daraus werden Entscheidungen abgeleitet, die die Wichtigkeit betreffen. Darüber hinaus gibt es aber ein weiteres System, das vor allen Dingen in der Amygdala tätig ist, einem besonderen Teil des Gehirns. Hier werden die existenziell bedrohlichen emotionalen Erfahrungen abgefragt und gespeichert. Dieses System haben die Menschen nicht in der jüngsten Zeit entwickelt, sondern in der Zeit, als sie sich noch mit Säbelzahntigern und Mammuts auseinandersetzen mussten. Jede Erfahrung wird im Gehirn auch daraufhin abgeklopft, ob sie existenziell bedrohlich ist, ob die Erfahrung, die ein Mensch macht, ihn mit einem Säbelzahntiger konfrontiert oder nicht. Antwortet dieser Teil des Gehirn auf diese Frage mit „Ja", tritt ein Notfallprogramm in Gang. Das vegetative Nervensystem wird aktiviert, die Blutzirkulation in der Peripherie, also unter der Haut, geht zurück und das Blut fließt vorrangig in die überlebenswichtigen Organe des Herzens und der Lunge, alle Symptome akuten Stresses werden aktiviert. Dieses Programm läuft automatisch und ist eine kluge Sicherung des Überlebens.

Diese Verbindungen des Gehirns entstanden in einer Zeit, als die mittlere Lebenserwartung des Menschen vielleicht bei 15 oder 20 Jahren lag. Alle Säbelzahntigererfahrungen sind im Gehirn als besonders wesentlich gespeichert, da sie das existenzielle Erleben und Überleben eines jeden Menschen betreffen. Solche existenziellen Erfahrungen bilden die Autobahnen in dem Netzwerk der Gehirnerfahrungen und der im Gehirn abgespeicherten Erinnerungen. Zu diesem Netzwerk gehört der Verlust von Personen, gehören Kriegserfahrungen, gehört Bedrohung durch Gewalt, gehört der Hunger, gehören jede Not und jedes Elend. Werden die Gehirnverbindungen im Zuge der Demenz bzw. der Alzheimererkrankung allmählich abgebaut, bleiben schließlich (etwas vereinfacht gesagt) die Autobahnen übrig.

Auch vorher erhalten die existenziellen Erfahrungen immer mehr Gewicht, je dünner das Netz wird. Wenn der männliche Zivildienstleistende den Raum einer an fortgeschrittenen Demenz erkrankten alten Frau betritt, kann die Amygdala dieser Frau sagen: Das ist ein Säbelzahntiger, hier droht die Vergewaltigung wie am Ende des zweiten Weltkrieges. Wenn ein alter Mann orientierungslos umherirrt, kann sein Gehirn die neuronale Autobahn aktivieren, die entstand, als er als Kind auf der Flucht vor den Bomben umherirrte.

Die Demenz aktiviert also alte Krisen, mobilisiert das Erleben aller existenziellen Bedrohungen, die der oder die Kranke in ihrem Leben erfahren hat. Demenz ist selbst eine Krisenerfahrung, die darüber hinaus alle bisherigen Krisenerfahrungen des Menschen lebendig werden lässt.

Was heißt dies für die Musiktherapie? In solchen akuten Anfällen kann Musiktherapie nur Krisenintervention sein, so wie wir sie auch in dem Abschnitt über die Arbeit mit schwer psychisch erkrankten Menschen beschreiben. Es gilt darum, in der Krise Menschen überhaupt zu erreichen. Es geht um Schutz, es geht um Reduzierung der Belastung und Ähnliches. Da kann ein tröstendes Lied angesagt sein. Da kann helfen, eine in Panik umherirrende alte Frau zu begleiten, sich auf ihren Rhythmus und ihre Erregung einzustellen und dabei leicht zu summen, um ihre Erregung langsam zu verringern und summend eine Verbindung mit ihr herzustellen. Die Krisenintervention ist keine Frage der konkreten Methodik. Welche Methoden eingesetzt werden können, ergibt sich aus den Besonderheiten und Präferenzen der jeweiligen Person, die sich in der Krise befindet. Krisenintervention ist vor allen Dingen eine Frage der Haltung, nämlich der Orientierung auf Halt und Erreichbarkeit, auf Schutz und Verringerung der Belastung.

Zweitens: Ein weiterer bedeutsamer Aspekt des Erlebens Dementer ergibt sich aus unserem Ausflug in die Hirnforschung. Demenz ist ein Prozess der Verringerung des Gedächtnisses, betrifft aber nicht nur das kognitive Gedächtnis, sondern das Leibgedächtnis (s. Kap. II 3.2.4). Das gesamte Gedächtnis ist ein Erlebensprozess. Das menschliche Erleben einschließlich der Emotionen, der sozialen Bezüge etc. fließt in das Gedächtnis ein, bei weitem nicht nur kognitives Wissen. Der Mensch kann sich nicht nur an Jahresdaten, Namen und Zahlen erinnern, er verfügt auch über ein körperliches Gedächtnis, ein emotionales Gedächtnis, ein soziales Gedächtnis usw. All diese Gedächtnisse sind nicht an verschiedenen Orten gespeichert, sondern ein ganzheitlicher leiblicher Prozess, in dem einmal dieses und einmal jenes in den Vordergrund tritt. Leiborientierte Musiktherapie spricht das gesamte leibliche Gedächtnis an und ist dabei vor allem ressourcen-orientiert.

Gehirnjogging und Realitäts-Orientierungs-Training, in denen das kognitive Gedächtnis trainiert wird, konfrontieren demenziell erkrankte Menschen häufig mit den Gefühlen, unter denen sie sowieso leiden, nämlich der Scham und der Angst. Etwas nicht zu wissen und dies auch noch in der Gruppe zu zeigen, beschämt und vergrößert die Angst, das Gedächtnis ganz zu verlieren. Ein leiborientierter Ansatz bietet dagegen über die Musik offene bzw. ressourcenorientierte Zugänge zum Gedächtnis, zu Wichtigem und weniger Wichtigem, zu Bedrohlichem wie Schönem. Damit wird den erwähnten krisenhaft bedrohlichen Prozessen des Gedächtnisses etwas entgegengesetzt, werden positiv und angenehm empfundene Erfahrungen aktiviert. Durch Musikstücke aus früheren Zeiten werden Assoziationen in Gang gesetzt, neuronale Verbindungen reaktiviert. Diese Prozesse betreffen auch das kognitive Gedächtnis, aber betten es ein und vermeiden Beschämung und Angst. Immer hören und sehen wir, dass Menschen nach Erfahrungen mit einem solchen leiborientierten musiktherapeutischen Ansatz überrascht sind, wie viel sie noch wissen, während sie sich bei den rein kognitiven Ansätzen beschämt fühlen, wie wenig sie wissen.

Das Repertoire in der Arbeit mit demenziell Erkrankten ist weit. Überwiegend wird rezeptiv gearbeitet, indem alte Filmmusiken, Lieder aus Operetten, Schlager und dergleichen mehr vorgespielt werden. Wenn die Erkrankten dazu noch in der Lage sind, können sie sich darüber unterhalten, werden Szenen lebendig, wird Biografisches ausgetauscht. Über diese Arbeit werden tiefere Schichten des emotionalen Körpergedächtnisses erreicht und werden selbst Menschen, die an fortgeschrittener Demenz erkrankt sind, darüber emotional erreichbar. Aber auch aktive Musiktherapie ist möglich, manchmal auch themenzentrierte. Lieder können gesungen werden, selbst mit Menschen, die an Aphasie erkrankt sind, Lieder können mit Musikinstrumenten begleitet werden. Musik erreicht, Musizieren verbindet (s. Kap. II 3).

Drittens: Jedes demenzielle Erleben verringert den Kontakt zur Welt. Dieser Prozess schreitet fort. Wenn das, was in der Welt als sinnlich erfahren wird, nicht mehr eingeordnet werden kann, dann erreicht die Welt einen Menschen nicht mehr. Dies geht irgendwann soweit, dass selbst die taktilen Reize der Haut nicht mehr wahrgenommen werden. Die Menschen spüren nicht mehr, ob eine Decke über sie gelegt wird, ob es windig ist oder nicht. Bei manchen demenziell Erkrankten kann dies dahinführen, dass sie auf ihre Haut schlagen oder sich in dem verzweifelten Versuch, sich zu spüren, kratzen. Hier arbeiten wir mit qualitativer Sinnesarbeit. Wir bieten Bewegungen an, wir bieten Berührungen für den Tastsinn an, wir bieten visuelle Eindrücke an und als MusiktherapeutInnen verknüpfen wir auditive Eindrücke mit Erfahrungen anderer Sinne.

Die Sinne sind eine Brücke zwischen der Person und der Umwelt. In der Demenz wird diese Brücke brüchig und abgebaut, also gilt es sie zu stärken, indem systematisch vielfältige Sinneserfahrungen ermöglicht werden. Wir nutzen also jede Chance, um in der Musiktherapie KlientInnen sinnliche Erfahrungen zu ermöglichen: Wir bitten, verschiedene Musikinstrumente zu berühren und auf die Klänge zu hören, die man hervorrufen kann, und wir schlagen vor, über die Trommel zu streichen und das Holz zu spüren. Wir lassen ein klassisches Musikstück erklingen und geben der demenziell erkrankten Patientin währenddessen unsere Hand und ermuntern sie, die eigene und unsere Hand zu ertasten. Wir singen ein Lied und bitten, währenddessen auf die eigenen Arme und Oberschenkel zu klatschen. Wir bringen Gerüche mit und lassen die Erkrankten die Gerüche ausprobieren – fast immer werden Szenen lebendig und Erinnerungen, die wiederum zu Liedern und Musikstücken und anderen

Klängen führen können. Jede Möglichkeit sinnlicher Erfahrung neben der Musik und über die Musik hinaus sollte genutzt werden.

Sinnesarbeit bezeichnen wir als qualitativ, weil es uns um die leibliche Qualität der Sinneserfahrungen geht. Wie viele Musikinstrumente eine an Demenz erkrankte Frau ertastet, ist nicht so wichtig. Wesentlich ist ihre Achtsamkeit und Bewertung: Mag sie die Berührung oder nicht? Regt sie die Berührung zu Klängen an oder lässt sie verstummen?

Viertens: Demenz bedeutet zunehmende Orientierungslosigkeit. Die Erkrankten wissen nicht, wohin sie wollen, wirken fahrig, unsicher, ja verzweifelt. Diese Orientierung ist vom Erleben her ein Mangel bzw. ein Verlust des Gerichtetseins. Wir haben uns in den Raum- und Richtungsleibbewegungen mit den verschiedenen Richtungen des Erlebens beschäftigt (s. Kap. I 3.2). Nur betrifft die Orientierungslosigkeit an Demenz Erkrankter nicht einzelne Richtungen, sondern überhaupt die Fähigkeit, eine Richtung einzuschlagen und sich in eine Richtung zu bewegen.

Der Verlust des Gerichtetseins bedingt sich wechselseitig mit den Einschränkungen sinnlicher Erfahrungen. Wenn die Brücken zur Welt brüchig werden, kann man sich in der Welt nicht mehr gerichtet bewegen. Und umgekehrt: Verkümmert das Gerichtetsein, sinken auch das Interesse und die Fähigkeit, die Sinne auf die Welt zu richten.

Wir versuchen in der therapeutischen Arbeit mit demenziell erkrankten Menschen besonders mit Richtungen zu arbeiten und sie darin zu unterstützen, dass Richtungen eingeschlagen werden können. Dies ist ein wichtiger Gesichtspunkt in der Bewegungsarbeit, also vor allem in der Tanz- und Bewegungstherapie, aber auch, wenn wir Bewegungselemente in die musiktherapeutische Arbeit integrieren, z. B. Bewegungen und tanzartige Impulse beim Musizieren oder Hören von Musikstücken.

Zum Gerichtetsein gehört ebenfalls, dass jedes Einschlagen einer Richtung auch einen Ausgangspunkt hat, also in einem inneren Punkt zentriert ist, von dem aus die Richtung eingeschlagen wird. Ohne zentralen Raum (s. Kap. I 7.2), ohne inneren Ort der Bewertung keine Richtung. Wenn Menschen sich nicht entscheiden können, können sie auch nicht bewerten, was ihnen gefällt und was nicht. Wenn die Bewertungsfähigkeit fehlt, können sie auch nicht entscheiden, in welche Richtung sie wollen. Also versuchen wir mit demenziell erkrankten älteren Menschen, das Bewerten zu unterstützen – das zieht sich wie ein roter Faden durch die leiborientierte Musiktherapie. „Gefällt Ihnen diese Musik oder nicht? Was mögen Sie, was nicht?" Solche Fragen sind wichtig, um den inneren Ort der Bewertung wiederzufinden und zu stärken. Hinzu kommt ja, dass die Lebenssituation vieler älterer Menschen sowohl in privater Obhut als auch besonders offensichtlich im Heim dazu führt, dass die Bewertungsmöglichkeiten eingeschränkt werden. Man kann im Altenheim das eigene Essen nur noch selten auswählen und kochen, Taschengeld gibt es kaum, man hat keine Wahl, mit wem man zusammen in einem Zimmer lebt oder am Tisch sitzt. Man hat keine Möglichkeiten, woanders hinzufahren und ist in vieler Hinsicht eingeschränkt. Die Wahlmöglichkeiten rasten und rosten. Also gilt es in der Musik-Soziotherapie, soweit wie irgend möglich zum Wählen und Bewerten Gelegenheit zu geben und dazu einzuladen.

Dass die Demenz, wie jede psychische Erkrankung, verunsichert, braucht kaum besonders betont zu werden. Wie bei jeder Verunsicherung sind Rituale hilfreich (s.a. Kap. I 17.3).

Voraussetzung für jede musiktherapeutische Arbeit mit dementiell Erkrankten ist, sie zu erreichen, bei ihnen „anzudocken". Erst wenn dies gelingt, kann weitergearbeitet werden. Hilfreich sind die drei Phasen, die Jan Peter Sonntag in der Musiktherapie mit einer an Demenz erkrankten Frau unterscheidet:

„1. Phase des Ankoppelns, in welcher der Therapeut bemüht war, sich in die subjektiv erlebte Realität Frau Hansens einzufühlen und sein Verhalten darauf abzustimmen.

2. Phase der (Er-)findung eines Interaktionsrepertoires, in welchem Erinnerungen und Handlungen Frau Hansens zur Grundlage der Beziehungsgestaltung wurden.

3. Phase der Konsolidierung der therapeutischen Beziehung, in welcher sich über Wiederholung und Variation des Interaktionsrepertoires der Kontakt zwischen Frau Hansen und dem Therapeuten vertrauensvoller und sicherer gestaltete.

Mitunter finden sich in jeder Sitzung Element aller drei Phasen wieder." (Sonntag 2002, S. 13)

18.4 Psychiatrisch erkrankte Menschen

Menschen mit schweren psychiatrischen Erkrankungen befinden sich in einem besonderen Zustand des Erlebens, dem in der Art und Weise, wie musiktherapeutisch gearbeitet wird, Rechnung getragen werden muss. Dies kann und darf nicht in erster Linie über Negativ-Kataloge geschehen („Schizophrenen darf man diese oder jene Therapie oder therapeutische Methode nicht anbieten."). Es sollte vielmehr versucht werden, auf die besonderen Rahmen- und Erlebensbedingungen dieser KlientInnen einzugehen. Vier Komplexe sind es im wesentlichen, die berücksichtigt werden müssen:

Der erste Komplex betrifft den Zusammenhang zwischen schwerer psychischer Erkrankung und Krise. Jeder Mensch kennt kleine Alltagskrisen („Ich bekomme eine Krise, die Waschmaschine ist schon wieder kaputt. Dabei ist sie erst zwei Jahre alt."). Viele Menschen kennen aber auch Krisen, die gewichtiger sind, die als Lebenskrisen eine oder mehrere Säulen der Identität eines Menschen bedrohen. Von solchen Krisen reden wir im Folgenden.

Diese Krisen werden als existenziell bedrohlich erlebt. Wir betonten mehrmals, dass das Erleben ein subjektiver Prozess ist. Insofern ist auch das Erleben, das von Menschen als krisenhaft bezeichnet wird, subjektiv unterschiedlich. Eine lebensgefährliche Krankheit wird von allen als krisenhaft erfahren werden. Der Arbeitsplatzverlust oder die Trennung vom Partner oder der Partnerin kann für die einen eine Erlösung sein, für die anderen eine nicht leichte, aber durchaus zu bewältigende Herausforderung und für noch andere eine existenzielle Krise bedeuten.

Jeder Mensch verfügt über Strategien, eine Krise zu bewältigen. Menschen neigen dazu, bei einer Krise zumindest zuerst einmal auf Bewältigungsstrategien („Copings") zurückzugreifen, die sich bei einer früheren Krise bewährt haben oder die sie von Eltern, Partnern oder anderen Bezugspersonen her kennen (s. Kap. I 2.9). In vielen Fällen ist eine solche konservative Strategie klug und man kann eine Krise bewältigen, indem man kämpft oder sich um Hilfe bemüht, indem man wegläuft oder sich für eine Weile zurückzieht. Nun tauchen aber Krisen auf, die mit dem bisherigen Repertoire an Bewältigungswegen eines Menschen nicht zu meistern sind. Wer immer nur gelernt hat, zu kämpfen und in einer Krise um sich zu schlagen, wird unter Umständen nicht so flexibel sein, bei der nächsten Krise sich zurückzuziehen und um Hilfe zu bitten. Dann bleiben Menschen gleichsam in einer Krise stecken. Diese chronifiziert sich und wird zu einer psychischen Erkrankung bzw. zu einem psychiatrischen Krankheitsbild.

Menschen mit schweren psychischen Erkrankungen befinden sich und erleben sich in einer chronifizierten Krise oder einer, die periodisch wiederkehrt. Dieser Zusammenhang ist wesentlich für das Verständnis schwerer psychischer Erkrankungen. Menschen in einer Krise können nicht auf Entdeckungsreise gehen oder versuchen, ihre brachliegenden Talente zu entfalten. Menschen in einer Krise brauchen Halt, Schutz und Entlastung. Halt, das sind Orientierungen und vor allem therapeutische Beziehungen, die möglichst stabil und kontinuierlich sein sollten. Musiktherapie mit Menschen in einer akuten Krise muss deswegen vor allem darauf abzielen, eine Beziehung aufzubauen, eine therapeutische Beziehung, die Halt gibt. „Darauf abzielen" sagen wir, denn fast immer müssen zuerst die Voraussetzungen geschaffen werden, damit überhaupt ein Beziehungsaufbau begonnen werden kann. Die existenziell erlebte Krise treibt viele Menschen in extreme Isolation, Verunsicherung und Misstrauen. Sie brauchen Schutz, Entlastung, vertrauensbildende, haltfördernde Kontaktaufnahmen. Schutz bedürfen diese KlientInnen vor Überforderung, vor Herausforderungen, die sie nicht bewältigen können. Der Entlastung dienen kann die Vermittlung der Einsicht, dass sie erkrankt sind und Hilfe bedürfen. Auch ein Klinikaufenthalt mit entsprechender Fürsorge und Tagesstrukturierung wirkt entlastend, ebenso die medikamentöse Behandlung. Musikalische Begegnungen dienen vor allem der Kontaktaufnahme. Nicht Angebote zu großen Veränderung stehen an, sondern vorsichtige, manchmal scheue Einladungen, wenigstens kleine Momente des Vertrauens zu wagen. Daraus ergeben sich oft kleine Veränderungen. Wieder auf den Boden zu finden, ist auch eine Veränderung.

Es besteht ein Unterschied zwischen einem Klienten mit einer akuten Wahnepisode in einer psychiatrischen Klinik und einer depressiven Patientin, die regelmäßig eine ambulante Betreuungsstelle aufsucht, ansonsten nach einem Klinikaufenthalt wieder allein wohnen kann. Damit sind wir beim zweiten Komplex, der die Phase des jeweiligen Akutheitsgrades der Erkrankung betrifft. Wir unterscheiden drei Phasen. Die erste Phase ist die Phase der akuten Erkrankung, der Zuspitzung einer Krise. Hier gilt, wie wir bislang erwähnt haben, dass sich musiktherapeutische Arbeit vor allem um Halt, Schutz und Entlastung kümmern muss. Die Herausforderung liegt in erster Linie darin, Menschen in der Krise zu erreichen, um eine halbwegs stabile therapeutische Beziehung aufzubauen, auf deren Grundlage dann weitergearbeitet werden kann. Musiktherapie bietet hier großartige Möglichkeiten, da viele dieser KlientInnen mit Worten nicht mehr zu erreichen sind, wohl aber durch Musik angesprochen werden können. In dieser Phase sind KlientInnen nicht nur durch ihre Erkrankung belastet, sondern zusätzlich durch die Medikation eingeschränkt, die vor emotionalen Spitzen schützt und dabei oft dämpfend wirkt. Für MusiktherapeutInnen gilt es hier, große Fortschritte im Kleinen zu sehen. Das Kriterium für den Erfolg der therapeutischen Arbeit besteht in dieser Phase nicht in der Veränderung, sondern darin, die Erkrankten allmählich zu erreichen.

In der nächsten Behandlungsphase beginnt die Krise abzuklingen. Das Bemühen um Stabilisierung und die Vorbereitung darauf, den Alltag wieder bewältigen zu können, stehen im Vordergrund. Halt, Schutz und Entlastung sind weiterhin notwendig. Die KlientInnen müssen in dieser Phase aber schon ersten kleinen Herausforderungen ausgesetzt werden, um langsam wieder innerlich und äußerlich beweglicher zu werden, und vor allem, um zu lernen, wieder in Wechselbeziehungen mit anderen Menschen zu treten. Dies ist das Hauptziel für die Arbeit mit den meisten KlientInnen, die sich in dieser Phase befinden.

KlientInnen in der dritten Phase befinden sich dann oft schon außerhalb klinischer oder anderer institutioneller Settings, sind aber eingebunden in das System ambulanter psychiatrischer Versorgung und Therapie. Hier gilt es wie immer, kleinschrittig und abhängig von den individuellen Möglichkeiten der Klientin oder des Klienten zu versuchen, die Muster, die den Klienten oder die Klientin in die Krise gebracht haben, zu entdecken und aufzuweichen und alternative Bewältigungsstrategien zu finden.

Die beschriebenen drei Phasen sind ein Ablauf, der eine akute krisenhafte Zuspitzung und deren Abflachen voraussetzt. Zahlreiche KlientInnen haben nun mehrere solcher Krisenverläufe hinter sich, mit dem Ergebnis, dass sie die so genannten Residual-Symptome ausgebildet haben, also durch wiederholte Krisenentwicklung und langjährige Medikation ein Bündel von Symptomen der Chronifizierung ihrer Erkrankung ausgebildet haben. In vielen Fällen ist dieser Prozess nicht mehr rückgängig zu machen, hier heißt es, an kleinen Veränderungen zu arbeiten und die Wahlmöglichkeiten des Lebens und Erlebens in dem beschränkten Maße, wie dies möglich ist, zu erweitern.

Der dritte Komplex, der zu berücksichtigen ist, besteht in den krankheitsspezifischen Qualitäten des Erlebens. Krankheitsbild übergreifend ergeben sich aus dem erwähnten Faktum, dass jede schwere psychische Erkrankung eine Krise ist, schon Auswirkungen auf die Erlebensqualitäten der meisten KlientInnen: Jede Krise führt zu existenzieller Angst und existenzieller Verunsicherung. Wer sich in einer Krise erlebt, erlebt häufig die Umwelt als bedrohlich. Die Reaktion der meisten KlientInnen darauf besteht in einer Erhöhung ihrer

Grundspannung. Diese Spannungserhöhung ist verständlich, ist Ausdruck der Hab-Acht-Stellung, in der sich die Menschen befinden, der gespannten Erwartung, was denn nun als Nächstes über sie hereinbrechen könne. Diese Spannung ist auch Schutz. In der Musiktherapie kann und darf diese Spannung, unter der die KlientInnen zumeist leiden, nur behutsam abgebaut werden. Wenn die akute Krise vorbei ist oder zumindest beginnt, sich zu lindern, bleibt den meisten KlientInnen die Anspannung erhalten, sie reduziert sich nicht automatisch. Musiktherapie kann lösend helfen (s. Konstitutive Leibbewegung, Kap. I 3).

Eine weitere krankheitsübergreifende Erlebensqualität besteht in der schon in dem Kapitel über niedrigschwellige Arbeitsansätze (s. Kap. I 17) erwähnten reduzierten Resonanzfähigkeit. Wer sich in einer Hochspannung befindet, kann nicht frei schwingen. Wer sich in einer Krise erlebt, erfährt die Welt als bedrohlich und zieht sich aus dem Mitschwingen mit der Welt zurück. Das hat zur Folge, dass MusiktherapeutInnen wie auch andere TherapeutInnen zumeist von KlientInnen mit schweren psychischen Erkrankungen keine ausgesprochene Resonanz erhalten und auch die Möglichkeiten dialogischen Arbeitens häufig eingeschränkt sind. Wir sind also viel mehr als bei anderen KlientInnen auf Beobachtungen, wahrnehmungsgestützte Vermutungen und das eigene Mitschwingen angewiesen. Beides, die erhöhte Grundspannung und die verminderte Resonanzfähigkeit fungieren für die KlientInnen auch als Schutz. MusiktherapeutInnen können und sollen sich darum bemühen, KlientInnen Möglichkeiten zu geben, ihre Spannung zu verringern und die Resonanzfähigkeit zu erweitern – dies darf aber nur behutsam und kleinschrittig erfolgen, um ihnen den notwendigen Schutz nicht zu nehmen. Über kleinschrittige Ausweitungen des Erfahrungsraums können KlientInnen allmählich Sicherheit gewinnen und austesten, wie viel Spannung sie nötig haben und wie viel Mitschwingen ihnen möglich ist.

Darüber hinaus sind jedem psychiatrischen Krankheitsbild spezifische Erlebnisqualitäten eigen. Die in diesem Buch vorgestellten Kategorien, mit denen Regungen und Qualitäten des Erlebens beschrieben werden, sind hilfreich, spezifische Leibmuster (s. Kap II 2.2) zu verstehen und zu benennen, die mit psychiatrischen Diagnosen übereinstimmen. Dies wurde an anderer Stelle beschrieben (Baer/Frick-Baer 2001a, Fuchs 2001b). Um zu verstehen, was gemeint ist, geben wir exemplarisch einige Hinweise:
– Fuchs beschreibt den Kern der Depression als „Fixierung der beengenden Spannung", als „Erstarren in der Enge des Leibes" (Fuchs 2001b, S.100). Der normale leibliche Prozess des Engens und Weitens, des Spannens und Lösens ist nicht mehr flexibel, sondern erstarrt, eingefroren. Spannung und Enge gehören zu jeder Art der Depression, auch zur depressiven Verstimmung, die fast alle Menschen kennen. KlientInnen mit leichteren depressiven Erkrankungen erleben sich oft als unter einer erhöhten Körperspannung stehend und als eingeengt. Spannung und Enge erscheinen oft als Spannungsfeld oder Druck im mittleren Brustbereich, in der Leibinsel um das Brustbein herum, der Atem ist meist flach. In der Melancholie, in der schweren Depression als affektiver Psychose, hat die beengende Spannung das ganze Erleben erfasst. Hinsichtlich der therapeutischen Kon-

sequenzen ist der Zusammenhang zu den konstitutiven Leibbewegungen engen-weiten bzw. spannen-lösen offenkundig.
- Bei Angsterkrankungen ist zu unterscheiden, wie die Angst erlebt wird. Die übliche Angst steigt an, langsam oder schnell, um dann aber wieder abzuklingen (auf- und absteigender Erregungsverlauf). „In der Vitalangst der Depression hingegen herrscht allein die Restriktion, in der alle rhythmische leibliche Dynamik eingefroren ist." (a.a.O., S. 101) Unter Restriktion versteht Fuchs die beengende Spannung. An Depression Erkrankte können selten beschreiben, wovor sie Angst haben. Das unterscheidet sie von Angststörungen oder anderen Formen der Angsterkrankung. In Kapitel I 7.3 sind wir auf die verschiedenen Bedeutungsräume eingegangen: Zentraler Raum, Intimer Raum, Persönlicher Raum, Raum der Begegnung, Öffentlicher Raum. Zwischen diesen Räumen befinden sich Grenzen, die einerseits schützend verschließen, andererseits durchlässig sind. Im Erleben von Menschen mit Angsterkrankungen verfestigen sich diese Grenzen zu dicken, undurchlässigen, einengenden Mauern. Doch auch die Mauern von Jericho sind durch Musik zusammengebrochen, in der Musiktherapie streben wir eher an, sie allmählich zu schmelzen. (s. Kap. II 5.3)
- „Die Schizophrenie wird (…) verstanden als eine fundamentale Störung der Person in ihrem Vermögen, sich durch ihre Leiblichkeit hindurch auf die Welt zu richten und eine von ihr unabhängige Realität zu konstituieren." (Fuchs 2001b, S. 123) Dieses „auf die Welt richten" versteht Fuchs als *Intentionalität*, als die Form psychischer Akte, durch die sich die Person auf die Ziele und Gegenstände ihres Denkens, Fühlens, Wollens und Handelns richtet" (a.a.O., S. 123f). Dies zeigt sich in den unterschiedlichen Aspekten des Erlebens. Nehmen wir aus allen leiblichen Regungen die Wahrnehmung heraus: „Schizophrene neigen dazu, eher zu hören als *hin*zuhören, eher zu schauen als *hin*zusehen, eher zu empfinden als wahr*zunehmen*. Das aktive, intentionale Wahrnehmungsmoment ist geschwächt. Die Patienten sind daher leichter durch irrelevante, durch die Gestaltbildung störende Eindrücke zu irritieren, die sie nicht zu desaktualisieren vermögen. Es kommt zur Intensivierung der Eindrücke und zur Überlastung der Aufmerksamkeit." (a.a.O., S. 126) Normalerweise wird in der Wahrnehmung zwischen Vorder- und Hintergrund, zwischen Wichtigem und Unbedeutendem differenziert. Dieser aktive, gerichtete, absichtsvolle und Absichten entstehen lassende Aspekt der Wahrnehmung, also ihre Intentionalität, fehlt Schizophrenen. Wenn Wahrnehmung nicht mehr differenzierbar ist, kann auch nicht mehr zwischen Innen- und Außenwahrnehmung unterschieden werden. Im Wahn werden von außen kommende Dinge wie Geräusche zu einem Teil des inneren Erlebens, werden Gedanken laut, das heißt, die innere Rede als von außen kommend gehört usw.

Worauf fußt diese Wahrnehmungsstörung mit all ihren für die Identität der KlientInnen verheerenden Folgen? Schon in den Kapiteln über das Körperbild und die Körperbildarbeit (s. Kap. I 10) haben wir darauf verwiesen, dass die Wahrnehmung, das Erleben in den Raum hinein, die Orientierung und die Differenzierung einen Ausgangspunkt brauchen. Diesen Ausgangspunkt schafft sich der Mensch, schafft das Gehirn über das Erleben des Körpers und das daraus entstehende Körperbild: „Die bewusste Wahrnehmung der Umwelt geschieht immer von einem bestimmten Standpunkt aus und ist nur möglich, wenn das Gehirn ein Körperbild schafft, also ein Ich, das als Bezugsraum dient." (Rosenfield, 1992) Ist dieser Boden nicht geschaffen worden oder verloren gegangen, fehlt dieser Bezugsrahmen, sind die Menschen nicht mehr in der Lage, „sich auf selbstverständliche Weise ihres Leibes zu bedienen" (Fuchs 2001b, S.161),

Aspekte des Körpererlebens treten dem Klienten oder der Klientin als fremd oder feindselig entgegen. Wenn das Körpererleben nicht mehr das „eigene" ist, dann wird es als fremden Einflüssen unterworfen betrachtet. Schizophrene erleben diese als Beeinflussung durch Gedanken anderer Menschen, personale Wahnbilder oder Strahlungen aus der Steckdose oder dem Fernsehprogramm.

Das Körpererleben wird also durch „Fragmentierungs-, Einleibungs- und Auflösungsprozesse charakterisiert" (Fuchs 2001b, S.171). Diese Störung des Körpererlebens würden wir am ehesten als Zerfall des Körpererlebens und des Körperbildes bezeichnen. Die musiktherapeutische Arbeit muss deshalb in besonderer Weise darauf abzielen, das Erleben des Körpers schrittweise „zusammenzusetzen", zu de-fragmentieren.

Der vierte Komplex, der zu berücksichtigen ist, sind die Individuen selbst. Wir MusiktherapeutInnen arbeiten nicht mit *den* psychisch Kranken, nicht mit *den* Depressiven usw. Wir arbeiten mit einzelnen Individuen, die an einer Erkrankung leiden, die Ähnlichkeiten mit anderen Erkrankungen hat und deswegen unter ein psychiatrisches Krankheitsbild subsumiert wird. Die konkreten Muster, die konkreten Erscheinungsformen, die konkreten Zugangsmöglichkeiten eines jeden Klienten, einer jeden Klientin sind allerdings individuell unterschiedlich und bedürfen folglich der individuellen Diagnostik. Dieser Prozess ist oft mühevoll, aber jeder Mühe wert. MusiktherapeutInnen brauchen Zeit und müssen sich die Zeit nehmen, die Besonderheiten eines jeden Klienten, einer jeden Klientin zu erfassen und die Möglichkeiten herauszufinden, wie der jeweilige Klient, die jeweilige Klientin erreichbar ist. Wenn in diesem Prozess Versuche scheitern und Angebote ins Leere gehen, ist dies kein Zeichen dafür, dass MusiktherapeutInnen unfähig sind, sondern es handelt sich um notwendige Zwischenphasen dieses Annäherungsprozesses.

II

Essentials

1

Unser Theorieverständnis

Unser Theorieverständnis lässt sich am Beispiel eines Stadtplanes – nehmen wir einen Falk-Stadtplan der Stadt Berlin – verdeutlichen, der geradezu ein Paradebeispiel für Theorie ist. Betrachten wir ihn genauer und beantworten die Frage: Was hat dieser Stadtplan mit Theorie zu tun?

1. Dieser Stadtplan ist nicht die Stadt Berlin, sondern er versucht, Aspekte der Stadt Berlin abzubilden. Jede therapeutische Theorie ist nicht Therapie, sondern ein Abbild einiger Aspekte therapeutischer Prozesse. Jede Theorie über den Menschen ist nicht der Mensch selbst, sondern versucht, einige Gegebenheiten des Menschen in ein Bild, in ein Modell zu fassen. Der Bezug zur Wirklichkeit ist wesentlich. Der Stadtplan von Berlin sollte möglichst viel mit Berlin zu tun haben, damit die NutzerInnen wissen, dass sie ihn beim Besuch der Stadt Paris zu Hause lassen können und nur aufschlagen, wenn sie sich in Berlin zurecht finden wollen. Auch jede Theorie sollte benennen, auf welche Wirklichkeit sie sich bezieht.
2. Die Stadt Berlin ist viel komplexer als die Karte. Der Mensch ist erst recht viel komplexer als jede Theorie des Menschen. Ähnliches gilt für den therapeutischen Prozess. Dies zu wissen, macht bescheiden. So wichtig der Stadtplan ist, um sich in Berlin zurecht zu finden und zu orientieren, so bescheiden sollte uns das Wissen um die Komplexität und Originalität eines jeden Menschen machen.
3. Jeder Stadtplan wird von seinem Nutzen bestimmt. Das Erkenntnis leitende Interesse ist offensichtlich: Die NutzerInnen wollen sich orientieren, wollen eine bestimmte Straße finden oder wissen, wie sie möglichst schnell von einem Ort zu einem anderen kommen können. Entsprechend dem erwarteten Nutzen gibt es unterschiedliche Karten. Eine Karte für RadfahrerInnen wird anders aussehen als eine Karte für Binnenschiffer oder Piloten. Je nach Interesse fokussiert sich der Blick auf unterschiedliche Aspekte der Stadt Berlin. In der Radfahrerkarte werden die Radwege hervorgehoben, in der Autofahrerkarte nicht. Dort werden Autobahnen und sonstigen Straßen genauer gekennzeichnet. Auch jede Theorie des Menschen ist von Interessen geleitet. Der Chirurg fokussiert seinen Blick anders als die Psychotherapeutin. Unterschiedliche Blickweisen, die sich aus unterschiedlichen Interessen ableiten, haben ihre Berechtigung. Wir erwarten aber und fordern, dass die Interessen, die den Blick auf Menschen und Therapie leiten, benannt werden.

4. Das unterschiedliche Interesse an einem Stadtplan bestimmt, wie die Karte die Wirklichkeit verfälscht. Auf dem Stadtplan von Berlin ist die Spree in einem tiefen Blau gekennzeichnet, was man von der wirklichen Spree nicht sagen kann, auch Autobahnen und Bundesstraße sind in der Realität nicht rot – aber niemand stört sich daran, dass sie auf der Karte in roter Farbe dargestellt sind. Jede Karte verfälscht die Wirklichkeit, weil sie etwas hervorhebt und anderes weglässt (zum Beispiel die Fahrradwege, die Fußgängerampeln, die Menschen). Auch die Theorie hebt etwas hervor und lässt dafür anderes im Dunkeln. Die Komplexität des Menschen und auch die Komplexität intensiver Begegnungen zweier Menschen, z. B. in der Therapie, lassen sich in keiner Theorie vollständig und im logischen Sinne „wahr" abbilden. Aus diesem Wissen folgern wir nicht, dass Theorien beliebig und austauschbar sind, im Gegenteil, wir meinen, dass unsere Theorien, die Sie in diesem Buch wiederfinden, wichtige Aspekte menschlicher Wirklichkeit und therapeutischer Prozesse widerspiegeln und dass sie von Nutzen sind. Sie sind unser Rückgrat, auch wenn wir wissen, dass unsere Theorien sicherlich auch wichtige Aspekte therapeutischer Prozesse und menschlicher Entwicklung vernachlässigen oder übersehen, die vielleicht in anderen Theorien ihren Platz finden. So fruchtbar es ist, auch theoretisch zu vergleichen und zu streiten, so notwendig ist es, dass alle daran beteiligten Seiten und theoretischen „Schulen" die Existenzberechtigung und die Möglichkeit der Wahrhaftigkeit verschiedener theoretischer Modelle anerkennen und jede Art von fundamentalistischen Ansprüchen vermeiden.

5. Der Stadtplan hat eine Legende, in der erklärt wird, dass die gelben Striche Straßen sind, die roten Bundesstraßen usw. Jede Theorie hat einen Code, ein System der Begriffe. Diese Begriffe müssen in jeder Theorie wie in jedem Stadtplan eindeutig definiert werden. Das ist in einem Stadtplan eindeutig einfacher zu leisten als in Theorien über das Menschenbild. Dennoch: Wenig Nutzen haben Bücher bzw. Theorien, in denen Begriffe unklar bleiben oder sogar unterschiedlich verwandt werden. Unklarheiten lassen sich nicht immer vermeiden, aber es gilt, sich um eine möglichst eindeutige Legende, einen möglichst klar definierten Code, zu bemühen.

6. Der Stadtplan von Berlin sagt zu einer Straße „Straße", und nicht „Via" oder „Street". Die LeserInnen des Stadtplans wollen verstehen, was dort steht, um sich daran orientieren zu können. Ihnen geht es nicht darum, in möglichst großer Ehrfurcht vor den VerfasserInnen des Stadtplanes zu erstarren. Die wichtigsten AdressatInnen unserer therapeutischen Theorie sind unsere KlientInnen. Ihnen versuchen wir so gut und wahrhaftig, wie wir können, zu erklären, was im therapeutischen Prozess geschieht, auf welchen Straßen und Wegen ihres persönlichen Stadtplanes sie sich bewegen. Dazu brauchen wir eine möglichst klare und verständliche Sprache. So versuchen wir auch zu schreiben. Die Sprache, die uns mit KlientInnen verbindet, ist soweit wie möglich die gleiche wie die unserer Theorie. Wir verweigern uns der in manchen Fachkreisen geschätzten Art, verständliche Begriffe zu lateinisieren oder zu anglisieren, denn wir sind nicht der Meinung, dass sich darin „Wissenschaftlichkeit" ausdrückt. Manchmal lässt sich die Prägung und Verwen-

dung besonderer Fachbegriffe nicht vermeiden, um Missverständnissen aus dem Weg zu gehen und dem Gebot einer eindeutigen klaren Legende zu folgen. Wir teilen unsere Begrifflichkeiten nicht in zwei Legenden auf, eine für die KlientInnen und eine für die Fachöffentlichkeit, sondern versuchen mit einer einzigen zurecht zu kommen.

7. Der Plan der Stadt Berlin bezieht sich auf eine konkrete und einzigartige Stadt. Legt man mehrere Pläne nebeneinander, so ist die Legende oft gleich, die Flüsse sind blau, die Autobahnen rot usw. Doch bewahrt jede Stadt ihre Einzigartigkeit und der Plan muss sich auf die Besonderheiten einer jeden Stadt beziehen. Das gilt auch für jede Theorie. Eine Theorie über Depressionen bildet Aspekte depressiver Muster ab, die Einengung des Erlebens, die Antriebsschwäche, die Erstarrung und andere mehr. In der Therapie haben wir es immer mit konkreten einzelnen Menschen zu tun und es gilt, sich mit den konkreten Besonderheiten einer jeden Person zurecht zu finden. Wenn ich den Weg vom Berliner Hauptbahnhof zum Flughafen finden möchte, muss ich wissen, wie der Hauptbahnhof und der Flughafen auf dem Plan gekennzeichnet sind, ich muss wissen, dass es bestimmte Straßen gibt, über die ich mit einem Taxi fahren kann und dass es S- und U-Bahnen gibt, die ich auf dem Plan identifizieren können muss, um an mein Ziel zu kommen. Mir helfen keine Angaben über die durchschnittliche Entfernung der Flughäfen von den Hauptbahnhöfen in deutschen Städten. Gleiches gilt für die Theorie vom Menschen.

8. Wer mit einem Stadtplan des Jahres 1985 versuchen wird, sich in Berlin zu orientieren, wird in Verwirrung geraten: Wo befindet sich die Mauer? Wieso sind hier in der Wirklichkeit Durchgangsstraßen, wo es früher Sackgassen gab? Die Straßennamen heißen anders usw. Vieles hat sich verändert, in Berlin besonders schnell und besonders auffallend. In anderen Städten vollzieht sich diese Veränderung langsamer. Was zählt nun mehr, die Karte oder die Erscheinungsformen der Wirklichkeit? Selbstverständlich die sinnliche Erfahrung. Mag die Mauer auf der Karte eingezeichnet sein, wenn sie in der Realität sinnlich erfahrbar nicht vorhanden ist, dann hat die Karte zwar geschichtlichen Wert, taugt aber zur Orientierung nicht. Diese Erkenntnishaltung bezeichnen wir in guter philosophischer Tradition als Phänomenologie, als eine Haltung, die sich radikal und konsequent an den Phänomenen, den Erscheinungsformen der Wirklichkeit orientiert. Jede Straße, jeder Bahnhof, jeder Flughafen, die oder der auf der Karte abgebildet wurde, ist ursprünglich sinnlich erfahren worden. Sie alle wurden vermessen, fotografiert usw. und schließlich auf eine Karte übertragen. Und die sinnliche Erfahrung ist der Prüfstein, ob diese Theorie, dieser Plan für eine konkrete Gegebenheit, für einen Menschen oder eine Stadt gilt oder nicht. Wir bitten die Teilnehmenden unserer Fortbildungen, genauso wie unsere Leser und Leserinnen, unsere Theorie als Hilfe zu nehmen, sich in der komplexen Wirklichkeit des Menschen und der Therapie zu orientieren. Wir fordern sie ebenfalls auf, unsere Theorien (wie jede andere Theorie) zu verwerfen, wenn sie im konkreten Kontakt mit konkreten Menschen merken, dass diese Theorie nicht stimmt oder an Veränderungen und Besonderheiten angepasst werden muss.

9. Wer einen Stadtplan von Berlin erstellen möchte, wird auf zwei Quellen zurückgreifen. Die eine Quelle sind frühere Stadtpläne. Keine Theorie fängt beim Punkt Null an, jede Theorie stützt sich auf vorherige. Die zweite Quelle für die Stadtplanerstellung ist, wie schon erwähnt, die konkrete Wirklichkeit der Stadt Berlin. Man wird aktuelle Luftaufnahmen studieren, bestimmte Gegebenheiten persönlich in Augenschein nehmen etc. Auch wir nehmen in unseren theoretischen Modellen auf vorhandene Theorien Bezug und wir nehmen Bezug auf unsere praktischen therapeutischen Erfahrungen.

2

Was uns am Herzen liegt

oder: Die sieben Unentbehrlichkeiten unserer Musiktherapie

Ganz gleich, mit welchen KlientInnen wir arbeiten, ganz gleich, welche Methoden wir anwenden, immer gibt es Aspekte unserer therapeutischen Arbeit, die gleich bleiben, an denen wir uns orientieren, die sich konsequent durch unser musiktherapeutisches Handeln und Denken ziehen. Diese unentbehrlichen Leitlinien, die in den methodischen Darlegungen und in den Praxisbeispielen dieses Buches immer implizit sind, wollen wir hier kompakt und zusammengefasst vorstellen. Überschneidungen zu Hinweisen in dem methodischen Teil I bitten wir zu entschuldigen; wir hoffen, dass „Gedoppeltes" dennoch im jeweilig anderen Zusammenhang seinen Sinn macht. Manche Theorie-Bausteine sind in diesem Teil II nur relativ kurz angesprochen, weil wir ihnen in Teil I Platz eingeräumt haben, wenn es uns dort sinnvoller erschien. Auch darauf weisen wir im Folgenden hin.

2.1   Musiktherapie ist Leibtherapie

Eine Klientin kommt in die Therapie und sagt, sie wisse nicht, wie es ihr geht. Ihr Gesicht erscheint maskenhaft angespannt, sie wirkt fahrig. „Ich kann keinen klaren Gedanken fassen. Ich bin durcheinander und wie betäubt."

Die Therapeutin bittet sie, sich ein Instrument auszuwählen und zu improvisieren. „Spielen Sie, wie Ihnen ist, wonach Ihnen ist. Lassen Sie erklingen, was erklingen möchte."

Die Klientin greift zu einer kleinen Trommel und schlägt anfangs offensichtlich lustlos und nahezu monoton auf das Fell. Ihr Klang wird immer kraftloser und leiser. Schließlich streift sie nur noch leicht mit den Fingern die Trommel. Dabei werden ihre Augen feucht.

Während sie nun kreisend über das Fell der Trommel streicht, entstehen leise, reibende Geräusche. Die Klientin wird immer trauriger, Tränen beginnen zu fließen. Sie erzählt, dass am gestrigen Abend eine Verabredung, auf die sie sich sehr gefreut hatte, kurzfristig abgesagt wurde. Für die Absage gab es „einen guten Grund", deswegen hatte sie „ihre Enttäuschung und Traurigkeit betäubt". Doch nun war beim Streifen der Hände über die Trommel ihre Enttäuschung und die daraus erwachsende Leere und Betäubung hörbar geworden und ihre

Traurigkeit wurde lebendig. Während sie sich mitteilt, bekommt ihr Gesicht wieder etwas Farbe. Durch das interessierte Nachfragen der Therapeutin kann sie immer konkreter von ihren Erfahrungen und ihrem Erleben erzählen.

Sie greift plötzlich wieder zur Trommel und schlägt mehrmals lautstark auf sie ein. „Und ich bin auch ärgerlich!" Sie trommelt weiter und ihre Gefühle entwickeln sich, verändern sich.

Dieser kurze Ausschnitt zeigt, was im Mittelpunkt all unserer therapeutischen Bemühungen steht: der erlebende Mensch, seine Lebendigkeit. Für den sich und die Welt erlebenden Menschen hat die phänomenologische Leibphilosophie den Begriff Leib geprägt. Die Worte Leib und Erleben, Leben und lebendig haben den gleichen Wortstamm: „lib" oder „lip". Leib, das ist für uns kein altertümliches Synonym für Körper (wie der Begriff manchmal gebraucht wird), sondern das Wort für den erlebenden Menschen, für seine Lebendigkeit und seine vielfältigen Leibregungen. Diese Bedeutung des Wortes Leib kommt in unserer Umgangssprache am ehesten in der Bezeichnung „im Mutterleib" zum Ausdruck. Im Mutterleib – das meint nicht nur im Körper der Mutter, das bezeichnet den erlebenden, Leben spürenden und Leben entwickelnden Leib der Mutter (s.a. Stopczyk 2000). Wir gründen unser Menschenbild in einer philosophischen Tradition, die den Leibbegriff zum Ausgangspunkt genommen hat und daraus ein differenziertes inneres Verständnis des Leibes und der Zusammenhänge zwischen Leib und Raum, Körperlichkeit und Umfeld entwickelte. Nachdem mit dem Zeitalter der Aufklärung im 17. Jahrhundert das Erleben zu Gunsten des Bewusstseins, der wissenschaftlichen Analyse und der Beherrschung des Körpers auch aus der Philosophie eliminiert wurde, fand die Kategorie des Leibes Schritt für Schritt mit Beginn des 20. Jahrhunderts wieder Eingang in das philosophische Menschenbild. Dieser Prozess hatte große Auswirkungen auf das Verständnis u. a. auch der psychiatrischen Erkrankungen, die dadurch allmählich auch als Erkrankungen des Erlebens und nicht nur als Ergebnis biochemischer Veränderungen oder „Geistes"-krankheiten definiert wurden. Edmund Husserl beschäftigte sich zu Beginn des 20. Jahrhunderts in seiner Phänomenologie zwar vor allem mit dem Bewusstsein, führte aber immerhin die Empfindungen als einen eigenen, auch unabhängig vom Verstand gegebenen Bereich der Phänomene ein. Ludwig Klages begann die Qualitäten des „Erlebens" zu analysieren und betonte, dass an jeder Wahrnehmung auch innere Bilder, Empfindungen und Bewegungsimpulse beteiligt sind. Max Scheler führte den Begriff „Leib" für die innere Wahrnehmung und den Begriff des „Milieus" für die „als wirksam erlebte" Umwelt des Lebens ein. Ludwig Straus untersuchte in seinem Hauptwerk „Vom Sinn der Sinne" das Empfinden als eine eigene, vom Erkennen unterscheidbare Art des Erlebens.

Den größten Schritt zu einer Phänomenologie des Leibes leistete Merleau-Ponty: „Der Leib ist in der Welt wie das Herz im Organismus." „Nichts Menschliches ist ganz und gar unleiblich", war Grundlage und Ergebnis Merlau-Ponty's Denken (Merleau-Ponty 1966). Hermann Schmitz führte die Leibanalyse fort und konzentrierte sich auf das leibliche Erspüren. Hilarion Petzold führte den Leibbegriff in die Psychotherapie ein. Der Psychiater und Philosoph Thomas Fuchs führt diese Tradition seit Ende des 20. Jahrhunderts weiter. Er entwickelt die Leibphänomenologie mit wichtigen Beiträgen fort und nutzt sie für das Verständnis psychiatrischer Erkrankungen wie z. B. der Depression und der Schizophrenie.

Wir verwenden Begrifflichkeiten der Leibphilosophie, um zu verstehen und zu beschreiben, was im Menschen und zwischen Menschen vorgeht. Wir haben darüber hinaus aufgrund unserer praktischen Erfahrung und unter Einbeziehung von Erkenntnissen der modernen Säuglings- und Hirnforschung den Versuch unternommen, diese Kategorien weiterzuentwickeln und zu ergänzen – nicht als abstrakt theoretische Fragestellung, sondern unter dem Aspekt der eminent praktischen Bedeutung. Den Menschen als lebendiges Wesen zu betrachten, ihm selbst lebendig gegenüber zu treten und die Lebendigkeit zu fördern – dies zieht sich wie ein roter Faden durch unser praktisch-therapeutisches Handeln.

Leibtherapie beschäftigt sich mit *Leibregungen*. Alle Äußerungen des Leibes, die der Wahrnehmung zumindest potenziell zugänglich sind, alle Momente des Erlebens bezeichnen wir als Leibregungen (s. Schmitz 1989, Fuchs 2000a): *körperliche, seelisch-emotionale, geistige, soziale Regungen, Befinden* als „ganzheitliche leibliche Regung" (Schmitz 1989, S. 43), Stimmungen als eher diffuse Regungen, Regungen, die aus und in *Atmosphären* entstanden sind bzw. entstehen und/oder Atmosphären prägen, *Impulse, Erregungskonturen* und *Leibbewegungen* (vgl. Baer/Frick-Baer 2001a, s. Kap. I 3,4 und 6). Schon der kurze, eigentlich äußerst „einfach" wirkende Auszug aus einer Therapiestunde, den wir anfangs beschrieben haben, zeigt, wie verschiedene Leibregungen durch die musikalische Improvisation und im Kontakt mit der Therapeutin sichtbar bzw. hörbar wurden und sich entfaltet haben: Das starre und betäubte Da-Sein, mit dem die Klientin in die Therapiestunde kam, wurde hörbar und erklang – eine erste Leibregung. Dann traten Gefühlen auf: zuerst die Trauer und die Enttäuschung, dann der Ärger. Eine zweite Leibregung. Das Körpererleben veränderte sich, eine dritte Leibregung. Die Klientin nahm Kontakt mit der Therapeutin auf, tauschte sich aus, eine vierte Leibregung. Dabei nutzte sie auch ihre Sprache und ihr Denken, eine fünfte Leibregung. Die Aufzählung könnte fortgeführt werden, in jedem therapeutischen Prozess treten verschiedene Regungen des Leibes zu Tage, entwickeln und entfalten sich, verändern sich. In der Musiktherapie steht die Leibregung des Tönens und Klingens im Vordergrund unserer Aufmerksamkeit. Jeder Mensch, der hören kann, hat Klänge von Anbeginn an in sich. Jeder Mensch klingt, auch wenn er nicht musiziert, auch wenn er kein Instrument beherrscht, selbst, wenn er verstummt ist. Jedes Sprechen enthält Melodie und Rhythmus, selbst das Schweigen kann unterschiedlich klingen. Indem wir das Klingen der Menschen unterstützen, verhelfen wir ihnen auch dazu, ihre Möglichkeiten, sich und die Welt zu erleben, zu aktivieren und zu differenzieren.

Musizieren kann sicherlich auch das Erleben behindern. Musizieren kann technisch und funktional erfolgen, ohne innere Beteiligung („Ich habe die Musik verloren", wird immer wieder auch von technisch sehr versierten Musikern geäußert). Der Perfektionsdruck kann das Musizieren vom Erleben abspalten, ja, sich gegen die Fähigkeit, die Welt zu erleben, richten. Dann wird Musizieren zum Teil dessen, was Leiden verursacht, was die Lebendigkeit der Menschen fragmentiert oder betäubt.

Also nicht Musizieren an sich ist heilend oder ist therapeutisch wirksam. Wir setzen Musizieren und Musikhören absichtsvoll so ein, dass die Fähigkeit und die Vielfalt des Erlebens unterstützt und gefördert werden.

Das Erklingen ist nicht die einzige Leibregung, die in der Musiktherapie von Bedeutung ist, auch wenn sie im Vordergrund unserer Aufmerksamkeit steht. Wir gehen jeder inneren Beteiligung nach, fragen nach dem, was ins Schwingen kommt, nach den inneren Bildern und Gefühlen, nach Stimmungen und dem Körpererleben. Musizieren und Musikhören ist Zugang zum Erleben und Ausdruck des Erlebens – beides nutzt die Musiktherapie. Musizieren und Musik-Hören unterstützen und integrieren aber auch die anderen Leibregungen. Oft ist es sinnvoll oder sogar notwendig, von der Leibregung des Tönens und Klingens zu anderen Leibregungen zu wechseln, um den therapeutischen Prozess seinen angemessenen Weg gehen zu lassen.

Für uns gilt: Musiktherapie ist ein besonderer Teil kreativer Leibtherapie. Wir bezeichnen unseren musiktherapeutischen Ansatz deshalb auch als leiborientierte Musiktherapie.

2.2   Musiktherapie verändert Leibmuster

Ein Klient lauscht seinem Atem. Er klagt über Atemlosigkeit und Kurzatmigkeit, im wörtlichen und übertragenen Sinn. Da er seinen Atem nur schwach wahrnimmt, bietet der Therapeut ihm eine Mundharmonika an. Als er durch sie hindurchatmet, wird sein Atem lauter, hörbarer. Der Klient ist erschrocken: „Ich höre mein Einatmen nicht, nur mein Ausatmen. Das ist ja wie in meinem Leben. Immer nur raus, raus, raus, immer nur geben, geben, geben. Das Muster kenne ich nur zu gut! Raus, raus, raus – und dann kann ich nicht mehr. Ist ja klar - wenn nichts rein kommt, werde ich atemlos."

So wie hier werden in vielen musikalischen Ausdrucksweisen und Improvisationen Muster der KlientInnen hörbar und erlebbar. Solche Muster sind dann Gegenstand der Therapie, wenn KlientInnen sie verändern wollen: „Ich möchte nicht immer in die gleichen Fallen tappen.", „Ich möchte auch etwas bekommen und nicht nur immer geben.", „Ich möchte, dass meine Beziehungen nicht immer nach dem gleichen Muster verlaufen.". Zumeist suchen Menschen in der Therapie Veränderung, etwas in ihrem Leben und Erleben stört sie, kann und soll so nicht mehr weitergehen. Sie leiden daran, dass sich vieles, was zu ihrem Unglücklich-Sein beiträgt, wiederholt, dass sie in den Wiederholungen gefangen sind und keine oder zuwenig Wahlmöglichkeiten haben.

Solche sich wiederholenden Verläufe des Lebens und Erlebens werden umgangsprachlich häufig als „Muster" bezeichnet. Wir verwenden diese Bezeichnung als Fachbegriff und bezeichnen sich wiederholende Zusammenhänge und Verläufe des Erlebens als Muster bzw. Leibmuster.

Die Herausbildung von Mustern ist gesund und noch keine Quelle des Leidens. Menschen können dadurch, dass sie Muster bilden, auf Bewährtes und Erprobtes zurückgreifen.

Nehmen wir das Beispiel des Autofahrens: Anfangs bedarf jeder Vorgang einer besonderen Entscheidung. Das Lenkrad muss nach links oder rechts bewegt werden, Gaspedal oder Bremse müssen betätigt werden, der richtige Gang muss geschaltet werden … Die Blicke gehen in die Fahrtrichtung, erfassen gleichzeitig den Gegenverkehr und müssen immer wieder auch den Rückspiegel einbeziehen usw. Allmählich wird vieles davon zur Gewohnheit, entwickeln sich Muster des Fahrens, bildet sich ein persönlicher Fahrstil heraus, der die allgemeinen Vorschriften und Gegebenheiten mit individuellen und kulturellen Eigenheiten verknüpft. Diese Musterbildung spart Energie, die für andere Lebensaktivitäten verwendet werden kann. Die Herausbildung von Basismustern, also grundlegenden Mustern eines Individuums, ist existenziell wichtig und positiv. Die Gesamtheit der Muster macht das aus, was auf Menschen bezogen gemeinhin als Charakter oder Persönlichkeit bezeichnet wird.

Im Allgemeinen sind (Basis-)Muster flexibel. Der persönliche Fahrstil kann zumeist unterschiedlichen Fahrgegebenheiten angepasst werden – dem Stau wie der schnellen Autobahnfahrt, dem Stadtverkehr wie der Serpentinenfahrt in den Bergen. Auch wenn die Umstellungen, auf andere Lebenssituationen übertragen, Schwierigkeiten machen, den meisten Menschen gelingen sie. Scheitert die Anpassung, obwohl sie angemessen oder erwünscht wäre, reden wir von harten oder verhärteten, erstarrten oder, gefrorenen Mustern. Diese Muster sind so unflexibel geworden, dass sie Menschen daran hindern, sich auf die Herausforderungen neuer Situationen oder ihrer Umgebungen einzustellen. Wer gewohnt ist, auf Krisen mit Flucht zu reagieren, wird darunter leiden, wenn er aus der ersten Krise in der neuen Liebesbeziehung wieder einmal flieht und keinen anderen Weg der Bewältigung dieser Herausforderung beschreiten kann, obwohl er es sehnlich wünscht. Viele Menschen leiden darunter, dass sich ihre Leibmuster verselbstständigt haben und sie in ihrem Erleben keine Wahlmöglichkeiten mehr haben. Diese suchen sie in der Therapie.

Musterbildung beginnt früh, sehr früh, schon im Säuglingsalter. Im Kontakt des Säuglings mit der Mutter oder anderen Bezugspersonen macht der Säugling schon ganz bestimmte Erfahrungen mit einer Reihenfolge und Intensität von Blicken, Lauten, Berührungen, Regungen, Spannungen usw. Wiederholt sich dieser Verlauf mehrmals, beginnt er sich im Säugling, zu „Repräsentationen generalisierter Interaktion" oder RIGs (Stern 1992) zu verfestigen. „Babys können die Interaktion mit ihren Eltern erleben. Das ist der Sinn der wahren Kreativität, wo Menschen sich treffen, wenn sie zusammen improvisieren." (in: Trautmann-Voigt 1996). Stern, Dornes u. a. beobachten und beschreiben, wie sich bei Säuglingen aus Wiederholungen im Erleben „Repräsentationen" formen und reden von „sensomotorischen und Ereignisschemata", „Gefühlsgestalten", von „zeitlichen und dynamischen Mustern" (Dornes 1993). Dieser Prozess ist nicht nur ein kognitiver Prozess, wie die Säuglings- und in den letzten Jahren auch die Hirnforschung bewiesen hat, sondern ein Prozess, in dem viele Aspekte des Erlebens beteiligt sind, auch die emotionalen Regungen, das Körpererleben, die Regungen der sozialen Interaktionen und vieles andere mehr. In der Therapie, auch in der

Musiktherapie, begegnen wir Mustern, die sich über Jahre oder Jahrzehnte hinweg oder nach traumatischen Ereignissen verhärtet haben.

Wir reden, wie schon gesagt, von „harten", „starren" oder „gefrorenen" Mustern. Wir achten in der Wahrnehmung der KlientInnen auf solche Muster, um gemeinsam mit den KlientInnen daran zu arbeiten, diese in der Therapie aufzuweichen bzw. aufzutauen und flexibler werden zu lassen. Wie das kleine Beispiel zu Beginn dieses Unterkapitels zeigt, treten viele solcher Muster beim Musizieren oder in den Erlebnisreaktionen beim Hören der Musik zu Tage. Wir achten und horchen besonders darauf, ob es Verbindungen der Muster, Gestalten, Strukturen der Musik bzw. des Musizierens mit den Lebensmustern des Klienten oder der Klientin gibt. Dass Muster hörbar werden, ist eine wunderbare Chance in doppelter Hinsicht. Es kann Einsicht verschaffen und in diesem Sinne diagnostisch wirken. Und es bietet gleichzeitig die Chance spielerischer Musterveränderung. Jede Art von Muster kann in der musikalischen Improvisation oder in anderen musikalischen Ausdrucksweisen spielerisch Veränderungen erfahren und ausprobiert werden.

2.3 Musiktherapie ist Beziehung

Musiktherapie findet zwischen mindestens zwei Menschen statt, ist also immer aktiv, dialogisch, Teil eines wechselseitigen Beziehungsprozesses. Erfahrungen mit Musik kann man ohne Zweifel auch alleine machen. Allein Musik zu hören und zu musizieren kann trösten und aktivieren, aufmuntern und unterstützen und insofern heilsam wirken. Musiktherapie ist unseres Erachtens jedoch mehr als musikalische Selbsterfahrung im Selbstbezug: Musiktherapie ist ein dialogischer Prozess.

Das musiktherapeutische Setting zwischen TherapeutInnen und KlientInnen oder innerhalb einer therapeutischen Gruppe wird immer davon bestimmt, dass jemand da ist, der fragen und antworten, zuhören und mitspielen kann. Kein Wort, kein Ton muss für sich allein erklingen – jedes Wort, jeder Ton, jeder Klang kann Antworten bekommen, Resonanz finden. Die Tatsache, dass sich Musiktherapie innerhalb eines Prozesses vollzieht, in dem sich mindestens zwei Menschen wechselseitig aufeinander beziehen, birgt in sich die Chance zur Heilung.

In welchem Maße, mit welcher Intensität es günstig ist, dass TherapeutInnen in den Dialog mit ihren KlientInnen hineingehen, hängt vor allem davon ab, was die KlientInnen zur Veränderung ihres harten Musters brauchen. Eine Frau zum Beispiel kam unter anderem in die Therapie, weil sie „nichts zu sagen" hatte. Ihr Mann bestimmte die Gesprächsthemen und ebenfalls, wann wer sprechen durfte. Von ihren Eltern war sie nicht nur streng erzogen worden, sondern hatte auch viel Abwertung erfahren. Ihr Wort zählte nicht. In der Folge verstummte sie immer mehr und begann schließlich Stimmen zu hören, ohne dass jemand anwesend war. War es „Gewohnheit", dass immer fremde Stimmen, be-stimmende Stimmen um sie herum waren? Waren es die eigenen, unausgesprochenen Worte, die ihr nun scheinbar „von außen" entgegentraten? Sie war beunruhigt und hatte Angst, „verrückt zu werden".

In die Therapie kam sie mit der Erwartung, dass der Therapeut ihr sagen würde, was sie tun solle. Doch er enttäuschte ihre Erwartung und hielt sich mit Ratschlägen zurück. Er hörte zu und fragte vor allem viel. Warum sollte er auch das fortsetzen, was die Klientin schon so lange von Eltern und Ehemann kannte? Es galt, die Klientin darin zu unterstützen, ihre eigene Stimme wiederzufinden und ihr dazu Vorschläge zu machen, die dabei hilfreich zu sein versprachen.

Durch alle Unsicherheiten hindurch begab sich die Klientin auf diesen Weg. Sie griff zu Instrumenten und brachte zu ihrem Erstaunen „erzählende" Töne hervor: Töne ihrer Einsamkeit, der Herabsetzungen, die sie erdulden musste, und ihrer Sehnsucht.

Der Therapeut hielt sich im Dialog zurück. Als er einmal versuchte, mit ihr zusammen zu musizieren, verlor die Klientin sofort ihren eigenen Klang und passte sich seinem an. Hier war der musikalische Dialog (s. Kap. I 12) lange kontraindiziert. Erst als die eigene Stimme und der eigene Klang der Klientin gefestigt waren, konnte sie daran gehen, im geschütztem Raum mit dem Therapeuten zu versuchen, diese auch in den musikalischen Dialog einzubringen und in ihm zu bewahren.

Eine andere Klientin kam mit gegenteiligen Vorerfahrungen in die Therapie. Sie lebte allein und war – um es kurz zu sagen – mit kontaktgestörten, überängstlichen Eltern aufgewachsen. „Nie habe ich Antworten bekommen. Irgendwann habe ich nicht mehr gefragt." Ihr kam es so vor, als wäre sie in einem leeren Raum groß geworden. Entsprechend hungrig war sie nach Dialog, nach Interesse, nach Antworten, nach Resonanz. Hier ging der Therapeut von Anfang an aktiv in den Dialog hinein. Das gemeinsame Musizieren wurde zu einem Ritual, bei dem die Klientin aufblühte. Wäre der Therapeut mit einer ähnlichen Zurückhaltung wie im vorherigen Beispiel in den Dialog gegangen, hätten sich für die Klientin ihre Vorerfahrungen wiederholt. Sie hätte sich wieder allein gelassen gefühlt und keine ihre Muster verändernden Erfahrungen machen können.

Die Intensität, mit der die Therapeutin, der Therapeut in den Dialog hineingeht und sich in die therapeutische Beziehung einbringt, ist also eine der Variablen der therapeutischen Interaktion in der Musiktherapie. Die zweite wichtige Variable betrifft die therapeutische Haltung entsprechend dem *Tridentitätsmodell* (s. Baer 1996 und Baer/Frick-Baer 2001a, S. 229 ff, in diesem Buch Kap. I 12.2 und Kap. II 6.2), das sich auf die Identitätsentwicklung des Menschen bezieht.

Mit Identität wird das Eigene, das Persönliche, das Unverwechselbare eines Menschen bezeichnet. Das, was dem Menschen eigen ist und seine Identität ausmacht, ist sicherlich teilweise angeboren, zu einem sehr großen Teil entsteht sie in der persönlichen Entwicklung. Diese Entwicklung vollzieht sich nicht aus dem Menschen allein heraus, sondern im wechselseitigen Austausch, in der Interaktion mit anderen Menschen. So wichtig es ist, sich immer wieder auf sich selbst zu besinnen, sich wahrzunehmen, über sich nachzudenken und sich zu spüren, so entscheidend ist die soziale Interaktion für die Identitätsentwicklung. Dass die Identität in Interaktion entsteht, ist eigentlich eine banale und seit langem bekannte Tatsache und eine Kernthese des sozial-psychologischen Konzeptes von Georg H. Mead (Mead 1934/1977), das im Symbolischen Interaktionismus seine Fortsetzung und Differenzierung fand (Laing 1976 u.a.). Nun reicht es für unser therapeutisches Interesse nicht aus zu wissen, dass Identität im wechselseitigen Prozess mit anderen Menschen entsteht und sich entwickelt, spannend ist für uns, *welche Qualitäten und Bedeutungen* andere Menschen haben, damit sie die persönliche Entwicklung positiv oder negativ beeinflussen. Offensichtlich geht es dabei um Qualitäten und nicht um Quantitäten. Es gibt Menschen, mit denen man sehr lange zusammenlebt oder anderweitig Kontakt hat und die relativ folgenlos für die persönliche Entwicklung bleiben, während kurze Begegnungen mit anderen Menschen nachhaltige Wirkungen zeigen. Unser Modell der Tridentität geht davon aus, dass vor allem drei Qualitäten der Interaktionen identitätsstiftend wirken: das Nähren, das Spiegeln und das Gegenübersein. Menschen brauchen Nahrung von anderen Menschen, Nahrung für den Körper, für den Geist, für die Gefühlswelt. Menschen wollen und müssen gespiegelt werden, um sich ein Bild von sich selbst machen zu können. Und Menschen brauchen die Erfahrung des Andersseins über das Erleben eines Gegenübers, um ihre Identität zu spüren und zu entwickeln. Da es sich um drei Aspekte der Identitätsentwicklung handelt (drei = „tri"), nennen wir dieses Konzept Tridentität. Die Wirkung dieser Bedeutungsfaktoren verläuft in beide Richtungen: so, wie wir Menschen nährende und spiegelnde Gegenüber brauchen, so sind wir auch gleichzeitig nährend und spiegelnd und Gegenüber für andere Menschen.

Auf konkrete Aspekte des Nährens und Spiegelns und Gegenüberseins, auf die Tridentität in der Musiktherapie sind wir u.a. im Zusammenhang mit dem musikalischen Dialog (s. Kap. I 12.2 und Kap. II 6.2) eingegangen.

Das Tridentitätsmodell hat eine Doppelfunktion. Mit ihm kann die Anamnese, die biografische Entwicklung eines Klienten, einer Klientin beschrieben werden und man kann mit ihm die unterschiedlichen Haltungen in Worte fassen, die eine Therapeutin, ein Therapeut *innerhalb* des therapeutischen Dialoges einnehmen kann, einnehmen sollte oder einnimmt. Ob sie oder er eher nährend oder spiegelnd ist oder vor allem die Haltung eines Gegenübers einnimmt, ist eine Wahl, die in jeder therapeutischen Interaktion zu treffen ist, ganz gleich, ob der therapeutische Dialog in Worten, musikalisch, gestalterisch oder tänzerisch geschieht. Wie diese Wahl zu treffen ist und was sie konkret bedeutet, haben wir an Beispielen des musikalischen Dialoges illustriert.

Eine dritte Variable ist die Resonanz. In diesem Wort ist das lateinische „sonare" enthalten, das „klingen", „schwingen", „tönen", „erschallen" bedeutet. Resonanz ist also ursprünglich ein musikalischer Begriff und bedeutet, dass etwas hin- und herschwingt, etwas anklingt. Resonanz ist die besondere Qualität des Kontaktes mindestens zweier Menschen, deren

Schwingungen sich beeinflussen. „Ohne Resonanz keine Therapie, ohne Resonanz keine Heilung", so unsere Überzeugung. (Baer/Frick-Baer 2002c) In der Therapie findet nicht nur Kontakt statt, sondern eine bestimmte Qualität des Kontaktes, eben die Resonanz. Kontakt hat der Mensch auch, wenn er Brötchen kauft oder im Autoradio Nachrichten hört. Das Besondere des therapeutischen Kontaktes, die Resonanz, besteht darin, dass zwischen TherapeutInnen und KlientInnen Schwingungen hin- und hergehen, die sich auf die unterschiedlichsten Arten und Weisen beeinflussen. Dieser Begriff ist nicht physikalisch gemeint, auch wenn es einige Analogien gibt, sondern ein Begriff des Erlebens. Resonanz ist demnach eine Qualität, die jeder leiblichen Regung innewohnt.

Jede Therapie, jede Musiktherapie ist Resonanz. Wie die Resonanz sich entwickelt, auf welchen Ebenen und mit welchen Aspekten sie sich vollzieht, ist wesentlich für den therapeutischen Prozess. Auch TherapeutInnen, die es ablehnen, „in Resonanz zu treten", die eher „neutral", „objektiv" und „distanziert" bleiben wollen, bewirken bei ihren KlientInnen eine bestimmte Resonanz. Dies ist eine bestimmte Qualität von Resonanz, wahrscheinlich eine einseitig machtvolle, in der die Schwingungen der KlientInnen keine Antwort erhalten, keinen Widerhall erfahren und nur die TherapeutInnen bestimmen, was in der therapeutischen Beziehung schwingen darf und was nicht. Für uns ist es eine eigentlich uninteressante, dennoch manchmal mit Vehemenz geführte Diskussion, ob TherapeutInnen mit ihren KlientInnen in Resonanz treten (sollten) oder nicht. Die bedeutsame Frage ist unserer Meinung nach, wie sie in Resonanz treten und wie sie sich in der Resonanz bewegen. Was es mit der Resonanzbereitschaft und -fähigkeit auf sich hat, welche Resonanzeigenschaften, Resonanzverläufe, Resonanzmuster und Resonanzebenen es gibt, haben wir an anderer Stelle noch genauer herausgearbeitet (Baer/Frick-Baer 2002c). Wie mit den Ebenen der Resonanz und den Resonanzmustern musiktherapeutisch gearbeitet werden kann, haben wir in Kapitel I 12 (v.a. Kap. I 12.3) illustriert.

2.4 Musiktherapie achtet KlientInnenkompetenz

Ein „roter Faden", der sich durch unsere Arbeit hindurchzieht, ist die KlientInnenkompetenz. Wir verstehen darunter, dass letzten Endes die KlientInnen kompetent in den Angelegenheiten ihres Lebens und Erlebens sind. Wir als TherapeutInnen begleiten und unterstützen KlientInnen darin, diese Kompetenz freizulegen, wenn sie verschüttet ist, sie zu entwickeln und ihr zu trauen. Das heißt nicht – um Missverständnissen schon an dieser Stelle vorzubeugen – dass wir nur „Ja und Amen" zu den Angelegenheiten unserer KlientInnen sagen, „wertfrei" sind, sie vielleicht gar noch sehenden Auges in ihr Unglück rennen lassen, sondern dass wir in unseren Interventionen die Einzig- und Andersartigkeit der KlientInnen achten. Eine unmittelbare Konsequenz dieser Haltung der KlientInnenkompetenz ist, dass wir musikalische Ereignisse der KlientInnen nicht deuten. Dafür haben wir vier Gründe:

1. Musiktherapie, wie wir sie verstehen, ist Leibtherapie. Wie schon beschrieben, ist der erlebende Mensch Ausgangspunkt unserer therapeutischen Arbeit, steht das Musikerleben im Mittelpunkt unseres Interesses. Nun ist das Erleben eine radikal subjektive Kategorie. Wie ich mich und meine Welt in einer konkreten Situation erlebe, kann nur ich selbst empfinden. Jemand anderes kann beobachten, wie ich mich dabei bewege und verhalte und daraus Rückschlüsse auf mein Erleben zu ziehen versuchen – doch das können allenfalls Hypothesen sein, deren Richtigkeit oder Falschheit nur ich als der erlebende Mensch bestätigen kann. Wenn zehn Personen ein Cello-Konzert von Bach hören, wird jede etwas anderes dabei erleben. Es mag bei einigen dieser zehn Menschen Ähnlichkeiten des Erlebens geben, aber nur Ähnlichkeiten. Je konkreter das Erleben erfragt wird, um so klarer wird dessen Individualität und Subjektivität zu Tage treten. Noch deutlicher wird dies beim Musizieren. Eine Klientin improvisiert auf dem Klavier. Auf die Therapeutin wirken die Klänge zerhackt, unruhig, zerrissen. Als die Klientin aufhört zu spielen, strahlt sie: „Endlich konnte ich mal meinen Freiheitsdrang ausdrücken, meine Unabhängigkeit, meine Lust zu tun, was ich will – ohne mich an Konventionen und Regeln halten zu müssen!"
Das Erleben beim Musikhören und Musizieren ist subjektiv. Dies zu respektieren bedeutet, die Kompetenz der KlientInnen für die Subjektivität ihres Erlebens anzuerkennen.

2. Manche MusiktherapeutInnen gehen davon aus, dass in der Musik ein Code, eine Grammatik enthalten ist, die es zu verstehen und zu interpretieren gelte, wenn KlientInnen improvisieren. Richtig ist, dass in der Improvisation und in jedem anderen Musizieren der Klientinnen ihr seelisches und sonstiges Erleben Ausdruck findet. Was wofür Ausdruck ist, ist jedoch individuell zu erkunden. Die Annahme „typischer" Gleichstellungen wie Moll = traurig entspricht der Sehnsucht nach Vereinfachung, nicht aber der therapeutischen Wirklichkeit. Auch der Rückgriff auf die Ausdruckssprache musikalischer Stile etwa der europäischen Klassik hilft da nicht weiter.
Der musikalische Code der Klassik hat sich historisch entwickelt und wurde dabei vielen Veränderungen und Mehrdeutigkeiten unterworfen. Der verminderte Septakkord stand bei Bach als Symbol für die Darstellung des sündigen Menschen, eingebunden in die Tonsprache und religiösen Vorstellungen seiner Zeit. Der „chromatische Quartgang aufwärts und abwärts" wird „in der Musik des 17. und 18. Jahrhunderts als Symbol des Leids und der flehendlichen Bitte" (Floros 2000, S. 35) gedeutet. Doch welche Klientin, welcher Klient weiß das? Was nützen den MusiktherapeutInnen die Kenntnisse musikalischer Codes der Klassik, wenn KlientInnen mit den Rolling Stones oder Britney Spears groß wurden statt mit Bruckner, wenn sie Hipp-Hopp hören statt Mozart oder Bach? Wenn MusiktherapeutInnen trotzdem versuchen, die musikalischen Zeugnisse der KlientInnen mit diesem Code zu entschlüsseln, unterstellen sie eine naturgegebene Grammatik der Musik. Diese gibt es nicht. Jeder Code ist kulturell bedingt und historischen Veränderungen unterworfen. Die Terz z. B. galt Jahrhunderte lang als unschön, wurde dann aber zum Inbegriff des Wohlklangs. Der Musikhistoriker Stefan Schaub betont: „Entgegen der Annahme, die bei vielen Musikfreunden auch heute noch mit großer Akribie verteidigt

wird, ist das, was zu einer bestimmten Zeit als ästhetisch ‚schön' gilt, nicht unbedingt auch ‚einfach' in der Natur verankert." Und er fährt fort: „Vor allem Musiktheoretiker, die sich durch die Exaktheit und den Fortschritt der Naturwissenschaften im 19. Jahrhundert faszinieren ließen (die selbst aber gar keine Fachleute waren), wollten an diesem Strahlenglanz der großen Wissenschaften teilhaben und stülpten ihre musikalischen Grundfragen den physikalischen ‚Tatsachen' einfach über. Dass auch dieses Konzept keinen Erfolg hatte, stellte sich dann aber recht bald heraus." (Schaub 1993, S. 35) Den Trends der heutigen Zeit entspricht es eher, sich nicht so sehr auf die Naturwissenschaften als auf esoterische Gesetzmäßigkeiten zu berufen, mit denen musikalische Äußerungen gedeutet werden. Dies respektieren wir als Ausdruck persönlichen Glaubens. Dient es aber dazu, in die Musik der KlientInnen etwas hinein zu interpretieren und als „wahr" unter professionell-therapeutischen Gesichtspunkten zu bezeichnen, was dem Erleben der KlientInnen nicht entspricht, können wir nur widersprechen.

Zur historischen Dimension musikalischer Codes kommt hinzu, dass diese nur innerhalb eines Kulturkreises Geltung haben. Chinesische oder islamisch geprägte Musik beinhaltet andere Codes als die klassisch Europäische (was ebenfalls dagegen spricht, dass vorgegebene Bedeutungen „natürlich" der Musik innewohnen). Auch innerhalb unserer Zivilisation gibt es verschiedene musikalische Kulturen. Als ich (U. B.) während meines Studiums mit einem Freund den Frankfurter Jazzkeller besuchte, bestaunte ich die Atmosphäre und die Menschen. Alle um mich herum gingen mit der Musik begeistert mit. Ich dagegen, dem Jazz bis dahin nahezu unbekannt war, fühlte mich musikalisch wie ein Eskimo in der Wüste.

Wer seine eigene musikalische Sprache anderen unterstellt, handelt wie der schottische Missionar in China im vorherigen Jahrhundert, dem der geliebte Hund entlaufen war. Er ging ins Dorf und fragte einen chinesischen Bauern nach dem Hund, selbstverständlich auf Englisch. Der Bauer lächelte freundlich und sagte: „We kom." Der Missionar freute sich über die freundliche Anteilnahme und verstand in seinem britischen Dünkel: „Welcome". Der Bauer wiederholte lächelnd: „We kom." In seinem Dialekt hieß das: „Hund lecker."

Immer wieder wurde versucht, die Wirkung von Musik, auch die symbolische Wirkung von Musik, zu erfassen. Hans-Helmut Decker-Voigt, Professor und Direktor des Instituts für Musiktherapie der Hochschule für Musik und Theater Hamburg, fasst die Ergebnisse zusammen: „Typisch heißt: Jeder Mensch hat ‚seine' Reaktion auf Musik" (Decker-Voigt, 1991, S. 88). „Jene neue Generation von Musiktherapeuten hat mit ihren veröffentlichten Fallbeispielen der allgemeinen Musikpsychologie diese Vorsicht eingegeben: Typisch für die Rezeptionsforschung ist nichts (mehr), was ausnahmslos auf ganze Gruppen oder gar Großgruppen übertragen werden kann! Rezeptionsforschung setzt beim Individuum an, und die ‚objektiven' Ergebnisse herkömmlichen Wissenschaftsverständnisses gibt es nicht mehr in der neueren Psychotherapie-Forschung." (a. a. O.)

Doch selbst wenn es diese Ergebnisse nicht gäbe, selbst wenn die musikalische Symbolhaftigkeit nicht historisch geprägt wäre, selbst wenn es so wäre, dass 90% der europäischen Bevölkerung in Dur frohes und in Moll trauriges Erleben ausdrücken würden – wir wissen nicht, ob die konkrete Klientin, der konkrete Klient, mit der oder dem wir arbeiten, zu den 90% der Bevölkerung gehört oder zu den verbleibenden 10%. Wir arbeiten nicht mit Bevölkerungen oder Kulturen, mit Großgruppen, mit Mehrheiten oder Minderheiten, wir arbeiten mit einzelnen Personen. Welcher Klang, welche Tonart, welche Melodie wofür steht, welcher Ton für sie welche Bedeutung hat, kann nur diese Person entscheiden bzw. herausfinden. Für die TherapeutInnen kann es nützlich sein, um historisch und kulturell gegebene Symbolik zu wissen. Dies kann zu Vermutungen anregen, im besten Fall helfen Sicht- und Erlebensweisen, Spielräume zu erweitern, aber nicht mehr. Werden historisch kulturelle musikalische Symbolisierungen aber dem Klienten/der Klientin unterstellt, trübt dies den Blick, verzerrt dies das Gehör und leugnet die KlientInnenkompetenz.

3. Das dritte Argument für die KlientInnenkompetenz fußt darauf, dass jedes Musizieren in einem individuellen szenischen Kontext steht. Wie die KlientInnen beim Musizieren atmen und schauen, ob sie das Instrument selbst auswählen oder die TherapeutInnen es vorschlagen, ob sie sofort „loslegen" oder zögerlich bzw. mit Widerwillen beginnen, wie der Bezug zur Therapeutin, zum Therapeuten vor, während und nach dem Musizieren ist – all das und vieles mehr gehört zur Szene, zum Setting des Musizierens. Um dem Herauslösen der Musik aus der konkreten therapeutischen Situation und damit dem Erleben und der Kompetenz der KlientInnen entgegen zu wirken, reden wir nicht von „der Musik", sondern vom Musizieren bzw. Musikhören. Wir legen Wert und Achtsamkeit auf den Prozess. Wir fragen die KlientInnen, nachdem sie musiziert haben: „Was haben Sie gehört? Was haben Sie während des Musizierens erlebt? Was empfinden Sie jetzt?" Wir erkunden die Kompetenz der KlientInnen hinsichtlich der Bedeutung ihres Musizierens. Das setzt nicht nur ihre Beteiligung voraus, sondern schließt ein, dass die Musik nicht aus dem Kontext des Musizierens gelöst wird.

4. Das vierte und letzte Argument für die KlientInnenkompetenz ist nicht spezifisch musiktherapeutisch, sondern grundsätzlicher Art. Wir TherapeutInnen haben Macht. Die KlientInnen suchen bei uns Hilfe. Wir können sie ihnen – zumeist – geben. Allein dieser Umstand gibt den TherapeutInnen – zumindest im Erleben der meisten KlientInnen – eine Machtposition. Hinzu kommen ihr Wissen und ihre Lebenserfahrung sowie ihre – zumeist – größere psychische Stabilität. Die Macht der TherapeutInnen wird von den KlientInnen oft überschätzt, ist aber real (und nicht nur „Vaterprojektion" oder Ähnliches).

Für uns ist es wesentlich, um diese Macht zu wissen und sie zu akzeptieren. Wer sie leugnet oder generell als Projektion der KlientInnen abtut, liefert sich und seine KlientInnen unausgesprochenen Machtverhältnissen und machtausübenden Handlungen aus.

Das Wissen reicht nicht. Hinzu kommen muss eine Haltung, wie mit der Macht umgegangen wird. Uns liegt eine Haltung am Herzen, die die Macht der TherapeutInnen möglichst reduziert und den KlientInnen möglichst großen Raum zum „Machen", zum Entdecken und Erproben der eigenen Fähigkeiten und Kompetenzen gibt. Selbst, wenn die anderen Argumente, die wir angeführt haben, nicht gelten würden, wäre uns dies Grund genug für die Haltung der KlientInnenkompetenz.

Und nun wollen wir noch mal anknüpfen an den Beginn dieses Kapitels, wo wir bereits mögliche Missverständnisse angesprochen haben: die Haltung der KlientInnenkompetenz bedeutet nicht, dass die MusiktherapeutInnen keine eigenen Gefühle, keine eigene Meinung, keine eigenen Töne, Bilder und sonstigen Leibimpulse haben dürfen. Selbstverständlich haben sie diese und selbstverständlich dürfen und müssen sie diese in den therapeutischen Prozess einbringen. Der therapeutische Prozess ist ein Resonanzprozess, wie wir ihn beschrieben haben (s. Kap. II 2.3; Kap. I 12.3) und noch beschreiben werden. Dem Erleben der TherapeutInnen entspringende Impulse können dazu gehören. Durch die grundsätzliche experimentelle Haltung, die beinhaltet, dass alle Vorschläge, seien sie auch noch so stringent vorgetragen, abgelehnt werden können, ohne dass das die TherapeutInnen kränkt, verunsichert oder beleidigt. Durch die Unterscheidung zwischen Fragen, Feedback und Sharing bemühen wir uns, der KlientInnenkompetenz *innerhalb* der therapeutischen Beziehung möglichst Rechnung zu tragen (siehe Kapitel II 6.3)

Um noch ein mögliches Missverständnis anzusprechen: Selbstverständlich wissen wir, dass viele MusiktherapeutInnen mit KlientInnen arbeiten, deren Fähigkeit, ihre Kompetenz auszudrücken äußerst eingeschränkt ist. Viele Menschen mit schweren psychischen Erkrankungen oder Behinderungen können sich gar nicht oder nur musizierend ausdrücken. Sie sind manchmal auch nur über die Musik zu erreichen. Eine Kollegin schrieb zum Beispiel: „Ich arbeite seit 1½ Jahren mit einer unfallgeschädigten, gehirnverletzten Frau, die sich seit 17 Jahren sprachlich ausschließlich in zwölf stereotypen Satzfragmenten äußert und ansonsten schreit. Ihr einhändiges (sie ist halbseitengelähmt) Spiel auf dem Keyboard (...) war fast ein halbes Jahr ein immer wiederkehrendes Wiederholen von Dur-Tonleitern in gleicher Form. Jede Art von ‚Störungen' durch mich wurden weggeschrien, auch Spielangebote, andere Instrumente usw. Irgendwann begann sie, sich zu ‚verspielen', erst flüchtig, dann immer häufiger wurde bei der C-Dur-Tonleiter das ‚Es' nicht zum ‚E' korrigiert und später kam auch das ‚B' hinzu. Dass sich Dur in Moll verwandelt, ist für mich eine Botschaft, nicht nur zum Beweis von Veränderungsmöglichkeiten, sondern auch im Zusammenhang mit dem (von mir vermuteten) Wunsch zu trauern über den Verlust ihrer Gesundheit und ihrer Lebenspläne."

Bei KlientInnen, die sich so wenig artikulieren können wie diese Frau, sind TherapeutInnen auf die genaue Wahrnehmung des Musizierens einschließlich musikalischer Strukturen angewiesen. Aber auch hier ist der Wechsel von Dur zu Moll ein – wichtiges – Phänomen innerhalb der leiblichen Gesamtwahrnehmung. Dieses Phänomen gibt im Zusammenhang damit, wie die Therapeutin die Klientin in dem halben Jahr zuvor erlebt hat, Anlass zu einer Vermutung.

Es gibt zahlreiche KlientInnen, bei denen wir auf Vermutungen angewiesen sind und die uns die Fragen nicht beantworten können, ob unsere Vermutungen richtig sind. Auch viele demenzkranke alte Menschen, verstummte Kinder und psychisch Erkrankte (siehe Kap. I 18) können sich nicht verbal äußern, oft sogar nicht einmal musikalisch. Hier „sprechen" KlientInnen durch ihr Lächeln, ihr Augenzwinkern oder die Atmosphäre, die sie verbreiten. Auch die Kompetenz, die in solchen „kleinen" Äußerungen liegt, als Kompetenz anzusehen – darum bemühen wir uns. Wir bilden Hypothesen und überprüfen sie im therapeutischen Prozess an weiteren Äußerungen.

2.5 Musiktherapie achtet Tönen und Hören als Primäre Leibbewegung

Dass Menschen schon in den ersten Lebensmonaten Töne von sich geben, ist allen bekannt. Dass die vorsprachlichen Lautäußerungen der Säuglinge äußerst differenziert sind, wissen Eltern, die ihren Kindern genau zuhören und wird durch die Ergebnisse der Säuglingsforschung bestätigt. Das Tönen ist eine grundlegende Lebensäußerung. Wir bezeichnen das Tönen als Primäre Leibbewegung. Weitere Primäre Leibbewegungen sind das Schauen, das Drücken, das Greifen und das Lehnen. Zu den Primären Leibbewegungen gehören jeweils die Gegenrichtungen: Zum Greifen das Ergriffenwerden, zum Lehnen, dass sich andere Menschen anlehnen können, zum Drücken das Gedrücktwerden, zum Schauen das Angeschautwerden und zum Tönen das Hören.

Primär sind diese Leibbewegungen – mit Leibbewegungen bezeichnen wir Bewegungen des Erlebens (s. Kap. I 3) – im doppelten Sinne. Sie sind primär im Sinne von früh bzw. frühzeitig. Sie zählen schon zu den frühesten Lebensäußerungen des Menschen. Und sie sind primär im Sinne von grundlegend. Sie haben grundlegende Bedeutung für die Entwicklung und Veränderung menschlichen Erlebens. Die Auflistung der Primären Leibbewegungen ist weder vollständig noch erhebt sie einen Ausschließlichkeitsanspruch. Wir haben diese fünf Primären Leibbewegungen ausgewählt und in unserem Konzept zusammengefasst, weil sie uns in unseren therapeutischen Erfahrungen die wichtigsten waren (s. a. Baer/Frick-Baer 2001a).

Wenn wir sagen, dass uns das Tönen (und Hören) in der Musiktherapie besonders am Herzen liegt, klingt dies zuerst einmal banal und selbstverständlich – ist es aber nicht, sondern weist auf unser sehr weites Musikverständnis hin. Musiktherapie ist nicht nur etwas für Menschen, die musikalisch sind oder etwas von Musik verstehen. Musiktherapie ist etwas für Menschen, die tönen und hören können, und sei es auch nur über die Vibrationen des Bodens und des Körpers als Resonanzboden, also für nahezu alle. Der Bezug auf die Primäre Leibbewegung Tönen lässt uns Musik nicht nur als klingende Struktur, sondern als vitale Äußerung des Lebendigen verstehen. Das Tönen und Hören ist dabei für uns nicht nur ein biologisch-physikalischer Vorgang und nicht nur ein Medium der Kommunikation, sondern ein Akt des Erlebens, eine Leibbewegung.

In vielen Alltagssituationen ist der Bezug des Tönens/Hörens zum Erleben eindeutig. Ein Mensch singt ein Liebeslied, sein Atem weitet sich, sein Herz klopft heftiger in Gedanken an die geliebte Person. Bilder und Wünsche entstehen vor seinen Augen – der ganze Leib ist beteiligt. Auch beim Hören einer traurigen irischen Ballade kann die Zuhörerin von dem ergriffen werden, worüber sie gerade Trauer empfinden und dieses Erleben kann Gedanken und Bilder, emotionale und körperliche Regungen umfassen. Aus therapeutischen Situationen könnten wir zahlreiche solcher Beispiele aufführen. In Alltag und Therapie erfahren wir aber auch, dass der Zusammenhang zwischen Tönen/Hören und Erleben gestört bzw. einseitig geprägt sein kann. Dazu einige Hinweise:
- Ein Mensch kann Worte sagen, wie „Ich liebe dich" oder ein Liebeslied singen und diese Töne haben mit seinem Erleben nichts zu tun. Das Erleben bleibt stumm und die Worte „tun so als ob", sind „fremd", sind „nicht wirklich meine", werden gesagt oder gesungen, weil „ich denke, dass das von mir erwartet wird" – so formulierten es KlientInnen. Wenn wir dem gegenüber vergleichen, wie ein Baby seinen Hunger herausschreit, mit ganzem Körper und ganzer Seele, wird der Unterschied deutlich. Säuglingsforscher haben gezeigt, dass Babys die Fähigkeit, etwas anderes zu äußern, als sie wollen, erst erlernen müssen.
Die Trennung zwischen dem Erleben und dem Tönen ist nicht nur negativ. In zahlreichen Alltagssituationen ist es nützlich und erleichtert das Zusammenleben, wenn nicht jeder Ärger erklingt und jeder Schmerz ertönt. Wesentlich scheint für die meisten Menschen zu sein, dass sie eine Wahl haben. Ist diese Wahl eingeschränkt, leiden sie zumeist darunter. Eine Einschränkung der Wahl kann darin bestehen, dass ein Mensch keine Möglichkeit hat, mit dem, was er erlebt, „hinter dem Berg zu halten", und all seine Gefühle und sonstigen Leibregungen in seiner Stimme hörbar werden. Dieser Mensch fühlt sich damit entblößt und ausgeliefert. Die gegenteilige – häufigere – Einschränkung besteht darin, dass die Klänge des Erlebens und die Töne, die ein Mensch von sich gibt, nichts miteinander zu tun haben, getrennt und entfremdet sind. Bei beiden Einschränkungen kann Musiktherapie helfen.
- Manche KlientInnen sind verstummt. Sie spüren nicht einmal mehr Entfremdung zwischen ihrem Erleben und ihrem Tönen, sie haben die Vorstellung verloren, überhaupt etwas zu sagen zu haben oder zweifeln an, dass es überhaupt einen Sinn haben könnte, etwas von sich zu geben, dem eigenen Erleben Klang zu verleihen. Das Verstummen scheint besonders häufig bei Männern der Fall zu sein, zumindest wenn man die zahlreichen Klagen vieler Frauen ernst nimmt, dass ihre Freunde und Partner „nicht reden", „nichts von sich geben", „die großen Schweiger" sind usw. Wir kennen die Not vieler

Klienten (und Klientinnen), dem, was sie spüren oder zumindest erahnen, keine Stimme verleihen zu können. Musiktherapie kann helfen – nicht nur unmittelbar über die Arbeit an der eigenen Stimme und am Mut, sondern auch über andere, mittelbare Wege, z. B. ein Xylofon das erzählen zu lassen, was der Mund nicht ertönen lassen kann.

- Wenn das eigene Erleben keinen Ton findet, kann dies auch daran liegen, dass das persönliche Erklingen von anderen Geräuschen übertönt wird. Wir denken z. B. an den Klienten, der zwei Stimmen hatte. Zumeist redete er laut, geschäftig und schnell. So sang er auch. Nach zehn Jahren im Gesangverein schmetterte er fast alles „vom Blatt". Nur manchmal, wenn er inne hielt und Pausen der Besinnung einlegte, erklang etwas, was sonst von seinen lauten Klängen übertönt wurde: Seine Stimme wurde dann sehr leise und ließ seine Verletztheit und Verletzlichkeit erklingen.

Das eigene Erleben nicht ertönen lassen zu können, muss also nicht unbedingt mit Verstummen verbunden sein, es kann auch laut daher kommen, indem, wie bei diesem Klienten, laute Klänge die zarten Töne des Erlebens übertönen.

- Wie schon erwähnt, ist auch das Hören nicht nur ein physiologischer Prozess der Informationsaufnahme, sondern ein Prozess des Erlebens. Dieser Erlebensprozess ist nicht nur situationsabhängig und unterschiedlich, sondern auch je nach persönlicher Erfahrung verschieden ausgeprägt. Was hört ein Mensch besonders, welche Klänge, welche Stimme bewegen ihn? Kann er nach innen hören, also Stille aushalten oder genießen? Kann der Mensch weghören oder ist er allen fremden Klängen ausgeliefert? Welche Klänge, welche Stimmen wirken auf ihn anziehend, welche abstoßend? Wie erklingt Stille? Wie hört sich Schweigen an?

Solche und ähnliche Fragen sind nicht nur Thema in der Musiktherapie, sondern können durch die klanglichen Möglichkeiten der Musiktherapie besonders gut lebendig und bearbeitet werden. Das gilt auch für Stimmungen und Atmosphären, die KlientInnen beeinflussen und beeinträchtigen. Diese scheinen besonders gut hörbar gemacht werden zu können und werden dadurch erlebbar und veränderbar.

- Ein Herzenswunsch vieler KlientInnen zielt darauf ab, gehört zu werden. Auch danach, von einer geliebten Person erhört zu werden, sehnen sich viele KlientInnen. Gehört zu werden, scheint besonders selbstverständlich zu sein, ist jedoch für viele KlientInnen eine Frage von existenzieller Bedeutung. Wenn das eigene Tönen ins Leere ging oder geht, wenn die Klänge und Stimmen des Erlebens keine Resonanz fanden oder finden, ist dies eine schreckliche Erfahrung. Wiederholt sich diese Erfahrung oder wird gar zum Dauerzustand, verstummen Menschen. Aufgabe und Neigung jeder musiktherapeutischen Aktivität muss deshalb sein, den KlientInnen zuzuhören, ihr Tönen ernst zu nehmen und ihnen zu antworten.

„Wenn ich auf die Musik hinter der Musik lausche, meine ich damit nicht nur, dass mein Lauschen anderen als ästhetisch-musikalischen Kriterien folgt, sondern dass ich mich der Resonanz öffne, die die Musik in mir auslöst." (Gindl 2002, 239)

2.6 Musiktherapeutische Diagnostik ist prozessual und interaktiv

Am Herzen liegt uns eine Diagnostik, die auf Einsicht gründet und sich radikal phänomenologisch, prozessual und interaktiv versteht. Das wollen wir ein wenig erläutern.

Diagnostik wird zumeist übersetzt mit „Urteil" – und so erleben Menschen zumeist eine Diagnose: als Urteil („leichte Grippe", „Angststörung", „Lese- und Rechtschreibschwäche"), manchmal gar als existenzielles Urteil („Krebs", „manisch-depressive Episode"). In diesem Verständnis von Diagnostik sind Macht und Ohnmacht ebenso klar verteilt, wie bei einem Urteil vor Gericht: da gibt es jemanden, der die Macht hat, eine Diagnose zu stellen und da gibt es jemanden, der ohnmächtig ist und diese Diagnose erleiden muss. Im Griechischen *diagnosis* ist aber auch das Wort gnosis enthalten, das „Einsicht" bedeutet. Uns ist wichtig, dass unter Diagnostik Einsicht verstanden wird und Einsicht der therapeutische Leitfaden ist. Einsicht darüber, woran eine Klientin oder ein Klient leidet, ist notwendig, um helfen und heilen zu können. Einsicht muss nicht mit Macht und Ohnmacht verbunden sein, an der Entwicklung von Einsicht können sich TherapeutInnen und KlientInnen gemeinsam beteiligen.

Wie wird in der leiborientierten Musiktherapie Einsicht gewonnen? Nennen wir als Beispiel eine Klientin, die vor allem darüber verzweifelt ist, dass sie häufig in wilden Wutausbrüchen „explodiert" und damit sich und anderen schadet. Sie begibt sich deswegen in Therapie. Die Therapeutin hat zuerst einmal keine Erklärung, keine Einsicht in die Zusammenhänge und Wirkfaktoren. Diese Einsicht zu erlangen braucht Zeit. Zuerst einmal fragt die Therapeutin nach Phänomenen, nach Erscheinungsformen dessen, was die Klientin als störend erlebt: Wann treten die Ausbrüche auf? In welchen Situationen? Wie beginnen sie? Wie enden sie? Was ist vorher? Was ist danach? Vielleicht wird anhand eines Beispiels nachgefragt und möglichst konkret zu ergründen versucht, was, wann, wo und wie geschieht. In dieser Phase geht es vor allem darum, Phänomene zu sammeln. In dieser ersten Phase entstehen erste Einsichten. Zum Beispiel fällt der Klientin auf, dass sie vor ihren Ausbrüchen „immer unter Druck" steht und sich dadurch schuldig fühlt.

Der zweite Schritt kann darin bestehen, ein Erlebnis öffnendes Experiment vorzuschlagen, z. B.: „Nehmen Sie ein Musikinstrument und spielen Sie einen Wutausbruch." Die Klientin greift zur Trommel, streicht erst leise, kratzend über das Trommelfell hin und her, hin und her, lange Zeit, bis plötzlich ein Stakkato ausbricht – die Klientin bringt mit ihrem Musizieren ihr Erleben des Wutausbruchs in den Therapieraum, in ihr Hier und Jetzt hinein. Und wieder gilt es, die Phänomene des Erlebensprozesses so konkret wie möglich zu erkunden: „Wie haben Sie sich eben gefühlt, während Sie musizierten? Wie fühlen Sie sich jetzt? Was haben Sie körperlich erfahren, als Sie so leise über das Trommelfell gekratzt haben?" usw. Die Klientin berichtet von der „unaushaltbaren Spannung" am Anfang und ist überrascht davon, wie hilflos sie sich erlebt hat. Daran knüpft die Frage der Therapeutin an: „Was macht sie hilflos?" Und so tasten sich beide gemeinsam weiter vor.

Oder die Therapeutin schlägt sofort musiktherapeutische Experimente vor, um weitere Einsicht zu gewinnen, z.B. so: „Bitte suchen Sie ein Instrument für Ihren Wutausbruch und geben Sie diesem einen Platz im Raum. Vielleicht denken Sie dabei an eine bestimmte Situation ... Und dann wählen Sie doch bitte ein Instrument, das für das Empfinden kurz vor dem Wutausbruch stehen könnte – vertrauen Sie Ihrem ersten Einfall –, geben Sie auch ihm einen Platz im Raum ... und dann noch eins für das Danach – so, wie es ihnen jetzt in diesem Moment passend erscheint ... Und dann beginnen Sie, auf einem der Instrumente zu spielen, und dann sehen wir weiter ..." Die Therapeutin bleibt während des ganzen Prozesses in Resonanz und fragt immer wieder nach den Einfällen und dem Erleben beim Musizieren. Und wiederum können Klientin und Therapeutin gleichermaßen Einsicht gewinnen.

Wir bezeichnen den phänomenologischen Ansatz, wie wir ihn vertreten, aus zwei Gründen als „radikal": Erstens wollen wir ihn so von früheren philosophischen Konzepten unterscheiden, die davon ausgingen, dass die Wahrheit *hinter* den Erscheinungsformen liegt – wir meinen, sie liegt *in* ihnen und in ihren Zusammenhängen und Mustern. Zweitens wollen wir damit betonen, dass wir konsequent auf die Phänomene vertrauen und uns zurückhalten, schnell nach linearen Erklärungen, Zusammenhängen und Ursachen zu suchen oder Schlussfolgerungen zu ziehen. Das bedarf der Disziplin, der Erfahrung (und dementsprechender Ausbildung) und des Vertrauens in den gemeinsamen Prozess mit den KlientInnen.

Phänomene sind Phänomene des Leibes, des Erlebens. Unsere Diagnostik ist radikal leibphänomenologisch und prozessual. Denn Einsicht zu erlangen, ist ein Prozess, der Zeit braucht und in dem sich TherapeutInnen und KlientInnen Schritt für Schritt vorantasten. Irgendwann in diesem Prozess werden Zusammenhänge deutlich, bilden sich Muster im Erleben der KlientInnen heraus, auf die wir schon eingegangen sind (s. Kap. II 2.2). Dabei wird zumeist auch deutlich, in welcher Hinsicht die KlientInnen an diesen Mustern leiden und welche Muster stabilisierende Teile der Persönlichkeit sind und wo sich Ressourcen für einen Ansatz zur Veränderung ergeben.

Therapie und Diagnostik sind, so verstanden, ein gemeinsamer Prozess. Steht am Anfang noch die Suche nach Einsicht im Vordergrund, kann das Interesse, das die Therapeutin der Klientin mit ihrem konkreten Nachfragen entgegen bringt, schon erste heilende Wirkungen haben, indem es das Interesse der Klientin an sich selbst und ihr Selbstbewusstsein stärkt. Später dann kann sich das Verhältnis von dem Schwerpunkt, Einsicht zu gewinnen, hin zum Schwerpunkt musterverändernder Interventionen und Experimente verschieben. Doch auch dann, selbst gegen Ende einer Therapie, treten immer wieder neue Einsichten zu Tage. Diagnostik ist also, wie wir beschrieben haben, *prozessual*.

Dass sie auch *interaktiv* ist, haben wir versucht darzulegen. Wenn die Phänomene des Erlebensprozesses der KlientInnen Gegenstand und Ausgangspunkt der Einsichtgewinnung sind, dann wird deutlich, in welchem Maße die KlientInnen an diesem Prozess beteiligt sind, denn nur sie können ihre Phänomene mitteilen und nur sie können die Beobachtungen der

TherapeutInnen ablehnen oder bestätigen. Auch deshalb verbietet es sich, Diagnosen über KlientInnen ausschließlich oder überwiegend anhand musikalischer Aufnahmen zu erstellen. Sicherlich können KlientInnen so krank sein, dass sie sich zumindest zeitweilig nicht am diagnostischen Prozess beteiligen können. Doch es gilt, alle Möglichkeiten der Beteiligung, der Interaktion auszuschöpfen. Die Gewinnung von Einsicht ist ein gemeinsamer und wechselseitiger Prozess der KlientInnen und TherapeutInnen. Die KlientInnen bringen ihre Kompetenz für ihr Erleben und ihre Lebenserfahrung, die TherapeutInnen ihre Resonanz und ihr Fachwissen über menschliche Entwicklung, Muster und Veränderungsmöglichkeiten ein.

2.7 Musiktherapie verfolgt eher Absichten als Ziele

Die siebente Unentbehrlichkeit, die uns in der Musiktherapie am Herzen liegt, betrifft den dialektischen Umgang mit den Zielen in der Therapie, der seinen Ausdruck in der begrifflichen Unterscheidung zwischen Zielen und Absichten findet. Aber zuerst einmal müssen wir zwischen den Zielen der KlientInnen und denen der TherapeutInnen unterscheiden. Die Ziele der KlientInnen sind wichtig und ernst zu nehmen. Wir versuchen, sie im Erstgespräch zu erkunden, um möglichst konkrete Zielvereinbarungen zu treffen. Dazu stellen wir Fragen, z. B.:

– „Warum kommen Sie in die Therapie?"
– „Was möchten Sie verändern?"
– „Was wünschen Sie und was befürchten Sie?"
– „Was möchten Sie loswerden?"
– „Was möchten Sie hinzugewinnen?"

Überraschend ist für viele KlientInnen die Frage: „Woran würden Sie, wenn unsere Therapie zu Ende ist, merken, dass diese erfolgreich war?" Manche KlientInnen können diese Frage nicht beantworten, andere wissen aber sehr genau, woran sie eine erfolgreiche Veränderung festmachen können, z.B.: „dass ich nachts nicht mehr mit Angst aufwache", „dass ich öfters mal lache", „dass ich mehr von mir halte","dass ich mich verliebe, ohne in Panik auszubrechen".

Auch während eines Therapieprozesses gilt es, immer wieder Zwischenbilanzen zu ziehen: Worin sehen KlientInnen und TherapeutInnen Entwicklungen und Erfolge, welche Enttäuschungen sind angenehmer- oder unangenehmerweise zu verkraften und welche Themen sind offen? Dieses Bilanzieren kann entweder in die Beendigung der Therapie oder aber in die Formulierung neuer Ziele münden.

Wie sieht es mit den Zielen der TherapeutInnen aus? Jede Therapeutin, jeder Therapeut verkörpert bestimmte Werte und Weltanschauungen. Uns liegen z. B. Werte wie Würde, Resonanz und Wahlmöglichkeiten am Herzen. Wir sind in dieser Hinsicht weder wertfrei noch objektiv. Allein dadurch, dass die TherapeutInnen ihre Werte verkörpern, beeinflussen sie die KlientInnen. Damit ihre eigenen Werte den KlientInnen nicht direktiv übergestülpt werden, sind zwei Dinge wichtig. Erstens sollte man als TherapeutIn die eigenen Werte und Grundauffassungen möglichst weitgehend kennen, um bewusst mit ihnen umgehen zu können. Und zweitens ist es notwendig, den KlientInnen gegenüber immer wieder zu betonen: „Das sind *meine* Werte und Auffassungen, die ich vertrete. Damit müssen sie noch lange nicht *für Sie* die richtigen und geeigneten sein. Für Sie gilt es, ihre *eigenen* Werte und Überzeugungen zu finden." Solche wiederholten Hinweise werden zwar den Einfluss der TherapeutInnen nicht auslöschen können – sollen sie auch nicht –, können ihn aber mindern und relativieren.

Der therapeutische Prozess ist grundsätzlich offen. Wenn mit einer Klientin das Ziel vereinbart wurde, Muster zu verändern, die sie immer wieder in der Beziehungsaufnahme zu Männern scheitern lassen, wird für die Therapeutin der Musteraspekt „Beziehungen zu Männern" ein roter Faden sein. Alle Erlebnisse im Therapieverlauf werden von der Therapeutin, wenn nicht unmittelbar, so doch irgendwann, auch in Beziehung zu diesem Musteraspekt gesetzt werden. Dabei können andere Themen in den Vordergrund treten, z. B. die Scham oder die als Kind erlebte Überforderung, die mit diesem Musteraspekt auf den ersten Blick nichts zu tun haben, aber eine Zeit lang die Aufmerksamkeit im therapeutischen Prozess brauchen, um den Weg freizumachen für nächste Erfahrungsschritte und Veränderungsmöglichkeiten im „Männerthema".

Zielvorstellungen können deshalb nur eine Richtschnur sein. Auch formulierte Therapieziele, in denen am Anfang Veränderungswünsche festgehalten wurden, können nicht mehr als eine Orientierungsrichtung sein. Auch beim Segeln oder Surfen werden Zielpunkte oft nicht direkt angesteuert, der Weg wird von den vielfältigen Faktoren der See, des Windes usw. bestimmt. Auch Therapieprozesse verlaufen nicht gradlinig, auf ein Ziel zu, sondern sind voller Windungen und Wendungen, verlaufen vorwärts, seitwärts oder verschlungen. Konkrete Zielvereinbarungen, die konsequent und gerichtet angegangen werden, können sich nur auf einzelne Symptome wie Platzangst und Ähnliches beziehen, bei denen auch zielorientierte therapeutische Verfahren, wie z. B. Verhaltenstherapie Erfolg haben. Geht es um Erlebnismuster, sind die Bedingungen komplexer, die Faktoren vielfältiger, die Wege verschlungener.

Statt mit abstrakten Zielen der Musiktherapie befassen wir uns eher mit den Werten der TherapeutInnen und den erwähnten Vereinbarungen, in denen TherapeutInnen und KlientInnen gemeinsam Veränderungswünsche festhalten. Und wir unterscheiden Ziele von Absichten und messen dem bei der Frage der therapeutischen Haltung große Bedeutung zu. Im konkreten therapeutischen Prozess orientieren sich die TherapeutInnen an bestimmten Absichten und folgen ihren Spuren. Wir schlagen z. B. eine musikalische Improvisation vor, weil wir beabsichtigen, dem Klienten oder der Klientin dadurch die Möglichkeit zu geben, die eigene Haltung zu einer Frage zu finden und auszudrücken. Gleichzeitig sind wir ohne konkrete Vorstellung, wie das Ziel aussieht, also „was dabei (an Haltung oder Verhalten z. B.) herauskommen soll". Wir sind in unserer Haltung völlig offen für das, was in der Improvisation entsteht. Diese Dialektik von Absicht und Ziellosigkeit gilt es nicht nur auszuhalten, sondern in Ausbildung und Supervision nutzbringend zu erlernen bzw. zu vertiefen. Selbstverständlich können, dürfen und sollen TherapeutInnen in konkreten Situationen konkrete Absichten haben – sie sollen ja nicht, um beim Beispiel des Segelns zu bleiben, auf dem Meer mit den KlientInnen heillos umherschlingern und die Seenot verstärken. Zugleich müssen sie offen sein für das, was im Prozess geschieht, und gemeinsam mit den KlientInnen herausfinden, wie deren Weg aus der Seenot ist und wohin er führt. Die TherapeutInnen begeben sich in einen offenen Prozess, der ständig Überraschungen präsentiert. Das macht unsere Arbeit manchmal mühevoll, aber immer aussichtsreich und interessant.

3

Musik und Erleben: Was dem Musizieren und Musikhören innewohnt

3.1 Musik, Musizieren, Musikhören

Musiktherapie hat viele Quellen. Eine wichtige Quelle ist die Musik selbst. Deswegen wollen wir genauer betrachten, was der Musik innewohnt, welche Qualitäten des Erlebens der Musik entspringen können.

Musik, damit verbinden Menschen etwas, das klingt, das Struktur, Sound, Rhythmus, Melodie hat, das man im Konzert oder auf CD wiedergeben kann, ein musikalisches Produkt, ein Werk. Die Vorstellung eines musikalischen Werkes, das einen eigenen Wert hat und wiederholbar ist, existiert jedoch erst seit einigen Jahrhunderten, während das Musizieren und Musikhören auf eine Jahrtausende alte Tradition zurückgreift. „Das Musikmachen in der konkreten Situation war das Entscheidende", schreibt z. B. der Musikhistoriker Stefan Schaub (Schaub 1993, S. 27) über das Musizieren im alten Griechenland. Die Griechen erfanden vor zweieinhalbtausend Jahren das Siebentonsystem, das die europäische Musik prägen sollte, und begannen erste Noten als Gedächtnisstütze zu benutzen. Ein halbwegs einheitliches Notensystem wurde erst tausend Jahre später geschaffen. Im 6. Jahrhundert verordnete es Papst Gregor aus politischen Gründen, um in Sizilien die gleiche Kirchenmusik erklingen zu lassen wie in Irland und so die Einheitlichkeit und Macht der Kirche zu stärken (daraus entstand die Gregorianische Musik). Später wurde die Notenschrift differenziert und weiterentwickelt und so wurden die Voraussetzungen geschaffen, dass ein musikalisches Produkt überhaupt festgehalten werden konnte. Die Erfindung des Buchdrucks und später noch des Notendrucks (1796) förderte die Verbreitung musikalischer Werke – das „Werk", die „Musik" hatte sich vom Musizieren gelöst und ein eigenständiges Leben begonnen. Gleichzeitig bewirkte die Verbilligung der Noten durch die Druckherstellung eine nie gekannte Verbreitung des Musizierens. Auch Klaviere wurden preiswerter und fanden Eingang in die bürgerlichen Haushalte. Mit ihnen wurden das häusliche Musizieren und der Musikunterricht für Kinder in diesen Schichten im 18. Jahrhundert verbreitet und im 19. Jahrhundert selbstverständlich. Mit Beginn des 20. Jahrhunderts erfolgte der nächste Durchbruch durch die Erfindung und Verbreitung der Schallplatte und in den 30er Jahren vor allem durch das Radio. In den 60er Jahren bewirkte die Möglichkeit, Musikaufnahmen auf Tonband und später Kassette aufzunehmen, einen weiteren Verbreitungsschub. Auch durch die Bereitstellung bezahlbarer Gitarren wurde die Verbreitung jugendlicher Musikkultur angeregt. An der Schwelle zum 21. Jahrhundert war es dann vor allem das Internet, das vielen ermöglichte und ermöglicht, sich nahezu kostenlos an Musikaufnahmen zu „bedienen".

Ein Ergebnis all dieser Tendenzen besteht darin, dass musikalische Produkte ein Eigenleben führen: ihre Herstellung erfolgt an besonderen Orten, in den Studios, Produzenten überarbeiten die Aufnahmen, schaffen den „besonderen Sound", fügen hinzu und lassen weg. Dass das musikalische Produkt dem entspricht, was beim Musizieren erklingt, ist die Ausnahme und wird als „live" oder „unplugged" vermarktet. Parallel zu dieser Entwicklung erfolgte eine enorme Verbreitung des Musikhörens und Musizierens, ob mit Gitarre, Keyboard oder im Chor, ob über Autoradio, Internet oder MTV, nahezu jede und jeder hat heute Zugang zum Musikhören und Musizieren.

Was an dieser Entwicklung ist relevant für die Musiktherapie? In eine Therapie begeben sich Menschen nicht, weil sie singen, Musik hören oder ein Instrument spielen wollen, sondern weil sie leiden und irgendetwas in ihrem Leben ändern wollen. Uns geht es folglich in erster Linie um die Menschen, nicht um die Musik. Nicht die Musik ist Ziel und Inhalt der Musiktherapie, sondern der erlebende Mensch, der leidende Mensch. Dieser Mensch kann Töne von sich geben, kann musizieren, kann Musik hören und kann von uns musikalisch erreicht werden. Diese Möglichkeiten nutzen wir in der Therapie.

Nicht auf das musikalische Werk mit seiner Geschichte und seinen Strukturen richtet sich das Interesse der MusiktherapeutInnen, sondern auf das Musizieren und das Musikhören der KlientInnen (und der TherapeutInnen). Beides, das Musizieren und das Musikhören, meinen wir vor allem, wenn wir von Musik sprechen. Beides betrachten wir, wenn wir danach fragen: Was erleben Menschen beim Musizieren und Musikhören? Welche Erlebnisqualitäten wohnen dem Musizieren und Musikhören inne?

3.2 Die neun wichtigsten Erlebnisqualitäten

3.2.1 Musik wirkt leiblich

Musik kann predigen, kann erklären, kann andere Leibregungen (s. Kap. II 2.1) wiedergeben, kann diese oder jene Aspekte einseitig betonen. Im therapeutischen Kontext kann die Einseitigkeit des Musizierens einer Klientin oder eines Klienten vielleicht auf die Einseitigkeit des Lebens hinweisen und so zum Thema werden. Doch birgt das Musizieren in seiner Erlebnisqualität zumindest das Potenzial der Vielseitigkeit und Ganzheitlichkeit. Das Musizieren und Musikhören kann den ganzen Menschen in allen Aspekten seiner Lebendigkeit ergreifen. „Als ich das hörte, hat es mich umgehauen", „Ich war hin und weg", „Ich war wie im Rausch", berichten Menschen etwa nach einem Konzertbesuch. Der Körper wird angesprochen, Gefühle werden berührt und mobilisiert, Musizieren und Musikhören rufen Bilder hervor sowie Gedanken und Stimmungen. Musik füllt Räume und schafft Atmosphären. Jede leibliche Regung kann durch Musizieren und Musikhören verstärkt, mobilisiert oder intensiviert werden. Doch das, was Musik bewirkt, ist mehr als eine Aneinanderreihung der einzelnen Regungen des Erlebens, es ist etwas, was den Menschen in seinem ganzen Erleben ergreift. Deswegen wird der Musik eine besondere „zauberhafte" Wirkung zugesprochen, deswegen wird Musik zum Teil verklärt und bewundert. Warum dies so ist, wissen wir nicht. Vielleicht liegt es daran, dass Musik aus Schwingungen besteht und zum Schwingen anstiftet. Viele, auch physikalische und biologische Erklärungen wurden bemüht, um die Wirkung von Musik zu erklären. Keine hat uns überzeugt. Also lassen wir es dabei: Musik kann verzaubern.

3.2.2 Musik bewegt

So sehr wir betont haben, dass Musizieren und Musikhören das gesamte Erleben berühren und intensivieren kann, so möchten wir doch zwei Aspekte dieses Prozesses besonders hervorheben. Der eine Aspekt besteht darin, dass Musik den Körper bewegt. Hören wir den schwelgenden Bericht eines französischen Adeligen, der als Teilnehmer des Wiener Kongresses zwischen 1814 und 1815 zum ersten Mal mit dem Walzer bekannt wurde: „Man kann aber auch kaum die Macht begreifen, die der Walzer ausübt. Sobald die ersten Takte sich hören lassen, klären sich die Mienen auf, Augen beleben sich, ein Wonnebeben durchrieselt alle. Die anmutigen Kreisel bilden sich, setzen sich in Bewegung, kreuzen sich, überholen sich, während die Zuschauer, welche das Alter zu Untätigkeit verdammt, den Takt und den Rhythmus mit dem Fuße markieren, in Gedanken und in der Erinnerung noch in dem Vergnügen schwelgend, das ihnen versagt ist." (zit. n. Wicke 2001, S. 45) Auch der Tango bewirkt ähnlich begeisterte Beschreibungen: „Tango ist kein Tanz, er ist ein buntglitzerndes Erlebnis der Seele, das die Glieder in verschlungenem Spiel der Außenwelt mitteilen. Seine Konturen sind ganz weich und gelöst und unfasslich. Die Körper spielen ein wechselvolles, manchmal gefährlich verworrenes Spiel. Sie haschen und fangen sich voll zitterndem Begehren und entgleiten und entfliehen einander in zierlichen Arabesken, leise vor sich hinkichernd ... Nie wird ein Tango dem anderen im Ausdruck gleichen. Er ist stets ein inbrünstiges Gebet des Körpers." (Pollack 1922, zit. n. Wicke 2001, S. 118)

Musik bewegt, Musik setzt Körper in Bewegung. Das erleben wir im Tanz, ganz gleich, ob die Tänze alt sind oder jung, ob sie vom Bürgertum getanzt werden oder von den Jugendlichen der Vorstädte, ob als Paar oder allein. Auch Analysen der Wirkung von Rockmusik verweisen darauf, „dass die Durchdringung des Körpers der lauten und harten Musik zu einer Intensivierung des Körpererlebens führt, zu einer Intensität des Körper-Selbst, wobei der harte vibrierende Rhythmus die körpereigenen Rhythmen wie Herz- und Pulsschlag beeinflusst. Diese Intensivierung des Körpergefühls bedeutet gerade in den Verunsicherungen des eigenen Körperempfindens in der Adoleszenz eine Quelle starker Selbstvergewisserung." (Helsper in: Kemper 1998, S. 248) Musikhören bewegt den Körper – und geht darüber hinaus: es verändert das Körpererleben, die Art und Weise, wie Menschen sich in ihrem Körper fühlen.

Aber nicht nur Menschen, die Musik hören, berichten von deren bewegender Wirkung, auch Menschen, die musizieren bzw. Musik komponieren, sind voll davon. Musizieren ist immer auch ein körperlicher Vorgang, ist immer auch Bewegung. Wenn ein Mensch zum Instrument greift oder zu singen beginnt, setzt er sich in Bewegung, ob im Alltag oder in der Therapie. Komponisten wie Josef Haydn berichten, dass der Vorgang des Komponierens auch ein körperlicher ist: „Gewöhnlich verfolgen mich musikalische Ideen bis zur Marter. Ich kann sie nicht loswerden, sie stehen wie Mauern vor mir. Ist es ein Allegro, das mich verfolgt, dann schlägt mein Puls immer stärker, ich kann keinen Schlaf finden. Ist es ein Adagio, dann bemerke ich, dass der Puls langsamer schlägt. Die Fantasie spielt mich, als wäre ich ein Klavier." (zit. n. Muthmann 1984, S. 21f)

In der Musiktherapie nutzen wir den der Musik innewohnenden Rhythmus und die Dynamik als Ausdrucksmöglichkeit des Lebensrhythmus und der Lebensdynamik eines Menschen und gleichzeitig als Motoren seiner Veränderung.

3.2.3 Musik intensiviert Gefühle

Dass Musik Gefühle beeinflusst, ist unbestreitbar. Und doch war es erst Claudio Monteverdi, der zu Beginn des 17. Jahrhunderts ausdrücklich Gefühle zum Thema der klassischen Musik machte (in den Liedern und Tänzen der Bauern war dies wahrscheinlich selbstverständlich). Auch Musik aus früheren Zeiten, z. B. gregorianische Choräle, rufen bei uns ZuhörerInnen Gefühle hervor oder beeinflussen sie, auch wenn dies damals von den Verfassern nicht unmittelbar beabsichtigt war. In der Zeit Monteverdis und der darauf folgenden Barockmusik wurde jeweils ein Gefühl, ein Affekt zum Thema eines musikalischen Stückes gemacht. In der Mitte des 18. Jahrhunderts wurde dann der Wechsel der Leidenschaften zum „Programm", man sprach von „Empfindsamkeit" und „Rührung" (s. Schaub 1993, S. 104f). Carl Philipp Emanuel Bach formulierte 1753: „Mich deucht, die Musik müsse vornehmlich das Herz rühren." (Floros 2000, S. 52) Die Romantik ging am Anfang des 19. Jahrhunderts noch einen Schritt weiter: Sie erklärte die Musik zur „Sprache über der Sprache" und zur Möglichkeit, Gefühle auch abstrakt und ohne alles Beiwerk darzustellen. Musik wurde verklärt als Möglichkeit der „Aufbewahrung der Gefühle", eine Bedeutung, die ihr über die Klassik bis in die Gegenwart hinein zugewiesen wird. Dieser Ruf ist seitdem unmittelbar mit der Musik verbunden, ob der Schriftsteller Wolfgang Hildesheimer sie als „die Kunst, die zur Seele spricht" (zit. n. Fischer 1999, S. 19) bezeichnet oder der Musikwissenschaftler Konstantin Floros sie zur „Klangsprache der Liebe" oder „Seelensprache" (Floros 2000, S. 16, 28) erklärt oder ob Georg Wilhelm Friederich Hegel sie „Kunst des Gemüts" nennt, „welche sich unmittelbar an das Gemüt selber wendet" (zit. n. Floros 2000, S. 28).

Musik intensiviert Gefühle. Ob dies in der Absicht der MusikerInnen und KomponistInnen liegt oder nicht, mag dahin gestellt sein, sie tut es. Diese Erfahrung wird jeder Mensch gemacht haben. Manche Menschen sagen, dass Musik auch Gefühle hervorrufen kann. Ob ein Gefühl neu hervorgerufen wird oder ob es aus dem Schatten des nahezu Unbemerkten durch Musik in den Vordergrund tritt, ist im Erleben unerheblich. In jedem Fall merken Menschen eine emotionale Wirkung der Musik. Sie kann ihr emotionales Erleben verändern. Nicht umsonst ist deshalb die rezeptive Musiktherapie (s. Kap. I 16), die auf die emotional verändernde Wirkung des Musikhörens setzt, die älteste Form der Musiktherapie, entstanden aus der Alltagsbeobachtung eben dieser Wirkung. Aber nicht nur das Musikhören, auch das Musizieren hat diese Wirkung bzw. kann sie haben. Musizieren ist zudem ein noch aktiverer Prozess als das Musikhören, ein Prozess emotionaler Intensivierung bzw. Veränderung, natürlich nur, wenn die Konzentration nicht ausschließlich auf der technischen Bewältigung des Musizierens liegt.

Welche Gefühle durch Musik hervorgerufen und verändert werden, muss nicht immer klar auf der Hand liegen. Viele Gefühle sind widersprüchlich, es gibt emotionale Doppeldeutigkeiten und die Gleichzeitigkeit von Weinen und Freude, von Schmerz und Glück. Die Mehrschichtigkeit der emotionalen Wirkung ist oft in der Musik selbst angelegt. Joachim Ernst Berendt beschreibt dies für den Jazz. Für ihn ist der „Jazz der ‚Sound of the cry', der Klang dessen, der zu weinen gelernt hat. Ja, darin besteht gerade Jazz, dass er die fröhlichsten Dinge eben mit diesem ‚Sound of the cry' sagen kann – und die traurigsten, mit dem ‚Sound of joy'" (zit. n. Noglik 1992, S. 323).

Das Hören und Spielen von Musik ist nicht nur eine Möglichkeit, selbst Gefühle zu intensivieren oder anderweitig zu verändern, das Musizieren ist auch eine Möglichkeit, eine emotionale Botschaft an andere zu senden. So nutzen wir es therapeutisch im musikalischen Dialog. Auch diese Möglichkeit ist keine Erfindung der TherapeutInnen, sondern ein Potenzial, das dem Musizieren innewohnt. Dorothea von Ertmann beschrieb ihrer Nichte gegenüber diese soziale und emotional verbindende und Brücke schlagende Funktion von Musik in sehr eindrücklicher Weise. Sie berichtet, dass sie Beethoven in einer Musikalienhandlung kennen lernte. „Von diesem Moment an wurden wir Freunde. Nie werde ich vergessen, (…) welch warmes und inniges Interesse Beethoven mir und den Meinigen bezeigte. Es schien mir daher unbegreiflich, dass er nach dem Tode meines einziggeliebten Kindes mich nicht besuchte. Nach mehreren Wochen erschien er endlich. Mich stumm grüßend, setzte er sich an das Klavier und fantasierte während langer Zeit. Wer könnte diese Musik beschreiben! Man glaubte Engelschöre zu hören, welche den Eingang meines armen Kindes in die Welt des Lichtes feierten. Dann, als er geendet, drückte er wehmütig meine Hand und ging stumm, wie er gekommen." (zit. n. Muthmann 1984, S. 49f)

3.2.4 Musik erinnert

Unser Gedächtnis ist immer auch ein Gedächtnis des Erlebens, ein Leibgedächtnis, nicht nur ein Gedächtnis der Bilder und Gedanken. Deswegen tauchen häufig, wenn wir bestimmte Musik hören oder musizieren, Erinnerungen auf, werden Szenen der Vergangenheit lebendig. Musikhören und Musizieren wird so zur Brücke zwischen dem Gestern und Heute, das Kinderlied produziert die Szene des Kindergeburtstages, das Liebeslied im Autoradio ist „unser Lied" und beschwört den Beginn der Liebe herauf. Diese Erinnerungen, diese Verknüpfungen müssen durchaus nicht nur positiv erlebt werden, sie können auch Angst und Schrecken hervorrufen. Das Quietschen von Bremsen kann ein Unfallopfer auch nach Jahren erstarren lassen, das Heulen von Sirenen die Schrecken des Krieges heraufbeschwören, das Läuten der Kirchenglocken die sonntäglich erlebten familiären Grausamkeiten und Gewalttätigkeiten wiedererleben lassen. Dass Musik eine Brücke zwischen Gestern und Heute sein kann, dass Musikhören und Musizieren Szenen der Vergangenheit im Hier und Jetzt lebendig werden lassen können, nutzen wir in der biografischen musiktherapeutischen Arbeit. (s. Kap. I 2)

3.2.5 Musik führt weg

„Musik versetzt mich oft in einen Zustand ‚außer mir' oder, genauer, in eine Gesellschaft, die weit besser ist als meine eigene." (George Steiner, zit. n. Fischer 1999, S. 84) Musik zu hören und zu musizieren kann aus einer als unerträglich empfundenen Welt entführen. Wie oft hören wir Aussagen wie: „Wenn mir meine Eltern zu viel werden, wenn ich es gar nicht mehr aushalte, dann setze ich mir den Kopfhörer auf, mache die Musik an und: Klappe dicht." Oder wir fragen eine Klientin, die von einer schrecklichen Kindheit und Jugend berichtet: „Wie haben Sie diese Zeit überlebt? Was hat Ihnen geholfen?" Und sie antwortet: „Ich bin mit meiner Flöte nach draußen gegangen zu dem Baumstamm hinter dem Ziegenstall und habe geflötet und geflötet und geflötet. Das war meine Welt, da bin ich abgetaucht."

Dass Musik von etwas wegführen kann, von dem Erleben einer Realität, muss nicht nur Notbehelf sein, sondern kann auch Ersehntes spürbarer machen, in die Reichweite des Erlebens hineinführen. In den bürgerlichen Abendgesellschaften des 19. Jahrhunderts, die sich um musikalische Hausmusik gruppierten, standen Genuss und Harmonie im Vordergrund. In einem „praktischen Wochenblatt für alle Hausfrauen" des Jahres 1893 wurde in einem Beitrag von der „Kunst, Gesellschaften zu geben" berichtet. Dort hieß es über diese musikalischen Treffen, dass sie dazu dienen, „uns zu erheben über die Nichtigkeiten des Alltagslebens, um uns gegenseitig anzuspornen zu höherem, edlerem Streben, um das ermüdende Gleichmaß der Tage zu unterbrechen und seine schlichten Reize danach frisch zu empfinden. Da steht es dann fest, dass jeder störende Missklang vermieden werden und alles Alltägliche für die flüchtigen Stunden des Genusses aus dem Wege geräumt sein muss" (zit. n. Wicke 2001,

S. 36). Diese Sehnsucht nach Harmonie und Genuss ist nicht nur eine Sehnsucht des 19. Jahrhunderts, sie wird von vielen Menschen der Gegenwart geteilt. Musikhören und Musizieren dienen dem „Abschalten", der Entspannung, dem inneren Aufräumen oder dem inneren Sattwerden. Sie sind eine Flucht aus dem Alltag. Diese Flucht führt weg *von* etwas, wovon man genug hat oder dessen man überdrüssig ist, und hin *zu* einem Zustand, einem Gefühl, einer Stimmung, einer Atmosphäre, die man sich ersehnt.

3.2.6 Musik transzendiert

Musik hat „etwas Tranzendierendes, über sich Hinausweisendes" (Floros 2000, S. 25). Eine Erlebnisqualität des Musizierens und Musikhörens besteht darin, dass über das Alltagsleben hinaus reichende Aspekte angesprochen werden. Man mag diese religiös nennen oder spirituell oder sie mit Sinnfragen verbinden, das sei jedem Einzelnen überlassen. In jedem Fall berichten viele Menschen davon, dass Musizieren und Musikhören sie existenziell berührt haben, „bis in die Tiefen erschüttert" usw. Dies mag damit zusammenhängen, dass die im Dunkeln liegenden Anfänge des Musizierens wahrscheinlich in sakralen Gesängen und Klängen lagen. Auch die europäische Hochmusik begann als Kirchenmusik und wurde als solche jahrhundertelang praktiziert. Sicherlich gibt es andere, unter anderem volksmusikalische Quellen des Musizierens und Musikhörens, doch ist der sakrale, der transzendierende Aspekt nicht von der Musik wegzudenken.

In der Romantik und vor allem dann in der Klassik wurde die Musik von der Vermittlerin zum Göttlichen zu etwas In-sich-Heiligem, zumindest aber die Gottheit Vertretendem erhoben. Ludwig van Beethoven schreibt z.B.: „So vertritt die Kunst allemal die Gottheit, und das menschliche Verhältnis zu ihr ist Religion." (zit. n. Muthmann 1984, S. 32). Auch wenn das Verhältnis von Fans zu manchen MusikerInnen, OpernsängerInnen und Popgruppen religiöse Züge annehmen kann, so trifft diese Beschreibung der Musik bzw. der Wirkung von Musik doch nicht mehr generell auf die heutige Zeit zu. Musik ist heute auch Allgemeingut, Teil des Alltags und ist Geschäft. Dies betrifft das Musizieren wie das Musikhören. Und doch ist der transzendierende Aspekt des Musikerlebens lebendig geblieben und begegnet uns häufig in der Therapie.

3.2.7 Musik verbindet

„Ich glaube, wir sind hier, um zusammen zu sein" (Williams in: Kemper 1998, S.25) – diese Worte beschrieben Woodstock, einen Ort, an dem sich eine halbe Million Menschen 1969 zu einem Rockfestival trafen, das zu einem Symbol für eine Jugend- und Kulturbewegung werden sollte. Musik schafft Verbundenheit und Zugehörigkeit. Gemeinsam Musik zu hören, schafft eine gemeinsame Atmosphäre, bildet einen gemeinsamen Raum des Erlebens, den alle kennen, die an einem guten Konzert teilgenommen haben, ganz gleich welcher Musikrichtung.

Musik bindet auch, indem die Identifikation mit einer Musikrichtung, mit einem bestimmten Stil oder einem Sound, mit einer musikalischen Szene oder einer Musikerin oder einem Musiker, einer Band oder Gruppe zu einem Symbol wird, ein Zeichen dafür, dass man Gleichgesinnte hat, dass man zu einer Szene gehört, dass man irgendwo zugehörig ist. Wer Bob Marley auf dem T-Shirt trägt oder einen Kassettenrekorder mit lauter Rap-Musik bei sich führt, zeigt sich damit nicht nur als individuelle Person, sondern als Person, die zu einer Gruppe, zu einer Richtung, einer Szene dazugehört. Dies ist besonders wichtig in der Pubertät und der darauf folgenden Jugend, in der Unsicherheiten bestehen und viele Fragen auftauchen: Wer bin ich? Wovon will ich weg? Von wem oder was will ich mich lösen? Wo will ich hin? usw. Hier ist die Identifikation mit MusikerInnen und einer Musikrichtung ein Weg, ein Zeichen zu setzen, wer man ist oder sein will.

Musik bindet aber auch im organisatorischen Sinn. Viele Menschen, die Erfahrungen als MusikerInnen haben, berichten, wie sie durch das gemeinsame Musizieren mit anderen Organisations- und Teamfähigkeit gelernt haben, wie sie die Fähigkeit entwickelten, auf sich zu achten und gleichzeitig auf andere, als Voraussetzung dafür, mit anderen im Orchester oder in einer Band gemeinsam Musik machen zu können.

Musik kann aber auch binden im negativen Sinn, kann fesseln. Die Zugehörigkeit zu einer bestimmten musikalischen Richtung kann zur Ideologie werden und Menschen in das Milieu unheilvoll verstricken. Dies geschieht immer dann, wenn die eigene Richtung nicht nur positiv überhöht, sondern auch alles andere als „schädlich", „mies" und „veraltet" abgewertet wird. In den Kampfliedern der 20er- und 30er-Jahre wurde Musik eingesetzt, um an bestimmte Parteien zu binden. Auch die Geschichte der nationalsozialistischen Kampf- und Durchhaltelieder und der DDR-Musik ist voll davon. Dazu gleich mehr.

3.2.8 Musik ist machtvoll

Jeder kennt die Zauberflöte, die die Helden der gleichnamigen Oper von Wolfgang Amadeus Mozart begleiten und beschützen soll. Das Motiv der Zauberflöte entstammt einem Märchen aus Martin Wielands Sammlung „Dschinistan oder Auserlesene Feen- und Geistermaerchen von 1787". Auch hier gibt eine Fee einem Prinzen die Zauberflöte, dem Prinzen Lulu. Diese Zauberflöte (s. a. Kap. I 14) hat die Kraft, „eines jeden Hörers Liebe zu gewinnen und alle Leidenschaften, die der Spieler verlangt, zu erregen oder zu besänftigen" (Wieland, 1787, zit. n. Floros, 2000, S. 44). Mächtig ist die Musik, machtvoll ihre Wirkungen. Das wusste schon Platon im vierten Jahrhundert vor Christus. Er war der Erste, der das

Musizieren mit politischer Macht verknüpfte. Musiker waren für ihn Hüter des Staatswesens, er „warnte vor Neuerungen auf dem Gebiet der Musiké, weil er darin eine ernste Gefahr für die Erhaltung des Staates sah" (Floros, 2000, S. 45). Platon betonte die politische Macht der Musik, des Musizierens und die private Macht, von der viele Philosophen berichteten. Der große Logiker Wittgenstein erzählte, dass ihn „der langsame Satz aus dem dritten Quartett von Brahms mehr als einmal vom Rande des Selbstmordes zurückriss" (n. Steiner 2002, S.102). Auf die privaten, die seelischen und körperlichen Wirkungen des Musizierens und des Musikhörens sind wir schon ausführlich eingegangen. Hier gilt unser Interesse eher dem Politisch-Gesellschaftlichen.

Da jedem Musizieren ein tranzendierender, ein über sich und das Gegebene hinaus weisender Aspekt innewohnt, kann Musik verändern, drängt zum Verändern, ermöglicht Veränderung. Jede Einladung zur Improvisation ist nicht nur eine Aufforderung das, was gerade erlebt wird, auszudrücken, es appelliert auch daran, damit zu spielen, es zu variieren und damit Veränderungen auszuprobieren. Beide Aspekte des Musizierens können für Herrschende gefährlich sein: zum einen dadurch, dass die Bevölkerung das ausdrückt, was sie erlebt, ihren Zorn, ihre Not und ihre Sehnsucht. Zum anderen, dass sie musikalisch auf den Weg der Veränderung, den Weg der Umgestaltung, den Weg des Neuen gerät. Darauf haben Mächtige immer wieder mit Unterdrückung reagiert. Die deutsche Geschichte ist voll von solchen Verboten, vom Zeitalter Martin Luthers bis Anfang des 19. Jahrhunderts wurde der Walzer als revolutionär und unsittlich diffamiert und verboten, Ende des 19. Jahrhunderts der Can Can, der aus Frankreich kommend als Tanz und als Musik die bürgerliche Revolution repräsentierte und die Musik der Vororte war. Der Nationalsozialismus im 20. Jahrhundert schaffte ein umfassendes brutales System der Macht gegen Musik und MusikerInnen, die dem Regime nicht genehm waren. Jüdische MusikerInnen wurden anfangs mit Berufsverbot belegt und später in Konzentrationslagern eingesperrt und ermordet. 1935 wurden ganze Musikrichtungen verboten, darunter der Jazz: „Verbote des Nigger-Jazz für den gesamten deutschen Rundfunk! Der Nigger-Tanz ist von heute ab im deutschen Rundfunk endgültig ausgeschaltet, gleichgültig, in welcher Verkleidung er uns dargeboten wird. Für den Jazz gibt es daher nur noch eine Parole: Links raus, abrücken nach Afrika!" (zit. n. Klein 1992, S. 177) In den 20er Jahren hatten viele Tanzkapellen und Jazz-Bands aus Amerika und anderen europäischen Ländern das Musikleben Deutschlands bereichert. Schon vor dem Nationalsozialismus gab es chauvinistische und antisemitische Hetze dagegen. In der Zeitschrift „Melos" war bereits 1930 zu lesen: „Jazz ist Negermusik, gesehen durch die Augen dieser Juden" (zit. n. Wicke 2001, S.155). Wenige Wochen nach der nationalsozialistischen Machtergreifung erklärte Goebbels bei der Einführung des WDR-Intendanten im April 1933, die Funktion des Rundfunks sei es, „die Menschen so lange zu hämmern und zu meißeln, bis sie uns verfallen sind" (zit. n. Wicke 2001, S.151). Das bedeutete Gewalt und Terror auf der einen Seite, auf der anderen Seite systematische Nutzung der verführerischen Kraft des Musizierens und Musikhörens. Im Zuge der Machtergreifung stand vor allem das gemeinsame Singen im Vordergrund. In einem „Entwurf zu einem Lehrplan für den Schulmusikunterricht" in Hamburg heißt es 1934: „Weil der Nationalsozialismus Gemeinschaft wollte, musste er singen. Singend ist er groß geworden. Das gesamte Volk muss es dem gleich tun, es muss wieder singen!" (zit. n. Petersen 1995, S.146) Und singend marschierten sie, singend schalteten sie die Gesellschaft gleich. Von der Hitlerjugend bis zur Armee, gesungen wurde ununterbrochen: beim Marschieren, beim Fahnenhissen, auf Fahrten und in Lagern, bei den Morgenfeiern und bei allen Festen, auf den Heimatabenden, in den eigenen Musikgruppen bis hin zu den großen Parteitagsinszenierungen. Was für die Elite die Aufführungen ausgewählter, nicht jüdischer „Klassiker" waren, war für die breite Masse des Volkes das Gesangbuch. Gemeinsam zu singen verbindet, gemeinsam zu singen ruft erhabene Gemeinschaftsgefühle hervor – das nutzten die Mächtigen. In speziellen Erlassen wurde für Veranstaltungen geregelt, dass dort keine Chöre auftreten sollten, die vor dem Publikum singen, sondern dass das gesamte Publikum, also alle Anwesenden gemeinsam singen sollten. Selbst die Gefangenen mussten jeweils ein eigenes Lied für jedes Konzentrationslager vorweisen (vgl. Petersen 1995, S.23 ff). Und dann gab es demgegenüber die Schlagermusik, die heute immer noch vielen bekannten Hits von Hans Albers (La Paloma) bis Zarah Leander (Kann denn Liebe Sünde sein?). Die Schlager wurden durch den Rundfunk und vor allem durch den Film popularisiert. „,Stählerne Romantik' hatte Goebbels auf seiner Rede zur Eröffnung der Reichskulturkammer genannt, was der ,Kern der deutschen Kunst' sein sollte – aus den Tiefen der Stimme von Zarah Leander trat sie hervor, die Goebbelsche Art von Romantik. Was immer sie sang, Zarah Leanders Stimme verkörperte gebündelte Energie, beherrschte Leidenschaft, Emotion und Ordnung, Erotik des Stahlhelms. Zeitgeist und Musik hatten zu einer unheilvollen Allianz gefunden, völlig unpolitisch versteht sich." (Wicke 2001, S.177)

Im Krieg erklärte Goebbels die Unterhaltung durch den deutschen Rundfunk „als Entspannung und Entlastung von Front und Heimat" für „kriegswichtig" (a.a.O., S.178). Nun „wirken die Schlüsselzeilen vieler Refrains wie ein Verhaltenskodex für das deutsche Volk. Franz Grothes Filmhits empfahlen ,Mach dir nichts draus' und ,Schau nicht hin', Zarah Leander beschwor noch 1944 ganz im Sinne von Goebbels' Wunderwaffen-Propaganda ,Es wird einmal ein Wunder geschehen', und Peter Kreuder ließ im Kriegsjahr 1940 Marika Rökk verkünden ,Im Leben geht alles vorüber'." (a.a.O., S.178)

Musik „an sich" gibt es nicht, Musik hat immer Wirkung, mitunter auch politische Wirkung, machtvolle Wirkung. Dies ist wichtig zu wissen und in jeder Arbeit mit Musik zu berücksichtigen. Wir betonen dies so sehr, weil im Nachkriegs-Deutschland, zumindest West-Deutschland, die Behauptung, dass Musik unpolitisch sei, zu einer Rechtfertigungsstrategie vieler Musiker und Musikerinnen wurde, die den Nationalsozialismus unterstützten, zumindest aber sich mit ihm verstrickten. Glaubt man den Aussagen der Entnazifizierungskommissionen oder einer Umfrage unter Jugendlichen in Deutschland, welche Haltung ihre Eltern im Nationalsozialismus inne hatten, muss die Hälfte der deutschen Bevölkerung im Nationalsozialismus im Widerstand aktiv gewesen sein. Die andere Hälfte war „unpolitisch". Dies behaupteten auch prominente Musiker. Nicht um uns darüber zu erheben, sondern um der malträtierten Wahrheit und den davon betroffenen Menschen die Ehre zu geben, verurteilen wir diese selbst und andere betrügende Rechtfertigungsstrategie und setzen deshalb dieser die Tatsachen gegenüber. Wilhelm Furtwängler z. B., ein begnadeter Dirigent, zog sich nach 1945 auf diese Verteidigungslinie, er habe ja nur unpolitisch Musik gemacht, zurück[1].

Ein weiteres von vielen Beispielen ist Carl Orff, vielen bekannt durch die Carmina Burana und sein Orffsches Instrumentarium, das in der musikalisch-pädagogischen Arbeit mit Kindern eingesetzt wird. Dieses Instrumentarium, sein „Schulwerk", bot er 1934 der Hitlerjugend an. 1938 wurde von den Nazigrößen ein Komponist gesucht, der den Sommernachtstraum neu komponierte, nachdem die wunderbare Sommernachtstraum-Musik von Felix Mendelssohn-Bartholdy wegen dessen jüdischer Herkunft verboten war. Viele Komponisten lehnten ab, Carl Orff kooperierte und komponierte. Auch weiterhin war er in der öffentlichen Musikordnung aktiv. Selbst kein aktiver Nationalsozialist, paktierte er doch mit dem Regime, was ihm Anfang 1942 ein monatliches Gehalt seitens des Wiener Gauleiters Baldur von Schierach einbrachte.

Wie Orff verhielten sich viele im Nationalsozialismus – doch kaum einer hatte nach dem Krieg die Courage zu sagen: „Ja, ich habe paktiert. Ich habe mich geirrt. Ich entschuldige mich. Ich habe tiefe Schuld auf mich geladen." Alle versuchten, sich herauszureden. Orff ging sogar soweit, dass er fälschlicherweise eine zeitlang behauptete, er sei Mitbegründer der Widerstandsgruppe die „Weiße Rose" in München gewesen. Und darüber hinaus selbstverständlich unpolitischer Musiker (vgl. Kater 2000, S. 364 ff).

Mit dem Nationalsozialismus war die Nutzung der Macht der Musik nicht vorbei. In der DDR wurden von Seiten der Mächtigen einerseits die Widerstandslieder gegen den Nationalsozialismus hochgehalten, auf der anderen Seite eine Fülle von Reglementierungen und Verboten ausgesprochen. Am bekanntesten ist das Berufsverbot und die Ausbürgerung von Wolf Biermann, dem prominentesten einer Reihe eigensinniger und oppositioneller Musiker und Musikerinnen, die sich nicht formieren lassen wollten. Schon 1951 wurde auf der Gründungsversammlung des Verbandes der Komponisten und Musikwissenschaftler der DDR z. B.

---

1   Die Tatsache ist aber, dass er sich schon 1934 eindeutig für das Paktieren mit den Nazis, gegen die Emigration entschieden hatte. „Es steht heute jeder Deutsche, der eine Stellung inne hat, auch vor der Frage, ob er dieselbe behalten und durchführen will oder nicht. Im Bejahungsfall muss er mit der herrschenden Partei irgendwie praktisch paktieren," schrieb er einem Freund (zit. n. Kater 2000, S. 378). Er machte musikalische Propaganda-Tourneen durch die besetzten Gebiete, er dirigierte auf Sonderkonzerten für die Hitlerjugend und für die Naziparteitage oder auf Hitlers Geburtstag und ging bei Goebbels ein und aus. Er setzte sich auch für Verfolgte ein, darunter für jüdische Mitglieder seines Orchesters, die so länger bei ihm spielen konnten, als es vorgesehen war. Dies war allerdings für ihn risikolos, hatte er doch auf dem Parteitag, der die Nürnberger Rassengesetze verabschiedete, Wagner dirigiert. Erst Anfang 1945 setzte er sich in die Schweiz ab und rechtfertigte sich anschließend abwechselnd als Widerständler oder unpolitischer Musiker.

gegen afroamerikanischen Bebop gehetzt: „Das ist eine Musik, die das Chaos darstellt, die das Chaos ist, die nicht nur Kriegsvorbereitung, sondern der Krieg ist. Das ist ein Versuch, den Krieg in die Hirne der Menschen einzuschmuggeln." (zit. n. Kemper 1998, S. 270) Solchen Worten folgten immer wieder Taten. So wurden 1965 auf der Grundlage einer „Anordnung über die Befugnis zur Ausübung von Unterhaltungs- und Tanzmusik" ein flächendeckendes Verbot von Gitarrengruppen in Leipzig verfügt (vgl. a. a. O., S. 273). In den 70er Jahren wurde der Blues verboten, später New Wave, Punk und Breakdance. All dies und vieles mehr ist mit dem Terror des Nationalsozialismus nicht gleichzusetzen, aber es ist auch Unterdrückung von Musik und Musizierenden.

Auch im Westen wurde Musik zu einer Waffe der politischen Auseinandersetzung, auch heute noch (2004) ist die Musik das Hauptwerbemittel der Neonazis. In den 90er Jahren des letzten Jahrhundert versuchten rechtsradikale Gruppen, Fußballfans für sich zu gewinnen. Die Gruppe „Störkraft" sang in einem kurz nach Erscheinen verbotenen Lied: „Eine Masse voller Hass, voller Wut, die alles für die Mannschaft tut. Ob mit Fäusten, Knüppeln oder Stiefeln, es wird das Blut der Gegner fließen. Für die Mannschaft, für das Land erheben die Fans die rechte Hand." (a. a. O., S. 267)

Die politische Bewegung, die als „68er"-Bewegung bekannt wurde, war auch eine musikalische Bewegung. Mit der politischen Revolte verbreiteten sich Folk, Rock, Blues, Protestsongs und vieles mehr. „68er" erkannten sich nicht nur an den Aufklebern am Auto und an den langen Haaren, sondern auch an der Musik, die auf den Feten gespielt wurde. Bob Dylon, Joan Baez, Jennis Joplin und viele andere mehr waren die BannerträgerInnen der Protestbewegungen. Selbst Country-Sänger wie Johnny Cash, der von den meisten wohl als „unpolitisch" oder eher noch als „rechts" eingestuft würde, sang in seinem 1972er Hit „Man in black" als Protest gegen den Vietnamkrieg: „Ich trage schwarz für die Leben, die nicht leben durften – jede Woche verlieren wir hundert gute junge Männer." Und er sang: „Ich trage schwarz für die Armen und Geschlagenen, die im hoffnungslosen, hungrigen Teil der Stadt leben, und für die Gefangenen, die schon lange für ihre Verbrechen bezahlt haben ..." (zit. n. Dobler, 2002, S. 167 f).

Diese Hinweise auf die politische Macht der Musik und den Umgang der Mächtigen mit dem Musizieren und der Musik liegen uns am Herzen. Auch als MusiktherapeutInnen sind wir Teil der Gesellschaft und handeln als solcher. Auch die KlientInnen, mögen ihre Probleme noch so intim und privat sein, sind Teil gesellschaftlicher Zusammenhänge, von diesen beeinflusst und diese beeinflussend. Wer mit einem Medium wie der Musik, wie dem Musizieren und Musikhören arbeitet, sollte um dessen Macht wissen, um dessen persönliche, aber auch um dessen politische Macht. Nur wenn diese Macht nicht hinter dem Schleiervorhang des „Unpolitischen" verborgen ist, kann man sehenden Auges mit ihr umgehen, sie verantwortungsbewusst nutzen und sich ihr verantwortungsvoll stellen.

Dies gilt umso mehr, als auch TherapeutInnen, wie wir oben schon betont haben (s. Kap. II 2.4), mächtig sind. MusiktherapeutInnen verfügen noch über eine besondere Macht, die Macht der Musik. Die Macht, die dem Musizieren und dem Musikhören innewohnt, birgt große Chancen heilender Veränderung. Wie jede Macht kann sie aber auch verführend, manipulierend und verletzend eingesetzt werden. Wenn TherapeutInnen KlientInnen Musik vorspielen, können sie führen und verführen (auch im Sinne von In-die-Irre-Führen). Scheinbar „harmlose" Methoden wie gemeinsames Singen können hilfreich und heilend wirken, können aber auch machtvoll Konflikte übertünchen und Kritik abwürgen. Settings wie ein Rock-Konzert oder eine Gong-Meditation können hemmungslösend, betäubend oder regressionsfördernd wirken. All dies fordert von denen, die Musizieren und Musikhören in der Arbeit mit Menschen einsetzen, ein Wissen um die Macht der Musik und eine besondere Verantwortlichkeit im Umgang mit dieser Macht.

3.2.9 Musik revoltiert und verändert

„Große Rockmusik handelt immer von dem Traum, die Realität aus den Angeln zu heben. Sie ist ein Versprechen, ein Schwur", sagte der Rockmusiker Bruce Springsteen (zit. n. Kemper et al., 1998, S.13). Jede Generation, die davon träumte, die Realität aus den Angeln zu heben, nutzte dazu Musik, erlebte „ihre Musik" als Ausdruck der Revolte. Dies trifft nicht nur auf die Rockmusik zu, die als „Dolmetscher hungriger Herzen" (a.a.O., S. 12) bezeichnet wurde, sondern auch auf zahlreiche andere Musikrichtungen und -stile der Gegenwart und Vergangenheit. Auch die Rockmusik hat sich aus dem Blues, den Trauerliedern der in die USA verschleppten schwarzen Sklaven, über den Jazz und andere musikalische Zweige zu einer Musik der Revolte und Befreiung hinentwickelt.

Ein junger Mann berichtet von seinem Erleben während seiner ersten Begegnung mit der Band „Ton-Steine-Scherben" bei einem Konzert:

„Was die da singen, ist ja ganz schön frech und aufsässig (…). ‚Wenn ich nach Hause komme, sitzt da ein alter Typ. Der sagt, er ist mein Vater, und ich glaube nicht, dass er's ist. Wir sehen uns nur manchmal, und dann reden wir nicht viel. Doch wenn wir reden, dann sagt er: Junge, aus dir wird mal nicht viel und so weiter.'

Au Backe, genau das kannte ich auch. Wie oft hatte ich schon hören müssen, dass aus mir auch nichts werden würde, da meine schulischen Leistungen nicht besonders waren. ‚Du kommst zur Müllabfuhr. Zu mehr taugst du sowieso nicht', hieß es immer, wenn ich mal eine Mathe-Arbeit verrissen hatte und sie meinem Vater zur Unterschrift vorlegen musste. Und dann wurde mir wieder und wieder vorgehalten, wie fleißig und intelligent doch mein Bruder Klaus sei, der studierte, oder meine Cousine oder mein Cousin. Und dann musste ich plötzlich daran denken, dass man mit mir immer ‚Schule' spielte, wenn Onkel Gerd und Tante Annie mit Ulrike und Heiko an Feiertagen zu Besuch kamen. Dann bekam ich ein Blatt Papier und musste abwechselnd Aufgaben rechnen oder Vokabeln aufschreiben. Und wie sie sich dann alle vergnügten, wenn ich irgendwas nicht wusste. Und dass es mir jedes mal Angst machte, so bloßgestellt zu werden, und dass sich in der Familie eigentlich keiner dafür interessierte, was mich bedrückte.

Das alles fiel mir jetzt ein und ich begriff, dass ich mit meinen Problemen nicht allein auf der Welt war. Und dass alle Leute, die heute in der Aula waren, sicherlich ähnliche Gedanken hatten. Aber was ich besonders toll fand: Dass es sogar eine Band gab, die über solche Leiden Lieder machte (...) Frenetischer Jubel in der Aula. Und wieder Juhu, jetzt mit überschlagender Stimme:

‚Wir wissen selber, was zu tun ist,
unser Kopf ist groß genug!!!'

Und so unerwartet brutal wie ein Hurrikan fegt plötzlich die Refrainzeile durch den Raum und zieht das Publikum von den hinteren Sitzen hin zur Bühne. Geballte Fäuste fliegen in die Luft und Rio schreit und die Menge schreit:

‚Macht kaputt, was euch kaputt macht!!!'" (Engelbrecht/Boebers in: Kemper 1998, S. 208 ff)

Es ist nicht nur die politische Revolte, sondern zuerst einmal eine Revolte des Erlebens. Die Menschen, vor allem die jungen Menschen können sich durch Musik verbunden fühlen mit anderen (s.o.) und ihrer Sehnsucht nach einer Alternative, ihrer Unzufriedenheit, ihrer Revolte gegen ihre gegenwärtigen Lebensumstände Ausdruck verleihen. Eine junge Frau beschreibt ihre Begegnung mit der Punk-Gruppe „Sex Pistols": „Plötzlich gähnte vor mir ein Abgrund voller neuer Möglichkeiten, ein Canyon voller Hoffnung, den es zuvor nicht gab. Und dann bin ich gesprungen, meine Freunde. Ich bin hinunter gesprungen. Punk hat für mich einiges bedeutet – Freiheit, Gewalt – und gleichzeitig meinem Nicht-Einverstandensein mit der Welt Ausdruck verliehen; Punk ließ dich spüren, in welch entfremdeter Welt du lebst, und bot dir gleichzeitig als Alternative eine neue und bessere Gemeinschaft der Ausgestoßenen." (Arnold in: Kemper 1998, S. 117 f)

Musik kann zur Unmittelbarkeit anstiften, den Hoffnungen und Sehnsüchten Kraft verleihen. So heißt es im Raver-Manifest: „Wir wollen unseren Spaß sofort und ohne Umweg. Wir wollen mehr erleben, die Farben riechen, den Sound schmecken, die Dinge fühlen, die Wahrheit sehen, die Lügen nicht glauben und das tun, was uns wirklich interessiert." (Laarmann in: Kemper 1998, S. 140) Dieser Protest, dieses Sehnen kann unmittelbar politischen Ausdruck finden oder sich in Love-Parades erschöpfen und sich der Kommerzialisierung anheim geben, das hängt von den gesellschaftspolitischen Rahmenbedingungen ab und der Haltung der Einzelnen. Vom Erleben her ist festzuhalten, dass Musik eine Möglichkeit ist, gegen das, woran Menschen leiden, zu revoltieren. Und genau dieses Bestreben führt viele Menschen auch in die Therapie: nicht mehr auszuhalten, etwas ändern zu wollen.

Auch hier müssen wir wieder unterscheiden zwischen der Musik und dem Musikerleben der Menschen, die musizieren bzw. Musik hören. In der Musik, in den musikalischen Produkten wird die Revolte vielfach zur Masche, zum Kalkül. Tabubrüche werden zur Mode und zur Marketing-Strategie, denn Tabubrüche versprechen Aufmerksamkeit. Entscheidend ist auch hier die Haltung: Im Gangsta-Rap finden sich viele Ghetto-Jugendliche ebenso wieder wie andere Jugendliche in der Nicht-Main-Stream Country-Music, im Rock, im Punk, im Jazz usw. Doch es ist ein Unterschied, ob Gruppen, wie z.B. die Ghetto Boys, sexuelle Gewalt idealisieren, indem sie detailliert die einzelnen Phasen einer Vergewaltigung schildern (vgl. a. a. O., S. 82), oder ob Sänger wie Henk Williams, Willi Nelson oder Jonny Cash Mörder als Gescheiterte und Verlorene besingen.

Unsere Erfahrung zeigt, dass die Kraft der Revolte, die Erlebnis öffnende Fähigkeit zur Veränderung und Umwälzung nicht an bestimmte Musiker oder Musikrichtungen oder Musikstile gebunden ist. Die Musik hat die Wirkung einer Zauberflöte. Deren Zauberkraft setzt Erleben in Bewegung, initiiert Veränderung, macht Träume greifbar. Die einen erleben diesen Impuls bei einem Stück der Sex Pistols, das andere für unerträglichen Krach halten. Andere werden von dieser Zauberkraft bewegt, wenn sie „Über sieben Brücken musst du gehen" hören, das für die Erstgenannten unerträglicher Kitsch ist. Welche Musik auch immer den Impuls der Veränderung hervorruft, mag für jede und jeden Einzelnen unterschiedlich sein. *Dass* Musik Impulse zur Veränderung und Revolte hervorrufen kann, ist dem Erleben vieler Menschen gemeinsam.

4

Der therapeutische Prozess

4.1 Musikalisch-künstlerischer und therapeutischer Prozess

Wenn wir ein Musikstück kreieren, begeben wir uns auf eine Entdeckungsreise voller Überraschungen und mit vielfältigen Empfindungen und Gefühlen. Wenn wir als TherapeutInnen KlientInnen auf ihrer Entdeckungsreise begleiten, begegnen wir auf diesem Weg ebenfalls zahlreichen Überraschungen und vielfältigen Empfindungen und Gefühlen. Diese ähnlichen Erfahrungen legen es nahe, das Erleben im musikalisch-künstlerischen und therapeutischen Prozess zu vergleichen. In der Musiktherapie begegnen sich das Erleben des therapeutischen wie des musikalisch-künstlerischen Prozesses unmittelbar.

Was geschieht im Erleben der MusikerInnen im künstlerischen Prozess? Was geschieht während des therapeutischen Prozesses? Welche Gemeinsamkeiten, Ähnlichkeiten und Unterschiede gibt es in beiden Prozessen? Wir haben wiederholt musikalisch tätige Menschen gebeten zu beschreiben, was sie während des musikalischen Prozesses erleben. Jedes Erleben ist einzigartig und dennoch ergeben sich Querverbindungen, Ähnlichkeiten, Gemeinsamkeiten. Wir wollen im Folgenden diese in fünf Phasen des musikalischen Prozesses skizzieren. Ob der künstlerisch-musikalische Prozess darin besteht, dass ein eigenes Musikstück kreiert wird oder eine eigene Interpretation einer vorgegebenen Partitur geschaffen wird, ist dabei unerheblich.

Die erste Phase beginnt, bevor der künstlerisch musikalische Prozess startet. Dieser Prozess braucht einen Impuls. Häufig wird dieser Impuls als tiefes Empfinden oder Gefühl beschrieben. Ein Druck, eine Neugier oder eine Spannung äußern sich in dem Impuls, musikalisch aktiv zu werden. Dies kann emotional mit Freude und Sehnsucht verbunden sein, aber auch mit Aufregung und Angst. Falls dieser Impuls von außen kommt, als Aufforderung anderer Menschen, hören wir von Erschrecken und Angst oder auch davon, dass Menschen sich in aller Aufregung geehrt fühlen und darüber glücklich sind.

Die zweite Phase ist die der Annäherung. Bei manchen Menschen wird diese Phase sehr schnell durchlaufen, fast übersprungen. Andere brauchen für sie viel Zeit und nähern sich auf Umwegen und mit Pausen dem konkreten musikalischen Schaffen. Die anfangs diffuse Bereitschaft wird gesteigert und dabei konkreter. Manche brauchen lange Zeit, um zu wissen, wie sie anfangen, anderen ist wichtig, sich als Erstes einen Raum einzurichten und die Rahmenbedingungen zu schaffen (welches Instrument? welche Partitur? welcher Zeitrahmen?). Bei vielen wird diese Phase der Annäherung mit einem Ausatmen begleitet, der Druck löst sich allmählich. Aber auch Zweifel treten auf, ob das Vorhaben, was immer es sein mag, gelingt. Ansprüche werden deutlich, eigene und von anderen übernommene. Generell scheint es vielen in dieser Phase so zu gehen, dass sie in einer relativ offenen Haltung verweilen, gleichzeitig aber verschiedene Absichten austesten, bis sich allmählich eine konkretere Absicht verdichtet – wobei die Art und Weise, wie der Weg zur Umsetzung dieser Absicht beschritten werden kann, weiterhin grundsätzlich offen bleibt und offen bleiben muss.

Die dritte Phase nennen wir die Phase des Experimentes und der Aktion. In der Phase der Annäherung ist der Prozess soweit gediehen, dass nun Entscheidungen getroffen werden. Nun wird konkreter und zielgerichteter musiziert, es beginnt die Auseinandersetzung mit dem musikalischen Material. Dabei braucht es ein Grundvertrauen („Es wird schon gehen."). Doch auch Spannungen treten auf, Herzklopfen und Zweifel. Wie ein roter Faden zieht sich hier durch, dass vieles ausprobiert wird. Manches wird verworfen, anderes bleibt. Die Gefühle umfassen das ganze Spektrum von Befriedigung und Ekstase, Wohlfühlen und Qual, Verzweiflung und Neubeginn, Unsicherheit und Begeisterung. In der eigenen Person verändert sich das Erleben und gleichzeitig verändert sich der musikalische Ausdruck und wird das musikalische Material umgestaltet. Der innere und äußere Prozess ist kaum noch zu unterscheiden, diese Phase ist durchsetzt von Entscheidungen und endet für viele mit einem Ritual: Einige lassen das Musikstück einige Zeit liegen und überprüfen es dann, andere schreiben es in die endgültige Notation oder geben ihm einen Titel, wieder andere entfernen die leeren Bierflaschen aus dem Arbeitsraum oder spielen das Musikstück in Konzertkleidung. Wie auch immer, schließlich mündet der Prozess in die grundlegende Entscheidung: Jetzt bin ich fertig, so gehe ich in die Öffentlichkeit.

Damit sind wir bei der vierten Phase, bei dem Schritt in die Öffentlichkeit. Die Festlegung, dass der Entwicklungsprozess des Schaffens vorläufig zu Ende ist, wird konfrontiert mit eigenen Maßstäben und Ansprüchen. Spaß und Stress stehen nebeneinander, der Schritt in die Öffentlichkeit wird häufig als Höhepunkt erlebt. Begibt man sich in die Öffentlichkeit, setzt man sich Resonanzen aus.

Die fünfte Phase, die Phase der Resonanz und der Weiterentwicklung, beginnt zumeist mit einem Moment der größten Verletzlichkeit. Jeder Künstler oder jede Künstlerin sucht den Moment der Öffentlichkeit und fürchtet ihn, hat Lampenfieber. Spannung und Neugier werden begleitet von der Entspannung (es ist geschafft) und der Erwartung von Kritik, Anerkennung und Bestätigung. Der Vergleich mit anderen spielt eine Rolle, die Überprüfung der Eigenwahrnehmung durch die Fremdwahrnehmung und dergleichen mehr.

Viele MusikerInnen erwähnen auch, dass sie nach einer musikalischen Präsentation wieder „auftauchen", nachdem sie zuvor in die musikalische Entwicklung ihrer Musik bzw. in ihre Darbietung so eingetaucht sind, dass sie das Gefühl für Zeit und Raum verloren hatten.

Die Phase der Resonanz oder die Phase der Öffentlichkeit, wie man sie auch nennen kann, beinhaltet einen Prozess der inneren Distanzierung. Gerade weil das musikalische Produkt und die musikalische Präsentation so viel Eigenes und Persönliches enthalten, sind MusikerInnen verletzlich, wenn sie es anderen Menschen präsentieren. Viele versuchen, sich in dieser Phase innerlich auch etwas von dem geschaffenen künstlerischen Produkt zu trennen und ihm ein gewisses Eigengewicht zu geben. Manche nehmen eine trotzige Haltung ein: Ich spiele jetzt, egal was ihr davon denkt – und doch gibt es fast immer auch Angst vor den Reaktionen der anderen.

Diese Phase geht über in Überlegungen und Erwartungen für die Zukunft. Die Auseinandersetzung mit der Reaktion des Publikums wird meist von der Frage begleitet: Was kann ich nächstes Mal anders machen, was kann ich verbessern, verfeinern, verändern? Daraus können neue Impulse entstehen, Impulse für einen neuen künstlerisch-musikalischen Prozess.

Vergleicht man nun den künstlerischen und den therapeutischen Prozess, so wird deutlich, dass beide Prozesse vieles gemeinsam haben. Viele KlientInnen beschreiben den therapeutischen bzw. musiktherapeutischen Prozess ähnlich, wie wir dieses hier eben für den musikalisch-künstlerischen Prozess getan haben. Dies ist nicht überraschend, denn jeder therapeutische Prozess ist ein kreativer Prozess. Auch therapeutische Prozesse beginnen mit einem Impuls und einer Annäherung, also einer Phase des Herantastens und Suchens. Diese beiden Phasen fassen wir auf den therapeutischen Prozess bezogen in der Bezeichnung *Eingangsphase* zusammen. Die *Aktionsphase* kann vielfältige Aktivitäten umfassen, Gespräche, musikalische Dialoge und andere Improvisationen. All dies sind Experimente, die ein Ringen um innere und äußere Entwicklung beinhalten. In der Aktionsphase tritt immer auch Inneres an die Öffentlichkeit. Diese Öffentlichkeit ist allerdings im therapeutischen Prozess zuerst eine andere als im musikalischen. Hier gibt es kein breites Publikum, sondern die Öffentlichkeit des geschützten Raums einer therapeutischen Gruppe oder einer therapeutischen Beziehung zum Therapeuten oder zur Therapeutin.

In der dritten Phase des therapeutischen Prozesses, in der *Integrationsphase*, geht es um Rückmeldung und um die Integration des Neuerfahrenen in das gesamtleibliche Erleben und in die soziale Lebenswelt der Klientin oder des Klienten.

Die Besonderheit des therapeutischen Prozesses besteht darin, dass er von vornherein dialogisch ist, also immer im Wechselspiel zwischen KlientInnen und TherapeutInnen erfolgt. Im therapeutischen Prozess interessiert folglich nicht nur die innere und äußere Entwicklung der Klientin, des Klienten, sondern auch die Entwicklung des Beziehungs-, Resonanz-, Interaktionsprozesses zwischen den Beteiligten.

Im Folgenden wollen wir auf dem Hintergrund des beschriebenen musikalisch-künstlerischen Prozesses vor allem den therapeutischen Prozess noch etwas genauer betrachten. Wir versuchen dabei einige Polaritäten herauszuarbeiten, die beiden Prozessen gemeinsam sind:

Ziellosigkeit und Zielgerichtetheit, Spiel und Ernsthaftigkeit, Zerstören und Schaffen, innere Bewertung und anarchische Zügellosigkeit, Verschmelzung und Distanzierung, Intimität und Öffentlichkeit.

Die Betrachtung von Polaritäten ist ein Versuch, die komplexe Wirklichkeit therapeutischer wie künstlerischer (musikalischer wie anderer) Prozesse in ihrer Widersprüchlichkeit erfassbar zu machen.

Unter Polaritäten verstehen wir die Beschreibung von zwei Polen und die Bewegung zwischen diesen Polen. Es geht nicht um ein Entweder-Oder, sondern um ein Spektrum und um die Spannweite, die zwischen beiden Polen liegt.

Ziellosigkeit und Zielgerichtetheit

Der künstlerische Prozess ist sowohl ziellos als auch zielgerichtet. Die Ziellosigkeit ist der Boden für die künstlerische Experimentierfreude, für das Ausprobieren und Verwerfen, für das immer neue Versuchen und Ringen mit sich und dem musikalischen Material. Gleichzeitig gibt es Ziele, die nicht klar und deutlich sind. Es wird gefühlt, gesehen und gespürt, worauf es hinaus soll oder hinaus will. Das Ziel ist nicht deutlich, wird eher geahnt als gewusst, so dass die Bezeichnung „Ziel" kaum zutrifft. Eher handelt es sich um Ahnungen oder Visionen. Und auch im therapeutischen Prozess ist das Erleben der KlientInnen meist ähnlich. Es wird geahnt oder vage gewusst, was das Problem oder das Thema ist und „wo es hingeht". Manchmal gibt es deutliche Teilziele und oft vage Richtungsangaben, die sich während der Therapie verändern können. Die KlientInnen wollen etwas in ihrem Leben ändern, sonst würden sie sich nicht in therapeutische Beziehungen begeben. Wenn man sie fragt, haben sie überraschend häufig Visionen von dem, was sie sich wünschen und anstreben. Oft leben sie mit dem Anspruch, sie müssten den Weg eigentlich wissen oder finden, sie müssten selbst den Weg bewältigen, und werten sich dafür ab, dass es ihnen nicht gelingt. Im therapeutischen Prozess beginnt dann oft eine Annäherung und ein Einlassen auf eine ziellose und experimentelle Haltung, die offen macht für Neues, für Wahrnehmungen und Gefühle, für Haltungen und Perspektiven. Und nur wenn TherapeutIn und KlientIn gemeinsam zumindest eine Zeit lang eine Haltung einnehmen, die ziellos und offen ist für Experimente, nur dann können KlientInnen kreative Erfahrungen machen, indem sie sich in das neue Erleben eines Kontaktes oder Gedankens, eines ausgesprochenen Satzes oder eines Klanges begeben und offen sind für das, was währenddessen geschieht und daraus entsteht. Dabei sind therapeutische Wege genauso wenig gradlinig wie künstlerische Wege. Die Wege des künstlerischen und des therapeutischen Prozesses sind kurvig und voller Überraschungen – und das sind keine Störungen, sondern für die Heilung wie für die Kunst notwendige und sinnvolle Umwege.

Spiel und Ernsthaftigkeit

Dieser sowohl für den musikalisch-künstlerischen als auch den therapeutischen Prozess bedeutsame Weg der Suche und des Experimentierens setzt eine spielerische Haltung voraus. Wenn Kinder spielen, öffnen sie sich für neue Erfahrungen und erspielen sich damit die Welt.

Das Spiel ist eine gemeinsame Wurzel sowohl der Kunst als auch der Therapie. Mit der musikalischen Kunst ist der Begriff Spiel besonders eng verbunden, auch wenn dem Spiel in diesem Zusammenhang nicht die gleiche Qualität innewohnen muss: Ein Instrument kann man – selbst in der Improvisation – leistungsorientiert und kontrolliert spielen, mit dem Fokus auf richtig und falsch oder fehlerfrei und fehlerhaft und darauf, alle erwarteten Anforderungen an Technik, Tempo und Takt zu erfüllen. Im musiktherapeutischen Sinne lässt man es spielerisch erklingen: kindlich, neugierig, wagend, experimentell. Manche Erwachsene bewerten Spiel als etwas, das zweitrangig, unernst und belanglos ist, ja, oft lächerlich gemacht wird. Dies sagt allerdings eher etwas darüber aus, wie sich diese Erwachsenen von ihrer Geschichte und ihrem Kindsein und den damit zusammenhängenden Gefühlen und Empfindungen distanzieren, als etwas über den Wert des Spiels. Wer Kindern beim Spiel zusieht, wird spüren, dass Spiel und Ernsthaftigkeit zwei Aspekte des gleichen Prozesses sind. Ein kleines Kind, das die ersten Versuche mit Bauklötzen unternimmt oder den Klängen lauscht, die entstehen, wenn es mit einem Löffel auf den Tisch haut, ist mit großem Ernst bei der Sache. Gleichzeitig ist es spielerisch: es probiert aus, sucht diesen Weg oder jenen.

Der gleichen Ambivalenz begegnen wir im künstlerischen Prozess. Das manchmal spielerisch Klingende in der musikalischen Improvisation ist begleitet von einem ernsthaften Ringen um Ausdruck und Gestaltung. Und auch im therapeutischen Prozess spielen KlientInnen – bei allem Ernst des Themas, trotz allem Ernst des Leidens. Sie spielen mit den TherapeutInnen, sie spielen mit ihren Wahrnehmungen, ihren Haltungen, ihren Rollen. Spielen bedeutet Experimentieren. Jede Therapie ist ein Experiment, ein Versuch, Veränderungen zu probieren. Wir TherapeutInnen schlagen viele Experimente vor: „Versuche das, was du denkst, einmal zu singen." „Musiziere die Gefühle, die du jetzt hast." Alle Methoden, die wir in diesem Buch vorgestellt haben, sind spielerische Experimente. Wenn ein Therapeut/eine Therapeutin einen Klienten/eine Klientin überhaupt zu etwas „verführen" darf bzw. soll, dann zum Spielen.

Zerstören und Schaffen

Wenn Menschen musizieren, reagieren Nachbarn oft mit dem Vorwurf: „Ruhestörung!" Tatsächlich enthält jeder künstlerisch-musikalische Prozess auch Elemente des Störens und Zerstörens. Wird Musik als Kunst auf Tonträger gebrannt, so ist dieser Zerstörungs- und Veränderungsprozess, der seinen Ausdruck im Überspielen findet, deutlich. Mit diesem Akt werden manchmal unzählige Versionen und Varianten verworfen. Wird „einfach so" musiziert, könnte man diesem Prozess, wenn man ihn nicht konsequent vom Erleben her betrachtet, verwechseln mit der Flüchtigkeit, die dem Musizieren eigen ist.

Während des Improvisierens, während des Ringens um den musikalischen Ausdruck, um die eigene stimmige Interpretation wird immer wieder etwas verändert, wird immer wieder etwas gestört, werden Klangbilder, die nicht gefallen oder nicht passen, zurückgelassen und zerstört. In allen künstlerischen wie therapeutischen Prozessen geschieht Ähnliches. Der Stein, der geformt wird, muss auch teilweise zerstört werden, damit etwas Neues gestaltet werden kann. Die Leinwand oder die Farbe wird übermalt, damit ein neues Bild entstehen kann. Wir Menschen sind keine weißen unbeschriebenen Blätter. Wir Menschen haben immer schon Geschichte, auch musikalisch. Wer zu etwas Neuem will, trifft zuerst auf etwas, was schon da ist. In neuen musikalischen Entdeckungsreisen begegnen wir der musikalischen Biografie. Selbst das, woran wir leiden, ist Vertrautes. Wenn der Klient/die Klientin zu musikalischen Mustern z. B. der Leichtigkeit und Flexibilität hinstrebt, dann muss er oder sie die gegebenen musikalischen Muster z. B. der Schwere oder Starre verändern, stören, damit Neues entstehen kann. Dann können sich wundersame und wunderbare Schaffensprozesse – musikalisch und therapeutisch – entfalten, die KlientInnen und TherapeutInnen überraschen. Wenn die Kreativität der Menschen freigesetzt werden darf, wenn sie wohlwollende Spiegel und Gegenüber bekommen, dann können sie Grenzen überschreiten, die zuvor als unüberwindlich galten.

Innere Bewertung und anarchische Zügellosigkeit
Wenn MusikerInnen im künstlerischen Prozess um eine Form ringen, ringen sie gleichzeitig mit dem, was Konvention genannt wird: mit den herrschenden Regeln, mit den beherrschenden Formen, mit dem herrschenden Geschmack. Weil der künstlerische Prozess auch ein Prozess des Lebens und Auslebens, der Verschmelzung und des Ausdrucks ist und nicht nur gutes Kunsthandwerk oder glättender Kitsch, ist zumindest das Kratzen an der Konvention oder das Spiel mit Elementen der Konvention die Voraussetzung dafür, dass etwas Neues entstehen kann. KünstlerInnen sind deshalb zügellos und anarchisch, ohne Herrschaft.

KlientInnen haben es im therapeutischen Prozess nicht mit formalen, sondern mit sozialen Konventionen zu tun. Die sozialen Bewertungen, die sie auf Grund ihrer Biografie und ihrer Kultur, ihrer sozialen Umstände und Beziehungen verinnerlicht haben, sind gleichzeitig Schranken, Bremsen und Zensoren für den Prozess des spielerischen Neuentdeckens und Veränderns. Sich hier an etwas Neues zu begeben, bedeutet auch, zumindest eine gewisse Zeit und innerhalb des geschützten Raums der Therapie, das Wagnis der anarchischen Zügellosigkeit einzugehen.

Anarchische Zügellosigkeit als Verzicht sozialer Bewertungen und Konventionen bedeutet nicht die Abkehr von Bewertungen überhaupt. Im Gegenteil: Im kreativen, künstlerischen wie therapeutischen Prozess treffen KünstlerInnen wie KlientInnen ständig Entscheidungen; Entscheidungen des Ausprobierens, des Störens, des Bauens und des Schaffens, Entscheidungen des Kontaktes und des Rückzuges, Entscheidungen über Gedanken und Instrumente, über Klänge und Bewegung. Diese Entscheidungen werden auf Grund innerer Bewertungen getroffen, egal, ob sie etwas annehmen oder etwas verwerfen, ob sie etwas neu gestalten oder hinter sich lassen. All dies vollzieht sich auf Grund von Bewertungen, die sie als KünstlerInnen oder KlientInnen treffen. Natürlich sind diese Bewertungen nicht völlig frei von Zivilisation und Geschichte, von Biografie und sozialem Umfeld, doch sie haben eine andere Qualität als die sozialen Bewertungen oder Konventionen; es sind innere Bewertungen, die KünstlerInnen und KlientInnen in einem bewussten Akt treffen. Rogers nennt neben der Fähigkeit, mit Elementen und Konzepten zu spielen, die Existenz eines inneren Ortes der Bewertung eine der wesentlichen inneren Bedingungen der Kreativität. Oft benötigen KlientInnen den therapeutischen Raum, um ihren inneren Ort der Bewertung zu entdecken, um zu lernen, ihm zu trauen, um ihn zu pflegen und wachsen zu lassen.

Verschmelzung und Distanzierung
In der oben versuchten Beschreibung des künstlerischen Prozesses werden mehrere Aspekte der Verschmelzung deutlich. Das Erleben des musikalischen Materials und der eigenen Person gehen ineinander über. Differenzierungen zwischen sinnlicher Wahrnehmung, emotionaler Reaktion und kreativer Handlung werden aufgehoben. Fühlen und Arbeiten verweben sich zu einem gemeinsamen Prozess. Ähnliche Verschmelzungserscheinungen gibt es im therapeutischen Prozess. In der Arbeit mit Träumen und im Kontakt mit Vergangenem wird dies von KlientInnen oft als Verschmelzung oder Aufgehen im Traum oder der vergangenen Erfahrung, der vergangenen Situation erlebt und beschrieben. KlientInnen und TherapeutInnen lassen sich aufeinander ein. Zwischen ihnen entsteht häufig eine gegenseitige Offenheit und intuitive Wahrnehmung, die zumindest von Seiten des Klienten/der Klientin Verschmelzungstendenzen ähnelt. Der Sinn dieser Verschmelzungstendenzen sowohl im künstlerischen wie im therapeutischen Prozess liegt offenbar darin, dass dadurch die Verflüssigung von gefrorenen Mustern der Empfindungen, des Verhaltens, der Gefühle erleichtert und begünstigt wird. Dadurch kann probiert werden, Altes zu verwerfen und Neues zuzulassen oder zu schaffen. Es können innere Entscheidungen getroffen werden, so dass Muster flexibler werden, dass neue Fähigkeiten der Empfindungen, der Gefühle und des Verhaltens wachsen und werden.

Wenn dann bei einer Klientin/einem Klienten etwas neu entstanden ist, setzt der Prozess der Distanzierung ein. Sie oder er betrachtet das, was entstanden ist, aus verschiedenen Perspektiven. Sie oder er ist nicht mehr identisch mit dem, was entstanden ist, sondern nimmt es von einem anderen Standpunkt aus wahr. Dies gilt sowohl für das neue Gefühl und die neue Haltung als auch für den neuen Klang oder das neue Musikstück. Der Prozess der Distanzierung ist wichtig, er hat einen Sinn. Der Sinn besteht darin, dass der Klient/die Klientin dadurch die Möglichkeit hat, dem Neuen einen Platz in seiner/ihrer Lebenswelt zu geben. Das gilt sowohl für das musikalisch-künstlerische Produkt als auch für die im therapeutischen Prozess gewonnene Erfahrung. Die KlientInnen können und sollen sie in ihren Lebensalltag integrieren. Nur dadurch können sie für neue Erfahrungen und neue Prozesse wieder offen werden. Deswegen ist der Prozess der Distanzierung notwendiger Bestandteil sowohl des künstlerischen als auch des therapeutischen Prozesses.

Intimität und Öffentlichkeit
Der erwähnte Prozess der Distanzierung ist gleichzeitig ein Prozess, in dem neue Erfahrungen einen Platz erhalten und integriert werden. Es handelt sich in der Regel auch um einen Prozess, in dem KünstlerInnen wie KlientInnen sich mit dem Neuerworbenen und Neuge-

wonnenen in die Öffentlichkeit, in den Kontakt mit anderen, in die Kommunikation begeben. So, wie sie sich stolz und scheu mit einem musikalischen Produkt der Öffentlichkeit zeigen, so treten sie mit einem neuen Erleben und in einer neuen Haltung nach einer therapeutischen Aktionsphase in die Öffentlichkeit, in den Kontakt mit anderen. Die KlientInnen spüren dabei, dass sich in ihnen etwas verändert hat. Sie wissen nicht unmittelbar, ob die anderen sie verändert erleben, sie wissen nicht, ob und wie sich die Beziehungen zu anderen verändern können oder gar verändern müssen.

Diesem Schritt in die Öffentlichkeit geht ein Moment großer Intimität, ein Moment des Ausschlusses von Öffentlichkeit, ein Moment der Besinnung und Konzentration auf sich selbst voran. KünstlerInnen wie auch KlientInnen ist gemeinsam, dass sie Zeitraum und Ort vergessen, dass sie sich in etwas hineinbegeben, gegenüber dem alles andere weit in den Hintergrund tritt. In der therapeutischen Arbeit ist dies der geschützte Raum der therapeutischen Beziehung, ein Raum, der Geborgenheit, Experimente und Spiele, Störung und Schaffen, Leid und Freude ermöglicht. Der Therapeut bzw. die Therapeutin haben die Aufgabe, Garanten dieser Geborgenheit und dieses Schutzes zu sein.

Der Moment des Übergangs von der Intimität in die Öffentlichkeit, der für den künstlerischen Prozess als Moment großer Verletzlichkeit und Scheu beschrieben wurde, lässt sich im therapeutischen Prozess in den gleichen Worten erfassen. Wenn KlientInnen ein Experiment gewagt und eine neue Erfahrung gemacht haben, die vielleicht emotional intensiv und aufwühlend war, dann fühlen sie sich danach preisgebend und preisgegeben, verletzbar und unsicher. Sie möchten einerseits am liebsten gar keinen Kontakt mit anderen, möchten am ehesten in der Intimität bleiben und das, was sie erlebt und erfahren haben, bewahren. Und gleichzeitig befinden sie sich doch schon im Prozess der Distanzierung und Integration und sie bedürfen dazu Rückmeldungen, Bestätigungen und die Wahrnehmung anderer. Dies ist nicht verwunderlich, denn menschliche Identität entsteht in der Kindheit wie im Erwachsenenalter immer im Austausch mit anderen. Der Mensch sieht sich immer auch durch die Augen der anderen. Der Mensch kann sich als soziales Wesen nie nur selber genug sein, er bedarf der Spiegelung und Rückmeldung, des Feedbacks der anderen. Dies geschieht sowohl im Prozess der Heranbildung von Identität als auch in Prozessen und Phasen der Veränderung von Identität, der Veränderung von fest gefügten Formen und Wegen des Erlebens und Verhaltens eines Menschen, z. B. in der therapeutischen Beziehung.

Dieser Moment des Übergangs ist ein kostbarer Moment für KünstlerInnen wie für KlientInnen. In ihm kann durch Unachtsamkeit das Geschaffene und damit der Künstler/die Künstlerin oder der Klient/die Klientin verletzt werden. In ihm können sich Wege eröffnen, dass etwas Neues aus der Intimität in den sozialen Raum tritt und den Schaffenden und auch andere Menschen bereichert. Dieser Moment bedarf der besonderen Aufmerksamkeit und Behutsamkeit der TherapeutInnen. Sie begleiten die KlientInnen mit ihrer Aufmerksamkeit für diesen Weg aus der Intimität in die Öffentlichkeit, aus dem geschützten Raum in den sozialen Raum.

Bisher war von Gemeinsamkeiten zwischen therapeutischem und künstlerischem Prozess die Rede. Der hauptsächliche Unterschied zwischen beiden ist folgender: Im künstlerischen Prozess findet vor allem ein Dialog, eine Reibung und ein Ringen mit dem musikalischen Material, mit den Klängen, Tönen, Instrumenten statt, im therapeutischen Prozess vor allem der Dialog, die Reibung und das Ringen mir einem anderen Menschen bzw. zwischen zwei Menschen, dem Klienten/der Klientin und dem Therapeuten/der Therapeutin. Der therapeutische Prozess ist in unserem Sinne immer dialogisch, ist immer Begegnung und Beziehung. Ihn durchzieht die Polarität zwischen KlientIn und TherapeutIn. „Eine therapeutische Kultur ist zuerst immer Beziehungskultur." (Petersen 1994)

Das hier beschriebene Verständnis therapeutischer Prozesse ist keineswegs Allgemeingut jeder therapeutischen Arbeit. Allzu oft sind Prozesse der Distanzierung und Integration kein integraler Bestandteil des therapeutischen Prozesses, sondern eine lästige und übersehbare Nachphase. Allzu oft wird die Aufmerksamkeit nicht der Erkundung und Pflege des inneren Ortes der Bewertung geschenkt, sondern es werden Werte des Therapeuten/der Therapeutin zum Bewertungsmaßstab der KlientInnen erhoben oder die Abkehr von sozialen Konventionen mir der Abkehr von Werten gleichgesetzt. Allzu oft auch wird der störende, ja zerstörerische Aspekt der Kreativität geleugnet. Allzu oft wird auch in der Therapie die Polarität des Störens und Schaffens missachtet, wird so getan, als seien Menschen weiße Blätter oder leere Gefäße, die nur neu beschrieben oder gefüllt werden müssten, wird das Entlernen des Leidvollen zugunsten des nur Positiven übergangen. Allzu oft entwickelt das Leid der KlientInnen eine so große Sogkraft, dass TherapeutIn und KlientIn ihm gemeinsam verfallen und den Pol der Neuentwicklung und des Neuschaffens außer Acht lassen.

Die Wahrnehmung und Beachtung der Polaritäten im therapeutischen Prozess kann unserer Erfahrung nach dazu beitragen, Einseitigkeiten und Einschränkungen der Wahrnehmung zu umgehen bzw. zu korrigieren. Insbesondere der Vergleich mit dem Erleben im künstlerischen Prozess kann das Bemühen vieler TherapeutInnen unterstützen, den ganzen Reichtum des therapeutischen Prozesses als einer kreativen Entwicklung entfalten zu helfen.

4.2 Wirkfaktoren in der musiktherapeutischen Begegnung

Die therapeutische Begegnung ist, unabhängig von dem, was im Einzelnen passiert, schon für die meisten KlientInnen der wesentlichste oder zumindest ein wesentlicher Wirkfaktor für das In-Gang-Setzen oder Begleiten von Heilungsprozessen. Dass da ein Mensch ist, der sich kümmert, dass da jemand zuhört und sich interessiert, ist keine Rahmenbedingung, sondern qualitativ wichtiger Heilungsfaktor des therapeutischen Prozesses. Auch die verschiedenen Aspekte des therapeutischen Prozesses, die wir im vorherigen Unterkapitel beschrieben haben, machen diesen Prozess zu einem wirkungsvollen und sind damit Wirkfaktoren, wenn sie geachtet und nicht weggeglättet oder übergangen werden. Vieles kommt zusammen, das zur heilenden Wirkung eines therapeutischen Prozesses beiträgt. Welche dieser Wirkfaktoren in der musiktherapeutischen Begegnung sind die wichtigsten? Trotz des Unbehagens, das uns immer bei solchen Zusammenfassungen beschleicht, da wir konkrete Menschen vor Augen haben, bei denen Unterschiedliches wirkt, wollen wir beschreiben, welche hauptsächlichen Wirkfaktoren wir beobachtet haben bzw. welche uns KlientInnen genannt haben:

- Der erste Wirkfaktor ist der *Ausdruck*. KlientInnen sind häufig voll von Ungesagtem, Unerhörtem und Ungelebtem. Dieses klingen zu lassen, hilft und heilt. Wenn KlientInnen im therapeutischen Prozess neue Aspekte ihrer Lebendigkeit entdecken, bedarf es des Ausdrucks, um sie hörbar werden zu lassen und in soziale Beziehungen einzubringen. Musik klingt, Musik lädt ein zum Klingen, Musiktherapie unterstützt und fördert den leiblichen Ausdruck. „Der Ton spricht zugleich aus, was im Menschen selber noch stumm ist." (Bloch 1985, S. 1244)
- Der zweite Wirkfaktor ist der *Eindruck*. In der rezeptiven Musiktherapie (s. Kap. I 16) wirken Klänge auf das Erleben der KlientInnen ein. Auch in anderen musiktherapeutischen Arbeitsweisen hören die Musizierenden die Klänge, die sie hervorbringen, wirken diese auf sie ein (s. a. Decker-Voigt 1991).
- Ausdruck braucht *Resonanz*, den dritten zentralen Wirkfaktor. Nur hörbar zu werden, ohne eine Antwort darauf zu bekommen, ohne Echos zu erfahren, kann vereinsamen und Schmerzen bereiten. KlientInnen brauchen Resonanz, sie bedürfen des Mitschwingens des Therapeuten, der Therapeutin. Diese Resonanz, dieses Zurück-Schwingen regt wiederum das Erleben der KlientInnen an und kann günstigstenfalls Prozesse in Gang setzen, die sich selbst verstärken.
- Der vierte Wirkfaktor ist das *spielerische Experiment*. Alle methodischen Hinweise und Anregungen, all unsere Erfahrungen, die wir in diesem Buch vorgestellt haben, sind vom Kern her Experimente. Jeder Vorschlag des Therapeuten oder der Therapeutin sagt: Probier doch mal ... Zum Wesen des therapeutischen Experimentes gehört, dass der Ausgang offen ist, dass die Einladung zum Experimentieren gleichzeitig eine Einladung ist, neues Erleben zu entdecken.
- Der fünfte Wirkfaktor ist die *Integration*, die wir auf zwei Ebenen, der leiblichen und sozialen, ansiedeln. Leibliche Integration meint: Abgespaltenes, betäubtes, unzugängliches, verstummtes Erleben wird wieder belebt und muss in die sonstigen Leibregungen (s. Kap. I 4.1 und Kap. II 2.1) und das gesamte sonstige Erleben eines Klienten oder der Klientin integriert werden. Soziale Integration bedeutet: Die therapeutische Situation ist ein besonderer, geschützter Raum, in dem KlientInnen Erfahrungen machen können. Dies in ihre alltägliche Lebenswelt zu integrieren, bedarf eines besonderen Schrittes und besonderer Mühen. In dem Maße, wie dies gelingt, wirkt Therapie heilend.

MusiktherapeutInnen widmen all diesen fünf bzw. sechs, wenn man die leibliche und soziale Integration trennt, Wirkfaktoren besondere Aufmerksamkeit. Im Idealbild darf kein

Bestandteil dieser Wirkfaktoren im therapeutischen Prozess fehlen. Doch das einzige, was für die idealen TherapeutInnen die idealen musiktherapeutischen Prozesse stört, sind die KlientInnen, um es ein wenig flapsig zu sagen. Immer wird es hier oder dort stocken, bei manchen im Ausdruck, bei anderen in der Resonanz, wieder andere werden Angst vor den Experimenten haben oder sich im ersten Schritt vergeblich um leibliche oder soziale Integration bemühen. Diese Stockungen, diese Hindernisse, diese Störungen sind gut so. Sie sind der Kerninhalt des therapeutischen Prozesses. In der musiktherapeutischen Begegnung tritt all das auf, was die Wirkfaktoren im Alltag, im Leben hemmt und blockiert. Im geschützten musiktherapeutischen Raum haben KlientInnen die Gelegenheit, sich mit diesen Stockungen und Blockaden auseinanderzusetzen und neue Wege zu finden, in ihnen nicht stecken zu bleiben, sondern sie lösend zu überwinden.

Welche dieser Wirkfaktoren jeweils für die konkrete Klientin oder den konkreten Klienten von besonderer Bedeutung sind, ist wie immer individuell unterschiedlich. Auch die Zusammenhänge zwischen diesen Faktoren unterscheiden sich. Manche KlientInnen begegnen in ihrem Ausdruck bei der ersten musikalischen Improvisation so vielen neuen Aspekten ihres Erlebens, dass es sofort intensiver Bemühungen um eine leibliche Integration bedarf, ohne dass weitere spezifische Resonanz oder weitere Experimente sinnvoll sind. Andere können ausdrücken, soviel sie wollen – wenn sie keine Resonanz erfahren, stecken sie in der Einsamkeit fest und das einmal Ausgedrückte wird wieder zum Ungehörten. Wieder andere KlientInnen gehen in der Musiktherapie zur Freude der TherapeutInnen wunderbar „mit", sie drücken aus, sie erfahren Resonanz, experimentieren und bemühen sich um leibliche Integration – doch dann kommen das Erlebte abwertende Sätze wie: „Hier geht das ja alles, das ist ja schön und gut, aber in meinem Alltag kann ich damit nichts anfangen …" Hier kommt offensichtlich die Integration in die soziale Lebenswelt zu kurz, hier bedarf es vorrangiger Bemühungen um diesen Wirkfaktor.

Uns hat es geholfen, therapeutische Prozesse unter dem Gesichtspunkt dieser Hauptwirkfaktoren zu betrachten. Dies war und ist im diagnostischen Prozess (s. Kap. II 2.6) hilfreich, das heißt, sie verhalfen uns zu Einsichten, welche Faktoren für bestimmte KlientInnen von besonderer Wichtigkeit waren oder sind und im therapeutischen Prozess besonderer Beachtung bedurften oder bedürfen.

5

Vom Musizieren zum Muster – vom Muster zum Musizieren

5.1   Gestalten, Strukturen, Muster ...

Muster haben wir als sich wiederholende Zusammenhänge des Erlebens und Verhaltens definiert. (s. Kap. II 2.2) Sie entstehen aufgrund von Erfahrungen und Gewohnheiten der Menschen und verdichten sich zu einem Ensemble, das die Persönlichkeit ausmacht. Flexible Muster sind solche, mit denen sich ein Mensch auf neue Herausforderungen einstellen kann, verhärtete Muster sind beharrlich und starr. Häufig bemühen sich Menschen in der Therapie darum, harte Muster zu verändern, weil sie unter ihnen leiden. Dazu ist es notwendig, sie zu erkennen, sie zu erleben und sie aufzuweichen, um Wahlmöglichkeiten zu entdecken.

Nun gibt es mehrere Begriffe in der Musik wie in der Therapie, die ähnlich wie „Muster" klingen. Wir wollen sie vergleichen und erläutern, um sie dann noch einmal aufzugreifen und zusammenfassend darzustellen, wie Muster im Musizieren hörbar werden und wie harte Muster musizierend schmelzen können.

Dem Musterbegriff ähnlich ist der Begriff *Gestalt*. Er stammt aus der Wahrnehmungspsychologie. Köhler, Wertheimer und andere Psychologen, die später als Gestaltpsychologen bezeichnet wurden, entdeckten und beschrieben, dass wir Menschen nicht nur Zehntausende von Einzelheiten wahrnehmen, die dann zu einem ganzen Bild zusammengefügt werden (das macht ein Computer), sondern schon von vornherein Gestalten wahrnehmen. Wir brauchen nicht erst jeden Ast und jedes Blatt erkennen, um zu wissen, dass wir einen Baum sehen. Wir erkennen den Baum sogar dann als Baum, wenn wir in der Eisenbahn oder im Auto sitzen und die Bäume so schnell an uns vorbeihuschen, dass wir Details gar nicht erkennen können. Von dieser Einsicht ausgehend haben die Gestaltpsychologen mehrere Gestaltgesetze entdeckt, zum Beispiel das Gesetz des Wechsels von Vordergrund und Hintergrund oder das Gesetz, dass Gestalten dazu neigen, sich zu schließen. Bei all dem handelt es sich um Gesetze der Wahrnehmung.

Erst in der Gestalttherapie (vgl. auch Kap. II 7 und I 12.3.1), die einige Begriffe der Gestaltpsychologie übernommen hat, wurden die Bezeichnungen und Gesetze der Wahrnehmung auf andere Bereiche des Lebens und Erlebens übertragen. Hier nun postulierte man, dass es Gestalten im Erinnern oder im Verhalten gäbe, die nach Schließung drängten. Auch das Gesetz des Wechsels von Vordergrund und Hintergrund wurde auf alle Lebensbereiche übertragen. (All dies übrigens sehr zum Ärger der Gestaltpsychologen.) Seitdem, also seit Anfang der 50er-Jahre, wurde „Gestalt" in manchen Therapie-Szenen zu einem gängigen Begriff, der sehr vieldeutig, in manchen Zusammenhängen auch ähnlich wie das Wort Muster benutzt wird. Vor allem, wenn von wiederkehrenden Gestalten die Rede ist, kann Ähnliches wie ein Muster gemeint sein. Von seinem Ursprung und Kern her gehört der Gestaltbegriff allerdings in die Wahrnehmungspsychologie und ist dort eindeutig definiert und sehr fruchtbar.

In der Morphologischen Musiktherapie wird bezugnehmend auf Goethe und Salber (u. a. 1965, 1977) mit dem Begriff Gestalt die Grundannahme gekennzeichnet, „dass wir es mit Phänomenen zu tun haben, deren Teile vom Ganzen her bestimmt sind und die sich deshalb auch nur vom Ganzen her verstehen und erklären lassen" (Tüpker 1996, S. 32). Man geht davon aus, dass sich im improvisierten Musizieren Gestalten und Muster zeigen, die seelischen Gestalten entsprechen. „Anders als im ersten theoretischen Entwurf der Psychoanalyse leitet die morphologische Psychologie das Seelische nicht aus einem Triebgeschehen ab, sondern geht davon aus, dass Gestaltbildung und Verwandlungen das ‚Erste' (Phänomenebene) und ‚Letzte' (Erklärungsebene) im Seelischen sind, welches nicht weiter auf anderes zurückgeführt werden muss oder kann." (a. a. O., S. 37)

Eine ähnliche Bedeutung wie das Wort Muster hat auch der Begriff *Struktur*. Strukturen zeigen sich klar und deutlich, Strukturen sind fest, zumindest mehr oder weniger, und als solche erkennbar. Zumeist deckt sich der Begriff Struktur weitgehend mit dem Gestaltbegriff, wobei mit Strukturen in der Regel eher festere Zusammenhänge bezeichnet werden als mit den flexibel veränderbaren und sich verändernden Gestalten. Wir können passender Weise von einer Struktur reden, die das Stressverhalten und Stresserleben eines Menschen hat und damit verfestigte Zusammenhänge des Denkens, Fühlens, Verhaltens usw. beschreiben. Dennoch bevorzugen wir den Begriff Muster, da in ihm deutlicher der Wiederholungsaspekt enthalten ist. Ein einzelner Stein kann eine Struktur haben, aber kein Muster. Zu Mustern gehört die Wiederholung von Strukturen, zum Beispiel in einem Steinornament oder im Strickmuster eines Pullovers. Das Strickmuster kann durchaus in Farbe, Wollqualität und -dicke variieren, auch in der Form und Kombination, das wiederkehrende Muster ist trotzdem erkennbar. Ähnlich können in einem gefliesten Steinboden wiederholende, linksgedrehte Labyrinthe jeweils voneinander abweichen, aber in ihrer Kontinuität und in der Wiederholung ihrer Grundstruktur ein Muster ergeben.

Häufig benutzt wird der Begriff der Struktur in der Musik. Jeder Komponist, jede Komponistin arbeitet mit Strukturen, die sich wiederholen können, seien es Motive oder Themen, Tonart oder Liedrefrains. In der Musik ist der Begriff Struktur meist mit Wiederholung und Variation verknüpft, deswegen benutzen wir hier die Begriffe Struktur und Muster deckungsgleich.

Erwähnenswert in diesem Zusammenhang ist noch das Wort *System*. Die systemischen Therapien gehen davon aus, dass die gewachsenen Verbindungen zwischen Menschen z. B. in einer Familie oder einem Team ihr Verhalten, ihr Leben und Erleben beeinflussen. In der klassischen systemischen Therapie wurde dogmatisch gesagt, dass nur diese gewachsenen Verbindungen die Menschen beeinflussen, nicht deren Gefühle, nicht deren Biografie. Solche fundamentalen Haltungen weichen sich allmählich auf. Wie in jeder großen therapeutischen Strömung gibt es innerhalb des systemischen Ansatzes eine große Binnen-differenzierung. Der Begriff des Musters, wie wir ihn verstehen und benutzen, schließt Systeme ein. Muster sind Zusammenhänge leiblicher Regungen und leiblichen Verhaltens (s. Kap. II 2.1 und 2.2). Dazu gehören soziale Bezüge, die sich wiederholen und verfestigen können. Jedes Erleben findet in einer sozialen Lebenswelt statt, jede leibliche Regung hat eine soziale Dimension. Bei manchen Menschen stehen solche leiblich-sozialen Zusammenhänge im Vordergrund und müssen als solche auch in der Therapie vorrangig behandelt und bearbeitet werden. Bei anderen bilden sie einen Hintergrund, den man kennen sollte und den es zu berücksichtigen gilt, während im Vordergrund zum Beispiel Aspekte emotionaler Taubheit oder biografisch geprägte Traumata stehen. Uns ist wichtig, systemische Aspekte zu berücksichtigen, sie aber nicht aus dem Gesamtprozess leiblichen Seins herauszulösen und zu isolieren. Insofern benutzen wir gelegentlich den Begriff System, aber immer als Teil und Unterbegriff des leiblichen Musters.

5.2 Strukturen und Muster im freien Musizieren

In der musikalischen Improvisation wiederholen sich oft musikalische Strukturen. Dies fällt KlientInnen manchmal auf, bleibt ihnen häufig auch verborgen und wird ihnen erst bewusst, wenn TherapeutInnen sie darauf aufmerksam machen oder ihnen diese Strukturen widerspiegeln. Um welche Strukturen es sich handelt, ist natürlich äußerst unterschiedlich. In der musikalischen Improvisation einer Klientin tauchte sehr häufig eine kleine Melodie auf. Sie spielte diese Melodie, begann sie zu wiederholen, unterbrach sie aber jedes Mal mit einer kurzen Pause nach dem zweiten Ton. Bei einem Klienten wiederholte sich eine Struktur in der Art und Weise, wie er mit dem Therapeuten zusammenspielte. Nach einigen Minuten freien Musizierens entstand regelmäßig ein Gleichklang, zumeist im Rhythmus. Doch nach spätestens vier, fünf Takten wechselte der Klient den Rhythmus und setzte vehement einen eigenen dem des Therapeuten entgegen.

Es ist immer wertvoll, solche Strukturen, solche sich wiederholenden musikalischen Zusammenhänge zu erkennen. Daraus *können* sich Hinweise auf leibliche Muster ergeben – dies *muss* aber nicht der Fall sein. Manche sich wiederholende musikalischen Strukturen entspringen Gewohnheiten, Neigungen und sonstigen Gegebenheiten des Lebens. Nicht jeder „Ohrwurm" ist ein Hinweis auf eine seelische Struktur. Es lohnt sich aber, solche sich wiederholenden Strukturen zu registrieren und mit den KlientInnen in einen Austausch darüber zu treten, ob sich in diesen Strukturen Hinweise auf Leibmuster verbergen. So haben KlientInnen – abseits von Interpretationen oder Deutungen der TherapeutInnen, die nicht unserem therapeutischen Verständnis entsprechen würden – eine Chance, solche musikalischen Strukturen für das Entdecken und für das Verändern ihrer Leibmuster zu nutzen.

Häufig teilen wir den KlientInnen lediglich verbal mit, dass uns diese oder jene Struktur aufgefallen ist. Manchmal ist es sinnvoll, ja notwendig, dass die Therapeutin, der Therapeut die wiederkehrende musikalische Struktur der Klientin, dem Klienten vorspielt, um sie für diese/n hörbar und zugänglich zu machen. Die anschließende Frage: „Woran erinnert Sie diese Struktur?" führt häufig zu bedeutsamen Einsichten. Der Klientin mit der wiederkehrenden Melodie und der kleinen unterbrechenden Pause nach dem zweiten Ton war diese Struktur nicht aufgefallen. Als der Therapeut sie ihr vorspielte, verband sie die Melodie mit der Erinnerung an eine Freundin aus dem Kindergarten und den ersten zwei Schuljahren in ihrer Heimat im Schwarzwald. „Diese Freundschaft ist genauso abgebrochen, wie ich die Melodie anscheinend immer abbreche. Meine Eltern mussten wegen des Berufes meines Vaters ins Ruhrgebiet umziehen. Und ich natürlich mir. Von Knall auf Fall war alles weg, was mir vertraut war und was ich geliebt habe."

Der Klient, der wiederholt mit dem Therapeuten einen rhythmischen Gleichklang hergestellt und den Gleichklang nach einigen Takten unterbrochen hatte, verband dies nicht mit biografischen Erinnerungen, sondern mit der aktuellen Beziehung zu seiner Freundin: „Immer wenn wir es gut miteinander haben, zum Beispiel nach einem Konzertbesuch oder nach einer schönen gemeinsamen Nacht, bekommen wir anscheinend beide plötzlich Angst und stehlen uns irgendwie davon. Ich betone dann fast panisch, wie wichtig es mir ist, allein zu sein. Und wenn ich es dann bin, bin ich unglücklich."

5.3 Harte Muster musizierend schmelzen

Musikalische Strukturen als Widerspiegelung oder Ausdruck von ähnlichen Leibmustern zu identifizieren, ist oft ein erster Schritt auf dem therapeutischen Weg. Er bildet die Voraussetzung dafür, diese Muster, wenn sie verhärtet sind und KlientInnen unter ihnen leiden, musizierend schmelzen zu können. Die nahe liegendste Intervention besteht darin, eine solche musikalische Struktur einer Improvisation zu Grunde zu legen und in der Improvisation spielerisch auszuprobieren, welche Varianten möglich sind. So können KlientInnen Erfahrungen sammeln, zum Beispiel: Was passiert, wenn der im vorigen Kapitel erwähnte Klient einige Takte im gleichen Rhythmus mit dem Therapeuten bleibt? Was passiert, wenn die Klientin ihre Melodie bewusst spielt und bewusst wiederholt?

Nur selten ist diese Improvisation schon die Veränderung, eher öffnet sie die Tür zu einem Veränderungsprozess. Der Klient wird wahrscheinlich musizierend seinen Ängsten begegnen und sich mit Erfahrungen konfrontieren hören, in denen er Nähe als Vorspiel zu Enttäuschung und Schmerz erlebt hat. Die Klientin wird in der Wiederholung des Liedes die Trauer um die verlorene Freundin und die verlorene Heimat wiedererleben. Die Trauer, der Schmerz, die Angst sind noch nicht die Lösung. Sie ermöglichen Schritte zur Lösung, indem KlientInnen durch sie hindurch gehen und damit der Weg zu anderen Gefühlen und Verhaltensweisen frei wird. Mit einer einmaligen Improvisation zu einer als Musterbestandteil identifizierten musikalischen Struktur ist es deshalb in der Regel nicht getan, es bedarf zahlreicher Zwischenschritte, manchmal auch Umwege und Irrwege, um ein Muster zu verändern. All diese Zwischenschritte, Umwege, Irrwege, sind Bestandteil eines Prozesses, den wir als Schmelzen harter Muster bezeichnen.

Man kann auch ein Muster, das dem Klienten oder der Klientin aus seinen oder ihren Erfahrungen bekannt ist und sich nicht aus einer musikalischen Improvisation, sondern z. B. aus verbalen Äußerungen, ergibt, musizierend zu schmelzen beginnen. Ein Klient beklagt sich, dass er oft im Stress feststecke: „Ich arbeite und arbeite und kümmere mich auch um die Arbeit meiner Kollegen. Das mache ich gerne und das tut mir auch gut, aber irgendwann gibt es anscheinend eine kritische Grenze. Die bekomme ich immer erst zu spät mit, zumeist erst dann, wenn ich schon so in der Hektik herumrödele, dass ich sie nicht mehr anhalten kann. ... Sie fragen mich nach einem passenden Vergleich? ... Ich komme mir vor, als wenn ich auf Skiern einen steilen Berg herunterfahre und nicht mehr bremsen kann. Wie ich von den leichten Hängen, auf denen ich gestartet bin und auf denen ich eine ganze Weile gefahren bin, plötzlich zur steilen Abfahrt komme, bekomme ich nicht mit. Ich weiß nur, dass ich über meine Grenzen gehe, bis ich zusammenbreche. Ich bekomme Schwindelanfälle und liege manchmal zwei Tage mit Kopfschmerzen flach." Der Klient beschreibt solch einen Ablauf, der sich mehrmals – in seinem Erleben „immer wieder" – wiederholt.

Die Therapeutin bittet ihn, dieses Stressmuster, diesen sich wiederholenden Ablauf musikalisch darzustellen. Er spielt auf einem Röhrenxylofon eine kleine melodische Tonfolge aus vier Tönen, die, wie er anschließend sagt, auf ihn anfangs gefällig wirkte, in die er sich aber so hineingesteigert habe, dass schließlich in Tempo und Dynamik Verzweiflung hörbar wurde. „Das ist erschreckend, mein Stressmuster so pur zu hören. Aber so ist es, ob ich das wahrhaben will oder nicht." Die Therapeutin schlägt ihm nun eine Folge von Experimenten vor. Er spielt zuerst den Teil, in dem der Stress für ihn noch guter Stress ist, sich für ihn auch noch gut anhört, und dann, nach einer Pause, den zweiten Teil, den hektischen und überfordernden Stress. Er spielt und vergleicht. Der Unterschied wird hörbar und vor allem auch körperlich spürbar.

„Wo spüren Sie den Unterschied im Körper?"

„Der schlechte Stress, der hektische Stress, der verzweifelte Stress, den merke ich vor allen Dingen daran, dass ich nur noch flach atme und dass meine Augen umherflackern. Ich kann meinen Blick nicht mehr fixieren. Mein Blick rast von hierhin nach dorthin und zurück." An dieser Stelle entschließt sich die Therapeutin, dem Klienten einen ihrem Eindruck nach notwendigen Umweg vorzuschlagen. Der Klient verklanglicht daraufhin das Umherirren seiner Augen und entdeckt dabei leiblich-biografische Wurzeln dieses Verhaltens: „Wenn meine Mutter betrunken war, stand ich an der Küchenwand zwischen Eckbank und Schrank und atmete flach, um nicht aufzufallen. Meine Augen irrten umher. Vielleicht um alles mitzubekommen, vielleicht auch, um Hilfe zu suchen, die nicht kam."

Die Verzweiflung dieser kindlichen Situation wird in ihm lebendig, als er das Umherirren seiner Augen musiziert. Mit Unterstützung der Therapeutin findet er eine Möglichkeit, mit Hilfe der Konzentration auf seinen Atem, vor allem auf sein Ausatmen, um Hilfe zu rufen.

„Als Kind konnte ich nicht um Hilfe rufen, da war niemand. Der Vater war nie da und meine Schwester war zu klein, um mir zu helfen. Vielleicht kann ich es mir heute als erwachsener Mann ab und zu erlauben, um Hilfe zu rufen!? Dass ich hier bei Ihnen bin, ist ja auch irgendwie ein Hilferuf."

Nach diesem „Schlenker" zum Stressmuster zurückkehrend, probiert der Klient nun, den Übergang vom noch guten Stress zum letztendlich verzweifelten Stress zu spielen. Die Therapeutin hatte ihm dies vorgeschlagen: „Sie wissen und spüren nun auch, dass die Verzweiflung in Ihnen biografische Wurzeln hat und Ihnen deswegen vertraut ist und manchmal offensichtlich so etwas wie eine Sogwirkung hat. Vielleicht gibt es eine Möglichkeit, dieses Stressmuster, das in der Verzweiflung mündet, irgendwo zu unterbrechen oder zu verändern. Bitte versuchen Sie es, indem Sie die Übergangsphase musizieren." Doch dieser Weg erweist sich als Sackgasse, führt nicht aus dem Muster heraus. Also ist es sinnvoll, noch einen anderen Schritt zu gehen, sozusagen einen Schritt zurück, ins „Davor". Die Therapeutin bittet den Klienten deshalb: „Spielen Sie noch einmal Ihr gutes Stressmuster und achten Sie dabei vor allem auf die Phase, bevor der Übergang zum schlechten Stress erfolgt. In der Übergangsphase haben Sie keinen Ansatzpunkt zur Veränderung gefunden. Vielleicht gelingt eine kleine Veränderung, wenn Sie noch ein Schritt zurückgehen und probieren, vor allem die Zeit vor dem Übergang zu spielen." (s. a. Kap. I 6)

Der Klient probiert und spielt. Während er auf dem Röhrenxylofon seine kleine Melodie erklingen lässt, sagt er irgendwann: „So, jetzt ist es richtig gut, so macht es Spaß. Wenn ich in dieser Phase, an dieser Stelle auf mich achte und auf mich höre und ein ganz klein wenig innehalte, dann ist das bereits der Gipfels des Stresses. Dann ist es gut, wenn es von hier an abwärts geht."

Die Therapeutin bittet ihn, weiter zu spielen und dabei – laut oder leise – mit dem Atem zu experimentieren und vielleicht einmal so auszuatmen, wie er es vorhin beim Hilferuf getan hatte. Erst ist der Atem stimmlos, dann pfeifend, schließlich stöhnend und letztendlich seufzend.

„Das Seufzen", ruft er, „das ist es!" Er ist ganz begeistert: „Das Seufzen, das bringt's. Dabei merke ich, wenn ich genug habe. Da merke ich, wenn ich satt bin von gutem Stress. Ich weiß noch nicht genau, ob das dann heißen wird, dass ich eine Pause mache oder ob mir was anderes einfällt. Aber irgendetwas werde ich dann tun, da bin ich sicher."

6

Die therapeutische Beziehung

6.1 Szene, Übertragung, Resonanz

Eine therapeutische Beziehung ist nicht nur Kontakt zwischen TherapeutInnen und KlientInnen, sondern eine bestimmte Form des Kontaktes oder besser gesagt eine Beziehung, in der sich um eine bestimmte Qualität des Kontaktes bemüht wird: um Resonanz. Nur wenn es gelingt, dass es in der therapeutischen Beziehung zwischen den Beteiligten hin und her schwingt, nur dann kann Therapie heilend wirken. Dies gilt für Musiktherapie wie für jede andere Art von Psycho- und Soziotherapie. Zum Bemühen um Resonanz in der therapeutischen Beziehung gehört auch die Akzeptanz, dass es in dieser Beziehung eingeschränkte, blockierte Resonanzen und sonstige Resonanzmuster (s. Kap. II 2.1 und Kap. I 12.3) geben kann. Wenn solche Resonanzmuster in der therapeutischen Beziehung zum Tragen kommen und Thema werden, können KlientInnen in der therapeutischen Beziehung lernen, diese Muster zu verändern. Wenn Therapien scheitern und abgebrochen werden, liegt es unserer Erfahrung nach fast immer daran, dass entweder die Resonanz nicht hergestellt werden konnte oder an irgendeiner Stelle so blockiert war, dass sie nicht wiederbelebbar war.

Wer sich mit Kontakt, Resonanz und therapeutischer Beziehung beschäftigt, wird unweigerlich auch auf die Begriffe „Übertragung" und „Gegenübertragung" stoßen. Wer ein bisschen genauer nachforscht, wird nach kurzer Zeit unweigerlich verwirrt sein, denn diese Begriffe werden unterschiedlich definiert und in unterschiedlichen Sinnzusammenhängen gebraucht. Wie manch anderen therapeutischen Begriffen ist ihnen das Schicksal zuteil geworden, inflationär gebraucht zu werden und je nachdem, wer sie in welchem Zusammenhang benutzt, wie ein Chamäleon unterschiedliche Farben anzunehmen. Dieses Schicksal teilen sie mit Begriffen wie „Kontakt", „Hysterie", „Neurose" und so weiter. Wenn man das begriffliche Durcheinander betrachtet, neigt man dazu, sich abzuwenden und diese Worte gar nicht mehr zu benutzen. Aber weil das mit ihnen verbundene Thema jeder Therapeutin und jedem Therapeuten in der Praxis begegnet, lohnt es sich, die Begriffe Übertragung und Gegenübertragung genauer zu betrachten.

Wir TherapeutInnen erleben immer wieder, dass wir von KlientInnen Reaktionen, Worte, Bewegungen, Handlungen „abbekommen", die zwar an uns gerichtet sind, von denen wir uns dennoch nicht wirklich gemeint fühlen. Am eigenen Leib spüren wir das etwa dadurch, dass wir uns falsch verstanden, gekränkt oder irgendwie ungerecht behandelt fühlen oder verwirrt sind, oder dass wir mit Aussagen, Blicken o. Ä. konfrontiert werden, die wir nicht mit uns in Einklang bringen können. Manchmal erleben sich TherapeutInnen auf ein Podest der Bewunderung gehoben, das weit über das Maß von Selbsteinschätzung hinausgeht. Oder es schiebt sich so etwas wie eine Folie oder ein Film zwischen KlientInnen und TherapeutInnen oder oder oder. In jedem Fall scheint dann etwas anderes „in der Luft zu liegen" und wieder lebendig zu werden. Freud hat das als „falsche Verknüpfung" und schließlich als „Übertragung" bezeichnet: „Eine ganze Reihe früherer psychischer Erlebnisse wird nicht als vergangene, sondern als aktuelle Beziehung zur Person des Arztes wieder lebendig." (Freud 1905, zit. n. Nagera 1974, S. 487) Den Begriff der Gegenübertragung benutzte Freud nicht. Er stammt von seinen SchülerInnen und bezeichnete ursprünglich die Reaktion der TherapeutInnen auf die Übertragung der KlientInnen.

In der Folge wurde der Begriff der Übertragung immer mehr erweitert und damit verwässert, teilweise schon von Freud, vor allem aber, ebenso wie der Begriff der Gegenübertragung, von seinen NachfolgerInnen und SchülerInnen. Für die Jung'sche Psychoanalyse formuliert H. Dieckmann eindeutig: „Ich fasse nämlich die Gesamtheit aller psychischen Aktionen und Reaktionen, die innerhalb der analytischen Situation sowohl im Patienten als auch im Analytiker ablaufen, als Übertragungs- und Gegenübertragungsreaktionen auf und grenze die Übertragungsvorgänge nicht von den Vorgängen in einer so genannten normalen Beziehung ab." (Dieckmann 1980, S. 114) Damit verlieren diese Begriffe als Fachbegriffe Nutzen und Bedeutung.

Wir meinen, dass ein Großteil dessen, was in der Literatur als „Übertragung" oder „Gegenübertragung" beschrieben wird, nichts anderes ist als das, was wir „leibliche Resonanz" (s. Kap. II 2.1) genannt haben, die sowohl auf Seiten der KlientInnen als auch auf Seiten der TherapeutInnen entsteht. Selbstverständlich reagieren KlientInnen in ihrem Erleben auf die TherapeutInnen, sei es im Gespräch, im musikalischen Dialog oder in anderen Formen der therapeutischen bzw. musiktherapeutischen Wechselbeziehung. Und genauso selbstverständlich entsteht Resonanz im Erleben der TherapeutInnen und kann therapeutisch genutzt werden. Dass diese Resonanz häufiger und intensiver auftritt, wenn Menschen sich nicht nur in Worten begegnen, sondern auch über das Musizieren und Musikhören, ist naheliegend und entspricht den erlebnisöffnenden und erlebnisfördernden Qualitäten des Musizierens und Musikhörens, die wir beschrieben haben (s. Kap. II 3).

Mit Übertragung ist in unserem Verständnis, und da möchten wir an die ursprüngliche Definition von Freud anknüpfen, etwas Besonderes gemeint: Manchmal betritt in der therapeutischen Begegnung ein unsichtbarer Dritter nicht nur den Raum, sondern der Therapeut, die Therapeutin, wird zu dieser unsichtbaren Person, zum ablehnenden Vater oder zur abwertenden Mutter, zum Ex-Mann oder zur verlorenen Tochter. Hier wird dem Therapeuten oder der Therapeutin eine konkrete Rolle übertragen, wie mit einem Dia-Projektor wird auf ihn bzw. sie das Bild eines anderen Menschen projiziert. Oder irgendetwas am Kontakt zwischen KlientIn und TherapeutIn lässt bei der Klientin oder dem Klienten eine Szene oder

Beziehung aus einer früheren Zeit ihres oder seines Lebens wieder lebendig werden. Diese Szene oder Beziehung ergreift das Erleben, wird aber nicht bewusst. Sie findet ihren Ausdruck in der aktuellen Beziehung zum Therapeuten oder zur Therapeutin. Das Erleben einer Klientin, für ihren Vater „nie gut genug" gewesen zu sein, wird wieder lebendig und konkretisiert sich darin, wie die Klientin den Therapeuten zu erleben meint. Sie unterstellt dem Therapeuten, dass er die Klientin für eine „schlechte Klientin" hält, die nicht „gut genug" mitarbeitet, und zieht sich vom Therapeuten zurück, so wie sie sich früher von ihrem Vater zurückgezogen hat. Der Therapeut wird merken, dass sich seine Resonanz verändert, und er wird wahrscheinlich auch die Klientin verändert wahrnehmen. Der Therapeut kann der Klientin ein Feedback geben und ihr spiegeln, dass und wie er ihren Rückzug wahrnimmt. Er kann ihr ein Sharing geben, dass er sich „nicht gemeint" fühlt und dass es ihm so vorkomme, als hätte eine unsichtbare Person den Raum betreten oder als spiele er eine Rolle in einer anderen Szene. Auch der musikalische Dialog bietet hervorragende Möglichkeiten, die Qualitäten des Kontaktes bzw. der Resonanz zwischen Klientin und Therapeut prägnant zu Tage treten und benennbar werden zu lassen. So kann einerseits die Übertragung aufgelöst, andererseits genutzt werden, um Erlebnismustern auf die Spur zu kommen und verhärtete Muster mit den entsprechenden Verhaltenswiederholungen (in diesem Fall Rückzug) zu verändern.

Wir möchten den Begriff Übertragung auf solche Resonanzphänomene beschränken. Übertragung entsteht demnach dann, wenn frühere Szenen oder frühere Beziehungen in der Resonanz mit einem Partner oder einer Partnerin lebendig werden.

Eine solche Übertragungsresonanz gibt es nicht nur in den therapeutischen Beziehungen, sondern überall da, wo Partnerschaften gelebt werden. In vielen Ehen oder anderen Liebesbeziehungen wissen die Frauen ein Lied davon zu singen, wie oft sie sich vom Mann „wie seine Mutter" behandelt fühlen, und die Männer, wie oft sie sich „wie ihr Vater" oder „wie ein kleines Kind" behandelt fühlen. Auch auf der Seite des Therapeuten oder der Therapeutin kann es selbstverständlich Übertragungsresonanzen geben, auch ein Klient oder eine Klientin können für die Therapeutin oder den Therapeuten Szenen oder Beziehungen aus der Vergangenheit lebendig werden lassen. Wir bezeichnen das als Übertragung der TherapeutInnen. Der Begriff Gegenübertragung ist unserer Meinung nach folglich überflüssig.

Wenn in der Übertragung eine unsichtbare dritte Person den Raum betritt und im Erleben der Klientin oder des Klienten die Therapeutin oder den Therapeuten „besetzt", so entsteht damit häufig, wie schon erwähnt, eine Szene. Unter Szene verstehen wir eine erlebte Situation bzw. eine Situation, die für das Erleben wichtig ist. In dem Augenblick, wo eine Übertragung zu einer Szene konkretisiert wird, also nicht nur festgestellt wird, dass der Therapeut für den Klienten etwas vom Vater hat, kann mit der Übertragung weitergearbeitet werden. Wir nehmen dann Übertragungen an, bieten sie an oder suchen sie sogar, um in den Übertragungsrollen Musterveränderungen zu initiieren. Für solche szenischen Arbeiten haben wir in diesem Buch schon mehrere Beispiele gegeben (s. a. Kap. I 10.5, I 11, I 12.1). Szenen können auch ohne Übertragung entstehen oder Übertragungen können erst im Laufe der Arbeit mit bzw. in einer Szene deutlich werden. Im Kapitel über die biografische musiktherapeutische Arbeit (s. Kap. I 2) haben wir davon berichtet, wie durch Musikhören oder Musizieren Szenen aus dem Leben eines Klienten oder einer Klientin wieder lebendig werden und den Raum füllen können. Hier ist der Therapeut oder ist die Therapeutin nicht unbedingt Teil der Szene, sondern bleibt manchmal eher am Rande, gleichsam als BeobachterIn. Dieses BeobachterInnenstatus kann man sich aber nie ganz sicher sein. Häufig scheint er klar definiert zu sein, „heimlich" aber ist der Therapeut oder die Therapeutin im Erleben der Klientin oder des Klienten doch Teil der Szene.

Eine Klientin zum Beispiel hatte durch eine musikalische Improvisation die Atmosphäre einer Szene in ihrem ersten Lehrjahr heraufbeschworen. Dort war sie häufig belächelnden und herabwürdigenden Bemerkungen ausgesetzt gewesen, die sie, wie sie sagte, in sich „hineingefressen" hatte. Mit Hilfe der Therapeutin verraumte sie mit Musikinstrumenten und anderen Mitteln die Szene und versuchte, eine Alternative zum In-sich-Hineinfressen zu finden und Veränderungen auszuprobieren. Doch nichts gelang zu ihrer Zufriedenheit. Die Therapeutin war, wie sie erfragt hatte, an der Szene nicht beteiligt und fungierte als Helferin und Unterstützerin der Klientin. Als im therapeutischen Prozess die Veränderung der Szene nicht weiter voranging, wurde die Therapeutin hellhörig und aufmerksam für das, was „in der Luft lag" und fragte die Klientin: „Haben Sie denn von Ihren Problemen während der Ausbildung Ihren Eltern oder anderen Personen erzählt?"

Die Klientin antwortete: „Ja, vor allen Dingen meiner Mutter. Mein Vater hat sich nicht so sehr dafür interessiert, aber meine Mutter hat mir zugehört und mir tausend Verhaltensregelungen gegeben, einen Tipp nach dem nächsten, was ich machen sollte und wie ich zu sein hätte."

„Und hat das geholfen?"

„Nein, das hat den Druck nur noch verstärkt. Ich konnte gar nicht mehr reagieren, wie ich spontan wollte, sondern hatte immer im Kopf, wie ich zu sein hatte. Damit war erst recht alles verkorkst."

Offenkundig war die Therapeutin nicht unmittelbar Teil der Szene, aber sie war Teil einer erweiterten Szene, in der die Mutter, durchaus bemüht, als Ratgeberin und Unterstützerin tätig gewesen war. Die Vorschläge und Hinweise der Therapeutin hatten die Klientin unbewusst an den Einfluss der Mutter auf ihr Verhalten in der beschämenden Szene erinnert und sie blockiert.

Als der Therapeutin dies klar geworden war, lehnte sie sich ruhig und gelassen zurück, nahm „den Druck raus" und sagte: „Wenn Sie wollen, probieren Sie noch einmal mit Hilfe Ihrer Musikinstrumente aus, wie Sie sich in der Szene anders als früher verhalten können. Ich vertraue Ihnen, dass Sie Ihren Weg finden. Was Sie konkret machen, ist mir eigentlich egal. Ich glaube, Sie wissen das selbst am besten."

Die Klientin legte los und erlaubte sich, die Szene mit einem Paukenschlag zu verlassen.

Für TherapeutInnen lohnt es sich immer, die eigene Rolle in Szenen zu hinterfragen.

Manchmal sind Übertragungen offenkundig, manchmal eher versteckt und es braucht Zeit, sie zu erkennen.

Übertragung beschränkt sich nicht allein auf negative Aspekte, sondern auch auf positive Bewertungen und Gefühle. Die Therapeutin wird auch zur fürsorglichen Mutter gemacht, der Therapeut kann in eine Rolle des ersehnten männlichen Partners hinein geschoben werden. Ein Therapeut kann z. B., wenn er merkt, dass ein Klient ihm Züge seines Vater übertragen hat, versuchen, bewusst in die Rolle des Vaters hineinzugehen und mit dieser Rolle und aus dieser Rolle heraus mit dem Klienten in Beziehung zu treten. Zum Beispiel, indem er ihm seine Resonanz aus der Rolle des Vaters spiegelt und ihm damit ermöglicht, sowohl den Schmerz des Verlassenwerdens als auch die Wünsche und Sehnsüchte, die sich an den Vater richten, zu spüren. Er kann sich als „Übungsobjekt" anbieten, dem gegenüber der Klient probiert, Wünsche zu artikulieren oder Forderungen zu stellen.

Jede Übertragungsrolle hat einen Doppelcharakter. Der Therapeut, der zum Vater wurde, wird als Vater gesehen und akzeptiert vielleicht auch seine väterliche Rolle und er ist gleichzeitig der konkrete Therapeut. Die Therapeutin, der Züge der abweisenden Mutter zugewiesen wurden, trägt im Erleben und im Resonanzempfinden der Klientin oder des Klienten diese Züge und ist *gleichzeitig* die konkrete Therapeutin. Therapeut bzw. Therapeutin agieren in dieser Doppelfunktion: In ihrer Übertragungsrolle *und* in ihrer konkreten Persönlichkeit. Das macht die Einflussnahme der TherapeutInnen auf gewünschte Musterveränderungen der KlientInnen möglich. In Übertragungssituationen bewusst und gezielt hineinzugehen und in ihnen zu handeln und zu fühlen, ist für die therapeutische Arbeit mit manchen KlientInnen mit psychischen Erkrankungen, für manche besonders harten Muster, vor allem Basismuster, sogar notwendig, damit Musterveränderungsprozesse initiiert werden können.

Übertragungsfördernde Methoden sind z. B. die Arbeit mit Erregungskonturen (s. Kap. I 6 und Kap. II 4.1) und Primären Leibbewegungen (s. Kap. I 17.2 und Kap. II 2.5) die unserer Erfahrung nach dazu führen, dass relativ schnell Übertragungsphänomene sehr intensiv auftreten, die nicht nur der Spiegelung bedürfen, sondern mit denen ausdrücklich weitergearbeitet werden muss. Erregungskonturen, die als erste Muster im Säuglingsalter herausgebildet werden, in der Therapie zu erleben, mobilisiert häufig frühe und tiefe Erfahrungen. Szenen werden in einer solchen Intensität lebendig, dass die Therapeutin bzw. der Therapeut in diese Szenen hineingezogen wird und entsprechend Rollen übertragen bekommt. Ähnliches gilt für Primäre Leibbewegungen wie Tönen/Hören, Greifen, Lehnen, Drücken, Schauen, die wir „primär" nennen, weil sie so grundlegend sind und weil sie ebenfalls die Kontakte mit der Welt in einer frühen Phase der menschlichen Entwicklung bestimmen. Einem Therapeuten oder einer Therapeutin bewusst eine Minute lang in die Augen zu schauen, vielleicht gar noch beim Tönen, führt häufig dazu, dass Szenen lebendig werden, in denen die TherapeutInnen frühe und existenziell wichtige Rollen übertragen bekommen.

6.2 Tridentität in der therapeutischen Beziehung

Auf die Bedeutung des Nährens, Spiegelns und Gegenüberseins für die Identitätsentwicklung eines Menschen sind wir schon an verschiedenen Stellen eingegangen. In Kapitel II 2.3 konnten Sie lesen, dass dieses Konzept der Tridentität ein Herzstück unserer therapeutischen Arbeit ist. In Kapitel I 12.2 haben wir das Modell ausführlicher dargestellt und auf praktische Anwendungsmöglichkeiten im musiktherapeutischen Dialog bezogen. Hier geht es uns darum, die Relevanz dieses Modells für das Verständnis der therapeutischen Beziehung zu erörtern.

MusiktherapeutInnen sind für ihre KlientInnen immer auch Nährende und Spiegelnde und nehmen eine Haltung als Gegenüber ein. Manchmal nähren wir durch unsere bloße Anwesenheit und durch das Interesse, das wir den KlientInnen entgegenbringen. Wir spiegeln, indem wir Rückmeldungen geben. Und wir sind Gegenüber einfach dadurch, dass wir anders sind als die KlientInnen und dass dieses Anderssein sein darf und in Wohlwollen und Respekt geäußert wird. Dass alle diese drei Aspekte der Tridentität in der therapeutischen Beziehung lebendig sind und lebendig sein dürfen, ist für uns wesentlich. Wir wissen und beobachten täglich, dass MusiktherapeutInnen unterschiedliche Qualitäten haben und in unterschiedlicher Weise KlientInnen Tridentitätsaspekte anbieten können. Manche MusiktherapeutInnen sind eher nährend und andere haben ihre Hauptfähigkeiten in der Spiegelung und wieder andere bieten sich besonders gerne und besonders gut als Gegenüber an, was wiederum anderen eher fremd oder unangenehm ist. Dies gehört zu den individuellen Präferenzen eines jeden Therapeuten oder einer jeden Therapeutin.

Für die Ausbildung und grundlegende Haltung der MusiktherapeutInnen liegt uns am Herzen, dass TherapeutInnen über die Fähigkeit verfügen, alle drei Tridentitätsaspekte in der therapeutischen Beziehung auf ihre ganz eigene Art und Weise lebendig werden zu lassen. Nur dann haben KlientInnen unserer Auffassung nach die Chance, in der therapeutischen Beziehung hinsichtlich des Nährens, Spiegelns und Gegenüberseins, hinsichtlich ihrer Identitätsentfaltung, vielseitige neue Erfahrungen zu machen und Veränderungen auszuprobieren.

Gerade in spontan improvisierte musikalische Dialoge schleichen sich Tridentitätsaspekte ein, häufig unbemerkt von den KlientInnen und oftmals, zumindest am Anfang, von den TherapeutInnen nicht oder kaum wahrgenommen. Die Achtsamkeit der TherapeutInnen für die Tridentitätsaspekte ermöglicht, den spontanen Prozessen zu folgen und über zahlreiche Interventionsmöglichkeiten zu verfügen.

In der konkreten therapeutischen Beziehung mit den jeweiligen KlientInnen können oftmals einzelne Aspekte der Tridentität im Vordergrund stehen. Manche KlientInnen fordern bewusst oder unbewusst von ihrer Therapeutin oder ihrem Therapeuten (nach-)genährt zu werden: musikalisch, emotional, atmosphärisch, manchmal auch geistig und in vieler anderer Hinsicht. Wieder andere suchen und brauchen vor allen Dingen die Reibung des Gegenübers und die Bestätigung, anders sein zu dürfen, ohne vernichtet zu werden. Und wieder andere sind begierig, manchmal sogar süchtig nach Spiegelungen oder danach, Spiegelungen auf ihre Glaubwürdigkeit misstrauisch zu überprüfen. Insofern ist das Modell der Tridentität auch eine Hilfe, die Qualität der Interaktion zwischen TherapeutInnen und KlientInnen in einer therapeutischen Beziehung, abseits von gut und schlecht oder richtig und falsch oder zu nah dran und zu weit weg, zu reflektieren und zu beschreiben. Schwerpunktsetzungen nach dem Tridentitätsmodell können den gesamten therapeutischen Prozess in einer therapeutischen Beziehung bestimmen, können aber auch in einzelnen Prozessphasen wechseln und somit ein Anzeichen dafür sein, dass der musiktherapeutische Prozess von Seiten des Therapeuten, der Therapeutin andere Qualitäten erfordert.

Vermischungen aller drei Aspekte innerhalb einer therapeutischen Einheit geschehen ständig und sind kein Problem, sondern erwünscht. Die drei Aspekte dieses Modells dienen nicht der akademischen Trennschärfe, sondern als erlebte und lebendige, nützliche und die Sinne schärfende Einsicht in das, was im therapeutischen Prozess und in der therapeutischen Beziehung passiert oder passieren sollte.

6.3 Fragen, Feedback, Sharing

Was können TherapeutInnen nun konkret beachten und lernen, um die Haltung der KlientInnenkompetenz (s. a. Kap. II 2.4) in ihrem beruflichen Alltag zu leben? Dazu einige Hilfestellungen, die im konkreten therapeutischen Prozess nützlich sind.

Die erste Hilfestellung ist der Begriff der *selektiven Offenheit*, den die Begründerin der Themenzentrierten Interaktion (TZI), Ruth Cohn, geprägt hat. Wir verpflichten uns als TherapeutInnen zu Wahrhaftigkeit gegenüber den Menschen, mit denen wir arbeiten. TherapeutInnen können und sollen unseres Erachtens weder all ihre Impulse in den therapeutischen Prozess hineinbringen, noch sie grundsätzlich außen vor lassen, sondern differenziert und selektiv entscheiden, welche Aspekte ihres Erlebens und ihrer Wahrnehmung sie ihren KlientInnen gegenüber öffentlich machen und welchem ihrer Impulse sie folgen. Immer stehen die TherapeutInnen vor einer Wahl: Soll ich diese oder jene Beobachtung mitteilen? Ist es angemessen, jetzt meine Resonanz auszusprechen, unterstützt das die Klientin oder lenkt sie es ab oder kränkt sie es gar? Soll ich im therapeutischen Dialog den Klienten mehr begleiten und nähren oder eher das Anderssein betonen? Immer sind Entscheidungen zu treffen, ist auszuwählen, welche Gedanken, Gefühle, Impulse, Klänge die TherapeutInnen in den Prozess einbringen und welche nicht. Selektive Offenheit bedeutet, dass TherapeutInnen weder alles mitteilen noch eine stille Wand aufbauen, sondern dass sie auswählen. Sie teilen nicht alles mit, aber alles, was sie mitteilen, muss wahr und ehrlich sein! Darauf müssen sich die KlientInnen verlassen können, denn getäuscht worden sind sie schon oft genug in ihrem Leben!

Hilfreich ist ferner die Art und Weise, *wie* eigenes Erleben eingebracht wird. Wir unterscheiden zwischen Fragen, Feedback und Sharing.

Was Fragen sind, ist klar, aber noch lange nicht selbstverständlich. Konkretisierendes Fragen hilft KlientInnen, ihr eigenes Erleben besser zu verstehen und es prägnanter mitzuteilen (siehe Kap. I 15.3). Wer fragt, der interessiert sich. Wer konkret fragt, zeigt, dass sein Interesse nicht nur oberflächlich ist. Ein Klient zum Beispiel sagt, nachdem er gerade mit dem Therapeuten zusammen ein Lied gehört hat: „Das tut weh." Der Therapeut fragt nach: „Was schmerzt?" Oder: „Wo spüren Sie den Schmerz im Körper?" Oder: „Woran erinnert Sie das Lied?" Oder: „Welche Zeile des Liedes schmerzt am meisten?" Ein Fragen, das sich nicht mit allgemein gehaltenen Aussagen begnügt, sondern konkret und interessiert auf der Spur bleibt, gehört deshalb zum A und O des musiktherapeutischen Handwerkszeugs und stärkt die therapeutische Beziehung, da sich das Interesse der TherapeutInnen in ihm manifestiert und für die KlientInnen erfahrbar wird.

Zu vermeiden sind rhetorische Fragen und Schein-Fragen, in denen sich eine Aussageabsicht verbirgt und die leider in unserer Alltagskonversation gang und gäbe sind. Solche „Fragen" sind zum Beispiel nach einer freien Improvisation einer Klientin: „Hast du die Musik auch als so traurig empfunden?" Oder: „Warum hast du dein abgehacktes und verwirrtes Musizieren so abrupt beendet?" In diesen Fragen sind Eindrücke und Bewertungen des Therapeuten enthalten, die der Klientin gleichsam „untergeschoben" werden. Offen und ehrlich zu fragen will gelernt sein und bedarf der Übung.

Im Feedback teilen wir TherapeutInnen den KlientInnen mit, was wir an ihnen beobachtet, gehört, gesehen haben. Das Feedback beinhaltet Du-Botschaften bzw. Sie-Botschaften: „Du hast sehr leise gespielt." „Sie haben eben, als Sie zu weinen begannen, sofort weggeschaut." „Während des Klavierspielens hast du mehrmals gelächelt." Mit einem Feedback versucht der Therapeut oder die Therapeutin, dem Klienten bzw. der Klientin einen Spiegel vorzuhalten. Solche Rückmeldungen sind selbstverständlich auch von dem geprägt, was ein Therapeut oder eine Therapeutin für wichtig hält und deswegen wahrnimmt. Entscheidend ist aber, dass wir uns im Feedback um Beobachtungen bemühen, in denen eigene Meinungen und Wertungen, Gefühle und sonstige Regungen möglichst außen vor gelassen werden.

Diese letzteren Regungen sind Teil des Sharings. Das Sharing beinhaltet Ich-Botschaften darüber, wie es dem Therapeuten oder der Therapeutin ergangen ist, was er oder sie z. B. während einer musikalischen Improvisation der Klientin erlebt hat: „Ich bin traurig geworden, als ich Ihnen zugehört habe. In mir entstand das Bild eines einsamen Vogels." Oder: „Ich habe, während Sie gespielt haben, Unruhe verspürt, ich wurde aufgeregter und rutschte hin und her." ... Nicht immer können Feedbacks und Sharings sauber getrennt werden. TherapeutInnen sollten sich aber darum bemühen, selbst wenn sie in einem Satz miteinander verbunden sind, z. B.: „Ich habe gehört, dass Sie mit dem Fingernagel einen Ton auf der

Trommel erzeugt haben, und das hat mich an eine Situation erinnert, in der ich sehr wütend und einsam war." Und dann könnte sich noch die Frage anschließen: „Welches Gefühl hat dies in Ihnen ausgelöst?"

Wenn TherapeutInnen zwischen Fragen, zwischen Feedback und Sharing unterscheiden, können sie ihre eigenen leiblichen Regungen, ihre Schwingungen in den Resonanzprozess mit einbringen. Wenn ein Therapeut oder eine Therapeutin ein eigenes Bild, ein eigenes Gefühl, einen Eindruck, eine Vermutung, ein körperliches Empfinden, eine Stimmung oder eine andere Regung – auch hier gilt es, sich sprachlich möglichst differenziert auszudrücken – als Sharing mitteilt, ist eindeutig, dass es sich um die Regung des Therapeuten oder der Therapeutin handelt und nicht um eine Bewertung der Klientin oder des Klienten. Im günstigen Fall gibt ein Sharing der TherapeutInnen den KlientInnen die Möglichkeit, sich eigenwillig daran zu orientieren. Die KlientInnen haben gegenüber einem Sharing immer die Möglichkeit zu sagen: „Ja, das hilft mir, denn ich fühle mich verstanden", oder aber: „Ja, ok, das ist Ihre Meinung oder Ihr Empfinden. Meines ist anders." Nun wird es sicherlich KlientInnen geben, die ein Sharing schlucken und etwas, was TherapeutInnen über sich mitteilen, sofort als allgemeingültig und vor allem als für sie gültig ansehen. Bei diesen KlientInnen werden wir mit Sharings zurückhaltend sein, in jedem Fall aber fragen, wie das Sharing auf sie wirkt, was es in ihnen auslöst. Andere KlientInnen brauchen diese Sharings, um Anregungen zu bekommen, und auch, um sich an ihnen zu reiben. Außerdem hilft ein Sharing von Seiten des Therapeuten/der Therapeutin dann aus der Klemme, wenn der therapeutische Prozess ins Stocken geraten ist.

Fragen, Feedback und Sharing sind gleichwertig: eins ist generell so „gut" wie das andere. Resonanzbereitschaft, Resonanzfähigkeit, (s. Kap. I 12.3 und Kap. II 2.1) Übung und Erfahrung helfen bei der Entscheidung, was davon gerade sinnvoll ist, was der Klientin/dem Klienten und dem therapeutischen Prozess weiterhilft.

Das Feedback und das Sharing können verbal oder auch musikalisch erfolgen. Ein musikalisches Feedback ist dann angemessen, wenn KlientInnen sich ihres Musizierens ganz oder teilweise nicht mehr erinnern können oder wenn ihnen bestimmte Strukturen oder Muster (s. Kap. II 5.3) nicht aufgefallen sind, die den TherapeutInnen aber beachtenswert erschienen. Die TherapeutInnen spielen ihnen ein Thema oder einen wichtigen Abschnitt vor, so gut sie es können. Ein musikalisches Sharing ruft oft starke Reaktionen hervor und zeigt nachhaltige Wirkungen. Anlässe für ein musikalisches Sharing kann es viele geben. Einer Klientin, die darunter leidet, dass sie nicht weiß, wie sie auf andere wirkt, bietet der Therapeut an: „Wenn Sie wünschen, können Sie hier und jetzt von mir hören, wie Sie auf mich wirken. Ich werde nicht in Worten zu Ihnen sprechen, sondern in Klängen. Ich werde in meiner Musik nicht Sie darstellen, sondern versuchen, Ihre Wirkung auf mich wiederzugeben, die Resonanz, die Sie in mir hervorrufen."

Der Baum leiborientierter Musiktherapie

Sie sind in diesem Buch vielen Begriffen begegnet und teilen vielleicht mit vielen MusiktherapeutInnen in den Ausbildungsgruppen (und mit uns übrigens auch) das Bedürfnis, diese vielen Begriffe und die zahlreichen Aspekte therapeutischen Handelns zu sortieren oder zu strukturieren. Wir haben dafür das Bild eines Baumes gewählt, des Baumes leiborientierter Musiktherapie (s. Grafik), und stellen dieses Modell in das Schlusskapitel unseres Buches, in der Hoffnung, es möge einen Überblick bieten.

Jeder Baum, der stehen möchte, braucht eine Verankerung, braucht Wurzeln im Boden. Eine Wurzel der leiborientierten Musiktherapie ist die Musik selbst, sind, genauer gesagt, die vielfältigen Qualitäten des Erlebens im Musizieren und Musikhören, die wir in Kap. II 3 dargestellt haben. Musik ist nicht nur Medium in der Musiktherapie. Dem Musizieren wohnen Qualitäten inne, die im therapeutischen Kontext heilende Wirkung hervorrufen können, ja, die musiktherapeutisches Wirken überhaupt erst möglich machen (s. Kap. II 4.2).

Eine zweite Quelle leiborientierter Musiktherapie ist die humanistische Psychologie. Mit diesem Sammelbegriff werden in Unterscheidung zu den großen Strömungen der Verhaltenstherapie, der Psychoanalyse und der systemischen Therapie die therapeutischen Ansätze bezeichnet, die prinzipiell von den kreativen Möglichkeiten der Menschen ausgehen. Sie knüpfen an Ressourcen an und wollen persönliches Wachstum fördern und ein besonders Gewicht auf die therapeutische Beziehung legen. Wir selbst sind in unserer Ausbildung intensiv der Gestalttherapie und der Integrativen Therapie sowie verschiedenen kreativtherapeutischen Verfahren begegnet (s. Kap. II 5.1). Wir stehen in der Tradition der humanistischen Psychologie, deren Grundpositionen und Erfahrungen zählen zu den Wurzeln des Baumes. Dabei ist uns bewusst, dass es innerhalb dieser Strömung große Unterschiede und viele Auffassungen gibt, die wir nicht teilen, sowie Methoden, die wir nicht mittragen.

Eine dritte Wurzel ist die phänomenologische Philosophie, genauer gesagt, die leibphänomenologische Philosophie in der Tradition von Merleau-Ponty, Schmitz, Waldenfels, Fuchs u. a. Diese philosophische Strömung hat für vieles von dem, was wir in unserer therapeutischen Arbeit mit den KlientInnen erfahren, Begrifflichkeiten zur Verfügung gestellt, die sich für unsere Praxis und für die Ausbildung, also dafür, therapeutische Prozesse und Veränderungsmöglichkeiten in Menschen zu beschreiben, als fruchtbar erwiesen hat (s. Kap. II 2.1).

Als vierte Hauptwurzel möchten wir die Entwicklungspsychologie, vor allem die Säuglingsforschung, anführen (s. Kap. I 6 und Kap. II 2.1). In der Entwicklungspsychologie interessieren uns weniger die Zuordnungen einzelner Fähigkeiten zu einzelnen Lebensjahren der Menschen, sondern mehr die Forschungsergebnisse über Bewältigungsstrategien (Copings) von Krisen und anderen Herausforderungen (s. Kap. I 2.9). Therapie ist zwar keine Wissenschaft, sondern eine Kunst, wie wir immer wieder betonen, da jede therapeutische Begegnung ein Original ist, unverwechselbar und einzigartig in der Begegnung zweier Menschen. Therapie muss sich aber auf Forschungsergebnisse wie die Entwicklungspsychologie stützen und diese für die Praxis fruchtbar machen. Dies haben wir vor allem in Hinblick auf die Säuglingsforschung versucht, aus der wir teilweise konkrete Methoden wie die Arbeit mit den Erregungskonturen (s. Kap. I 6) und primären Leibbewegungen (s. Kap. I 17.2 und Kap. II 2.5) ableiten.

Eine fünfte Hauptwurzel sind die Ergebnisse der Neurowissenschaften, also der modernen Gehirnforschung. Diese hat um die Jahrtausendwende herum durch verfeinerte Untersuchungsmethoden einen unglaublichen Aufschwung erlebt und Erkenntnisse darüber zur Verfügung gestellt, wie Menschen sich und die Welt mittels neuronaler Prozesse im Gehirn erleben (s. Kap. I 4.1, I 17.2, I 18.3). Durch die modernen neurowissenschaftlichen Untersuchungsmethoden sind auch neue und differenzierte Ergebnisse der Musikpsychologie zu erwarten, die, so zeichnet sich ab, Hinweise für die musiktherapeutische Arbeit mit Menschen mit besonderen Erkrankungen wie Autismus, Demenz u. a. geben können.

Der Stamm der leiborientierten Musiktherapie verbildlicht vor allem unsere Haltung, die wir mit den Begriffen Leib, Würde, Begegnung und Resonanz zusammenfassen. Das Menschenbild, die Haltung gegenüber den Menschen (und damit auch gegenüber sich selbst) bildet den Kern, auf dessen Grund therapeutische Prozesse des Hörens, Klingens und Gehörtwerdens stattfinden. Zu diesem Kern gehört der Begriff der Würde. Uns ist die Würde der KlientInnen heilig, was in unserem Konzept der KlientInnenkompetenz (s. Kap. II 2.4) Ausdruck gefunden hat. Dazu gehört, dass wir TherapeutInnen uns selbst würdigen, unsere eigenen Grenzen, unsere Bedürfnisse, unsere Regungen, dass wir uns, um therapeutisch arbeiten zu können, mit diesen in Eigentherapie auseinandersetzen und uns eine kontinuierliche Supervision begleitend zu unserer therapeutischen Praxis wertvoll und notwendig ist.

Dass der Begriff „Leib" von zentraler Bedeutung ist, durchzieht unser Denken und Handeln, durchzieht unsere gesamte Theorie und Praxis. Uns interessiert der Mensch als ganzheitlich und differenziert erlebender Mensch. Dies prägt unser Verständnis von Musiktherapie und all unsere Methoden. Dass Therapie Begegnung ist, ist eigentlich banal und selbstverständlich. Aber diesen Satz auch wirklich ernst zu nehmen, impliziert, dass TherapeutInnen sich auf die KlientInnen einlassen, mit all ihren Schwierigkeiten, mit all den Resonanzen. Therapie ist Begegnung, Therapie ist Resonanz. (s. Kap. I 12.3 und Kap. II. 2.1) Das gilt es zu wissen und diese Resonanz gilt es zu nutzen. Wir erleben immer wieder, dass TherapeutInnen vor Resonanz Angst haben oder sie aus anderen Gründen, z. B. vermeintlich notwendiger Abgrenzung, vermeiden. Dies zu versuchen, heißt, schwimmen zu lernen, ohne nass zu werden, also mit Menschen zu arbeiten, ohne ihnen in Resonanz zu begegnen. Dass wir dies anders sehen und anders praktizieren – so gut wir können –, gehört zum Stamm des Baums leiborientierter Musiktherapie.

Der Stamm trägt zahlreiche Äste, große und kleine, alte und frische. An drei methodischen Hauptästen können sich MusiktherapeutInnen innerhalb eines therapeutischen Prozesses oder einer konkreten therapeutischen Situation „entlang hangeln" und orientieren.

Aus dem ersten Hauptast erwächst das Hören. Musiktherapie arbeitet damit, dass KlientInnen Musik oder improvisierte Klänge der TherapeutInnen zum Hören angeboten werden (rezeptive Musiktherapie). KlientInnen regen wir an, nach innen zu lauschen, auf ihren Atem und in ihren Körper hinein. In der aktiven und der themenzentrierten Musiktherapie hören die KlientInnen ihre eigenen Klänge.

Der zweite Hauptast ist der Ausdruck und die Improvisation. KlientInnen drücken musikalisch aus, was in ihnen ist, vertraute und neue Aspekte, Themen des Erlebens und leibliche Regungen jeder Art. Sie hören sich und andere hören sie. Sie improvisieren und identifizieren sich musikalisch mit dem, was sie beschäftigt. Sie experimentieren mit Veränderungen dessen, worunter sie leiden. Jeder Ausdruck ist Improvisation, jede Improvisation ist verändernder Ausdruck.

Der dritte Hauptast ist der musikalische Dialog. KlientInnen brauchen Echos, benötigen Resonanz. Um gehört zu werden, braucht es andere, die zuhören und antworten, die in Austausch mit ihnen treten. Den musikalischen Dialog und andere Formen, in denen sich musikalisch Resonanz entfaltet, haben wir als Methoden beschrieben. Sie sind darüber hinaus auch ein Hauptast, von dem viele andere Äste ausgehen.

Alle unsere Methoden, alle Äste sind experimentell, das heißt, wir gehen mit einer grundsätzlich offenen Haltung daran und schlagen den KlientInnen vor, Hören, Ausdruck, Improvisation und Dialoge zu wagen und sich von dem überraschen zu lassen, was dabei herauskommt.

Ein Baum hat Blätter, ein Baum hat viele kleine Äste, ein Baum hat über die Hauptäste hinaus ein breites Dach. Dieses Dach ist die Integration. Jede Therapie beinhaltet Integration in zweifacher Bedeutung. Zum Einen meinen wir die Integration verschiedener Erfahrungen, unterschiedlicher Leibregungen, (s. Kap. I 4.1 und Kap. II 2.1) manchmal auch abgespaltener Aspekte des Erlebens. Da Therapie im geschützten Raum stattfindet und so neue Erfahrungen ermöglicht, bedarf es einer zweiten Art der Integration, nämlich all dessen, was im geschützten therapeutischen Raum erlebt und erprobt wurde, in den Raum des Alltags.

In diesem Bild des Baumes sind die vorhin beschriebenen Wirkfaktoren der Therapie enthalten und gleichzeitig spezifische Besonderheiten der Musiktherapie berücksichtigt. Ein solches Bild ist eine Hilfe, nicht mehr, aber auch nicht weniger. Neben den Hauptwurzeln gibt es viele andere Wurzeln, Tausende von Verzweigungen und Verästelungen. Ein Baum hat selbstverständlich auch nicht nur drei Äste, sondern viele mehr. Auch in den zahlreichen Jahresringen eines Baumstamms sind so vielfältige Erfahrungen enthalten, dass man sie nur schwerlich mit drei oder vier Begriffen darstellen kann. Doch hier ging es um Struktur und Übersichtlichkeit und diese bedürfen der Vereinfachung und des Weglassens, um Orientierung zu ermöglichen.

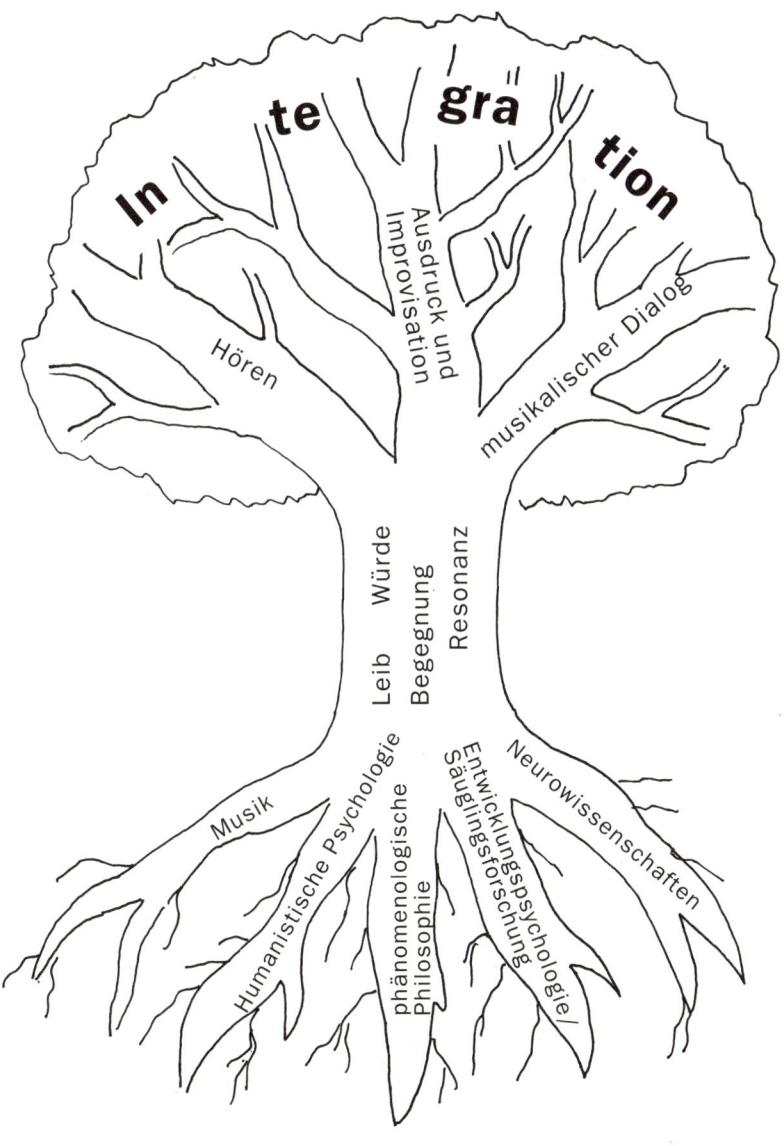

Nachklänge

Dieses Buch ist voller Hinweise, wie notwendig es für Menschen ist, zu hören und gehört zu werden. Nicht vergessen werden darf, dass manche Menschen zuviel hören und sich danach sehnen, öfter weghören zu können. Nicht vergessen werden darf auch, dass einige Menschen sich nach Intimität und Rückzug sehnen, also auch danach, überhört und übersehen zu werden. Hier gilt es, dieses Bedürfnis zu respektieren und die KlientInnen darin zu unterstützen, Wege des Weghörens und des Rückzuges zu finden.

Dieses Buch ist voller Methoden, mit denen musiktherapeutisch mit Menschen, die unserer Hilfe bedürfen, gearbeitet werden kann. Nicht vergessen werden darf, dass kein noch so großes Methodenrepertoire uns und andere KollegInnen davor bewahrt, dass wir in manchen Situationen der therapeutischen Arbeit mit KlientInnen nicht weiter wissen, dass keine uns bekannte Methode die Klientin oder den Klienten erreicht. Dann gilt es sich der grundlegenden therapeutischen Haltung zu besinnen, mit allen Sinnen achtsam zu sein, den eigenen Impulsen und denen der KlientInnen zu lauschen und der eigenen Kreativität zu vertrauen.

Dieses Buch ist voller Beispiele und spiegelt – so hoffen wir – unseren Enthusiasmus wieder, wie leiborientierte Musiktherapie Menschen helfen und heilen kann. Nicht vergessen werden darf, dass es trotzdem Situationen und Begegnungen gibt, in denen wir nicht helfen können, in denen wir mit „unserem Latein am Ende" sind. Hier gilt es bescheiden zu sein und anzuerkennen, dass wir TherapeutInnen in vielerlei Hinsicht angesichts der Komplexität menschlichen Erlebens und angesichts der Vielfalt menschlicher Irrungen und Wirrungen mehr Fragen als Antworten haben.

Literaturverzeichnis

Arnold, Gina (1986): Good to Go (Bin ich froh, dass ich nicht tot bin). In: Kemper, S. 116 ff

Baer, Udo (1993): SensoMotorische Erlebniszentrierte Interaktionen (SMEI). Ein Verfahren Kreativer Sozialtherapie mit alten Menschen. In: „Sozialtherapie, Zeitschrift für Theorie und Praxis der Sozialtherapie". Heft 6-7. Duisburg

Baer, Udo (1994): Raum- und Richtungs-Interventionen (Teil I): Bedeutungsräume. In: Sozialtherapie. Zeitschrift für Theorie und Praxis der Sozialtherapie, Heft 9. Duisburg

Baer, Udo (1995): Raum- und Richtungsinterventionen (Teil II): Sozialkartographie und Bedeutungsräume. In: Sozialtherapie. Zeitschrift für Theorie und Praxis der Sozialtherapie, Heft 12-13. Duisburg

Baer, Udo (1996a): Frageleitfaden Tridentität. In: Sozialtherapie. Zeitschrift für Theorie und Praxis der Sozialtherapie, Heft 16. Münster

Baer, Udo (1996b): Tridentität – Identitätsbildung und Therapie. Thesen. In: Sozialtherapie. Zeitschrift für Theorie und Praxis der Sozialtherapie, Heft 16. Münster

Baer, Udo (1999): Gefühlssterne, Angstfresser, Wandlungsbilder... Kunst- und Gestaltungstherapeutische Methoden und Modelle. Neukirchen-Vluyn

Baer, Udo (2000a): Anklageschriften. Eine schreibtherapeutische Methode. In: therapie kreativ, Zeitschrift für kreative Sozio- und Psychotherapie, Heft 28. Neukirchen-Vluyn.

Baer, Udo (2000b): Sinneskompass. In: therapie kreativ, Zeitschrift für kreative Sozial- und Psychotherapie, Heft 26-27. Neukirchen-Vluyn.

Baer, Udo (2001a): Die Schamsonate. Ein themenzentriertes musiktherapeutisches Angebot. In: therapie kreativ, Zeitschrift für kreative Sozio- und Psychotherapie, Heft 29. Neukirchen-Vluyn.

Baer, Udo (2001b): Erlebend in die Welt. Säuglingsforschung und die Folgen. In: therapie kreativ, Zeitschrift für kreative Sozio- und Psychotherapie, Heft 31. Neukirchen-Vluyn.

Baer, Udo (2003/2004): Hirn und Erleben. Neurowissenschaften und Therapie: Grundlegungen, Folgerungen, Anregungen. In: therapie kreativ, Zeitschrift für kreative Sozio- und Psychotherapie, Heft 35 (Teil 1), Heft 36 (Teil 2), Heft 37 (Teil 3), Heft 38 (Teil 4). Neukirchen-Vluyn

Baer, Udo; Frick-Baer, Gabriele (1993): Gefühlsstern. Ein Verfahrensvorschlag für die Kreative Sozialtherapie. In: Sozialtherapie, Zeitschrift für Theorie und Praxis der Sozialtherapie, Heft 5. Duisburg

Baer, Udo; Frick-Baer, Gabriele (1995): Therapeutische Triptychon. Teil B: Raumtriptychon - Verfahren der Tanz-Sozialtherapie. In: Sozialtherapie, Zeitschrift für Theorie und Praxis der Sozialtherapie, Heft 11. Duisburg

Baer, Udo; Frick-Baer, Gabriele (1996): Die Grammatik der Gefühle. In: Sozialtherapie, Zeitschrift für Theorie und Praxis der Sozialtherapie, Heft 15. Münster

Baer, Udo; Frick-Baer, Gabriele (2000): Vom Schämen und Beschämtwerden. Neukirchen-Vluyn

Baer, Udo; Frick-Baer, Gabriele (2001a): Leibbewegungen. Methoden und Modelle der Tanz- und Bewegungstherapie. Neukirchen-Vluyn

Baer, Udo; Frick-Baer, Gabriele (2001b): Kreative Therapie ist Leibtherapie. Thesen zur Standortbestimmung. In: therapie kreativ, Zeitschrift für kreative Sozial- und Psychotherapie, Heft 30. Neukirchen-Vluyn

Baer, Udo; Frick-Baer, Gabriele (2002a): Gefühlslandschaft Angst. Bibliothek der Gefühle, Band 2. Neukirchen-Vluyn

Baer, Udo; Frick-Baer, Gabriele (2002b): Vom Sehnen und Wünschen. Bibliothek der Gefühle, Band 3. Neukirchen-Vluyn

Baer, Udo; Frick-Baer, Gabriele (2002c): Resonanz. In: therapie kreativ, Zeitschrift für kreative Sozio- und Psychotherapie, Heft 32/33. Neukirchen-Vluyn

Baer, Udo; Frick-Baer, Gabriele (2003a): Würde und Eigensinn. Bibliothek der Gefühle, Band 4. Neukirchen-Vluyn

Baer, Udo; Frick-Baer, Gabriele (2003b): Vom Sich-fremd-Sein zum In-sich-Wohnen. Bibliothek der Gefühle, Band 5. Neukirchen-Vluyn

Barnowski-Geiser, Waltraut (2001): „Wenn ich nicht mehr zu Musikförder kann, bau ich nur noch Scheiß". Ein Plädoyer für soziotherapeutische Arbeit in der Schule. In: DFS – Deutscher Fachverband für Sozialtherapie (Hrsg.) (2001): Sozialtherapie in Aktion. Neukirchen-Vluyn

Barnowski-Geiser, Waltraut (2002): Übergang als Chance. Musiksoziotherapeutische Arbeit zum ‚Erwachsenwerden' in einer Realschule. In: therapie kreativ, Zeitschrift für kreative Sozio- und Psychotherapie, Heft 32/33. Neukirchen-Vluyn.

Barnowski-Geiser, Waltraut (2003): Einzelförderung durch Musiktherapie in der Schule. Ein Konzept. In: therapie kreativ, Zeitschrift für kreative Sozio- und Psychotherapie, Heft 37. Neukirchen-Vluyn

Barnowski-Geiser, Waltraut (2004): Klangreisen zur Leiblichkeit. In: therapie kreativ, Zeitschrift für kreative Sozio- und Psychotherapie, Heft 39/40. Neukirchen-Vluyn

Bayh, Karin (2003): Die Leichtigkeit der Schwere. Unveröffentlichte Abschlussarbeit. Zukunftswerkstatt Tanz, Musik, Gestaltung

Bieber-Zai, Karin; Baer, Udo (1992): Anti-Kopfschmerz-Gruppen. Interaktive Gesundheitsarbeit in der Praxis. In: Sozialtherapie, Zeitschrift für Theorie und Praxis der Sozialtherapie, Heft 3. Duisburg

Bloch, Ernst (1985): Das Prinzip Hoffnung. Band 1 bis 3. Frankfurt a.M.

Bock, Thomas (Hrsg.); Buck, Dorothea; Gross, Jan; Maß, Ernst; Sorel, Eliot; Wolpert, Eugen (1995): Abschied von Babylon. Verständigung über Grenzen in der Psychiatrie. Bonn

Bock, Thomas (1997): Lichtjahre. Psychosen ohne Psychiatrie. Krankheitsverständnis und Lebensentwürfe von Menschen mit unbehandelten Psychosen. Bonn

Bock, Thomas; Weigand, Hildegard (Hrsg.) (1991): Hand-werks-buch Psychiatrie. Bonn

Bock, Thomas; Deranders J.E.; Esterer, Ingeborg (1995): Mitteilungen über den Wahnsinn. München

Böhme, Gernot (2001): Räume hörbar machen. Akustische Atmosphären in der ökologischen Ästhetik. In: Politische Ökologie 69. Heft April/Mai 2001 (Schwerpunkt: Lebens Kunst), S. 56 ff

Borucki, Hans (1989): Einführung in die Akustik. Mannheim, Wien, Zürich

Brettschneider, Eva-Maria (2000): Fabian und der „Spielraum" Schule. In: therapie kreativ, Zeitschrift für kreative Sozio- und Psychotherapie, Heft 28. Neukirchen-Vluyn.

Brettschneider, Eva-Maria (2003): Warum soll ich denn eigentlich nicht laut sein? Musiksoziotherapeutische Gruppenarbeit in einer Tagesklinik für Psychiatrie. In: therapie kreativ, Zeitschrift für kreative Sozio- und Psychotherapie, Heft 35. Neukirchen-Vluyn.

Bruhn, Herbert (2000): Musiktherapie. Geschichte – Theorien – Methoden. Göttingen

Buber, Martin (1994): Das Dialogische Prinzip. Gerlingen

Buber, Martin (1977): Ich und Du. Heidelberg

Ciompi, L. (1982): Affektlogik. Stuttgart

Clarkson, Petruska; Mackewn, Jennifer (1995): Frederick S. Perls und die Gestalttherapie. Köln

Cohn, Ruth C. (1975): Von der Psychoanalyse zur Themenzentrierten Interaktion. Von

der Behandlung einzelner zu einer Pädagogik für alle. Stuttgart
Cohn, Ruth C.; Alfred Farau (1984): Gelebte Geschichte der Psychotherapie. Zwei Perspektiven. Stuttgart
Costagliola, Rosalia (2002): Körperbildarbeit mit Essgestörten. In: „therapie kreativ, Zeitschrift für kreative Sozial- und Psychotherapie", Heft 32/33. Neukirchen-Vluyn
Cramer, Friedrich (1998): Symphonie des Lebendigen. Versuch einer allgemeinen Resonanztheorie. Frankfurt/M
Damasio, Antonio R.(1997/2001): Descartes' Irrtum. Fühlen, Denken und das menschliche Gehirn. München
Damasio, Antonio R. (2000): Ich fühle also bin ich. Die Entschlüsselung des Bewusstseins. München
Daniel, Barbara (1998): Auf der grünen Wiese. Körperbild und Körperklang mit einer psychotischen Langzeitpatientin. In: therapie kreativ. Zeitschrift für kreative Sozial- und Psychotherapie, Heft 20. Neukirchen-Vluyn
Debus, Lutz (1996): Der beseelte Kontrabaß. Die Biografie meines Instruments und sein Spiel in der Musik-Sozialtherapie. In: Sozialtherapie. Zeitschrift für Theorie und Praxis der Sozialtherapie, Heft 14. Neukirchen-Vluyn
Debus, Lutz (1997): Jesus Christ Superstar. Ein musikalischer Zugang zu einem religiösen Wahn. In: Sozialtherapie. Zeitschrift für Theorie und Praxis der Sozialtherapie, Heft 17. Neukirchen-Vluyn
Debus, Lutz (1999): Der Klang des Krieges ... Musiktherapie in einer Tagesstätte für psychisch kranke Menschen. In: therapie kreativ, Zeitschrift für kreative Sozio- und Psychotherapie, Heft 25. Neukirchen-Vluyn
Debus, Lutz (2001): Die Blumenkinder im Wintergarten. Rezeptive und vokale Musiktherapie in einem Wohnheim für psychisch Kranke. In: DFS – Deutscher Fachverband für Sozialtherapie (Hrsg.) (2001): Sozialtherapie in Aktion. Neukirchen-Vluyn

Debus, Lutz (2002): Lieder. Räume zwischen Klang und Wort bieten Chancen in der Kreativen Therapie. In: therapie kreativ, Zeitschrift für kreative Sozio- und Psychotherapie, Heft 34. Neukirchen-Vluyn
Decker-Voigt, Hans Helmut (Hrsg.) (1987): Musik und Kommunikation. Band 1. Bremen
Decker-Voigt, Hans Helmut (Hrsg.) (1988): Musik und Kommunikation. Band 2. Bremen
Decker-Voigt, Hans-Helmut (Hrsg.) (1983): Handbuch Musiktherapie. Funktionsfelder, Verfahren und ihre interdisziplinäre Verflechtung. Lilienthal/Bremen
*Decker-Voigt, Hans-Helmut (*Hrsg.) (1991): Aus der Seele gespielt. Eine Einführung in die Musiktherapie. München
Decker-Voigt, Hans-Helmut; Knill, Paolo J.; Weymann, Eckhard (Hrsg.) (1996): Lexikon Musiktherapie. Göttingen
Decker-Voigt, Hans-Helmut (1999): Mit Musik ins Leben. Kreuzlingen
Decker-Voigt, Hans-Helmut (Hrsg.) (2001): Schulen der Musiktherapie. München
Decker-Voigt, Hans-Helmut (2004): Die Lust der Begleitung im Mitschwingen. In: therapie kreativ, Zeitschrift für kreative Sozial- und Psychotherapie, Heft 38. Neukirchen-Vluyn
Dieckmann, Hans (1980): Übertragung und Gegenübertragung. Hildesheim
Dobler, Franz (2002): The Beast in Me. Johnny Cash und die seltsame und schöne Welt der Countrymusik. München
Dörner, Klaus; Plog, Ursula (1986): Irren ist menschlich. Bonn
Dornes, Martin (1993): Der kompetente Säugling. Die präverbale Entwicklung des Menschen. Frankfurt am Main
Dornes, Martin (1997): Die frühe Kindheit. Entwicklungspsychologie der ersten Lebensjahre. Frankfurt am Main
Dornes, Martin (2000): Die emotionale Welt des Kindes. Frankfurt am Main
Engelbrecht, Ulli; Boebers, Jürgen (1998): Allein machen sie dich ein. Politische Bildung mit Ton Steine Scherben. In: Kemper, S. 207 ff

Erikson, E. H. (1986): Identität und Lebenszyklus
Eugenides, Jeffrey (2003): Middlesex. Reinbek
Fischer, Michael (1999): Was wäre das Leben ohne Musik. Gedanken und Gedichte. Musik und Spiritualität. Düsseldorf und Zürich
Fischer, Michael (2001): Zauber der Musik. Musik und Spiritualität. Düsseldorf und Zürich
Floros, Constantin (2000): Der Mensch, die Liebe und die Musik. Zürich/Hamburg
Freeden, Franziska von (2001): „musikmachen mit gernhaben". Musik-Soziotherapie mit wahrnehmungsgestörten Kindern in der Musikschule. In: therapie kreativ, Zeitschrift für kreative Sozio- und Psychotherapie, Heft 31. Neukirchen-Vluyn
Frick-Baer, Gabriele. Körperbild (1991): Erlebniszentrierte sozialtherapeutische Arbeit in der Erwachsenenbildung. In: Sozialtherapie, Zeitschrift für Theorie und Praxis der Sozialtherapie, Heft 1. Duisburg
Frick-Baer, Gabriele (1993): Über Filmplakate und Panoramatechnik, über zu kurz gekommene Körperteile, Zeitungspapier und Tiere. Anregungen für die Praxis. In: Sozialtherapie, Zeitschrift für Theorie und Praxis der Sozialtherapie, Heft 6/7. Duisburg
Frick-Baer, Gabriele; Baer, Udo (1992) Sensomotorische Simulation. In: Sozialtherapie, Zeitschrift für Theorie und Praxis der Sozialtherapie, Heft 2. Duisburg
Frick-Baer, Gabriele; Baer, Udo (1997): Worüber ich nicht zu sprechen wage... In: Sozialtherapie, Zeitschrift für Theorie und Praxis der Sozialtherapie, Heft 17. Münster
Frick-Baer, Gabriele; Baer, Udo (2000): Leibtänze. In: therapie kreativ, Zeitschrift für kreative Sozial- und Psychotherapie, Heft 26/27. Neukirchen-Vluyn
Frohne-Hagemann, Isabelle (1990): Musik und Gestalt. Klinische Musiktherapie als integrative Musiktherapie. Paderborn
Frohne-Hagemann, Isabelle (2001): Fenster zur Musiktherapie. Wiesbaden
*Fuchs, Thoma*s (2000a): Leib-Raum-Person. Entwurf einer Phänomenologischen Anthropologie. Stuttgart
Fuchs, Thomas (2000b): Psychopathologie von Leib und Raum. Phänomenologisch-empirische Untersuchungen zu depressiven und paranoiden Erkrankungen. Darmstadt
Gindl, Barbara (2002): Die Resonanz der Seele. Über ein Grundprinzip therapeutischer Beziehung. Paderborn
Grawe, K.; Donati, R.; Bernauer, F. (1994): Psychotherapie im Wandel. Göttingen
Gulda, Friedrich (o.Jg.): Worte zur Musik. Weitra
Hecker, Christiane (2003): Stimmungen. Eine Klangreise. In: therapie kreativ, Zeitschrift für kreative Sozial- und Psychotherapie, Neukirchen-Vluyn, Heft 37
Hegi, Fritz (1994): Improvisation und Musiktherapie. Möglichkeiten und Wirkungen von freier Musik. Paderborn
Hegi, Fritz (1998): Übergänge zwischen Sprache und Musik. Die Wirkkomponenten der Musiktherapie. Paderborn
Hollaender, Friedrich (2001): Von Kopf bis Fuß. Revue meines Lebens. Berlin
Holst, Imogen (1992): Das ABC der Musik. Stuttgart
Hüther, Gerald (1998): Biologie der Angst. Wie aus Stress Gefühle werden. Göttingen
Hüther, Gerald (2001): Bedienungsanleitung für ein menschliches Gehirn. Göttingen
Jacob, Günther (1998): Let's Talk About Sex and Violence. In: Kemper 1998, S. 80 ff
Kater, Michael H. (1997/2000): Die missbrauchte Muse. Musiker im Dritten Reich. München/Zürich
Kemper, Peter; Langhoff, Thomas; Sonnenschein, Ulrich (1998): „but I like it" Jugendkultur und Popmusik. Stuttgart
Kia, Romeo Alav (2001): Stimme. Spiegel meines Selbst. Ein Übungsbuch. Bielefeld
Klein, Gabriele (1992): FrauenKörperTanz. Eine Zivilisationsgeschichte. Weinheim, Berlin
Kriz, Jürgen (1991): Grundkonzepte der Psychotherapie. Weinheim
Kraus, Werner (Hrsg.) (2002): Die Heilkraft der

Musik. Einführung in die Musiktherapie. München

Kruse, Otto (1985): Emotionsdynamik und Psychotherapie. Grundlagen zum Verständnis menschlicher Emotionen und ihrer psychotherapeutischen Beeinflussung. Weinheim

Kruse, Otto (1995): Entwicklungstheorie der Emotionen und Psychopathologie. In: Petzold, H.G. (Hrsg.): Die Wiederentdeckung des Gefühls. Emotionen in der Psychotherapie und der menschlichen Entwicklung. Paderborn

Kruse, Otto (Hrsg.) (1997): Kreativität als Ressource für Veränderung und Wachstum. Kreative Methoden in den psychosozialen Arbeitsfeldern: Theorien, Vorgehensweise, Beispiele. Tübingen

Kruse, Otto (1997): Kreativität und Veränderung. Modellvorstellungen zur Wirksamkeit kreativer Methoden. In: Otto Kruse (Hrsg.): Kreativität als Ressource für Veränderung und Wachstum. Tübingen

Laarmann, Jürgen (1998): Die Raving Society. In: Kemper 1998, S. 138 ff

Laing, R. u.a. (1976): Interpersonelle Wahrnehmung.

Lenz, Martin (1994): Mozart und Schweinebraten. Die Bedeutung musikalischer Präferenzen für das Musikerleben in der Musiktherapie. In: Sozialtherapie. Zeitschrift für Theorie und Praxis der Sozialtherapie, Heft 8. Duisburg

Lenz, Martin (1995): Verschiedene Perspektiven der Improvisation. In: Sozialtherapie. Zeitschrift für Theorie und Praxis der Sozialtherapie, Heft 11. Duisburg

Lenz, Martin (2003): Harmonie entsteht nicht von selbst. Ein musiktherapeutisches Behandlungskonzept in der psychiatrischen Klinik. In: therapie kreativ, Zeitschrift für kreative Sozio- und Psychotherapie, Heft 35. Neukirchen-Vluyn

Lenz, Martin; Tüpker, Rosemarie (1998): Wege zur musiktherapeutischen Improvisation. Münster

Lewin, Kurt (1982): Feldtheorie. Band 4. Werkausgabe. Hrsg.: Carl-Friedrich Graumann. Stuttgart

Mead, G. H. (1934/1975): Geist, Identität und Gesellschaft

Merleau-Ponty, Maurice (1966): Phänomenologie der Wahrnehmung. Berlin

Metzner, Susanne (1999): Tabu und Turbulenz. Musiktherapie mit psychiatrischen Patienten. Göttingen

Miller, R.: Ökologische Psychologie. In: Lück, H.E.; Miller, R.; Rechtien, W. (Hrsg.) (1984): Geschichte der Psychologie. Ein Handbuch in Schlüsselbegriffen. München

Miller, R. (1986): Einführung in die Ökologische Psychologie. Fernuniversität Hagen

Müller, Lotti; Petzold, Hilarion G. (1997): Musiktherapie in der klinischen Arbeit. Integrative Modelle und Methoden. Stuttgart

Murakami, Haruki (2000): Mister Aufziehvogel. Köln

Muthmann, Klaus Derick (Hrsg.) (1984): Musik und Erleuchtung. Der Weg der großen Meister. München

Nagera, Humberto (Hrsg.): Psychoanalytische Grundbegriffe. Frankfurt 1974

Noglik, Bert (1992): Klangspuren. Wege improvisierter Musik. Frankfurt am Main

Oerter, Rolf; Montada, Leo (1987): Entwicklungspsychologie. Weinheim

Parkinson, Brian: Totterdell, Peter; Briner, Rob. B.; Reynolds, Shirley (2000): Stimmungen. Struktur, Dynamik und Beeinflussungsmöglichkeiten eines psychologischen Phänomens. Stuttgart

Perls, Friedrich S. (1948): Die Integration der Persönlichkeit. Theoretische Erwägungen und therapeutische Möglichkeiten. In (1992): Gestalt Wachstum-Integration. Paderborn

Perls, Frederick S.; Hefferline, Ralph F.; Goodman, Paul (1979): Gestalt-Therapie. Lebensfreude und Persönlichkeitsentfaltung. Stuttgart

Perls, Frederick S. (1980/1992): Gestalt, Wachstum, Integration. Aufsätze, Vorträge, Therapiesitzungen. Paderborn

*Perls, Frederick S.; Hefferline, Ralph F.; Good-

man, Paul (1981): Gestalt-Therapie. Wiederbelebung des Selbst. Stuttgart

Petersen, Peter (1994): Der Therapeut als Künstler. Ein integrales Konzept von Psychotherapie und Kunsttherapie. Paderborn

Petersen, Peter, und die Arbeitsgruppe Exilmusik am Musikwissenschaftlichen Institut der Universität Hamburg (Hrsg.) (1995): Zündende Lieder – verbrannte Musik. Folgen des Nazifaschismus für Hamburger Musiker und Musikerinnen. Hamburg

Petzold, Hilarion (1993): Integrative Therapie. Paderborn

Platon: Politeia. O.Jg.

Pohl, Markus (2000): Musiktherapie auf einer Frühgeborenenstation. In: therapie kreativ, Zeitschrift für kreative Sozio- und Psychotherapie, Neukirchen-Vluyn. Heft 26/27

Rattle, Simon: Interview. In: Die Zeit. 22.8.2002

Renz, Monika (1996): Zwischen Urangst und Urvertrauen. Therapie früher Störungen über Musik-, Symbol- und spirituelle Erfahrungen. Paderborn

Renz, Monika (1997): Musiktherapie als Zugang zu frühesten Prägungen und Störungen. In: Müller 1997, S. 175 ff

Reddemann, Luise (2001): Imagination als heilsame Kraft. Stuttgart

Rogers, Carl R. (1954): Auf dem Wege zu einer Theorie der Kreativität. In (1990): Petzold, Hilarion; Orth, Ilse (Hrsg.): Die neuen Kreativitätstherapien. Handbuch der Kunsttherapie Band I. Paderborn

Roth, Gerhard (1996): Schnittstelle Gehirn. Interface Brain. Zwischen Geist und Welt. Bern

Roth, Gerhard (1997): Das Gehirn und seine Wirklichkeit. Kognitive Neurobiologie und ihre philosophischen Konsequenzen. Frankfurt am Main

Roth, Gerhard (2002a): Gleichtakt im Neuronennetz. In: Gehirn & Geist. Heidelberg. 01/2002, S.38ff

Roth, Gerhard (2002b): Interview. In: Gehirn & Geist. Spektrum, Heidelberg 02/2002, S. 59

Roth, Gerhard (2003): Aus Sicht des Gehirns. Frankfurt am Main

Rosenfield, Israel (1992): Das Fremde, das Vertraute und das Vergessene. Frankfurt

Sacks, Oliver (1987): Der Mann, der seine Frau mit einem Hut verwechselte. Hamburg

Salber, Wilhelm (1965): Morphologie des Seelischen Geschehens. Ratingen

Salber, Wilhelm (1977): Kunst, Psychologie und Behandlung. Bonn

Schaub, Stefan (1993): Erlebnis Musik. Eine kleine Musikgeschichte. München

Schenk-Danzinger, Lotte (1991): Entwicklungspsychologie. Wien

Schilder, P. (1923): Das Körperschema. Ein Beitrag zur Lehre vom Bewusstsein des eigenen Körpers. Berlin

Schmitz, Herrmann (1989): Leib und Gefühl. Materialien zu einer philosophischen Therapeutik. Paderborn

Schneider, Willy (1992): Was man über Musik wissen muss. Musiklehre für jedermann. Mainz

Schumacher, Karin (2004): Musiktherapie und Säuglingsforschung. Frankfurt am Main

Schwabe, Christoph; Stein, Ingeborg (Hrsg.) (2000): Ressourcenorientierte Musiktherapie. Materialien zur Tagung ‚Musiktherapie – Lebensgenuss – Freude'. Crossen

Sebald, W. G. (2001): Austerlitz. München, Wien

Singer, Wolf (2002): Der Beobachter im Gehirn. Essays zur Hirnforschung. Frankfurt am Main

Smeijsters, Henk (1994): Musiktherapie als Psychotherapie. Stuttgart/Jena

Sonntag, Jan Peter (2002): „Wir machen Musik" – Musiktherapie in der Besonderen Stationären Dementenbetreuung. In: Musik und Gesundsein, Heft 3/2002, Bremen. S. 12

Spitzer, Manfred (2000): Geist im Netz. Modelle für Lernen, Denken und Handeln. Heidelberg

Spitzer, Manfred (2001): Geist, Gehirn und Nervenheilkunde. Grenzgänge zwischen Neurobiologie, Psychopathologie und Gesellschaft. Stuttgart – New York

Spitzer, Manfred (2002): Musik im Kopf. Hören, Musizieren, Verstehen und Erleben im neuronalen Netzwerk. Stuttgart

Staemmler, Frank-M. (1993): Therapeutische Beziehung und Diagnose. Gestalttherapeutische Antworten. München

Staemmler, Frank M. (2000): Der schiefe Turm von Pisa oder: Das unstimmige Konzept der „frühen Störung". In: Integrative Therapie, Heft 1 / 2000. Paderborn

Steiner, George (1999/2002): Errata. Bilanz eines Lebens. München

Stern, Daniel (1992): Die Lebenserfahrung des Säuglings. Stuttgart

Stern, Daniel (2000): Mutter und Kind. Die erste Beziehung. Stuttgart

Stopczyk, Annegret (2000): Nein danke, ich denke selber. Philosophieren aus weiblicher Sicht. Berlin

Strauß, Bernhard (2000): Wo schon etwas gewachsen ist, braucht man weniger zu düngen. Ressourcenorientierte Psychotherapie. In: Schwabe 2000. S. 146 ff

Strobel, Wolfgang; Huppmann, Gernot (1997): Musiktherapie. Grundlagen, Formen, Möglichkeiten. Göttingen

Svendsen, Lars (2002): Kleine Philosophie der Langeweile. Frankfurt

Teegen, Frauke (1992): Die Bildersprache des Körpers. Hamburg

Thich Nhat Hanh (1996): Zeiten der Achtsamkeit. Freiburg

Thich Nhat Hanh (1997): Das Glück, einen Baum zu umarmen. Geschichten von der Kunst des achtsamen Lebens. München

Thich Nhat Hanh (1998): Schritte der Achtsamkeit. Freiburg

Trautmann-Voigt, Sabine; Voigt, Bernd (Hrsg.): Bewegte Augenblicke im Leben des Säuglings - und welche therapeutischen Konsequenzen? Köln 1996

Tüpker, Rosemarie (1996):Ich singe, was ich nicht sagen kann. Zu einer morphologischen Grundlegung der Musiktherapie. Münster

Tüpker, Rosemarie (1998): Musiktherapie als Erweiterung des Behandlungsangebots oder: Warum braucht die Psychiatrie die Kunst? In: therapie kreativ, Zeitschrift für kreative Sozio- und Psychotherapie, Neukirchen-Vluyn. Heft 22

Tüpker, Rosemarie; Wickel, Hans (Hrsg.) (2001): Musik bis ins hohe Alter. Fortführung, Neubeginn, Therapie. Münster

Waldenfels, Bernhard (1992/2001): Einführung in die Phänomenologie. München

Waldenfels, Bernhard (2000): Das leibliche Selbst. Vorlesungen zur Phänomenologie des Leibes. Frankfurt

Walter, Martin (2000): Instrumentalunterricht und Musik-Soziotherapie. Die Einbeziehung der Ebenen von Emotionalität, Wahrnehmung und Körperbewusstsein in den Instrumentalunterricht. In: therapie kreativ, Zeitschrift für kreative Sozio- und Psychotherapie, Neukirchen-Vluyn. Heft 28

Wichelhaus, Barbara (1996): Körper, Körperwahrnehmung, Körpererfahrung. In: Kunst und Unterricht. Zeitschrift für Kunstpädagogik vereint mit Kunsterziehung, Heft 202. Seelze

Wicke, Peter (2001): Von Mozart zu Madonna. Eine Kulturgeschichte der Popmusik. Leipzig

Wieland, Martin (1787): Dschinnistan oder auserlesene Feen- und Geistermaerchen. Winterthur

Williams, Paul (1998): Von hier aus können wir überall hingehen – Das Woodstock-Festival als erlebte Realität. In: Kemper 1998, S. 25 ff

Winnicott, D. W. (1993): Vom Spiel zur Kreativität. Stuttgart

Wosch, Thomas; Kühne, Cornelia; Petereit, Mare; Sattler, Helene (2002): Herausforderungen und Potentiale im Alter – Musiktherapie in der Geriatrie. In: Musik und Gesundsein, Heft 3/2002, Bremen. S. 10

Wosnitza, Stephan (1995): Vom therapeutischorientierten Klavierunterricht zur Musik-Sozialtherapie am Klavier. In: Sozialtherapie. Zeitschrift für Theorie und Praxis der Sozialtherapie. Heft 15

Stichwortverzeichnis
(Personen- und Sachregister)

abfallende Erregungskontur 128
abrupte Erregungsverläufe 129
Absicht 236 f, 354 ff
Achtsamkeit 347
Affekt 11, 131
affektive Leibregungen 11, 89 ff
Agora-Raum 151
Aktionsphase 374
Aktive Musiktherapie 294 ff, 315
Aktives Symbolisieren 231, 267 ff, 270
Albers 366
Anderssein 235, 343
Angst 16, 48, 89 ff, 95, 100, 108, 114 ff, 141, 146, 164, 180, 222 f, 237 f, 269, 321, 326, 328, 355, 372, 387, 400
Angsterkrankung 328
Anklang 223
ansteigende Erregungskontur 128
Ärger 99, 105, 163, 256, 294
Atem 28 ff, 64, 73, 79, 304, 339
Atem-Achtsamkeit 258 ff
Atemklänge 258 ff, 262
Atemrhythmus 265 f
Atmosphäre 46, 60, 88, 91, 141, 145, 147, 153, 188, 229, 256, 277 ff, 302, 306 f, 349, 364
Aura 193 f
Autismus 399
Bach 360
Baez 368
Balafon 120, 124 f, 139, 308
Barnowski-Geiser 66, 289 f, 298
Basismuster 340 f
Baum leiborientierter Musiktherapie 398 ff
Becken 198, 206 f
Bedeutungsräume 148

Bedeutungssätze 273
Beethoven 361
Befinden 89 ff, 99, 294
bersten 129
Beschämung 22, 138, 154 f
Bewegung 31
Beziehungskalimba 179 ff
Bild 52
Biografie 11, 38 ff, 45, 49 ff, 189, 202, 227, 268, 271, 280, 377
Bitterkeit 100
Blechtrommel 96
Bloch 381
Blockflöte 35
blockierte Schwingungen 251
Borucki 241, 254
Bratsche 35
Brettschneider 118, 298
Buber 12
Cage 39
Carter 367
Cash 368, 371
Cello 197
Chaos 35
Chor 62, 358
Coda 158
Code 333, 345 f
Cohn 395
Conga 118
Coping 50 ff, 325
Cramer 241
Daniel 298
DDR 368
Debus 283, 298
Decker-Voigt 10 ff, 14, 20, 132, 274, 289, 346

Demenz 310, 318 ff, 349, 399
Depression 213, 327 ff,
Diagnostik 352 ff
Dieckmann 390
diffus-prägnant 71 ff
Distanzierung 378
Dobler 368
Dornes 131
Druck 91, 95, 206, 392
Durchführungsphase 157 f
Dylon 368
Dynamik 37, 73, 76, 204, 233, 274
Eifersucht 99, 112
Eigensinn 112, 235, 318
Eingangsphase 374
Einsamkeit 82, 100, 108, 121, 123, 226
Ekel 48, 99, 109, 267
eng – weit 73 ff
Enge 53, 85, 122
Entspannung 130
Entwicklungspsychologie 11, 399
Erkrankung 146
erlöschende Resonanz 253
Erotik 222, 253
Erregungsdiagramm 134
Erregungskontur 123 ff, 338, 393, 399
Erregungsverlauf 90, 123 ff
erzwungene Resonanz 254
Essstörung 210
explosive Erregungskontur 129
Expositionsphase 157
Familie 11, 174, 179 ff, 245, 254, 384
Feedback 177, 233, 277, 395 ff
Feidmann 228
Filmmusik 43 f
flache Erregungskontur 127
Floros 360, 363, 365
Flöte 63, 95, 142, 167, 186, 308 ff
flüchtige Erregungskontur 129, 136
Forschung 10

Fragen 278 ff, 395
fragmentiert 210 ff
Freiheit 370
Fremdbestimmung 96
Fremdbild 23 f
Freud 390
Freude 99, 105, 284, 372
Frohne-Hagemann 11, 38
Fuchs 90, 144, 319, 327 ff, 337, 398
Furtwängler 367
Fuß 195 f, 261
Geborgenheit 100
Gedächtnis 321 ff
gedämpfte Resonanzmuster 250
Gedicht 273
Gefühle 39, 42, 52, 55, 72, 89 ff, 97 ff, 145, 161 ff, 175, 177, 186, 256, 289, 306, 360 ff, 372, 375, 395
Gefühlsstern 99 ff
Gegenüber 234 ff, 238, 343, 394
Gegenübertragung 389, 391
Gehirn 189 f, 233, 320 ff, 399
Gerichtetsein 32, 323
Gesang 295
gespaltene Resonanz 251
gespannt – gelöst 74 ff
Gestalt 383 f
Gestaltpsychologie 384
Gestalttherapie 146, 383 ff, 398
Gestaltung 18, 81, 133, 302,
Gesten 29
Gesundheit 213
Gesundheitswesen 10
Gewalt 22, 138, 149, 248, 370
Gier 108
Gindl 246, 351
Gitarre 50, 212, 319, 358
Glocke 165 f
Glockenspiel 35
Glück 99

Goebbels 366f
Goethe 384
Gong 27, 213
Grammatik der Gefühle 106ff
Greifen 148, 306
Grenze 168f
Grothe 366
Gulda 81, 90, 119
Harfe 108
Harmonie 228, 243, 362f
harmonische Resonanz 253
hart – weich 80
Hass 99
Haus der Stimmungen 289
Haut 213
Haydn 360
Hecker 290f
Hegel 360
Hegi 11, 18
Heilgesang 270ff
Heillied 270ff
Heiterkeit 90
Helferfigur 271
Hendrix 39
Herz 213, 217f, 256
Herzrhythmus 265
Hildesheimer 360
Hilflosigkeit 95, 97, 99, 108f, 145
hinauf – hinunter 53f, 64ff
hinein – hinaus 62ff
Hingabe 100
Hirnforschung 190, 321f
Hoffnung 100, 105
hohe Erregungskontur 127f, 136f
Hollaender 41
Hollnack 284, 286
Holst 130
Holztrommel 117
Horn 35
Hüfte 198

Humanistische Psychologie 11, 19, 398
Husserl 337
hyperaktiv 137
Identifikation 174ff, 304, 309, 317
Identität 22, 232, 328, 342
Improvisation 18, 77, 88, 106, 114, 118f, 227, 266, 268, 276, 278, 296f, 302, 336, 355, 386, 392, 400
Innerer Ort der Bewertung 231, 288, 378
In-sich-Wohnen 84
Instrument 55, 63, 72, 373, 380
Instrumenten-Parcours 42f
Integration 381, 400
Integrationsphase 374
Integrative Therapie 398
Interesse 99
Intimer Raum 149ff, 154f, 328
Intimität 378f
Jazz 361, 365
Joplin 368
Jugend 316f
Kalimba 27, 116, 179ff, 269, 308
Kambele 28
Kemper 358, 359, 363, 369f
Keyboard 348
Kinder 74, 310f, 316f
Kindheit 147, 168, 268, 280
Kinesphäre 148
Klages 337
Klangbild 278
Klanghölzer 175, 177
Klarinette 228
Klavier 51, 58, 116f, 126, 140, 213, 268f, 300f, 308, 319, 357
KlientInnenkompetenz 300, 344ff, 399
Klingendes Namensbild 22ff
Konstitutive Leibbewegung 53, 68ff, 80ff, 288f, 294, 327
Kontakt 239ff
Kontaktgrenze 240

Kontaktmuster 252
Kontext 239
Kontrolle 116
Kopf 197
Körperbild 11, 165 ff, 189 ff, 198, 210 ff, 306, 328
Körperbildarbeit 189, 191 ff, 210 f, 222, 328
Körperempfinden 96
Körperentspannung 271
Körpererleben 16, 90, 175, 190, 202, 212, 338, 359
Körperklang 11, 165 ff, 189 ff, 201 f, 204 ff, 269, 306
Körperkontakt 259
Körperkontur 192 f
Körperschema 189
Körperwahrnehmung 271
Kostbarkeiten 24 ff
Krankheit 324
Krebs 211, 219, 311
Kreislauf 217
Kreuder 366
Krieg 141, 368
Krise 300, 314, 319, 324 ff
Krisenintervention 321
künstlerische Gestaltung 16
lächerlich 100
Langeweile 90, 94
laut – leise 79 ff
Leander 366
lebendig – unlebendig 78
Lebenspanorama 39
Lebensraum 239
Lebenswelt 239
Leere 91, 268
Leib 52, 90 ff, 145, 233, 321, 336 ff, 353, 358, 399
Leibbewegung 11, 31, 35, 52 ff, 85 ff, 133, 140, 222, 298, 306, 338

Leibgedächtnis 46, 321 f
Leibmuster 131, 339, 386
Leibphänomenologie 89, 148, 242, 319, 338 f, 398,
Leibphilosophie 144
Leibregung 52 ff, 140, 190, 294, 338, 358
Leichtigkeit 35, 94, 377
Leidenschaft 100, 109
Lenz 18, 20, 117, 241, 282, 296, 298, 308
Lewin 239
Liebe 90, 99, 108 f
Lied 38, 280 f, 294, 12, 322, 350
Lust 99
Luther 365
Lyrik 273
Macht 347, 352, 369
Magen 213, 219
Magersucht 15
Mead 343
Medienwechsel 18
Meditation 369
Melodie 37, 204, 233, 235, 273 f, 278, 386
Menschenbild 10, 12, 399
Merleau-Ponty 144 f, 337, 398,
Migräne 215 f, 298
Minimaler Dialog 307 ff
Missachtung 22
Missbrauch 48
Misstrauen 233, 252, 325
Monochord 15
Monteverdi 360
Morphologie 384
Mozart 269
Mundharmonika 27
Murakami 281
musikalischer Dialog 11, 72, 76, 138, 149, 151, 156, 163, 221, 224 ff, 231, 236 ff, 255, 276, 279, 297, 307 ff, 342, 391, 394, 400
Musikinstrument 209, 222, 235

Muster 18, 87, 276, 279, 353, 355, 377, 383 ff
Muthmann 363
Nahrung 229 ff, 238, 394
Nationalsozialismus 365 f
Neid 99
Nelson 371
Neugier 100
Neurologie 319 ff
Neurowissenschaften 399
Neutraler Raum 160
niedrigschwellig 299 ff, 308, 327
Noglik 361
Notenblatt 302
Ocean-Drum 139 f, 163
Öffentlicher Raum 151 f, 328
Öffentlichkeit 373 f, 378 f
Ohnmacht 120, 352
Ökologische Psychologie 148
Orchester 36, 197, 204
Orff 367
Organismus 146
Orientierung 323
Paartherapie 256
Panik 141
Panorama 40 f
Pauke 35, 64, 116
Pearls 12
Perls 146, 239
Persönlicher Raum 148 f, 154, 328
Persönlichkeit 36
Petersen 366, 380
Petzold 337
Phänomenologie 10, 337
Pick 189
Pingpong-Dialog 308
Platon 364 f
Poesie 280, 295
Primäre Leibbewegung 32, 53, 62, 83, 294 f, 349, 393, 399

Projektion 347, 390
Psychiatrie 282, 310 ff, 314, 316, 324 ff, 348
Psychoanalyse 11, 146, 390
Pubertät 121, 168, 281
Rad des Musikerlebens 291 ff
Rahmen 39, 77, 114 ff, 301, 308
Rainmaker 269
Rap 371
Rassel 35, 95, 177, 269
Rattle 184
Raum der Begegnung 151, 243, 328
Raum des Reichtums 148
Raum- und Richtungs-Leibbewegung 53 ff, 83, 95, 147, 163
rechts – links 53 f, 57 ff
Reibung 235
Reinigungsgesang 272
Reintegration 207
Reprise 158
Resonanz 15, 27, 31, 83, 104, 147, 150 f, 203, 214, 228, 235, 239 ff, 280, 343 f, 351, 353, 373 f, 381, 389, 391, 399
Resonanzbereitschaft 246 f, 281, 289, 344, 397
Resonanzboden 350
Resonanzebene 243, 256 ff, 344
Resonanzfähigkeit 247 ff, 327, 397
Resonanzmuster 249, 255, 344, 389
Resonanzverlauf 249, 344
Response-Resonanz 256 ff
Ressource 116, 311 f, 353
Rezeptive Musiktherapie 88, 231, 285 ff, 303, 315
Rhythmus 37, 57, 71, 73, 76, 115 f, 130, 138, 172, 174, 178, 185 f, 195, 204 f, 220 f, 225, 228, 233, 235, 268, 270, 273 f, 278, 294, 312, 359
Ritual 309 ff, 324
Rogers 288, 377

Rökk 366
Rolle 393
Rolling Stones 45
Rondo-Dialog 117
Rosenfield 191, 329
Roth 190
Rücken 198, 209
Ruhe 85
ruhig – unruhig 69 ff
Salber 384
Säugling 294
Säuglingsforschung 131 ff, 242, 349, 399
Scham 48, 99, 105 f, 108, 110 f, 114, 120, 153 ff, 161 ff, 168, 237 f, 247, 284, 321
Schamsonate 11, 153 ff
Schattenthema 276
Schaub 345 f, 357, 360
Scheler 337
Scheu 284
Schizophrenie 328 f
Schlaf 123
Schlitztrommel 174, 220 ff
Schmerz 16, 51, 64, 107, 165, 20, 211, 213, 255, 270, 281, 315, 381, 387
Schmitz 89, 338, 398
Schuld 99, 216, 267
Schuldgefühl 108
Schutz 142
Schutzklang 63
schwer – leicht 81 ff
Schwere 35
Schwermut 95
Schwingung 240 ff, 248, 269
Schwingungsblockade 252
Schwingungsfähigkeit 246 f
Sebald 84
Sehnsucht 16, 90, 99, 109, 142, 177, 186, 190, 198, 236, 245, 251, 269, 370, 372
Selbstabwertung 273
Selbstbild 23 f, 168

Selbstwertgefühl 64, 135
Selbstwertschätzung 22, 26
Selektive Offenheit 395
sexueller Missbrauch 11, 149
Sharing 92, 177, 203, 226, 235, 277, 395 ff
sicherer Ort 170 f
Sicherheit 80, 142, 145
Sich-fremd-Sein 84
sich verstärkende Resonanz 252 f
Sinne 322 f, 378
Sonatenform 157 ff
Sonatenhauptsatzform 157
Sonntag, J. P. 324
Sorge 99
Sozialpädagogik 13
Sozialverraumen 178 f
Spannung 35, 64, 76 f, 85, 96 f, 124, 130, 206, 248, 327 f, 352, 372
Spiegeln 40, 232 ff, 238, 394
Spiel 304, 375
Spitzer 190
Springsteen 369
Ständchen 219 ff, 231, 276, 298
Standpunkt 66
Starre 86, 377
Staunen 100
Steeldrum 172
Steiner, G. 280, 362, 365
Stern 11, 131 ff, 242, 249, 340
stetige Erregungskontur 129, 136, 138
Stille 184 ff, 280, 351
Stimme 28 ff, 38, 42, 55, 61, 63 ff, 73, 82, 117, 158, 169, 262 ff, 274, 281, 295, 306, 351
Stimmung 294, 52, 61, 74, 89 ff, 94 ff, 158, 276 f, 289, 294
Stolz 99
Stopczyk 337
Straus 337

Stress 320, 387
Stressmuster 388
Struktur 384
Supervision 176f, 182, 236, 238, 315
Symbol 267f
Synchron-Resonanz 256ff
System 384
Systemik 11
Systemische Therapie 384
Szene 32, 46ff, 110, 147, 364, 389f, 392f
Tango 359
Tanz 16, 18, 34, 52, 65, 81, 132f, 144, 147
Tanztherapie 323
Tempo 37, 235, 268
Thema 23
Themenzentrierte Musiktherapie 296ff
Theorie 332ff, 336
Therapeutische Beziehung 115, 341f, 391
Thich Nhat Hanh 259
Tiefenpsychologie 10
Tonart 37, 225
Tonleiter 66f, 142
Trauer 51, 82, 89, 99, 107, 163, 177, 221, 255f, 315, 387
Trauma 11, 49, 73, 255
Triangel 318
Triangulierung 11
Tridentität 228ff, 305, 318, 342, 394
Trommel 16, 33, 65, 71, 119, 136, 138, 173, 187, 186, 214, 216, 220ff, 300f, 310, 318, 336, 352
Trompete 35
Trotz 89, 99, 108
Tüpker 275, 384
überbordende Gefühle 164f
Überempfindlichkeit 163
Übertragung 225, 389ff
Übertragungsresonanz 391
Übertragungsrolle 393

Umwelt 35, 146, 268
Unsicherheit 237
Verbot 22
Verhaltenstherapie 11, 355
Verlorenheit 226
Verlorensein 51, 100, 256
verquere Resonanz 254f
Verraumen 11, 118, 141ff, 176, 276, 288, 298, 304
Verschmelzung 378
Verstummen 121, 349f
Verwirrung 72f, 85, 237
Verzweiflung 99, 315, 372, 388
Violine 50
Vitalitätsaffekt 131, 133
von Freeden 298
vor – zurück 53ff
Wahn 325
Waldenfels 398
Walzer 37, 204
weghören 147, 402
Werte 355
Wicke 359, 362, 366
Williams 371
Wirbelsäule 198f
Wirkfaktoren 380ff
Wittgenstein 365
Woodstock 363
Wurzeln 256
Wut 16, 99, 108, 164, 177, 255
Xylofon 92f, 181, 308, 318, 351, 387
Zauberflöte 39, 269, 364
Zentraler Raum 150, 323, 328
Zerstörung 376
Ziel 236f, 354ff, 375
Zither 209
Zorn 215
Zufriedenheit 99
Zweifel 372
Zwischenraum 142, 160, 168

Die Methoden und Modelle, die in diesem Buch beschrieben werden, (und viele darüber hinaus) können Sie sich bei der Zukunftswerkstatt Tanz, Musik, Gestaltung praktisch und theoretisch aneignen. Das geht auf unterschiedlichen Wegen:

- Wenn Sie in sozialen, pädagogischen, Gesundheits- oder ähnlichen Berufen tätig sind, können Sie eine ca. zweieinhalbjährige berufsbegleitende Fortbildung in **MUSIK-SOZIO-THERAPIE** absolvieren.

- Wenn Sie über eine mindestens zweijährige therapeutische Ausbildung verfügen, können Sie an der berufsbegleitenden **PSYCHOTHERAPEUTISCHEN AUFBAUFORTBILDUNG KREATIVE LEIBTHERAPIE** teilnehmen, in der gestaltungs-, musik- und tanztherapeutische Elemente integriert werden.

- Wenn Sie über eine mindestens zweijährige therapeutische Ausbildung verfügen, können Sie das **KOMPETENZKOMPAKT-CURRICULUM, ESSENTIALS LEIBORIENTIERTER MUSIK-THERAPIE** belegen, eine Kurz-Fortbildung, in der Sie aus verschiedenen Bausteinen Ihr Programm selbst zusammenstellen können.

Darüber hinaus bietet die Zukunftswerkstatt Tanz, Musik, Gestaltung einzelne Seminare sowie andere mittelfristige Fortbildungen in Tanz- und Bewegungs-Soziotherapie und Gestaltungs-Soziotherapie an, ferner mehrere Kurz-Fortbildungen zu Themen wie ADS, Demenz, Trauma usw.

Informieren Sie sich im Internet:

www.zukunftswerkstatt-interaktiv.de

Das kostenlose Informationsmaterial können Sie im Internet anfordern oder bei der Geschäftsstelle der

Zukunftswerkstatt
Tanz · Musik · Gestaltung

Balderbruchweg 35, 47506 Neukirchen-Vluyn
Tel.: 0 28 45/94 49 74, Fax: 0 28 45/94 49 76
e-mail: zukunft.tmg@t-online.de

– Anzeige –

FACHBÜCHER *THERAPIE KREATIV*

BAND 1

Udo Baer
*Gefühlssterne, Angstfresser,
Verwandlungsbilder...*
Kunst- und gestaltungstherapeutische
Methoden und Modelle
kartoniert, 480 Seiten sowie 31 Farbfotos
Preis: 29,00 EUR

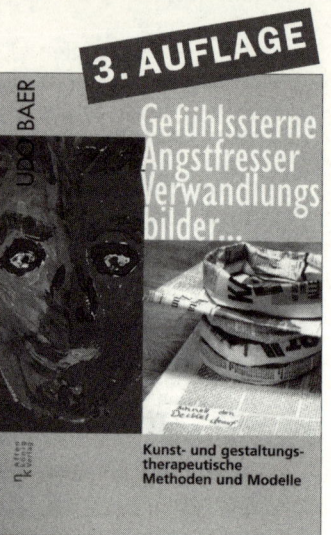

3. AUFLAGE

Alle Menschen haben innere Bilder. Wie diese Bilder ihren Ausdruck finden und im therapeutischen Dialog für Heilungsprozesse genutzt werden können, davon handelt dieses Buch. Udo Baer stellt eine Fülle von neuen kunst- und gestaltungstherapeutischen Methoden vor und erläutert sie und die zugrunde liegenden theoretischen Modelle an zahlreichen Praxisbeispielen. Für Kunst- und GestaltungstherapeutInnen und für alle, die mit Menschen arbeiten und auch den Reichtum gestalterischer Methoden nutzen wollen.

»Ein wertvolles Buch, das mich wegen seiner Aufrichtigkeit und seiner kreativen Fülle so begeistert und berührt.«
Martin Lenz, Musiktherapeut

»... ein Buch für alle im Sozialen arbeitenden Menschen« *psych.pflege heute*

»Mehr als alle kunst- und gestaltungstherapeutische Raffinesse, die hier dargestellt ist, überzeugt das Buch wegen seines Menschenbildes ...« *praxis ergotherapie*

»... eine Fundgrube auch für MusiktherapeutInnen, die offen sind für jede Art des kreativen Dialoges in der Therapie.«
Musiktherapeutische Umschau

»... eine Fundgrube für Studierende unseres Studienganges.«
Univ.-Prof. 'in Dr. B. Wichelhaus Universität Köln, Heilpädagogische Kunsterziehung/-therapie

»Lesenswert für alle, die in der Psychiatrie arbeiten.« *Soziale Psychiatrie*

»... ein Buch für KreativtherapeutInnen, die – gleich welcher Grundprofession sie angehören – offen für das sind, was in den KlientInnen Gestalt und Ausdruck finden will.« *therapie kreativ*

Im Buchhandel oder direkt beim

Affenkönig

Affenkönig Verlag und Vertrieb
Balderbruchweg 35 · 47506 Neukirchen-Vluyn
Tel.+ Fax: 0 28 45/46 35 · www.affenkoenig.de

– Anzeige –

FACHBÜCHER *THERAPIE KREATIV*

BAND 2

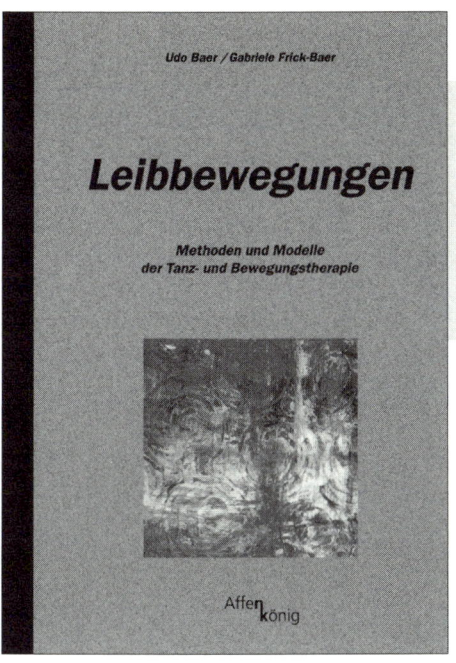

Udo Baer / Gabriele Frick-Baer
Leibbewegungen
*Methoden und Modelle der
Tanz und Bewegungstherapie*
kartoniert, 416 Seiten,
Preis: € 22,00

Leibbewegungen – das sind Bewegungen des Erlebens. Bewegungen, die Erlebensmöglichkeiten entfalten, vertiefen, integrieren können sowie Lebensalltag und Lebensmuster verändern. Die AutorInnen haben eine Fülle von Methoden und Modellen der Tanz- und Bewegungstherapie entwickelt und erprobt und stellen sie hier vor.

Im Buchhandel oder direkt beim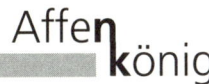

Affenkönig Verlag und Vertrieb
Balderbruchweg 35 · 47506 Neukirchen-Vluyn
Tel.+ Fax: 0 28 45/46 35 · www.affenkoenig.de

– Anzeige –

Bibliothek der Gefühle ...

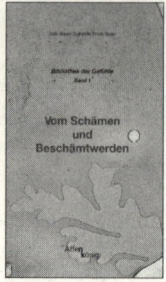
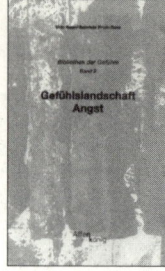

**Udo Baer /
Gabriele Frick-Baer**
Broschur, Preis: €9,50

Bibliothek der Gefühle – Band 1
**Vom Schämen und
Beschämtwerden**
96 Seiten

Bibliothek der Gefühle – Band 2
Gefühlslandschaft Angst
140 Seiten

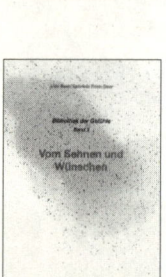
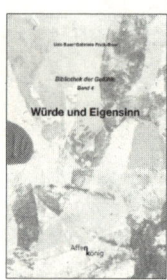

Bibliothek der Gefühle – Band 3
Vom Sehnen und Wünschen
140 Seiten

Bibliothek der Gefühle – Band 4
Würde und Eigensinn
120 Seiten

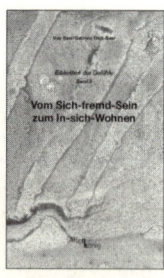

Bibliothek der Gefühle – Band 5
**Vom Sich-fremd-Sein
zum In-sich-Wohnen**
120 Seiten

Weitere Bände in Vorbereitung!

Im Buchhandel oder direkt beim **Affenkönig**

Affenkönig Verlag und Vertrieb
Balderbruchweg 35 · 47506 Neukirchen-Vluyn
Tel.+ Fax: 0 28 45/46 35 · www.affenkoenig.de